필라테스 마스터
PILATES
MASTER

필라테스 마스터 PILATES MASTER

대표저자	김혜진
교신저자	장영진, 유지은, 박지윤
공동저자	곽애영, 김가회, 김태분, 김현희, 김효중, 박서연, 박성미, 백순기, 선혜지, 안원경, 양원석, 원희영, 이겨라, 이주연, 이태현, 전정훈, 지용진, 천윤미, 한상인, 현채원
감수	배웅열, 김일현
자문	백순기
더빙	장영진
초판 1쇄 발행	2024년 4월 15일
발행인	양원석
발행처	DH미디어
신고번호	제 2017-000022 호
전화	02-2272-9731
팩스	02-2271-1469
편집	김민정
디자인	홍주연, 최연정
모델	강천일, 고지민, 최예지, 석지우, Kalyn James
코디네이터	뷰티공간
사진 촬영	김윤선(예스미디어)
영상 촬영	홍창주
의상 협찬	나일로라
기구 협찬	모션케어 필라테스
소도구 협찬	나음케어

ISBN 979-11-90021-50-0 13690
정가   45,000원

※ 이 책의 저작권은 DH미디어가 소유합니다. 저작권법에 의하여 대한민국 내에서 보호받는 저작물이므로 DH미디어의 사전 서면 허가 없이 이 도서의 일부라도 전자 기계 복사 기록 또는 다른 방법으로 복사하거나 전송할 수 없습니다.
※ DH미디어는 대한미디어의 취미 실용 스포츠 전문 브랜드입니다.
※ 잘못 만들어진 책은 구입처 및 DH미디어 본사에서 교환해 드립니다.

이 책은 일반 대중에게 유익한 정보를 제공하고자 기획되었습니다. 본문·도표·사진을 포함한 모든 자료는 오직 정보 목적으로만 사용되어야 하며 특정 질환에 대한 의학적 진단이나 치료의 대안이 될 수 없습니다. 독자들은 운동을 시작하기에 앞서 또는 일반적이거나 특수한 건강상 문제에 대해서는 전문가의 의학적 도움을 구하고 의사와 상담을 해야 합니다. 저자와 출판사는 이 책에 나오는 특정 치료법, 운동 절차, 조언이나 기타 정보를 추천하거나 지지하는 것이 아니며 특히 이 출판물의 내용을 직간접적으로 사용하거나 적용한 결과로 유발된 개인적인 손해나 위험에 대해 책임을 지지 않습니다.

필라테스 마스터

PILATES MASTER

대표저자 김혜진 ◆ 교신저자 장영진 유지은 박지윤 ◆ 공동저자 곽애영 김가회 김태분 김현희 김효중 박서연 박성미 백순기 선혜지 안원경 양원석 원희영 이겨라 이주연 이태현 전정훈 지용진 천윤미 한상인 현채원 ◆ 감수 배웅열 김일현 ◆ 자문 백순기 ◆ 더빙 장영진

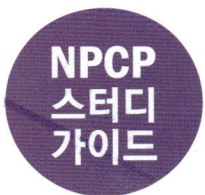

NPCP 스터디 가이드

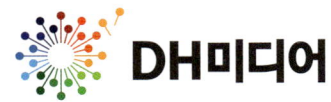

PILATES MASTER

필라테스 마스터 **머리말**

오늘날 필라테스는 매우 빠르게 진화하고 있으며, 이 변화는 운동의 목적과 운동 효과에 큰 영향을 미치고 있습니다. 필라테스가 단순히 신체적인 운동을 넘어 신체적인 편안함과 재활적인 운동으로 발전하면서, 이를 위한 전문적인 이론과 실기를 기반으로 방법론이 발전했습니다.

최근에 들어와서는 필라테스 지도자들이 자신만의 창의적인 동작을 퍼포먼스 개념으로 표현하고, 이를 온라인을 통해 선보이고 있습니다. 필라테스의 다양성과 창의성을 보여주는 좋은 예입니다. 이런 변화는 필라테스를 단지 정적인 재활 콘셉트의 운동으로 보는 것뿐만 아니라, 동작의 퍼포먼스의 개념으로도 바라보게 합니다. 그러나 필라테스 강사들은 기본에 충실해야 함을 간과해서는 안 됩니다.

《필라테스 마스터》는 다양한 필라테스 동작이 연결된 필라테스 시퀀스를 제공하며, QR 코드를 통해 해당 영상을 쉽게 볼 수 있게 하여 필라테스 강사들에게도 유용한 자료를 제공할 것입니다. 이러한 필라테스 시퀀스를 마스터하고 이를 적절히 활용한다면, 필라테스 지도자들은 고객에게 더욱 풍부하고 다채로운 필라테스 동작을 경험할 수 있게 하며, 에너지 넘치는 필라테스 동작들을 물 흐르듯 매끄러운 신체 움직임으로 느낄 수 있게 할 것입니다.

지난 20년간 우리나라에서 필라테스의 발전과 변화는 그 자체로도 놀랍지만, 필라테스가 운동을 통한 건강 개선뿐 아니라 신체적 편안함과 예술적 표현까지 포괄하는 방향으로 진화하고 있다는 것은 더욱 주목할 만한 부분입니다. 이런 변화와 발전을 이끌어가는 필라테스 강사들에게 이 책이 신선한 영감과 창의적인 도전에 도움이 되길 기대합니다.

2024년 3월 **저자 일동**

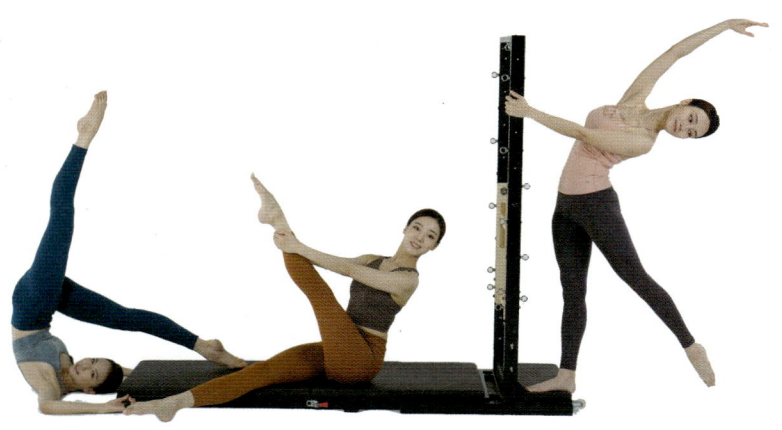

필라테스 마스터 목차
PILATES MASTER Contents

머리말　5
이 책의 활용법　14

06 관절
07 근육계
08 근육 해부학
09 자세 패턴

1. 필라테스 이론　Theory

I. 필라테스 개론　19
01 필라테스의 이해
02 필라테스의 원리
03 클래식 필라테스의 이해

II. 필라테스 역사　33
01 조셉의 유년기
02 제1차 세계대전과 수용소 생활
03 종전 후 독일에서의 생활
04 미국 이민
05 무용계와 필라테스
06 조절학
07 조셉의 제자들
08 필라테스 기구
09 경제적 어려움
10 필라테스의 대중화
11 고전 필라테스의 명맥
12 재활 필라테스의 배경
13 필라테스 상표권 소송
14 현대 필라테스의 이해
15 국내 필라테스의 역사
16 NPCP(구 PMA exam)의 이해

III. 재활이론　49
01 재활 필라테스의 이해
02 운동조절의 이해

IV. 해부학　59
01 해부학적 자세
02 해부학적 면
03 방향/위치 해부학 용어
04 움직임의 해부학 용어
05 골격계

2. 안전한 필라테스 프로그램 설계　Program Plan

I. 지도자를 위한 뉴패러다임 필라테스 프로그램 설계　125
01 사전평가
02 프로그램 설계
03 티칭법
04 재평가
05 지도자 가이드라인

II. 대상과 질환에 따른 사례 연구: 척추측만증　141
01 고객의 문제 상황
02 지도자의 OT 진행 과정
03 지도자가 알아야 할 질환 증상
04 척추측만증 증상 예방을 위한 필라테스 프로그램 디자인
05 척추측만증 증상 예방과 영양

III. 근막을 통한 필라테스 동작 분석　159
01 근막의 이해
02 근막의 종류
03 근막과 필라테스
04 근막의 작용에 대한 동작별 해석

IV. 필라테스를 위한 병리학　181
01 약물치료요법
02 물리치료요법
03 허리 통증
04 목 통증
05 어깨 통증
06 무릎 통증

V. 아로마테라피 필라테스　211
01 필라테스에 향기와 컬러를 입히다
02 아로마테라피란?

03 에센셜오일이란?
04 아로마테라피의 효과
05 역사서에 나오는 오래된 요법
06 추출법
07 후각을 통한 흡수
08 피부를 통한 흡수
09 구강을 통한 흡수
10 직장이나 질을 통한 흡수
11 좋은 오일을 고르는 방법
12 에센셜오일의 추출 부위별 효능
13 에센셜오일 사용에 필요한 희석
14 주의해야 하는 오일
15 필라테스에서 에센셜오일 적용
16 아로마테라피와 컬러테라피
17 필라테스인을 위한 다양한 블렌드
18 필라테스에서 아로마테라피 DIY
19 필라테스에서 아로마테라피 적용 방법
20 클래스 적용 사례
21 그룹수업 & 홈케어 림프순환 동작
22 아로마테라피 적용 시 주의할 점

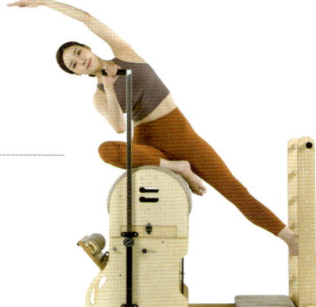

3. 필라테스 실기 Choreography Flowing Pilates Sequences

기구필라테스 용어 248

기구필라테스 자세 용어 253

I. Moving Wall Unit 255

1 / Moving Wall Unit for Mat Sequence 255

01. 100's
02. Roll Up
03. Rollover
04. One Leg Circle
05. Rolling Like a Ball
06. Single Leg Stretch
07. Double Leg Stretch
08. Single Straight Leg Stretch
09. Double Straight Leg Stretch / Lower Lift
10. Criss-Cross
11. Spine Stretch
12. Open Leg Rocker
13. Corkscrew
14. Saw
15. Swan Dive
16. Single Leg Kick
17. Double Leg Kick
18. Neck Pull
19. Scissors
20. Bicycle
21. Shoulder Bridge
22. Spine Twist
23. Jack-knife
24. Side Kick
25. Teaser
26. Hip Circle
27. Swimming
28. Leg Pull Front
29. Leg Pull
30. Kneeling Side Kick
31. Side Bend
32. Boomerang
33. Seal
34. Crab
35. Rocking on Stomach
36. Control Balance
37. Push Up

2-1 / Moving Wall Unit Setting Sequence Long Spring: Roll Up Series 286

01. Roll Down & Arm Circle
02. Bicep Curl & Shoulder Flexion
03. One Leg Lift
04. Spine U Movement
05. Flat Back

2-2 / Moving Wall Unit Setting Sequence Long Spring: Chest Expansion Series 288

01. Neck Rotation
02. Neck Lateral Flexion
03. Neck Extension
04. Neck Circumduction
05. Spine Contraction
06. Spine Wave

2-3 / Moving Wall Unit Setting Sequence Long Spring: Supine Series 290

01. Hip Extension
02. Bicycle
03. Hip Abduction
04. Double Leg Circle
05. Leg Circle
06. 100's
07. Frog & Circle
08. Short Spine
09. Air Plane
10. Jack-knife

필라테스 마스터 목차
PILATES MASTER Contents

3 / Moving Wall Unit Setting Sequence Push Bar: Thoracic Flexion Series   295

- 01. Upper Curl
- 02. Single Leg Lift
- 03. Double Leg Lift
- 04. Upper Curl Repitition with Holding Legs
- 05. Spine Rotation
- 06. Spine Rotation with Holding Legs
- 07. Spine Rotation with Scissor
- 08. Jack-knife
- 09. Jack-knife with Scissor
- 10. Squat
- 11. Back Extension
- 12. Spine Contraction

4 / Moving Wall Unit Setting Sequence Roll Bar   301

- 01. Swan
- 02. W
- 03. Spine Lateral Flexion
- 04. Teaser Modification
- 05. Short Spine
- 06. Jack-knife
- 07. Thigh Stretch
- 08. Flat Back
- 09. Cat
- 10. Rolling In & Out

5 / Moving Wall Unit Setting Sequence Arms Spring   307

- 01. Lunge with Contraction
- 02. Squat
- 03. Punch
- 04. Hug a Tree
- 05. Butterfly
- 06. Running

6 / Moving Wall Unit for Ballet Stretching Sequence Bosu   311

- 01. Sitting Roll Down & Up
- 02. Teaser Roll Down & Up
- 03. Side Leg Lift & Circle
- 04. Side Band & Leg Lift
- 05. Back Extension
- 06. Swimming
- 07. Plie
- 08. Grand Plie
- 09. Let Pull & Triceps
- 10. Arabesque
- 11. Atittude
- 12. Side Passe Pulse
- 13. Side Band & Pulse
- 14. Side Stretch
- 15. 1번 Jump
- 16. 2번 Jump
- 17. Changemang
- 18. Hug a Tree
- 19. Butterfly
- 20. Roll Down & Hamstring Stretch 1

II. Dual Chair & Barrel   321

1 / Dual Chair & Barrel Sequences 1   321

- 01. Abs & Kick Back
- 02. Swan & Press Down
- 03. Pull Up & Leg Kick
- 04. Double Legs Down
- 05. Twist
- 06. Single Leg Stretch Series
- 07. Spine Twist
- 08. Shoulder Bridge
- 09. Mermaid & Leg Press
- 10. Contraction & Release
- 11. Push Up
- 12. Cat & Arabesque
- 13. Step Up

2 / Dual Chair & Barrel Sequences 2   329

- 01. Spine Contraction & Release
- 02. Spine Lateral Flexion
- 03. Roll Down & Rollover
- 04. Leg Press
- 05. Arabesque & Side Kick
- 06. Swan & Grasshopper
- 07. Mermaid
- 08. Side Leg Press
- 09. Single Leg Stretch
- 10. Pec Stretching Series
- 11. Pelvic Lift
- 12. Lunge & Spine Lateral Flexion

3 / Dual Chair & Barrel Sequences 3   335

- 01. Washer Woman
- 02. Piriformis Stretching
- 03. Single Leg Press
- 04. Step Up Balance
- 05. Mermaid
- 06. Single Leg Stretch Series
- 07. Roll Back with Shoulder Press Series
- 08. Back Extension & Hamstring Stretching
- 09. Push Up
- 10. Swan & Swimming
- 11. Spine Lateral Flexion with Press
- 12. Psoas Stretching
- 13. Squat
- 14. Ballet Stretching

4 / Dual Chair & Barrel Sequences 4   343

- 01. Step Box Knee Up-Front & Side

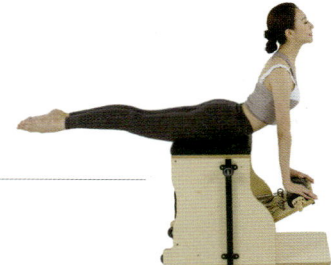

02. Step Box Kick Front with Clap
03. Roll Down
04. Cat
05. Elbow Flexion
06. Shoulder Protraction & Retraction
07. Kick Back
08. Spine Extension & Flexion
09. Plank with Knees Up
10. Hand Stand
11. Hip Abduction
12. Upside Down Scissors
13. Scissor
14. Stretching Series

5 / Dual Chair Sequence 5: Ballet Fit   351

01. Plie
02. Grand Plie
03. Up Plie & Squeeze (Flat Back)
04. Up Plie & Squeeze (Round Back)
05. Tendu
06. Arabesque
07. Attitude Ball Squeeze
08. Side Knee Lift
09. Side Develope
10. Side Bend Pulse
11. Leg Back Extension
12. Standing Back Extension
13. Arc Arabesque
14. Arc Attitude
15. Abdominis with Attitude
16. Ballet Stretch

III. Reformer   359

1 / Reformer Flowing Sequence 1: Sitting   359

01. Chest Expansion
02. Roll Down
03. Hug a Tree
04. Mermaid
05. Stomach Massage
06. Control Back
07. Control Front
08. Tendon Stretch

2 / Reformer Flowing Sequence 2: Supine   365

01. 100's
02. Shoulder Adduction Circle
03. Hip Flexion & Extension
04. Running
05. Single Leg Foot Work
06. Frog
07. Leg Circle
08. Short Spine Massage
09. Long Spine Massage
10. Pelvic Lift

11. Semi-Circle
12. Jumping
13. Corkscrew
14. Balance Control into Arabesque

3 / Reformer Flowing Sequence 3: Long & Short Box   373

01. Shoulder External Rotation
02. Spine Lateral Flexion
03. Swan
04. Backstroke
05. Teaser
06. Long Box T
07. Mermaid
08. Short Box Round Back / Stomach Control
09. Climb a Tree
10. Grasshopper
11. Long Box Leg Curl
12. Horse Back

4 / Reformer Flowing Sequence 4: Kneeling to Stand   379

01. Reverse Chest Expansion / Arm Circles
02. Down Stretch
03. Kneeling Abs
04. Kneeling Back Extension
05. Arabesque Single Leg Bend
06. Twist
07. Star
08. Splits Russian
09. Splits Side
10. Hip Stretch

IV. Cadillac   385

1 / Cadillac Flowing Sequence: Push-Though Bar Spring from Above 1   385

01. Hip Flexor Stretch
02. One Leg Stretch
03. Arm Reach
04. Upper Arm
05. Teaser
06. Seated Back
07. Cat
08. Chest Extension
09. Quadruped Series
10. Saw
11. Around the World
12. Arm Reach
13. Swan
14. Parakeet
15. Mermaid

2 / Cadillac Flowing Sequence: Push-bar Spring Below   393

01. Sit-Up

PILATES MASTER Contents

필라테스 마스터 목차

    02. Bend and Stretch Footwork: One Leg
    03. Bend and Stretch Footwork: Double Leg
    04. Dorsi-Planta
    05. Running
    06. Teaser
    07. Long Spine
    08. Tower
    09. Ankle Stretch
    10. Heel Squeezes
    11. Leg Lift
    12. Cat
    13. Arabesque

3 / Cadillac Flowing Sequence: Arm Spring   401

    01. Biceps Extension
    02. Triceps Extension
    03. Angel
    04. Arm Circle
    05. Bridge
    06. Hundred
    07. Scissor & Bicycle
    08. Roll Up
    09. Rolling In and Out
    10. Serve a Tray
    11. Hug a Tree
    12. Punch
    13. Salute
    14. Spine Rotation
    15. Rowing Front: Sitting Tall
    16. Rowing Front: Bending down
    17. Thigh Stretch
    18. Chest Expansion
    19. Roll Down with Oblique

4 / Cadillac Flowing Sequence: Trapeze Bar   411

    01. Kneeling Cat
    02. Kneeling Back Extension
    03. Kneeling Ballet Stretch: Front
    04. Kneeling Ballet Stretch: Side
    05. Bridge
    06. Teaser
    07. Lunge
    08. Leg Pull
    09. Leg Lift
    10. Plank: Hip Lift
    11. Arabesque
    12. Teaser
    13. Hanging Up
    14. Standing Ballet Stretch: Front
    15. Standing Ballet Stretch: Side
    16. Standing Ballet Stretch: Back

**5 / Cadillac Sequence with Spine Corrector:
    Arm Spring / Push Bar   419**

    01. Roll Down (Arm Spring)
    02. Arm Work (Arm Spring)
    03. Lat Pull (Arm Spring)
    04. Shoulder Glide: Bottom of the Arc
    05. Swan: Bottom of the Arc
    06. Grasshopper: Bottom of the Arc
    07. Swan Dive: Bottom of the Arc
    08. Beat: Bottom of the Arc
    09. Rest Position
    10. Lunge & Running: Bottom of the Arc
    11. Squat: Bottom of the Arc
    12. Twist: Bottom of the Arc
    13. Upper Abdominal Curl
    14. Bridge
    15. All Body Stretch

**6 / Cadillac Sequence with Spine Corrector:
    Roll Down Bar   427**

    01. Spine Stretch Forward
    02. Chest Extension
    03. Side Lying
    04. Teaser
    05. Hundred
    06. Single Leg Stretch
    07. Arm Work
    08. Lat Pull
    09. Deep the Curl
    10. Arm Circle
    11. Body Stretch

V. Chair   433

1 / Chair Flowing Sequence 1   433

    01. Washer Woman / Hamstring 1
    02. Ankle Stretch
    03. Achilles Stretch
    04. Arabesque
    05. Up Stretch
    06. Lunge
    07. Roll Down
    08. Pull Up / Hamstring 3
    09. Double Leg Pumps
    10. Double Leg Pumps (2 Position)
    11. Single Leg Pumps (Toe / Heel)
    12. Frog Back
    13. Chest Extension
    14. Spine Stretch Forward
    15. Spine Stretch Side
    16. Ballet Stretch Front
    17. Ballet Stretch Side

2 / Chair Flowing Sequence 2   441

    01. Seated Mermaid / Side Arm Sit
    02. Twist

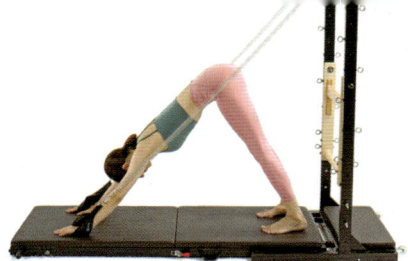

    03. Washer Woman over the Chair / Hamstring Stretch
    04. Push Down
    05. Swan
    06. Swan Front / Chest Press
    07. Grasshopper
    08. Lying Prone
    09. Arm Push Ups / Alternating with Twist
    10. Side Lying Oblique
    11. Cat on Seat

3 / Chair Flowing Sequence 3   447
    01. Washer Woman / Hamstring 1
    02. Arm Press
    03. Standing Leg Pump Front
    04. Standing Leg Pump Side
    05. Lunge
    06. Side Step Down / Russian
    07. Step Down
    08. Scapular Movement with Standing
    09. Reverse Swan / Torso Press Sit with Box
    10. Standing One Arm Push-up

4 / Chair Flowing Sequence 4   453
    01. Roll Down / Elbow Flexion & Extension
    02. Piriformis Stretching
    03. Kneeling on Seat / Side
    04. Four Point Pose
    05. Spine Twist on Prone
    06. Reverse Swan / Torso Twist Press Sit: Bend Knee
    07. Reverse Swan / Torso Twist Press Sit
    08. Rollover / Jack-knife
    09. One Arm Push-Ups Hand on Chair
    10. Piano Lesson Plie Front / Back
    11. Keeling Mermaid-One Leg to Side / Twist
    12. Swan on Floor / Twist

5 / Chair Flowing Sequence 5   459
    01. Spine Stretch on Floor
    02. Leg Pumps Supine / Bridge
    03. Frog Lying Flat
    04. Single Leg Pump / Lying Flat
    05. Teaser on Floor
    06. Kneeling Mermaid / Side Arm Kneeling
    07. Lying Prone Swimming
    08. Washer Woman over the Chair / Hamstring Stretch
    09. Horseback
    10. Standing One Arm Push Up

VI. NPCP Certification 취득을 위한 스터디   465

1 / NPCP 매트 시퀀스   465
    01. Hundred
    02. Roll Up
    03. Rollover
    04. Single Leg Circles
    05. Rolling Like a Ball
    06. Single Leg Stretch
    07. Double Leg Stretch
    08. Single Straight Leg Stretch / Scissors
    09. Double Straight Leg Stretch / Lower Lift
    10. Criss-cross
    11. Spine Stretch
    12. Open Leg Rocker
    13. Corkscrew
    14. Saw
    15. Swan Dive
    16. Single Leg Kick
    17. Double Leg Kick
    18. Neck Pull
    19. Scissors
    20. Bicycle
    21. Shoulder Bridge
    22. Spine Twist
    23. Jack-knife
    24. Side Kick
    25. Teaser
    26. Hip Circle
    27. Swimming
    28. Leg Pull Front
    29. Leg Pull
    30. Kneeling Side Kick
    31. Side Bend
    32. Boomerang
    33. Seal
    34. Crab
    35. Rocking on Stomach
    36. Control Balance
    37. Push Up

2 / NPCP Spine Corrector 동작 시퀀스   477
    01. Reach (Rolldown)
    02. Overhead Stretch (Rollover)
    03. Leg Series (Scissors)
    04. Leg Series (Walking)
    05. Leg Series (Bicycle)
    06. Leg Series (Circles)
    07. Leg Series (Helicopter)
    08. Low Bridge
    09. Rolling In and out
    10. Corkscrew
    11. Back Arch and Bridge
    12. Balance
    13. Swan
    14. Grasshopper
    15. Swimming
    16. Rocking
    17. Teaser
    18. Hip Circles
    19. High Bridge

필라테스 마스터 목차
PILATES MASTER Contents

    20. Forward Stretch (Rest Position)

3 / NPCP Chair 동작 시퀀스   483

    01. Double Leg Pumps (V position)
    02. Parallel
    03. Heels
    04. Single Leg Pumps (Toes)
    05. Single Leg Pumps (Heels)
    06. Washer Woman (Hamstring1)
    07. Swan Front (Chest Press)
    08. Revers Swan (Torso Press Sit)
    09. Seated Mermaid (Side Arm Sit)
    10. Chest Expansion (Tricep Press Sit)
    11. Piano Lesson (Plie Front)
    12. Piano Lesson (Plie Back)
    13. Kneeling Mermaid (Side Arm Kneeling)
    14. Horseback
    15. One Arm Push-ups 1 Hand on Chair
    16. 2 Lying Prone
    17. 3 Standing
    18. 4Hand on Floor
    19. Side Arm Twist
    20. Pike (Teaser on Floor)
    21. Forward Step Down (Russian)
    22. Sideward Step Down (Side Russian)
    23. Backward Step Down (Running Start)
    24. Tricep Sit
    25. Cat
    26. Jack-knife from Floor and Corkscrew
    27. Swan from Floor
    28. Frog Lying Flat
    29. Single Leg Pump-Lying Flat
    30. Scissor Leg Side-Lying
    31. Handstand
    32. Standing Leg and Foot Press
    33. Washer Woman over the Chair / Hamstring2
    34. Washer Woman over the Chair (One Arm)
    35. Forward Lunge (Straight Stand / Arabesque)
    36. Side Lunge (Side Stand)
    37. Side Body Twist
    38. Tendon Stretch
    39. Tendon Stretch (One Leg)
    40. Pull up (Hamstring 3)
    41. Pull up (Hamstring 3 One Arm)
    42. Head (Piano Lesson on Head)
    43. Head (Hanging Torso)
    44. Head (Arm Push Down)
    45. Side Pull-Up (Side Leg Extension)
    46. Spine Stretch Forward (Sitting Arm Push Down)
    47. Frog Front
    48. Frog Back
    49. Standing Leg Pump (Front)
    50. Standing Leg Pump (Side)
    51. Standing Leg Pump (Crossover)
    52. Achilles Stretch

    53. Press Up with Handles (Facing Out)

4 / NPCP Universal Reformer 동작 시퀀스   499

    01. Foot Work
    02. Pilates V / Turn Out
    03. Arches
    04. Heels
    05. Tendon Stretch / Prehensile
    06. Hundred
    07. Overhead / Jack-knife
    08. Coordination
    09. Rowing Back (Round Back)
    10. Rowing Back (Flat Back)
    11. Rowing Front (Sitting Tall)
    12. Rowing Front (Bending Down)
    13. Salute
    14. Hug a Tree
    15. Long Box (Swan)
    16. Long Box (Pulling Straps)
    17. Long Box (T)
    18. Backstroke (Swimming)
    19. Teaser
    20. Long Box (Breaststroke)
    21. Horseback
    22. Long Stretch Series (Long Stretch / Front)
    23. Long Stretch Series (Down Stretch)
    24. Long Stretch Series (Up Stretch)
    25. Long Stretch Series (Elephant)
    26. Arabesque
    27. Long Back Stretch
    28. Stomach Massage (Round Back)
    29. Stomach Massage (Flat Back)
    30. Stomach Massage (Reach)
    31. Stomach Massage (Twist)
    32. Tendon Stretch
    33. Short Spine Massage
    34. Head / Front
    35. Head / Back
    36. Semi-Circle
    37. Chest Expansion Kneeling
    38. Thigh Stretch
    39. Reverse Chest Expansion (Arm Circles)
    40. Kneeling Side Arms 1
    41. Kneeling Side Arms 2
    42. Kneeling Side Arms 3
    43. Side Stretch / Cleopatra
    44. Mermaid
    45. Twist (Snake)
    46. Corkscrew
    47. Balance Control into Arabesque
    48. 2nd Long Box (Rocking)
    49. Grasshopper
    50. Swimming
    51. Short Box Series (Round Back / Stomach Control)
    52. Short Box Series (Flat Back)

53. Short Box Series (Twist)
54. Short Box Series (Tree)
55. Long Spine Massage
56. Knee Stretch Series (Kneeling / Round Back)
57. Knee Stretch Series (Arched Back)
58. Knee Stretch Series (Standing / Knees Off)
59. Running
60. Pelvic Lift
61. Control Front
62. Control Back
63. Bridge with Arm Pulls
64. Side Support
65. Star
66. Russian
67. High Bridge
68. Splits (Side)
69. Splits (Front)
70. Back
71. Russian

5 / NPCP Universal Reformer 레벨별 동작 순서　519

1. <Basic Level> Sequences
01. Star
02. Hundred
03. Stomach Massage
04. Elephant
05. Knee Stretch Series
06. Running
07. Pelvic Lift

2. <Intermediate Level> Sequences
01. Coordination
02. Long Box [Pulling Straps, T]
03. Backstroke
04. Teaser
05. Long Stretch Series
06. Stomach Massage (# reach, twist)
07. Short Box Series
08. Short Spine Massage
09. Semi Circle
10. Sied Splits
11. Front Splits

3. <Advanced Level> Sequences
01. Overhead
02. Rowing Series (Round, Flat Back Sitting)
03. Rowing Front (Sitting Tall, Bending Down, Salute, Hug a Tree)
04. Breaststroke

05. Horseback
06. Long Back Stretch
07. Tendon Stretch
08. Chest Expansion
09. Thigh Stretch
10. Arms Circle
11. Twist (Snake)
12. Corkscrew
13. Balance Control into Arabesque
14. Long Spine Massage
15. Control Front
16. Splits (Russian)

6 / NPCP 25개 질환　527

1. 근육 손상 (Muscle injuries)
2. 십자인대 손상 (Anterior cruciate ligament injury)
3. 후관절증후군 (Facet joint syndrome)
4. 추간판탈출증 (Herniated nucleus pulposis-HNP)
5. 척추전방전위증 (Spondylolisthesis)
6. 협착증 (Stenosis)
7. 인공고관절치환술 (Total hip replacement)
8. 오십견, 동결견 (Adhesive capsulitis, Frozen shoulder)
9. 손목터널증후군 (Carpal tunnel syndrome)
10. 족저근막염 (Plantar fasciitis)
11. 어깨, 회전근개 충돌증후군 (Rotator cuff impingement syndrome)
12. 흉곽출구증후군 (Thoracic outlet syndrome)
13. 심혈관계질환 (Cardiovascular disease)
14. 심장마비 경고 징후 (Heart attack warning sign)
15. 뇌졸중 경고 징후 (Stroke warning sign)
16. 만성피로증후군 (Chronic fatigue syndrome)
17. 섬유근육통 (Fibromyalgia)
18. 당뇨병 (Diabetes)
19. 위역류 (Gastric reflux, Gastroesophageal reflux disease, GERD)
20. 녹내장 (Glaucoma)
21. 다발성경화증 (Multiple sclerosis, MS)
22. 골관절염, 퇴행성관절염 (Osteoarthritis)
23. 골다공증 (Osteoporosis)
24. 임신 (Pregnancy)
25. 류머티즘성 관절염 (Rheumatoid arthritis)

요약노트(Summary Note)　557

부록_릴렉시소 소개 및 운동법　569

저자 프로필　575

이 책의 활용법

PILATES MASTER

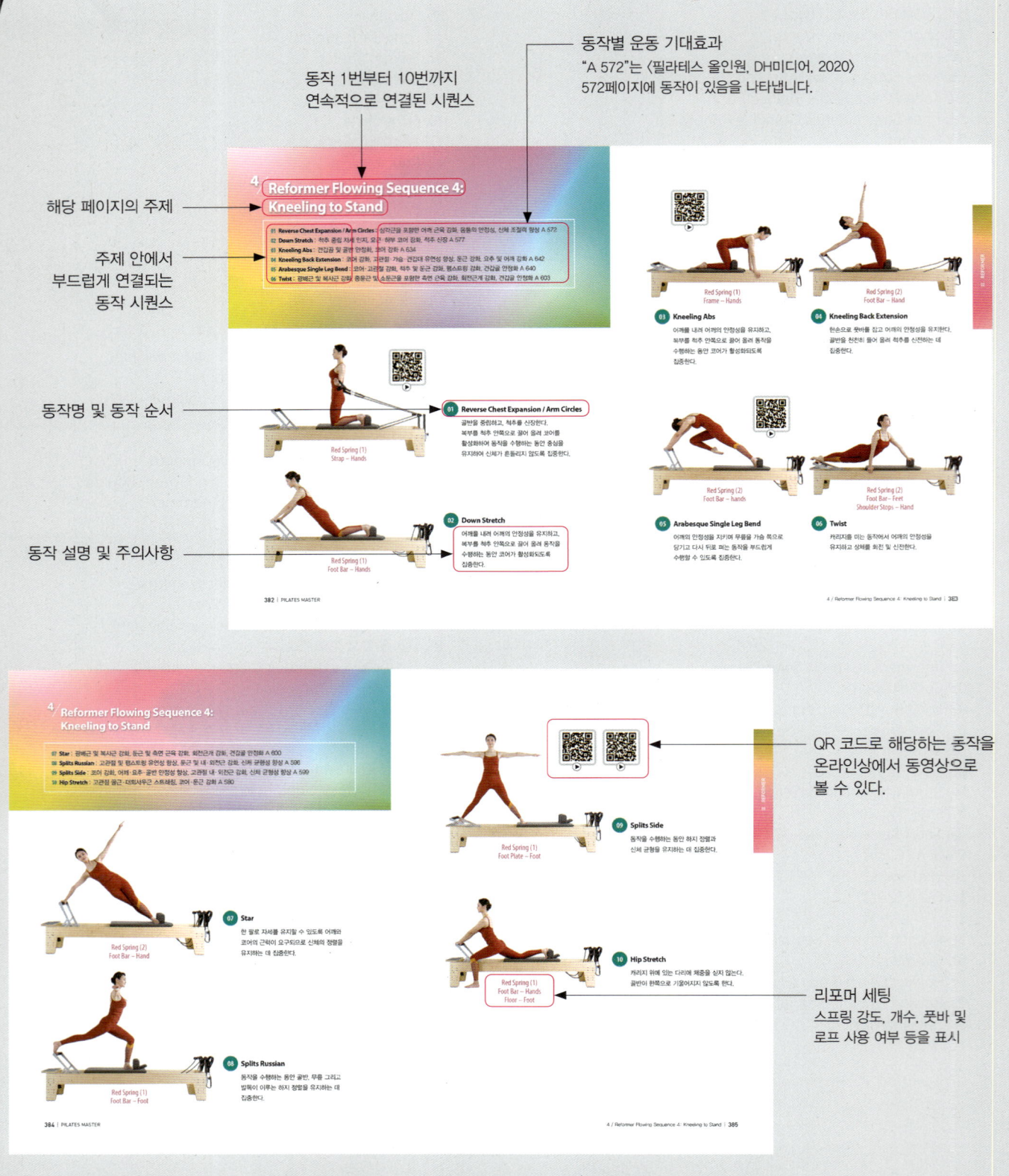

14 | PILATES MASTER

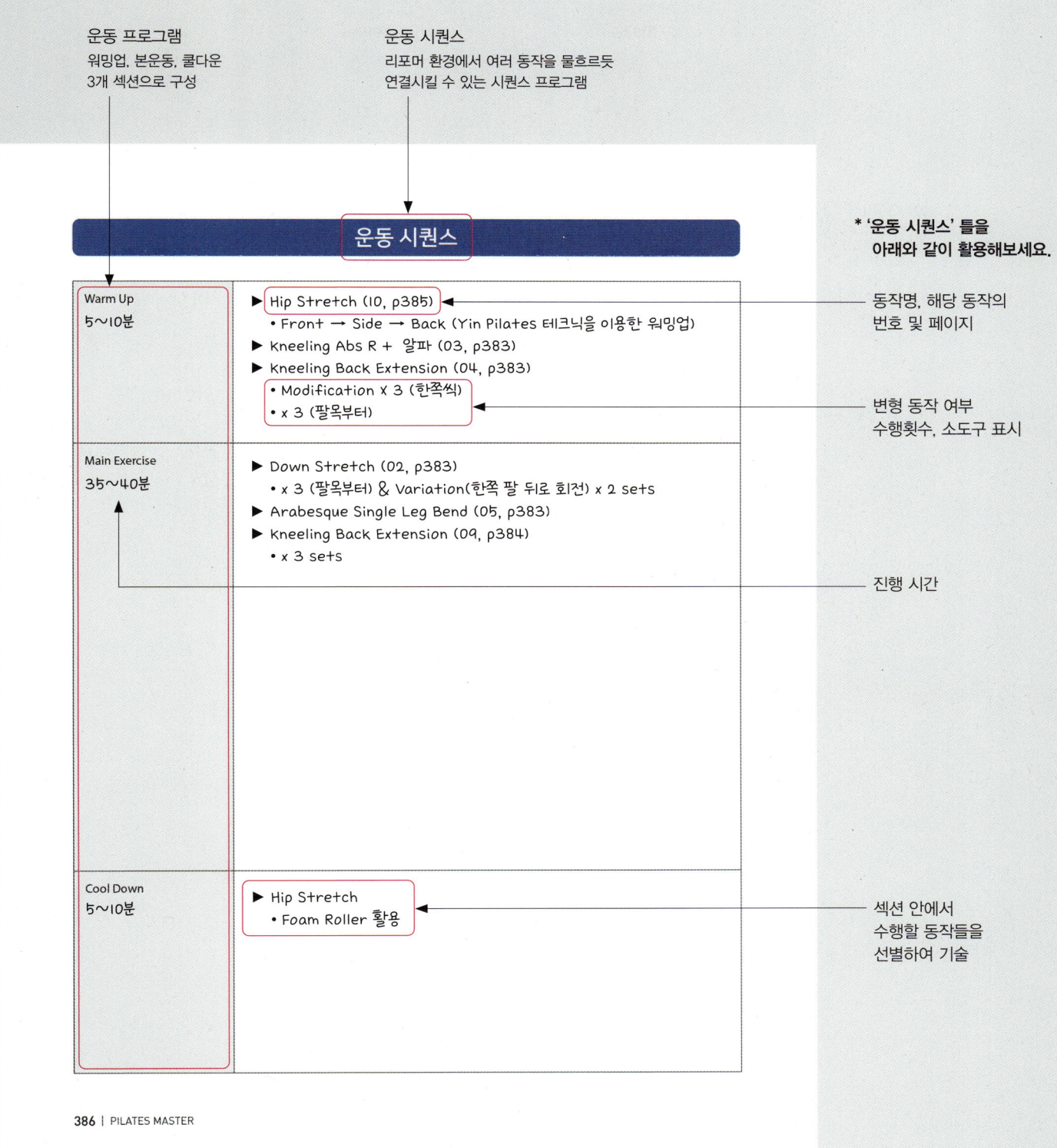

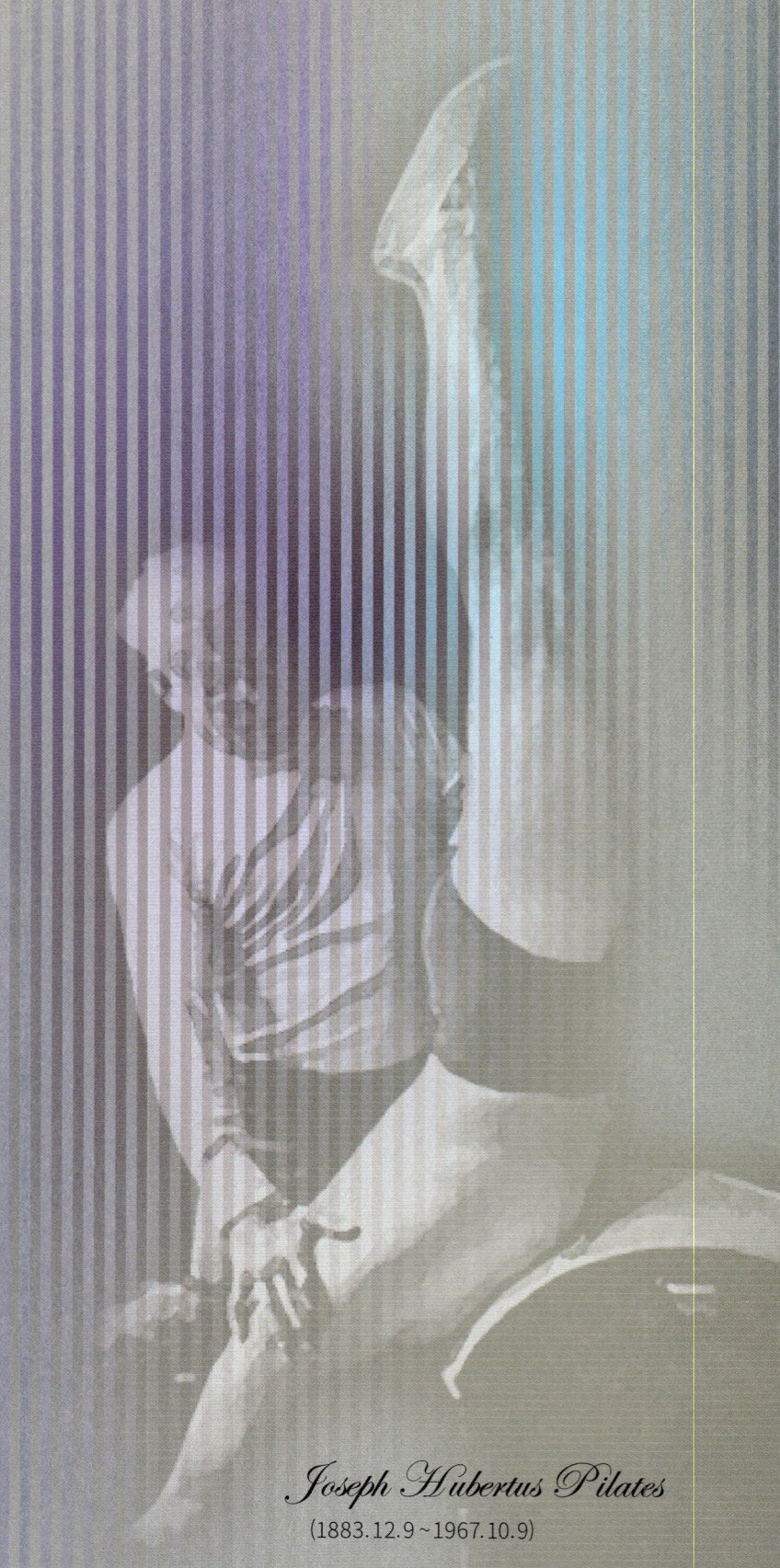

Joseph Hubertus Pilates
(1883.12.9~1967.10.9)

Theory
필라테스 이론

- 필라테스 개론
- 필라테스 역사
- 재활이론
- 해부학

I. 필라테스 개론

01   필라테스의 이해
02   필라테스의 원리
03   클래식 필라테스의 이해

01 필라테스의 이해

20세기 초 조셉 필라테스는 인간의 심신을 강하게 하는 운동 시스템으로 필라테스를 개발했는데, 정신건강과 신체건강 간에 밀접한 관련이 있다고 믿었다. 필라테스는 이 운동을 창시한 조셉 필라테스(Joseph Hubertus Pilates)의 성(last name)에서 유래한다. 조셉은 자신의 운동요법을 '교정운동(corrective exercise)'으로 불렀다가 1945년 두 번째 저서를 통해 '조절학(contrology)'이라고 천명했다. '조절학'은 "자신이 생각한 대로 신체를 올바르게 움직일 수 있는 운동"으로 정의할 수 있다. 신체를 움직일 때의 조절은 그 움직임의 퀄리티(quality)를 의미한다. 따라서 조절은 신체적인 근육 훈련만이 아니라 정신에 의해 신체가 움직일 때 가능한 것이다.

독일에서 유년기를 보낸 조셉은 다양한 트레이닝을 습득했다. 19세기 말, 사람들은 운동과 특수한 운동 기구를 활용하여 병을 치유할 수 있다고 믿었다. 조셉이 자신만의 운동요법을 개발하게 된 것은 체조 문화의 영향이라고 할 수 있다. 즉, 필라테스는 페르 헨리크 링(Pehr Henrik Ling, 스웨덴 체조의 창시자)이 주장한 '교정운동' 또는 '의료체조'의 전통과도 관계가 깊다. 또한 필라테스는 신체적 능력을 최상으로 하는 고대 그리스 체육과도 관계가 있다.

조셉 필라테스는 자신의 운동요법에 관한 《Your Health: A Corrective System of Exercising That Revolutionizes the Entire Field of Physical Education(1934)》과 《Return to Life through Contrology(1945)》를 발간했다.

필라테스를 따르던 1세대 제자들은 대부분 무용수였으며, 조셉 필라테스와 함께 공부하며 조셉 사후에 자신들의 스튜디오를 열었다. 필라테스 1세대 지도자로는 로마나 크리자노브스카(Romana Kryzanowska), 케이시 그랜트(Kathy Grant), 제이 그라임스(Jay Grimes), 론 플레처(Ron Fletcher), 마사 울먼(Maja Wollman), 메리 보웬(Mary Bowen), 캐롤라 트리어(Carola Treir), 밥 시드(Bob Seed), 이브 젠트리(Eve Gentry), 브루스 킹(Bruce King), 로리타 산 미구엘(Lolita San Miguel), 메리 필라테스(Mary Pilates, 조카)가 있다. 오늘날에는 필라테스 1세대 지도자의 티칭 방식에 따라 클래식(Classic) 필라테스와 모던(Modern) 필라테스로 나누어져 보급되고 있다.

필라테스는 초기에는 소수의 전문 스튜디오에서만 소개되었다. 오늘날 필라테스는 주민센터, 체육관, 물리치료실 등에서도 접할 수 있으며, 새롭게 변형된 요길라테스(Yogilates, 요가와 필라테스를 결합한 운동)와 메네제스 기법(Menezes Method)에서도 필라테스를 소개하고 있다. 현대 필라테스를 추구하는 교육기관들은 다양한 시스템을 적용하여 발전시키고 있다.

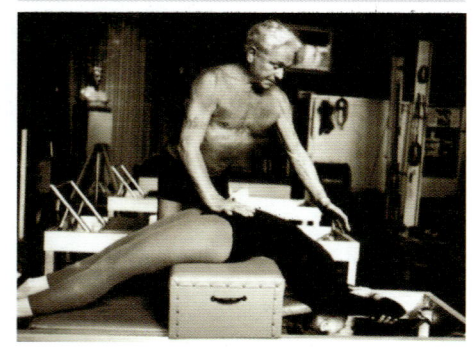

조셉이 리포머 환경에서 동작 지도를 하는 모습

02 필라테스의 원리

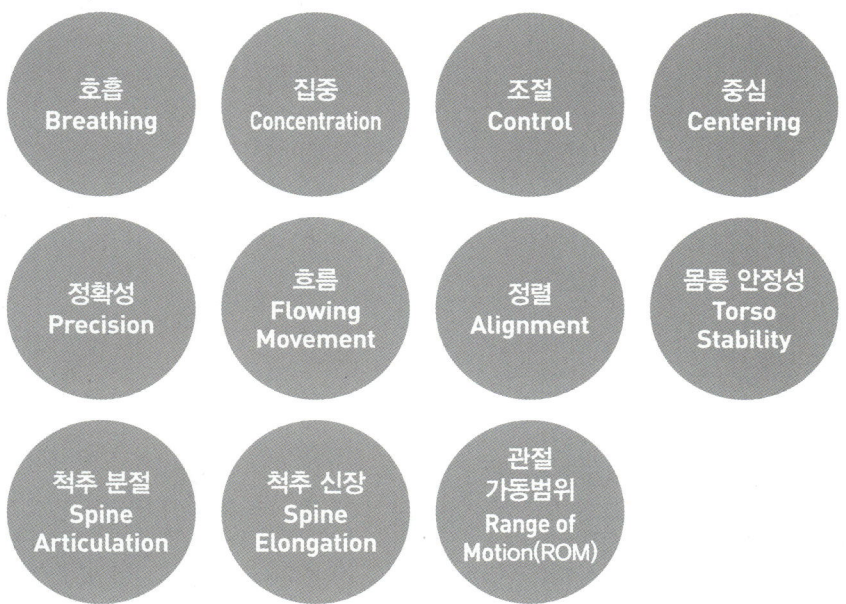

1) 호흡 Breathing

필라테스 원리의 기본이다. 올바른 호흡은 활동적인 신체를 유지해주며, 혈액순환을 향상시킨다. 또 신체의 나쁜 분비물을 제거하고, 피부를 좋게 한다. 또한 신체와 정신을 안정시킨다.

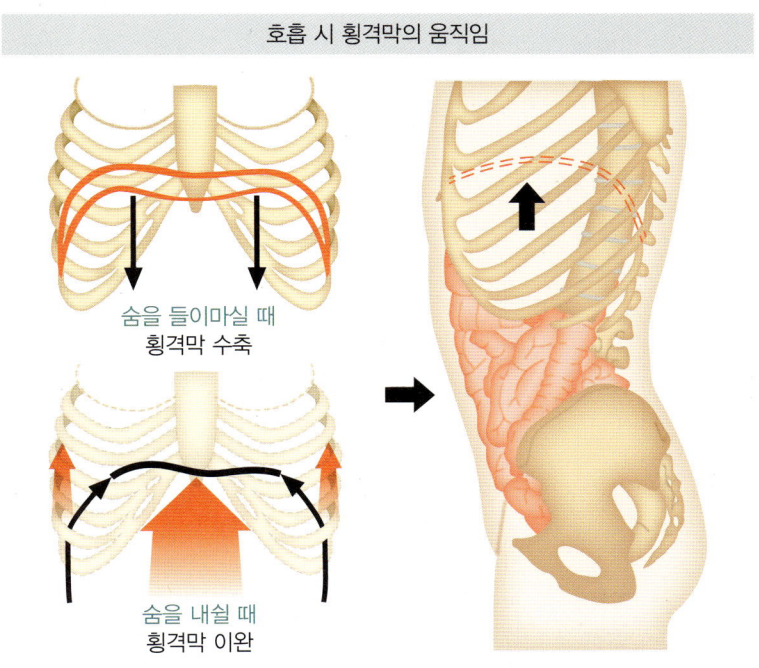

호흡 시 횡격막의 움직임

(1) 필라테스 호흡법

*골반저근(골반기저근)
골반의 아랫부분에 걸쳐있는 근육군으로, 두덩꼬리근, 엉덩꼬리근, 항문괄약근이 대표적인 골반저근이다.

필라테스 호흡법은 코로 천천히 숨을 들이마셔서 공기가 갈비뼈의 양쪽 옆과 뒤를 채우게 하고 입으로 천천히 숨을 내쉰다. 이때 골반저근*이 천천히 움직이고 복부 아래 부위가 아래로 가라앉는 것처럼 느껴진다. 골반저근을 느끼기 위해서는 소변을 참을 때 항문 주변이 조여지는 것을 연상하면 된다.

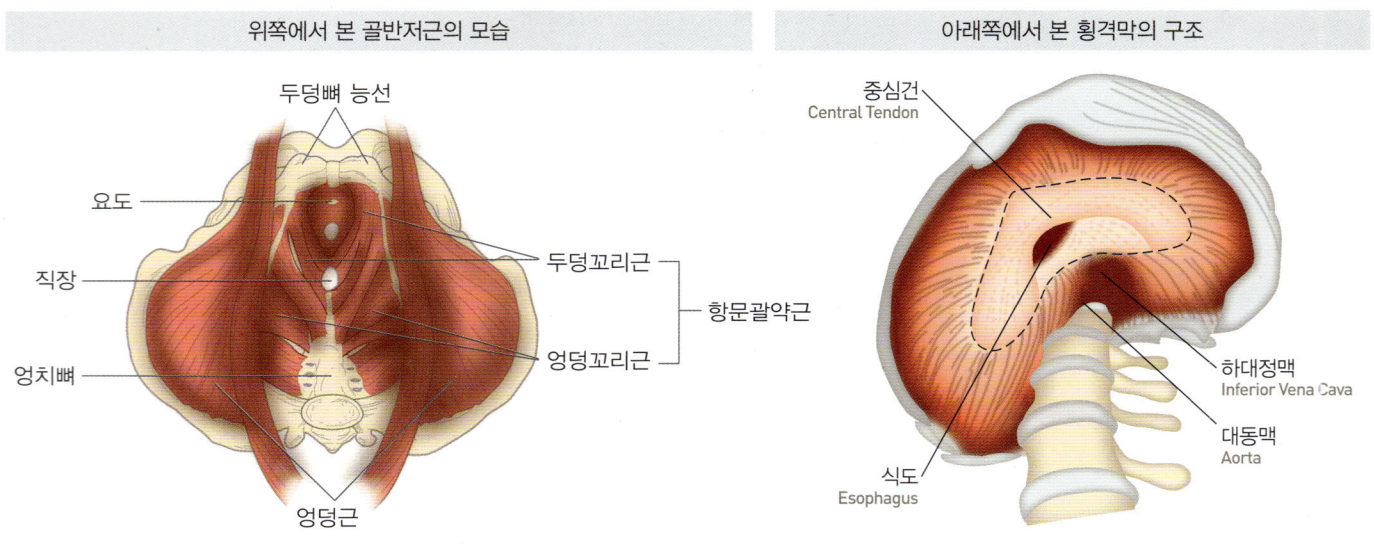

(2) 갈비뼈 측면 호흡법

필라테스에서 말하는 측면 호흡은 코어 안정성에 매우 효과적이다. 측면으로 호흡하는 것은 흉곽을 옆으로 팽창시키는 것으로, 호흡할 때 공기가 흉곽 측면과 뒤쪽 부위를 채우는 것이다. 갈비뼈의 측면에 두 손을 올리고, 호흡을 천천히 자연스럽게 연습한다.

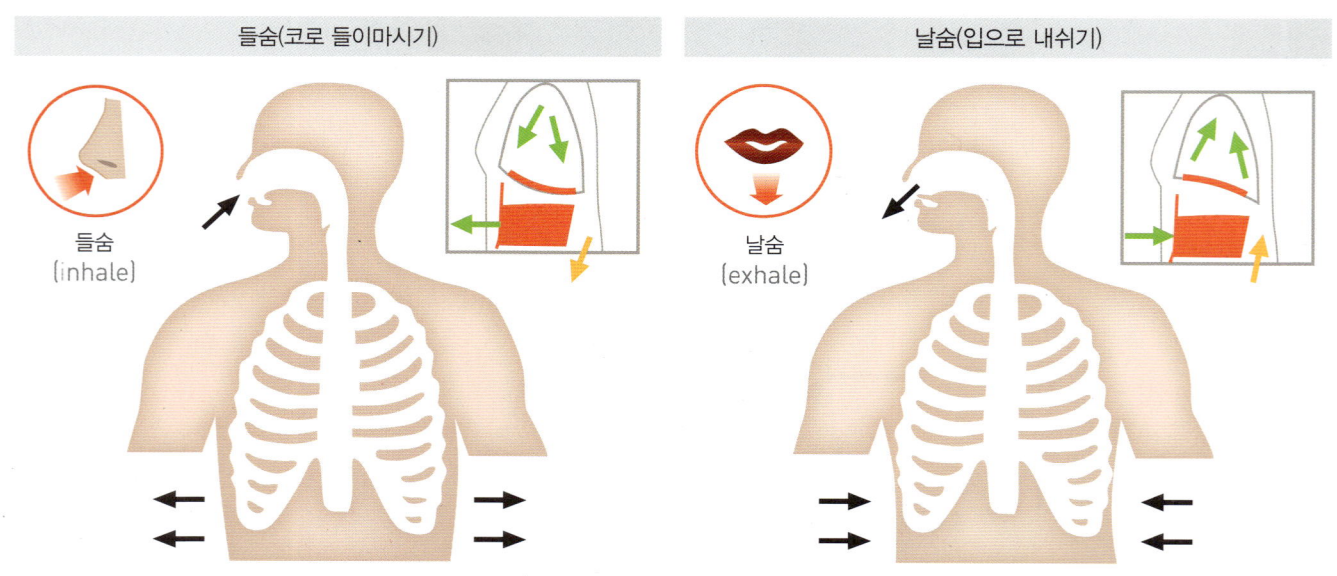

2) 집중 Concentration

집중은 정신과 신체를 연결해준다. 정신은 신체를 움직이는 열쇠로, 집중을 통해 자신의 신체를 인식하는 감각 능력이 강화되며, 신체 지각력을 더욱 정확하게 한다. 집중해야 할 사항은 다음과 같은 것들이 있다.

- 호흡의 리듬
- 머리의 위치
- 목 뒤의 척추 굴곡
- 구부린 다리
- 편 양팔

3) 조절 Control

가장 중요한 요소 중 하나로, 조셉 필라테스는 이 운동법을 '조절학(contrology)'이라고 명했다. 필라테스 동작을 질적으로 향상시키며, 구체적이고 의도적인 동작을 만들어낸다. 또한 정신과 신체의 결합에 의한 생각하는 동작을 만들어낸다.

골반을 제자리에서 유지하면서 신체를 움직이는 것이 조절의 대표적인 방법이다.

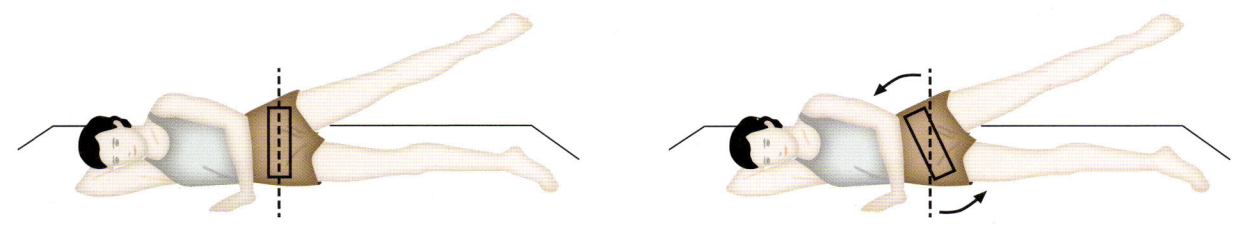

옆으로 누웠을 때 골반 중립과 근육 활성화 　　　 옆으로 누웠을 때 잘못된 골반 위치와 근육 활성화

4) 중심 Centering

신체를 움직일 때 중심 근육을 가장 많이 사용한다. 조셉 필라테스는 신체의 중심(centering) 근육 등을 '파워하우스(powerhouse)'라고 불렀다. 파워하우스를 가동한다는 것은 신체의 모든 근육을 활성화시켜 준비하고 그 상태에서 움직임을 수행한다는 것을 의미한다.

▶ 파워하우스 영역

- 골반저근
- 골반기저근
- 엉덩이
- 복부
- 등
- 갈비뼈 하부

▶ 파워하우스(혹은 코어) 강화 시 효과

- 척추와 내부 장기를 지탱한다.
- 올바른 자세를 유지할 수 있다.
- 만성 통증을 유발하는 신체적 문제를 해소한다.
- 허리를 비롯한 신체 관절의 통증을 감소시킨다.

5) 정확성 Precision

신체 동작을 질적으로 향상시키려면 정확하게 움직여야 한다. 필라테스는 근육을 구체적으로 제어할 수 있도록 하기에 필라테스의 각 동작은 각각의 목적을 가지고 있다. 부정확한 동작을 여러 번 하는 것보다 한 번의 완벽한 동작이 훨씬 효과적이다.

> "잘못된 동작 20회보다
> 올바른 동작 2회가 바람직하다."

6) 흐름 Flowing Movement

필라테스에서는 동작을 빠르게 하지 않는다. 또한 움직임이 갑작스럽게 이루어져서도 안 된다. 신체의 어떠한 동작도 정지되거나 고립되지 않아야 한다. 필라테스를 수행하는 동안 각 동작이 물 흐르듯 진행되도록 집중한다. 수행 기간이 길수록 하나의 동작에서 다음 동작으로 빠르고 정확하게 진행될 것이다.

7) 정렬 Alignment

정렬은 모든 관절이 해부학적 위치에 있는 것을 의미한다. 필라테스를 시작하기 전에 현재 자세를 자세히 파악할 필요가 있다. 전신거울 앞에 서서 자신의 자세를 평가한다.

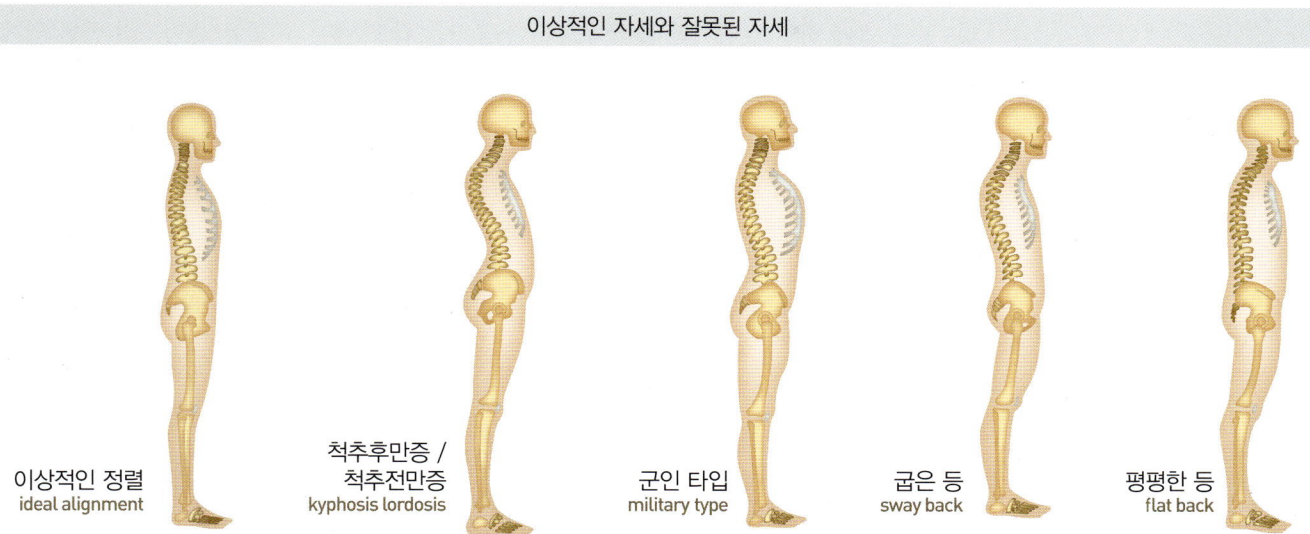

이상적인 자세와 잘못된 자세

| 이상적인 정렬 | 척추후만증 / 척추전만증 | 군인 타입 | 굽은 등 | 평평한 등 |
| ideal alignment | kyphosis lordosis | military type | sway back | flat back |

▶ **자세 평가를 위한 질문**

- 몸을 곧게 하였는가?
- 상체가 구부정하지는 않은가?
- 신체 앞쪽으로 머리를 내밀고 있지는 않은가?
- 척추가 앞으로 굽고, 양 어깨가 앞쪽으로 말려 있는가?
- 한쪽 어깨가 올라와 있는가?
- 어깨가 긴장되어 귀 쪽으로 올라가 있는가?
- 어깨가 뒤로 젖혀지고, 가슴이 들려 있는가?
- 배를 앞으로 내밀고 있는가?
- 골반이 무릎선을 벗어나 있거나 무릎이 발목선을 벗어나 있는가?
- 오리발처럼 두 발이 바깥쪽을 향하고 있는가?

(1) 선 자세

두 발을 골반 너비만큼 벌린다. 엄지발가락 아래 돌출된 부분과 발의 바깥 가장자리, 그리고 발꿈치에 균등한 무게를 싣는다. 두 발을 앞쪽으로 향하게 한다. 무릎을 펴서 고신장되지 않도록 한다. 복부 근육을 안쪽으로 천천히 끌어당기고, 꼬리뼈가 아래로 향하게 한다. 몸을 곧게 하여 갈비뼈와 골반에 충분한 공간을 확보한다. 두 팔은 늘어뜨려 골반 옆에 두고 손바닥이 앞을 향하게 한다.

(2) 누운 자세

등을 대고 바닥에 눕는다. 무릎을 90°로 굽히고, 두 발은 골반 너비만큼 벌린다. 두 팔을 골반 옆에 두고, 손바닥은 바닥으로 향한다. 머리를 바르게 하고, 턱을 아래쪽으로 살짝 끌어당긴다.

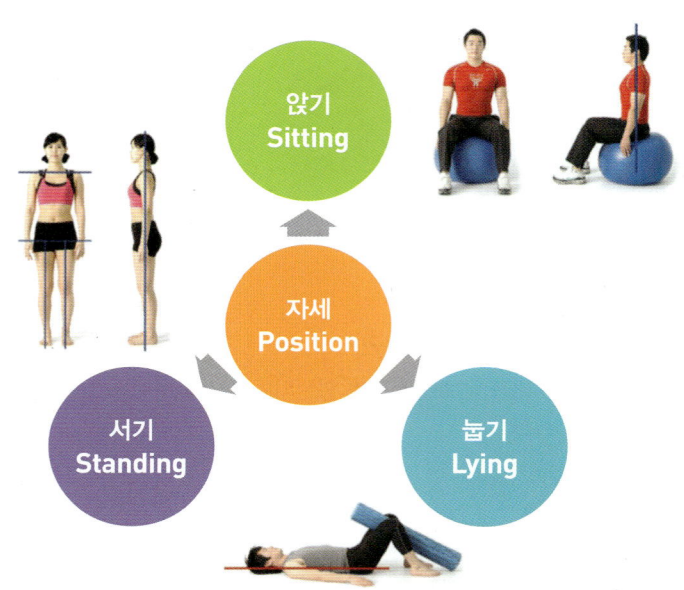

(3) 바른 자세에 따른 필라테스 운동 효과

- 약한 근육을 강하게 한다.
- 만성적으로 과도하게 사용하는 근육의 긴장을 풀어준다.
- 앞으로 말린 어깨를 넓게 펴고 아래로 내린다.
- 무너진 복부 근육을 위로 끌어올리고, 복부 근육을 강화하여 척추를 안전하게 보호한다.
- 굽은 척추를 길게 늘이고, 바르게 편다.

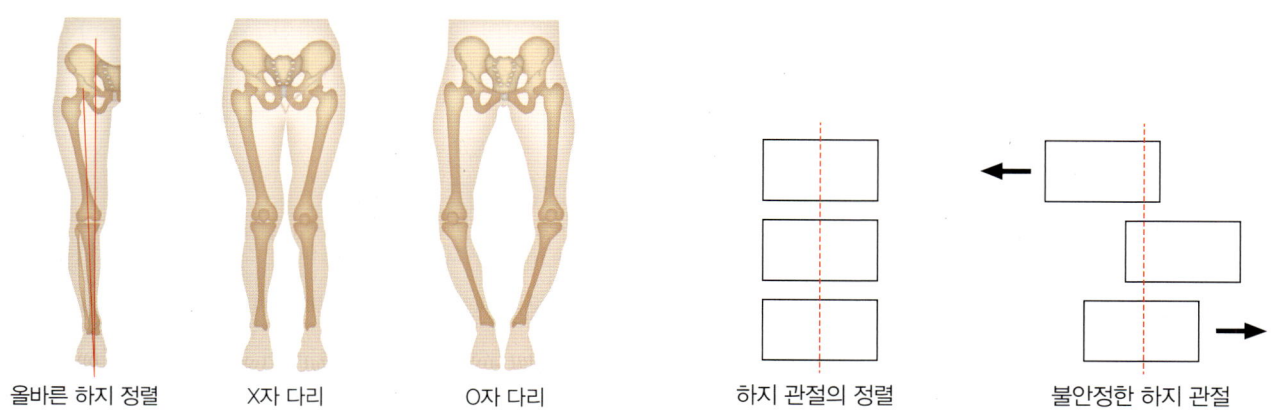

올바른 하지 정렬   X자 다리   O자 다리   하지 관절의 정렬   불안정한 하지 관절

8) 몸통 안정성 Torso Stability

필라테스 운동요법 이론에서 몸통 안정성은 '신체 중심(centering)', '코어(core)' 또는 '파워하우스(powerhouse)'로 표현된다. 몸통 안정성은 신체를 세우는 척추의 안정성, 골반의 안정성, 그리고 어깨의 안정성으로 구성된다. 몸통 안정성을 이해하기 위해서는 신체 역학적 분석이 필요하다. 조셉 필라테스는 몸통이 안정된 상태여야 사지의 움직임이 자유롭다고 했으며, 과학적으로 신체를 기능적으로 움직일 수 있다고 했다.

조셉은 신체의 중심 근육들을 기능적으로 강화시킨다면 팔과 다리를 편안하게 움직일 수 있다고 주장했다. 신체 중심 근육들로 둘러싸여 있는 척추는 몸을 바로세우고 하체 쪽으로는 골반, 상체 쪽으로는 어깨를 지탱한다. 척추부터 골반 그리고 어깨에 이르는 신체 부위가 기능적으로 역할을 할 때 몸통이 안정되었다고 한다. 신체의 중요한 척추기립근, 고관절 굴근, 골반저근 등의 근육들은 복부 근육과 함께 신체 중심부를 안정시키는 작용을 한다.

(1) 척추 안정성 찾는 방법

척추는 정면에서 보았을 때, 1자로 바르게 서야 한다. 측면에서 보았을 때, 목과 허리가 앞쪽으로 들어가고 등과 엉덩이는 뒤로 나오는 척추만곡을 적절히 가져야 한다.

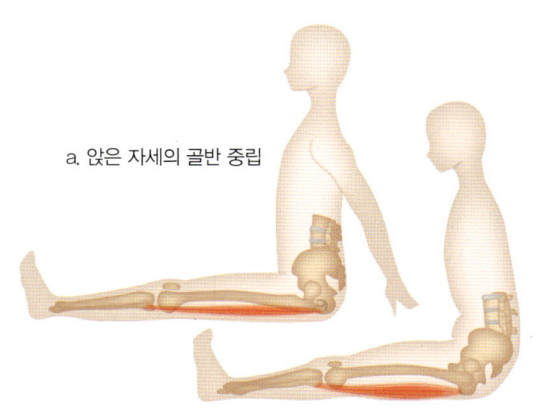

a. 앉은 자세의 골반 중립

b. 앉은 자세의 골반 후굴

(2) 골반 안정성 찾는 방법

골반이 앞쪽으로 최대한 기울어지는 골반전방굴곡(anterior pelvic tilt) 지점과 골반이 뒤쪽으로 최대한 기울어지는 골반후방굴

곡(posterior pelvic tilt) 지점의 중간을 '골반 중립(neutral pelvic)'이라 하고, 그 위치에서 골반 안정성(pelvic stability)을 갖는다.

(3) 견갑골(어깨뼈) 안정성 찾는 방법

견갑골의 전진(protraction)과 후퇴(retraction)의 중간 지점, 견갑골의 상승(elevation)과 하강(depression)의 중간 지점이 만나는 지점을 '견갑골의 중립(neutral scapular)'이라 하고, 그 위치에서 견갑골 안정성(scapula stability)을 갖는다.

9) 척추 분절 Spine Articulation

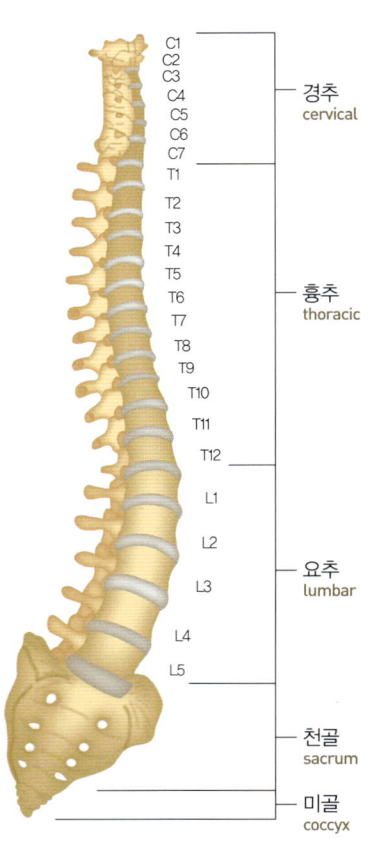

몸통을 지탱하고 척수를 보호하는 척추는 경추 7개, 흉추 12개, 요추 5개, 천골 1개, 미골 1개로 구성되어 있다. 척추 분절은 척추 간의 움직임을 활성화하는 것으로, 등뼈를 하나씩 매트 바닥에 내려놓거나 들어 올리는 행위에 필요하다. 척추 분절은 척추를 기능적으로 움직여 신체 부하를 최소화시킨다.

▶ **척추 분절 기대 효과**

유연한 척추는 비틀거나 돌리거나 꼬는 움직임을 자연스럽게 할 수 있게 한다. 필라테스 동작들은 척추의 유연성을 향상시키고 척추를 강화한다. 측면에서 보았을 때 척추는 일정한 만곡을 갖고 있어야 한다. 척추의 일정 부위가 딱딱하게 뭉쳐 있다면, 천천히 호흡하면서 집중하여 그 부위가 펴질 수 있도록 시간을 두고 동작을 취한다. 동작을 할 때 척추뼈가 차례대로 분절되는 느낌이 드는지 살펴본다.

10) 척추 신장 Spine Elongation

척추와 척추 사이의 디스크는 신체가 중력으로부터 평생 받는 부하를 이겨내도록 디자인되어 있다. 건강하던 디스크는 나이를 먹으면서 점점 눌린다. 자세를 바르게 펴서 심부 근육들을 활성화하면 척추 간의 간격을 넓힐 수 있는데, 이를 '척추 신장'이라고 한다.

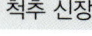
척추 신장

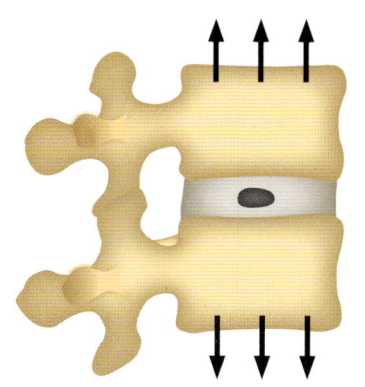

11) 관절 가동범위 Range of Motion(ROM)

신체 관절은 각각의 활동 범위가 있으며, 관절의 활동 범위가 제한되거나 그 범위를 초과하는 경우 모두 신체의 불편함을 야기한다. 관절 가동범위에는 능동적 ROM(active Range of Motion)과 수동적 ROM(passive Range of Motion)이 있다. 스스로 신체를 움직여 관절 가동범위를 확보하는 능동적 ROM과 타인의 도움으로 관절 가동범위를 확보하는 수동적 ROM은 기능적인 신체 움직임을 위해 진행되어야 한다.

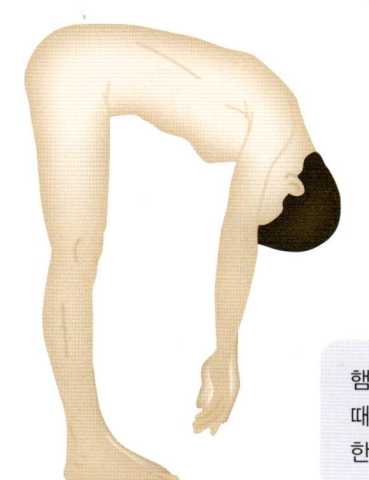

햄스트링은 무릎이 길어졌을 때 엉덩이 굴곡 ROM을 제한한다(예: 발끝 닿기).

03 클래식 필라테스의 이해

1) 클래식 필라테스 계보

　필라테스 계보는 각각의 단체와 회사의 주관적인 주장을 바탕으로 논의되어 학술적으로 검증하기 어렵다. 다만 클래식 필라테스와 모던 필라테스 단체가 모두 인정하고 공식화된 필라테스 계보를 '필라테스 애니타임(Pilates Anytime)'에서 찾아볼 수 있다. 계도도에 소개된 제자들은 뉴욕스튜디오에서 조셉 필라테스(Joseph Pilates)에게 직접 조절학을 배웠거나 그의 스튜디오에서 일한 경력을 가지고 있거나 그의 친척들이다. 그 외에 그의 스튜디오에서 운동을 배운 고객들도 있었는데, 그들을 필라테스 1세대 제자들이라고 한다.

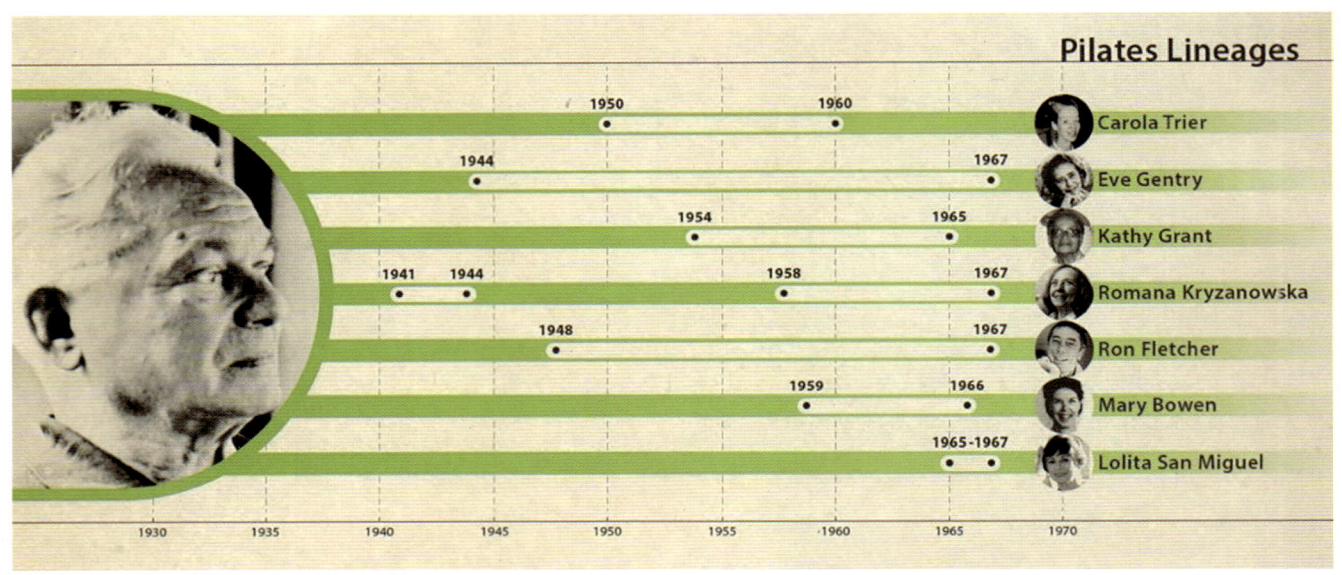

필라테스 계보도(출처: www.pilatesanytime.com)

2) 클래식 필라테스와 모던 필라테스의 차이점

① 클래식 필라테스의 순서는 조셉 필라테스의 제자마다 조금씩 다르다.
② 클래식 매트와 클래식 리포머에는 동작의 순서와 레벨이 정해져 있고, 동작 레벨에 맞게 정해진 트랜지션(과정) 및 원칙이 있으므로 이를 지켜서 운동해야 한다.
③ 레벨에 맞게 운동하지 않으면 다음 레벨의 동작에서 부상의 위험이 생길 수도 있다.
④ 클래식 필라테스에는 순서가 있고, 순서에 따라 운동해야 다음 레벨 동작을 완성할 수 있도록 시스템화되어 있다.

⑤ 호흡 패턴도 모던 필라테스와는 다르다. 모던 필라테스는 좀 더 높은 안정성을 요구해서 날숨(exhalation)에 중점을 두지만, 클래식 필라테스는 몸통(torso, powerhouse 또는 core)의 확장(spine elongation)을 요구해서 들숨(inhalation)에 중점을 둔다(모던 - exhalation, 클래식 - inhalation). [모던 - 엑스핼 exhal, 클래식 - 인핼 inhal]

3) 클래식 필라테스의 6가지 원리

필라테스의 6가지 원리 중 중심화(Centering), 집중(Concentration), 조절(Control), 정확성(Precision)의 4가지 원리는 클래식 필라테스와 모던 필라테스 모두 동일하게 해석된다. 다만 호흡(Breathing)과 흐름(Flow)에서는 해석에 차이가 있다. 클래식 필라테스에서의 호흡은 폐로 한다. 코로 숨을 들이마시면 척추에 가해지는 압력을 부드럽게 만들어주고, 깊은 호흡을 통해 위(stomach)를 비롯한 내부장기를 자극할 수 있다. 흐름은 모던과 클래식의 가장 큰 차이점이라고 볼 수 있다. 모던에서의 흐름은 동작과 동작의 연결성에 초점을 두며, 클래식에서는 위의 6가지 원리를 깨지 않고 난이도에 맞는 동작을 순서(order)대로 수행하는 흐름에 초점을 둔다.

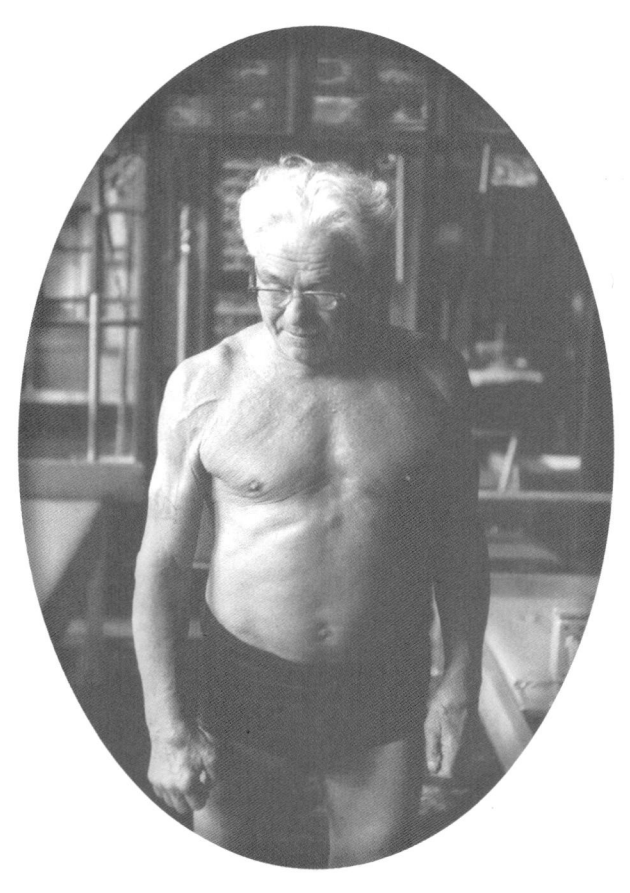

*The Pilates Method of Body Conditioning develops
the body uniformly, corrects posture, restores vitality, invigorates the
mind and elevates the spirit.*

필라테스는 신체를 균형 있게 단련시켜
자세를 바르게 하고, 심신의 활력을 끌어 올려
정신과 마음의 건강을 증진한다.

Ⅱ. 필라테스 역사

- 01 조셉의 유년기
- 02 제1차 세계대전과 수용소 생활
- 03 종전 후 독일에서의 생활
- 04 미국 이민
- 05 무용계와 필라테스
- 06 조절학
- 07 조셉의 제자들
- 08 필라테스 기구
- 09 경제적 어려움
- 10 필라테스의 대중화
- 11 고전 필라테스의 명맥
- 12 재활 필라테스의 배경
- 13 필라테스 상표권 소송
- 14 현대 필라테스의 이해
- 15 국내 필라테스의 역사
- 16 NPCP(구 PMA exam)의 이해

01 조셉의 유년기

조셉 필라테스는 1883년 12월 9일 독일 뮌헨 글라트바흐에서 태어났다. 그의 아버지 프리드리히 필라테스는 체조선수였으며, 어머니 한(Anna Hahn)은 자연요법 치료사였다. 조셉은 이들 부부의 9명의 자녀 중 둘째로 태어났다. 조셉은 선천적으로 허약해 어린 시절에 류머티스열과 천식 그리고 구루병을 앓았고, 호흡기가 약해 힘들어했다. 부모님의 영향으로 건강에 대한 중요성을 느껴 스스로를 위해 몸과 정신을 강하게 할 수 있는 방법으로 운동을 시작했다. 오랜 기간 동안 다양한 운동을 통해 인체 생리학적으로 신체를 강호시킬 수 있는 방법을 터득했다. 1893년경 허약한 체질을 개선하기 위해 아버지로부터 권투를 비롯해 펜싱, 레슬링, 체조, 요가, 중국의 기예 등 다양한 운동을 접하고, 훗날 자신만의 독특한 신체 훈련 시스템을 발전시켰다.

02 제1차 세계대전과 수용소 생활

1912년 30세 되던 해에 영국으로 이주하여 요양원 간병인, 권투선수, 헬스 트레이너, 격투기 지도자 등으로 생활했다. 1913년부터는 서커스단의 곡예사로 활동하면서 영국을 순회했다. 1914년 여름에 제1차 세계대전이 발발했을 때, 서커스단과 함께 영국 서부 해안을 순회하던 조셉은 독일의 간첩으로 오인되어 체포되었다. 그리고 전쟁이 끝날 때까지 수용소에 억류되었다.

조셉은 수용소에 있는 동안 수감자들에게 매일 운동을 시켰다. 조셉은 그들에게 운동을 가르치면서 남녀노소 모두 할 수 있는 운동의 필요성을 깨닫게 되었다. 그는 자신이 경험한 운동들을 바탕으로 누구나 할 수 있는 운동법을 연구했다.

영국 서해안에 위치한 맨섬(isle of Man) 수용소로 이송된 조셉은 수감자들과 함께 생활하며 그들을 운동시켰다. 1918년부터 전 세계적으로 스페인독감이 창궐하여 수많은 사람이 죽었는데, 조셉에게 운동을 지도받은 모든 수감자들은 독감을 이겨냈다고 전해진다. 그로 인해 수용소 감독자들의 주목을 받게 된 조셉은 병원에서 부상당한 환자들을 돌보는 일을 하게 되었다. 그는 30명의 환자를 맡아 그들이 움직일 수 있는 한도 내에서 매일 운동을 시켰다. 그 당시는 수술과 진통제가 전부였던 시절이었으나, 조셉은 운동으로 환자들이 더 빨리 회복하도록 도왔고 심지어 2차 감염을 예방하기도 했다.

조셉은 병상에 누워 있는 환자들에게 스프링을 이용해 운동을 시켰는데, 그것이 지금의 오리지널 필라테스 기구인 '캐딜락' 혹은 '트래피즈 테이블'이다. 이것이 필라테스 운동 기구의 시초이다. 그리고 조셉은 그곳에서의 경험을 바탕으로 필라테스를 체계화했고, 교육자로서의 삶을 살게 되었다.

03 종전 후 독일에서의 생활

제1차 세계대전이 끝나고, 1919년 초 조셉은 독일로 돌아왔다. 그는 함부르크와 베를린에 있는 의사들의 도움을 받아 자신이 개발한 운동법을 더욱 구체적으로 발전시켰다. 그의 운동요법은 유럽에서 번성했던 과학, 문학, 철학, 예술 분야의 영향 안에서 자신이 배웠던 많은 운동 경험, 체조선수였던 아버지와 자연요법 치료사였던 어머니의 영향, 독일과 영국에서 다양한 분야에서의 활동, 세계대전 중 수용소에서 수감자들을 위한 운동지도, 수용소 병원의 부상당한 병사들을 위한 재활운동 적용 등을 바탕으로 더욱 발전하고 체계화되었다.

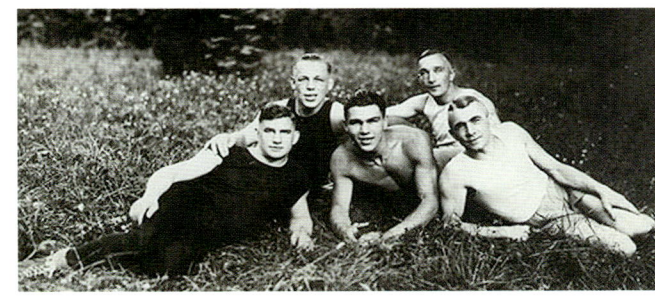

왼쪽부터 리하르트 나우족스(Richard Naujoks), 헤르만 헤르세(Hermann Herse), 막스 슈멜링(Max Schmeling), 막스 마크혼(Max Machon), 아르투르 뷜로(Arthur Buelow)

제1차 세계대전 후 독일을 비롯한 유럽에서는 건강을 위한 대체요법으로 수치료 요법, 압통점 요법, 호흡법 등이 널리 소개되었는데, 이러한 흐름은 명상과 현대무용뿐만 아니라 조셉의 운동요법에도 지대한 영향을 미쳤다.

조셉은 자신의 운동요법을 위한 운동 기구를 발명했다. 대표적으로 '유니버설 리포머(universal reformer)'가 있는데, 이 운동 기구는 신체 기능 장애를 개선하고, 부상을 치료하며, 체력을 향상시킬 수 있도록 고안되었다.

1920년 초 조셉은 베를린에서 권투 매니저인 아르투르 뷜로(Arthur Buelow)와 함께 권투 트레이너로 일했다. 미국의 권투 잡지인 《링 매거진(Ring Magazine)》 편집자인 냇 플레이셔(Nat Fleisher)는 독일의 권투 유망주를 찾고 있었는데, 1924년 독일로 가서 조셉을 만나 독일의 권투 유망주를 소개해주기를 요청했다. 그리고 1년 후

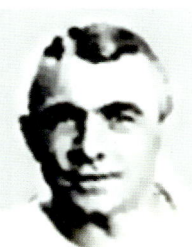

아르투르 뷜로

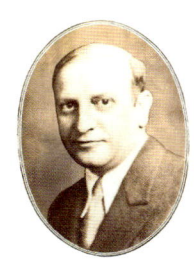

냇 플레이셔

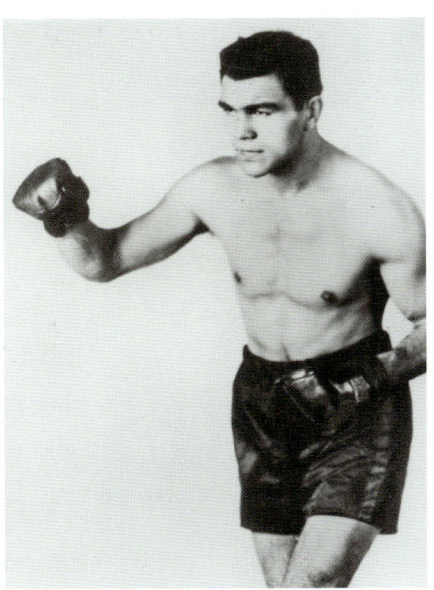

막스 슈멜링

냇은 막스 슈멜링의 권투 경기를 보게 되었다. 아르투르는 막스를 발굴했고, 막스는 1930년에 헤비급 세계 챔피언이 되었다.

04 미국 이민

제1차 세계대전 후 독일 정부는 다시 군사력을 키워 전쟁을 일으키려는 계획을 세우고 있었다. 나치당의 '돌격부대'와 '갈색셔츠단'은 조셉에게 경찰대를 훈련시켜달라고 요청했다. 하지만 조셉은 정치적인 일에 관여하길 원하지 않았고, 앞으로 전쟁이 다시 일어날 것을 예견하고 1926년 4월 14일 미국 뉴욕시로 이민을 갔다. 조셉은 독일을 떠나 미국으로 이민을 가던 도중 이민선에서 운명적인 사랑을 만나게 된다. 그녀가 바로 그의 영원한 동반자인 애나 클라라 제너(Anna Clara Zeuner)다. 보육원 교사였던 그녀는 평생 조셉의 건강한 파트너이자 조력가로서 그의 운동법 개발과 보급에 큰 역할을 했다.

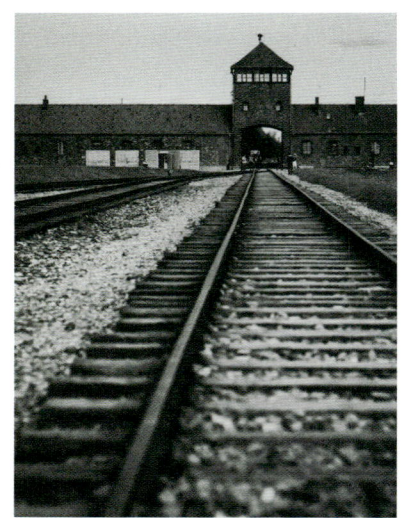

미국으로 이민을 가서 살고 있던 조셉의 형 프레드 필라테스(Fred Pilates)는 조셉이 초기에 개발한 운동 기구에 사용하던 무게추를 스프링으로 교체하고, 그 당시 유행했던 조정 동작(rowing movements)에서 사용하는 가죽끈을 추가하여 운동 기구를 개선하는 데 도움을 주었다. 조셉은 독일에서 발명한 자신의 운동 기구를 '유니버설 리포머(universal reformer)'라고 명명했고, 미국 특허청에 등록했다. 이후 25종의 다양한 운동 기구를 개발했다.

초기에 자신의 운동요법을 '교정운동'이라고 불렀던 조셉은 1945년 자신의 두 번째 저서 《조절학을 통한 삶의 복귀(Return to Life through Contrology)》를 통해 자신의 운동요법을 '조절학(Contrology)'이라고 천명했고, 이후 대중에 의해 조셉의 운동법은 '필라테스(Pilates)'라고 불리게 되었다. 따라서 필라테스는 자신이 생각한 대로 신체를 자유롭게 움직일 수 있는 운동, 즉 '조절학'이라고 정의할 수 있다.

조셉과 클라라는 뉴욕 맨해튼 8번가 건물 1층에 스튜디오를 오픈했고, 1929년 가을 뉴욕시 전화번호부에 '유니버설 체육관(Universal Gymnasium)'이라는 상호를 등록했다. 조셉은 클라라와 함께 필라테스 스튜디오를 운영했다. 클라라는 조셉의 중요한 파트너로 그의 운동요법을 발전시키고, 교육 방법을 체계화했으며, 조셉의 조절학을 가르치는 데 자신의 일생을 바쳤다. 조셉의 많은 제자들은 클라라가 조셉보다 친절하고 뛰어난 교육자라고 기억하고 있다.

05 무용계와 필라테스

조셉의 체육관 건물 3층에는 뉴욕시티 발레단이 상주해 있었다. 1930년대 당시 뉴욕시는 무용의 메카였고, 조셉은 무용수의 부상을 '치료'하는 능력을 가진 운동 지도자로 명성을 얻고 있었다. 그는 조지 발란신(George Balanchine), 마사 그레이엄(Martha

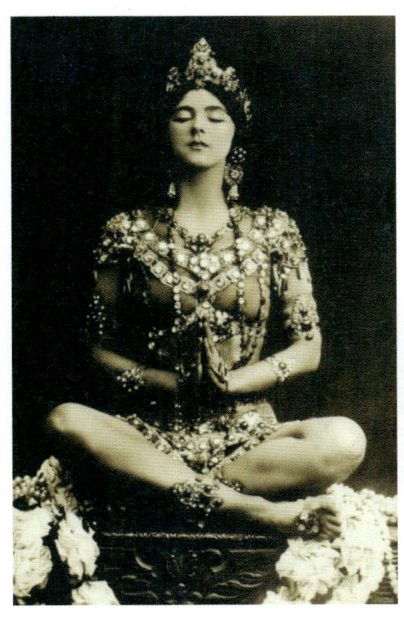

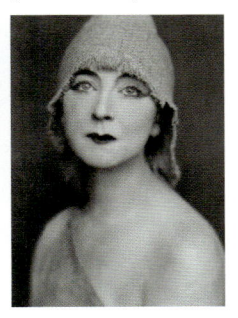

루스 데니스
(1879~1968)

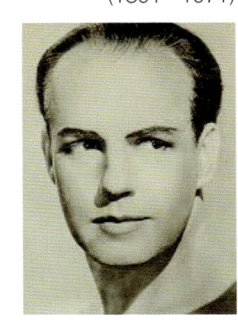

테드 숀
(1891~1971)

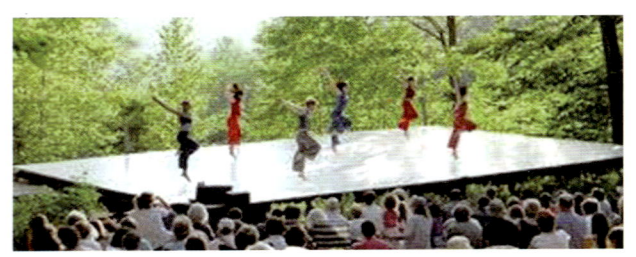

Graham), 한야 홀름(Hanya Holm) 같은 안무가들 그리고 많은 유명인들과 교류했다. '조 아저씨(Uncle Joe)'로 불리던 조셉은 수많은 무용수들의 재활을 도왔으며, 1934년 《당신의 건강(Your Health)》이라는 책을 통해 자신의 운동 철학을 처음으로 알렸다.

1940년대 초 유명한 현대무용가인 루스 데니스(Ruth St. Dennis)와 테드 숀(Ted Shawn)이 조셉을 찾아와 '제이콥 필로(Jacob's Pillow) 댄스 캠프'에 참여해주길 요청했고, 조셉은 1942년부터 1947년까지 무용인들을 위한 운동 프로그램을 교육했다. 매사추세츠주 버크셔산(Berkshire mountains)에 위치한 제이콥 필로 댄스 캠프는 미국에서 가장 오래된 국제 무용 페스티벌이다.

06 조절학

1945년 조셉은 두 번째 저서 《조절학을 통한 삶의 복귀(Return to Life through Contrology)》를 통해 인간의 건강과 행복을 위한 신체 움직임에 대한 자신의 신념을 주장했다. 그는 자신의 운동법이 모든 개인의 삶을 개선하여 건강한 사회를 만들 것이라고 강력히 주장했고, 미국의 학교에 채택되어 보급되기를 바랐다. 그는 자신의 운동요법이 이전의 다른 것에 비해 한층 체계적으로 정립되어 있으며, 인간의 신체와 정신을 통합하여 인지를 더욱 높이고, 심신의 고통을 감소시켜줄 것이므로 병원, 요양원, 정신병원 등에서 긍정적인 영향을 미칠 것이라고 했다. 그는 호흡을 통한 신체와 정신의 건강을 추구하면서 심신이 완전히 소통하는 철학을 추구했으며, 이 철학을 바탕으로 심신 통합, 강한 정신, 열정 등이 인간의 삶의 질을 높일 수 있다고 믿었다.

07 조셉의 제자들

'조절학'은 무용계에서 무용 훈련과 부상 예방을 위한 재활 운동요법으로 알려졌다. 조셉의 제자 중 상당수가 무용수인 이유가 바로 여기에 있다. 조셉에게 직접 조절학을 배운 제자들을 '엘더(Elder)'라고 하는데, 이는 필라테스 1세대 제자라는 의미이다.

무용수 출신의 1세대 제자 중에는 해부학적 지식이 뛰어난 캐롤라 트리어(Carola Trier), 유방절제술 후 재활에 성공한 이브 젠트리(Eve Gentry), 필라테스의 대중화를 이끈 론 플레처(Ron Fletcher), 조셉이 인정하는 제자로 무릎 재활에 성공한 캐서린 그랜트(Kathleen Stanford Grant), 필라테스 동작 연구에 기여한 브루스 킹(Bruce King), 고전 필라테스의 전통을 지키고 있는 로마나 크리자노브스카(Romana Kryzanowska) 및 조셉이 인정하는 제자인 무용수 로리타 산 미구엘(Lolita San Miguel)로 7명이 있었다.

조절학을 배우고 싶어 교육비 대신 스튜디오에서 근무했던 1세대 제자들 중에는 한나 사크미르다(Hannah Sakmirda), 제롬 앤드루스(Jerome Andrews), 조셉의 고객을 가로채서 혼쭐이 난 밥 시드(Bob Seed), 나야 코리(Naja Cory) 그리고 심리학과 조절학을 접목한 코미디언 메리 보웬(Mary Bowen) 5명이 있었다.

그리고 조셉의 고객 중에서 1세대 제자가 된 로버트 피츠제럴드(Robert Fitzgerald)와 제이 그라임스(Jay Grimes) 2명이 있었다.

또다른 1세대 제자 중에는 조셉과 클라라의 조카인 메리 필라테스(Mary Pilates)와 아이린 제너 젤론카(Irene Zeuner Zelonka) 2명이 있었다. 그래서 조셉에게 조절학을 배운 필라테스 1세대 제자는 모두 16명으로 알려져 있다.

그중에서 로마나, 메리 그리고 아이린이 조셉과 클라라의 가장 가까이에서 조력하거나 지도자로 활동하였다. 특히 조지 발란신의 소개로 조셉의 제자가 된 젊은 로마나는 1941년부터 1944년까지 지도를 받는데, 결혼 후 페루로 이주했다가 1959년에 돌아와 스튜디오에서 필라테스 지도자로 활동했다. 로마나는 조셉이 사망하고 난 후에도 클라라를 도와 스튜디오를 운영했고, 지금은 뉴욕에서 제자들을 양성하면서 조셉의 고전 필라테스를 계승하고 있다.

08 필라테스 기구

조셉은 자신의 운동법을 적용하기 위한 운동 기구를 계속 만들었다. 침대와 의자 등을 이용한 운동 기구는 신체를 교정하기 위해 발명했다. 조셉은 25개의 운동 기구를 설계하고 발명했지만, 모든 기구에 대한 발명특허를 받지는 못했다고 전해진다. 그의 운동 기구로는 유니버설 리포머, 캐딜락(cadillac), 운다 체어(wunda chair), 래더배럴(ladder barrel), 스파인 코렉터(spine corrector), 매직서클(magic circle), 풋 코렉터(foot corrector),

페드오풀(ped-o-pull), 헤드 하네스(head harness), 토 앤 핑거 코렉터(toe and finger corrector), 기요틴(guillotine), 캐터펄트(catapult) 등이 가장 잘 알려져 있고 그 외에도 다양한 운동 기구들이 있다.

조셉은 이들 기구를 활용하여 자세를 바르게 하고, 효율적으로 호흡하며, 신체 움직임을 바르게 하여 건강한 심신을 갖도록 하는 데 목적을 두었다. 뉴욕을 중심으로 예술인, 연예인 그리고 저명인사들이 조셉을 찾았고 그를 따르는 열렬한 추종자들이 되었다. 조셉은 건강한 생활과 스포츠 활동을 하기 위해서는 신체의 능력 발달이 가장 중요한 요소라고 믿었다.

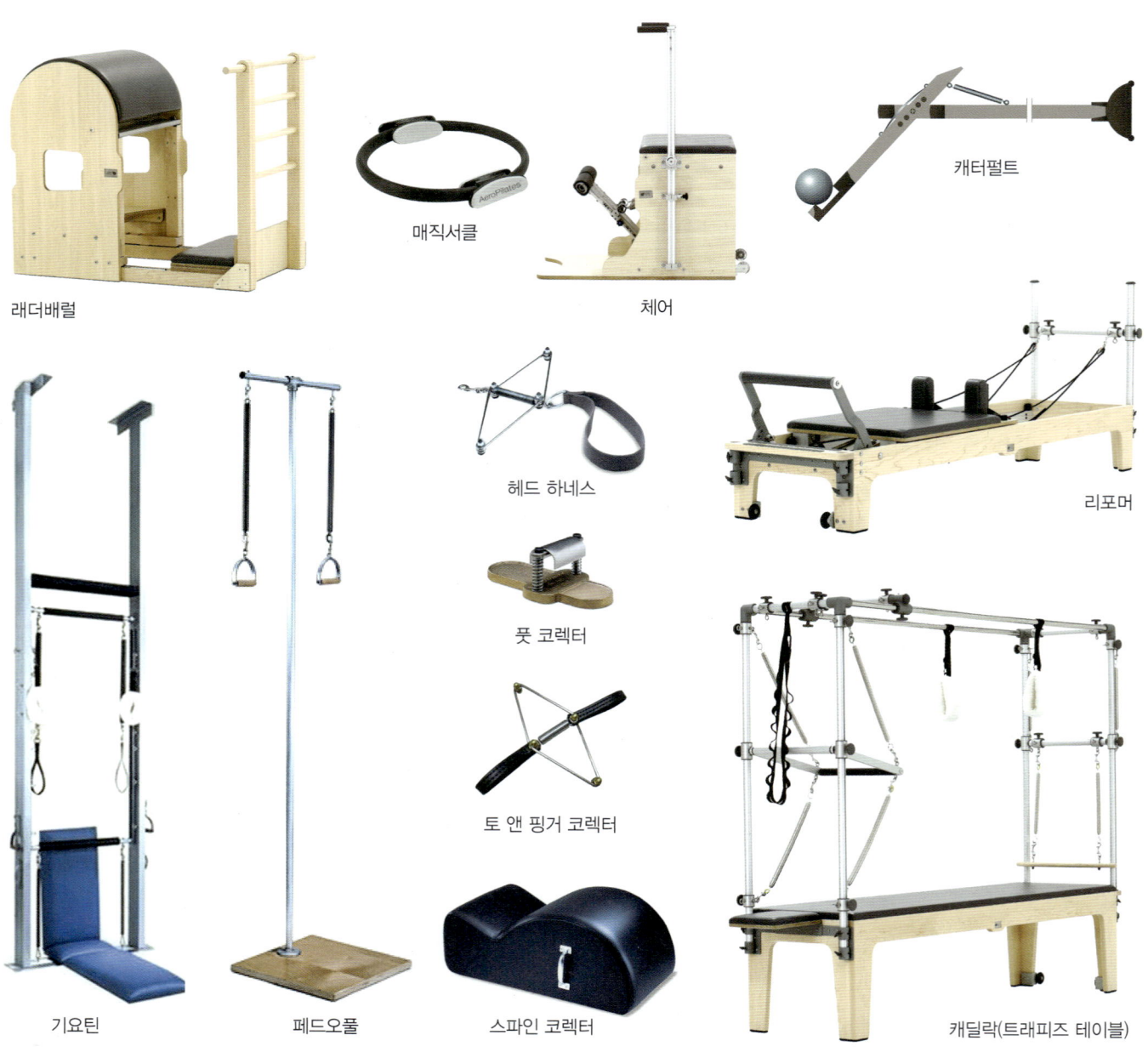

조셉은 심신의 건강과 행복, 그리고 웰빙의 삶을 얻기 위한 방법을 자신의 철학으로 널리 알렸다. 잡지, 신문, TV 등을 통해 조셉과 그의 운동요법이 뉴욕을 중심으로 대중에게 소개되었지만, 사실 조셉이 살아있는 동안 그를 따르던 추종자들은 대부분 뉴욕의 상위 계층의 사람들로 제한되어 있었다.

09 경제적 어려움

1950년대에 조셉은 자신의 운동요법을 의료 분야와 교육 분야에 알리려고 끊임없이 노력했지만, 큰 성공을 거두지 못했다. 조셉은 자신의 운동요법이 신체를 올바르게 움직일 수 있도록 하여 건강과 행복을 가져다준다고 주장했지만, 의료계는 그의 조절학을 인정해주지 않았고, 이러한 의학계의 좁은 시야에 대해 몹시 못마땅해했다. 당시 의료계는 건강, 질병 예방, 그리고 환자들을 위한 재활에서 운동이 대체의학으로서 영향이 크지 않다고 믿었다.

1959년 이후 스튜디오 건물이 노후로 인해 붕괴 위험이 높아지자, 조셉의 수많은 고객들은 스튜디오를 찾아오는 것을 꺼리게 되었고, 이러한 이유로 스튜디오를 운영하는 데 경제적으로 어려움을 겪게 되었다.

10 필라테스의 대중화

조셉의 조절학을 수용하고자 하는 노력이 부족했던 의학계와는 달리 뉴욕대학교, 할렘 댄스시어터, 92번가 Y, 캐서린 던햄 학교 등 뉴욕시 맨해튼 소재의 교육기관에서는 조절학이 천천히 뿌리를 내렸다. 1960년대 중반에는 현대무용 안무가들이 필라테스 매트를 워밍업 운동으로 추가했다. 또한 필라테스 운동요법은 뉴욕에서 떨어진 다른 주로 서서히 알려지기 시작했다.

스튜디오는 1967년 화재로 인해 붕괴되었고, 그해 10월 조셉은 83세의 나이로 사망했다. 조셉은 화재 연기에 의한 합병증으로 사망했다고 알려졌지만, 흡연으로 인한 폐질환으로 사망했다고도 전해진다.

조셉 사망 후 클라라는 로마나와 함께 1970년까지 스튜디오를 운영하면서 조절학을 알

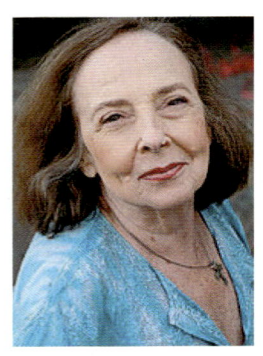
로마나 크리자노브스카

렸는데, 조셉의 제자이자 변호사였던 존 스틸(John Steel)이 클라라를 도와 스튜디오를 영업적으로 운영 관리했다. 클라라가 은퇴한 후 스튜디오를 운영하기 원하는 투자자들이 나타나기 시작했는데, 이때 로마나(Romana Kryzanowska)가 스튜디오를 인수하여 운영했다. 1972년에는 맨해튼 8번가 939번지에 위치했던 스튜디오를 맨해튼 웨스트 56번가 29번지로 이전했다. 이후 스튜디오의 영업은 활기를 되찾았다. 1976년 클라라가 죽자, 로마나는 '필라테스 스튜디오(Pilates Studio, Inc.)' 주식의 50%를 소유하는 대주주가 되었고, 이후 조셉의 필라테스를 계승하고 있다.

조셉의 1세대 제자들 중 제롬 앤드루스는 파리, 이브 젠트리는 뉴멕시코주, 론 플레처는 캘리포니아주로 이주하여 조절학을 알렸다. 특히 론 플레처는 할리우드의 여성 연예인들과 유명인들을 대상으로 조절학을 가르쳤는데, 그의 유명한 고객이 대중매체에 조절학을 소개하면서 대중은 새로운 운동요법으로서의 필라테스에 관심을 갖게 되었고 빠르게 전파되어 대중화되었다. 조셉의 사망 후 필라테스 1세대 제자들은 조셉이 알려준 조절학을 자신의 경험을 토대로 재해석하고 발전시켜나갔다.

1980년대에 들어서면서 2세대 제자들(second generation teachers)이 미국 전역에 퍼져 대중에게 조절학을 알리고 발전시켰다. 당시 필라테스 지도자를 양성하기 위한 교육과정이 등장했다.

11 고전 필라테스의 명맥

1980년대 중반 뉴욕의 '필라테스 스튜디오'는 재정적 어려움에 처했다. 조절학의 명맥을 잇고 있는 스튜디오를 지키려는 제자들은 스튜디오를 두 번 인수했다. 첫 번째는 1984년부터 1986년까지 '아이소토너 피트니스 센터(Isotoner Fitness Center)'라는 회사가 스튜디오를 인수했다. 이후 힐라이트(Healite Corporation)가 인수했는데, 1989년 힐라이트가 파산을 선언하면서 스튜디오는 문을 닫게 되었다.

결국 조절학을 추종하는 제자들과 고객은 스튜디오를 옮겨 이름을 '드라고(Drago's)'라고 바꾸었다. 2013년 로마나가 사망한 후에도 그녀의 제자들이 '트루 필라테스 뉴욕(True Pilates New York)'에서 고전 필라테스의 전통을 계승하면서 운영하고 있다.

12 재활 필라테스의 배경

샌프란시스코주에 위치한 세인트 프랜시스 병원 정형외과의 제임스 개릭(James Garrick) 박사는 필라테스의 재활요법 효과를 인정하고, 1983년 최초로 무용인들의 재활을 위한 '무용재활센터'를 만들어 필라테스 프로그램을 도입했다. 필라테스 운동요법의 가치를 인식한 개릭 박사는 론 플레처와 협력하여 '의학적으로 접근한 필라테스 프로그램'을 개발했다. 그와 동시에 뉴욕시의 유명한 정형외과 의사들이 환자들에게 재활 후 운동으로 필라테스를 추천하기 시작했다. 현재는 수많은 병원과 재활센터 그리고 학교에서도 조셉이 개발한 필라테스의 탁월한 효과를 인정하여 사용하고 있다.

1995년에는 필라테스에 대한 언론의 보도, 단체 매트 수업의 보급, 심신의 건강을 목적으로 하는 운동센터의 프로그램 소개, 그리고 필라테스에 대한 의료계의 뜨거운 관심 등으로 필라테스는 더욱 발전했다. 그리고 '필라테스(Pilates)'라는 단어가 《웹스터 사전(Webster's Dictionary)》에 등록되면서 대중이 인정하는 운동요법으로 알려졌다.

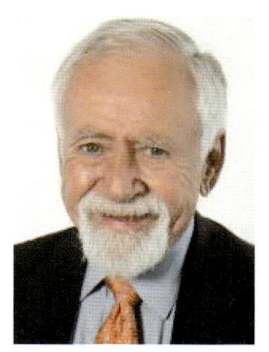

제임스 개릭 박사

13 필라테스 상표권 소송

2000년 10월에 발생한 필라테스 상표 소송은 '필라테스(Pilates)'라는 단어를 상표로 사용하는 것을 금지한 역사적인 전환점이었다. 법원은 "필라테스(Pilates)는 운동요법의 일반적인 명칭으로, 특별한 형태의 운동이며, 이 운동을 위한 특별한 운동 기구가 존재하고, 이를 수행하기 위한 운동 교육 시스템을 가지고 있으므로 어떤 특정한 사람 혹은 단체가 '필라테스'를 상표로 소유할 수 없다"고 판결했다. 이로 인해 전 세계적으로 수많은 단체들이 자신들의 고유한 필라테스를 발전시켜 널리 알리고 있다.

14 현대 필라테스의 이해

상표권 판결, 정신과 신체의 통합, 그리고 과학적인 운동법에 대한 대중의 관심이 커지면서 조셉 필라테스가 천명한 '조절학'은 마침내 '필라테스(Pilates)'로 탄생했고, 전 세계에 널리 퍼지게 되었다. 수많은 필라테스 스튜디오, 그룹 필라테스 수업이 있는 운동센터, 필라테스 지도자 교육과정, 유명인들이 추천하는 운동요법, 다양한 분야에서의 언론 보도 등은 필라테스 운동요법의 장점을 지속적으로 노출하고 있다.

조셉은 신체와 운동 기구를 통해 일상적인 삶에서 건강을 유지하고 삶의 기쁨을 얻는 것을 상상했다. 신체적으로는 지속적인 수행을 통해 신체적 능력을 개선하고, 일상생활에서의 활동과 즐거운 여가를 갖도록 한다. 정신적 혹은 심리적으로는 고된 삶의 스트레스와 갈등을 이겨내고 정서적 안녕으로 승화하는 능력을 향상시킨다. 충만한 마음과 정기적인 필라테스 수행은 자가치유를 촉진하고 인격을 수양하는 데 큰 역할을 한다.

조셉이 죽고 난 후 거의 50년 동안 그의 조절학에 대한 비전은 강력한 힘으로 남아 현재까지 지속적으로 영향을 미치고 있다. 그의 메시지는 1945년 조절학을 천명한 그때와 마찬가지로 오늘날에도 그대로 전해지고 있다. 조셉의 꿈은 현재 수백만 명의 지도자들에게 영향을 미치고 있으며, 지금도 전 세계 많은 나라에서 그의 운동요법을 가르치고 있다.

15 국내 필라테스의 역사

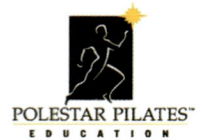 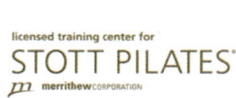 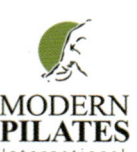

국내 필라테스의 역사는 2003년에 시작되었는데, 그 당시 3개의 외국 브랜드의 필라테스가 들어와서 국내 필라테스 지도자들이 양성되었다. 그것은 폴스타필라테스, 스탓필라테스 그리고 모던필라테스였다.

2004년 현대백화점 문화센터에 〈요가 필라테스 스트레칭〉이라는 강좌가 개설되어 전국적으로 필라테스 대중화를 이끌었다. 일반 대중에게 필라테스는 생소한 단어였기 때문에 요가와 비슷한 운동이라고 알려지기도 했다. 전국적으로 필라테스 강좌들이 개설되면서 많은 일반인들이 필라테스를 접하게 되었다.

2006년부터는 소도구필라테스가 농업인 근골격계 질환 예방을 위한 운동으로 정부 프로젝트에 참여함으로써 도시에서만 만날 수 있었던 고가의 필라테스가 시골 마을 구석까지 보급되는 기회를 맞이했으며 지금까지 이어지고 있다. 소도구를 활용하는 필라테스는 매트필라테스의 장점과 기구필라테스의 원리를 바탕으로 하고 있으며, 좀 더 쉽고 즐겁게 수행하는 필라테스이다. 소도구 운동법은 매트필라테스보다 더 기능적이고, 재활적인 운동으로 대중에게 인식되기 시작했다.

2010년에는 국내에서 생산된 필라테스 기구가 활발히 보급되면서 기구필라테스 지도자들이 급속도로 배출되기 시작했다. 이후 대중은 소도구필라테스, 매트필라테스 그리고 기구필라테스 환경에서 다양한 필라테스를 접했고, 대상에 따라 실버필라테스, 키즈필라테스, 임산부필라테스 등이 소개되었다. 또한 특정 목적에 따라 골프필라테스, 다이어트필라테스, 자세교정필라테스, 재활필라테스 등 다양하게 보급 발전하고 있다.

국내에서는 한국직업능력개발원에 민간자격센터를 설치하여 필라테스 민간자격을 관리하고 있다(www.pqi.or.kr). 2019년 7월 기준으로 필라테스 민간자격을 등록한 단체가 355개에 이르고, 460여 개의 필라테스 지도자 과정이 운영되고 있으니, 필라테스의 춘추전국시대라고 할 수 있을 것이다.

오늘날 국내 필라테스는 남녀노소 누구나 언제든지 접할 수 있는 대중적인 운동이 되었다.

16 NPCP(구 PMA exam)의 이해

"PMA 자격이 NCPT(National Pilates Certification Program, 국제공인 필라테스 자격프로그램) 자격으로 변경되었다."

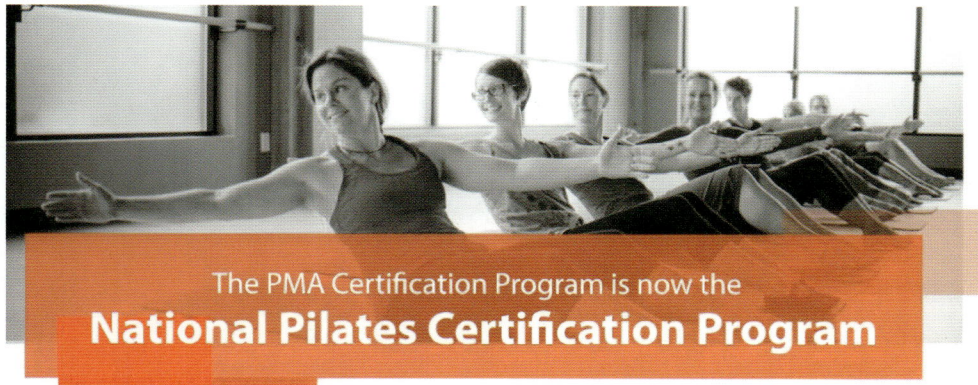

1) NPCP란

NPCP는 비영리 단체로 PMA가 아니다.

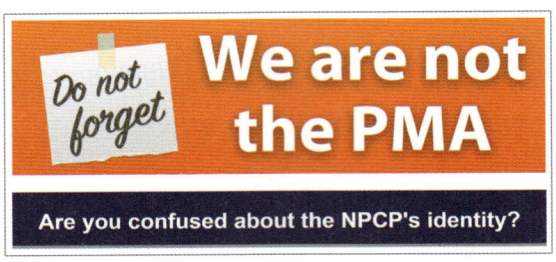

- 필라테스 지도자 자격의 표준적 기준 제시
- 지도자 역량을 갖춘 자에게 자격 수여
- 지속적인 컨티뉴에듀케이션 필요성 요구
- 타 단체의 필라테스 자격과 연계하는 자격 유지(NCCA 인증)

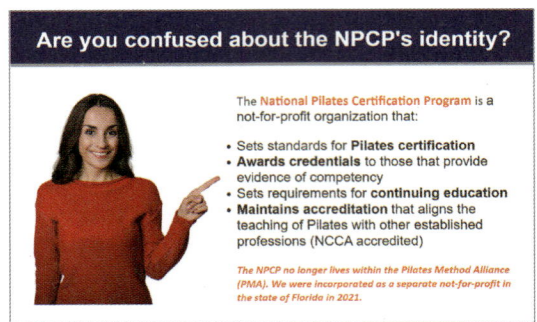

NPCP는 더 이상 세계필라테스연맹(PMA)에 소속되어 있지 않다. NPCP는 2021년 비영리 단체로 설립되어 미국 플로리다주에 있다.

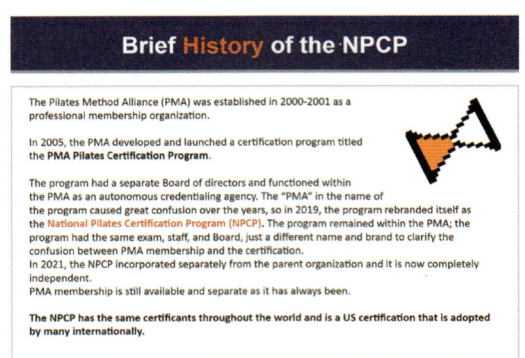

NPCP는 완전히 독립된 단체로 활동하고 있다. PMA 회원 자격은 PMA 사이트에서 이용할 수 있다. NPCP는 기존의 시험 자격 취득자를 보유하고 있으며, NPCP는 세계적으로 많은 나라에서 채택하고 있는 미국국가공인 필라테스 자격 인증 단체이다.

2) NCCA(미국국가 공인) 자격 인증

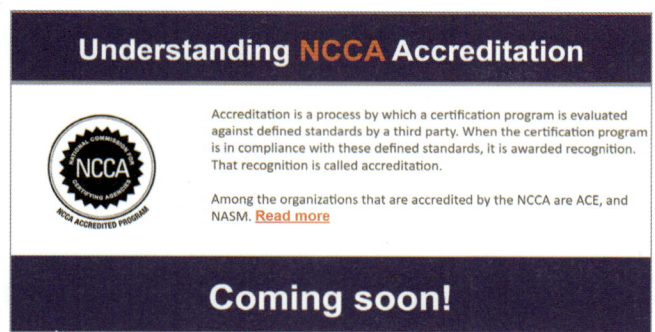

자격 인증(Accreditation)은 제삼자(NCCA)에 의해 정의된 표준에 대해 자격프로그램을 평가하는 과정이다. 시험 인증 자격프로그램이 제시된 표준을 준수할 때 승인을 받고, 이러한 승인을 자격 인증이라고 한다. NCCA(미국국가 공인 자격 인증 단체)에서 인증을 받은 곳 중에는 ACE(미국운동협회, American Council on Exercise)와 NASM(미국스포츠의학회, National Academy of Sports Medicine) 등이 있고 NPCP(National Pilates Certification Program)도 그중 하나이다.

3) NPCP 자격증 활용

일단 여러분이 미국국가공인 필라테스지도자가 되면, 여러분의 이름 뒤에 NCPT를 쓸 수 있다. 위의 배지 이미지를 추가하여 여러분의 자격 취득을 강조하고 표시할 수도 있다. 여러분의 이름 뒤에 NPCT라는 타이틀을 넣어 사용한다.

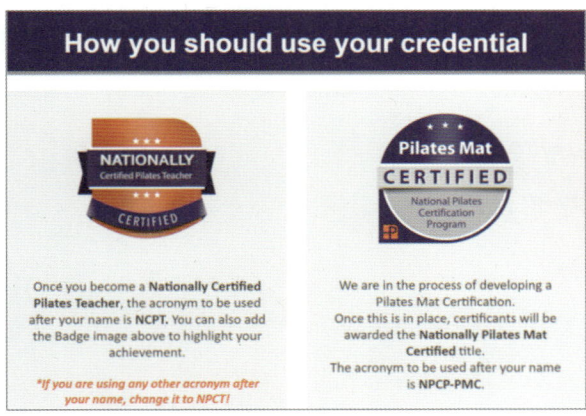
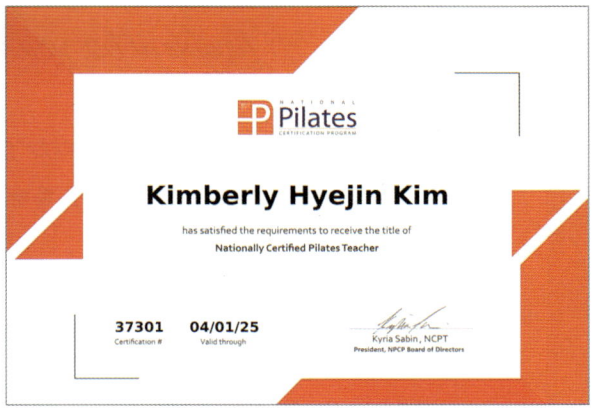

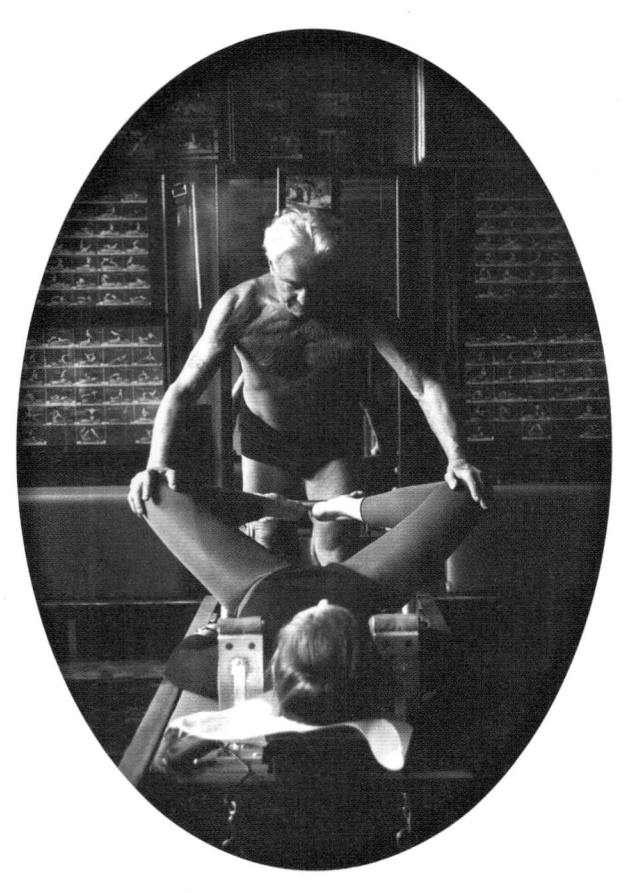

If your spine is inflexibly stiff at 30, you are old. If it is completely flexible at 60, you are young.

만약 나이 서른에 유연하지 않다면 늙은 것이고,
60살에도 신체가 완벽히 유연하다면 젊은 것이다.

III. 재활이론

01 재활 필라테스의 이해
02 운동조절의 이해

01 재활 필라테스의 이해

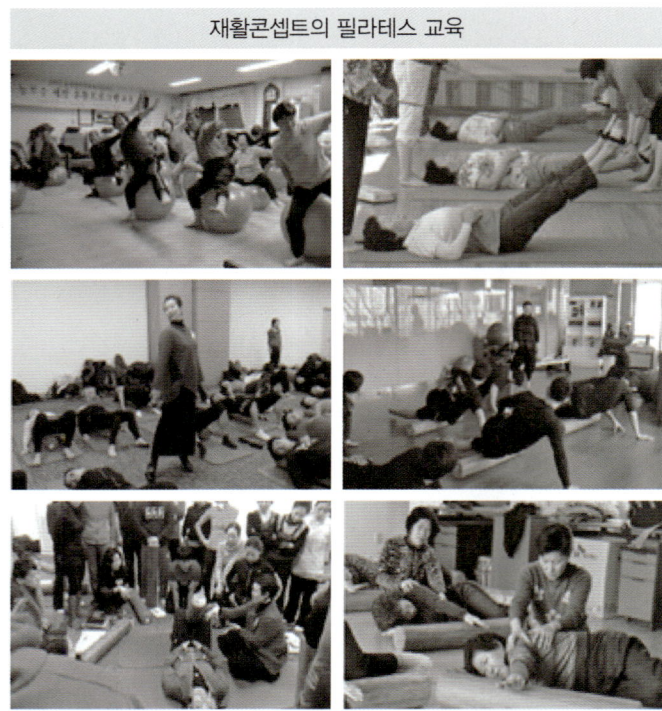

재활콘셉트의 필라테스 교육

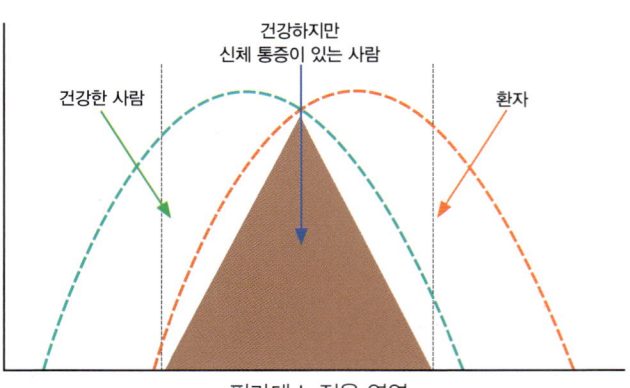

필라테스는 재활 영역, 피트니스 영역 그리고 재활콘셉트 영역으로 나눌 수 있다. 각 적용 영역은 필라테스가 추구하는 목적, 대상 그리고 행위가 일어나는 장소가 다르다.

1) 재활 영역

재활은 의사나 물리치료사 같은 의료인이 환자를 대상으로 병원 같은 의료기관에서 환자가 일상생활로 복귀할 수 있도록 수행하는 일련의 행위이다.

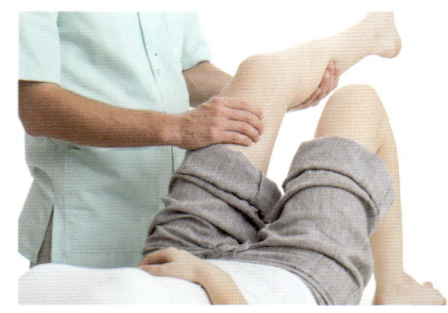 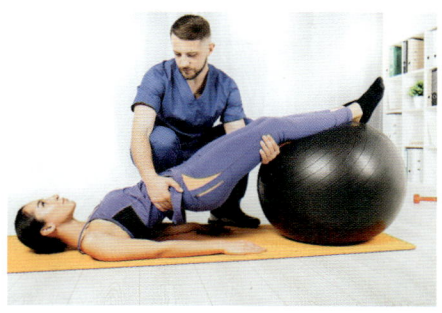 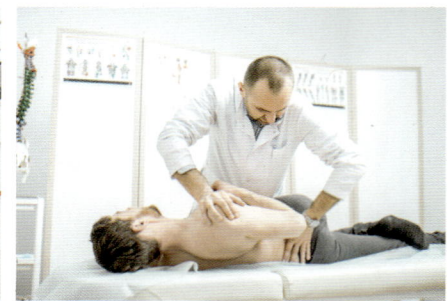

재활의 7가지 원리

의료인이 환자를 재활에 성공시키기 위해서는 다음의 7가지 조건을 충족해야 한다고 주장하고 있다. 이 조건을 '재활의 7가지 원리'라고 한다.

- **상해 악화 방지 Avoid aggravation**
  재활과정에서는 상해를 악화시키지 않아야 하고, 안전하게 수행되어야 한다.
- **협력 Compliance**
  의료인은 환자와의 협력을 통해 신뢰감을 높여 재활에 적극적으로 참여할 수 있도록 한다.
- **시기 Timing**
  재활 프로그램을 하는 동안 운동재활 시기를 잘 선택하여 가능한 한 빨리 시작해야 한다.
- **개별성 Individualization**
  환자마다 신체적·정신적·사회적인 특수성과 차별성이 있다는 점을 고려해야 한다.
- **구체적 단계 Specific sequencing**
  재활은 환자에게 맞는 프로그램 안에서 단계별로 수행되어야 한다.
- **강도 Intensity**
  환자의 능력을 일상생활을 할 수 있는 수준까지 끌어올리기 위해서는 환자의 상해를 악화시키지 않는 수준에서 운동의 강도와 빈도를 점차적으로 높여나가야 한다.
- **환자 관리 Total patient**
  재활에서 환자의 신체적 문제점을 해결하는 것뿐만 아니라 정신적 측면에서의 환자의 안정, 그리고 사회로 복귀하기 위한 사회적인 복지 지원도 함께 고려되어야 환자가 재활에 성공할 수 있다.

※ 출처: Theraquetic Exercise: Foundation & Techinigue 5th Ed. 2007

의료인은 "환자가 재활에 성공하려면 환자 스스로 움직여야 한다"고 논하면서 "재활은 움직임이다(ACT IS IT)"라고 정의하고 있다. "재활은 움직임이다"라는 것은 의료인이 재활의 7가지 원리를 통해 환자 스스로 움직이도록 동기를 부여하고, 환자는 의료인이 제공하는 일련의 재활 행위 안에서 자기 스스로 신체 움직임을 지속해야 재활에 성공할 수 있다는 것을 의미한다.

2) 피트니스 영역

피트니스는 트레이너 혹은 운동지도자가 신체적·정신적으로 건강한 일반인을 대상으로 스포츠센터, 헬스장 혹은 운동 스튜디오 등에서 그들의 신체적 능력을 업그레이드시키기 위한 일련의 행위이다.

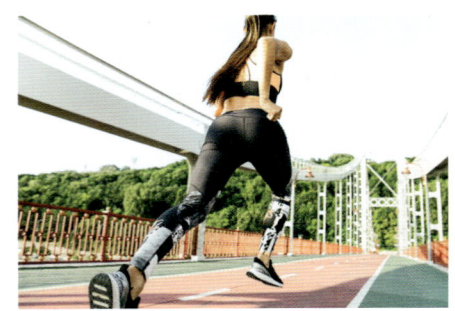 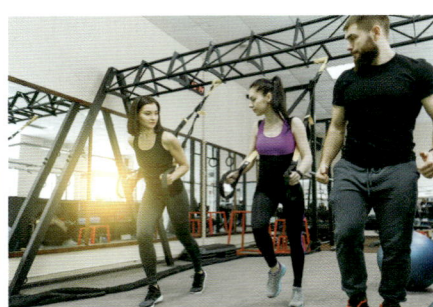 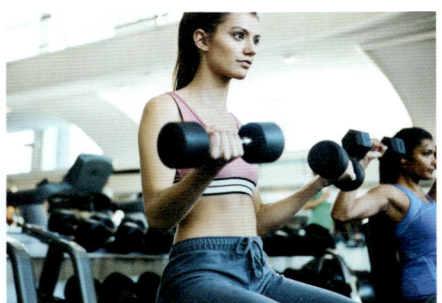

3) 재활콘셉트 영역

재활콘셉트란 트레이너, 운동지도자 또는 의료인 등이 심신에 불편함이나 통증이 있는 일반인을 대상으로 스포츠센터, 헬스장 혹은 운동 스튜디오 등에서 그들의 현재 심신의 상태를 유지하거나 개선하기 위한 일련의 행위이다. 즉, 재활콘셉트는 스스로 심신의 상태를 긍정적인 방향으로 이끄는 깨달음의 개념이다.

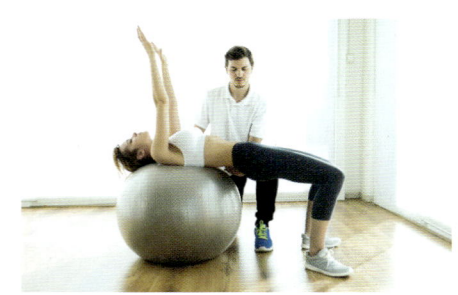 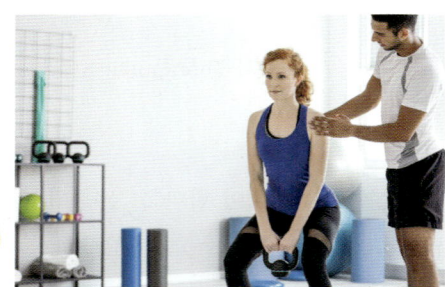 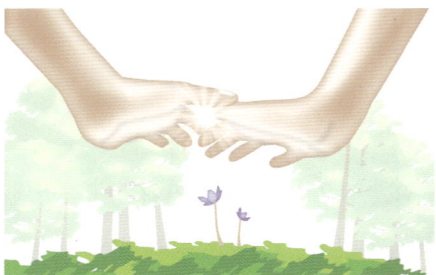

(1) 재활콘셉트로서의 필라테스

일반적으로 현대인은 자신만의 독특한 신체적 불편함 또는 관절의 움직임에 제한을 가지고 있다. 이러한 문제점은 일상생활, 운동수행, 여가활동 등에 나타나면서 삶의 질을 떨어뜨린다. 재활콘셉트의 필라테스는 기능적인 신체 움직임을 통해 그들에게 나타나는 불편함을 줄이는 데 더욱 효과적이다.

(2) 재활콘셉트의 필라테스 운동 프로그램 사례

근골격계 질환 3대 직종으로 건설업, 제조업 그리고 농업이 있다. 농업인은 비농업인에 비해 약 2.4배의 근골격계 질환에 노출되어 있다. 농업인들은 신체적 통증에 대한 자각증상 호소율이 84~92%로 높은 것으로 보고되고 있다. 이에 농업진흥청 산하 경기도농업기술원에서 농업인들의 건강한 농업 활동을 위해 근골격계 질환 예방 운동으로 소도구필라테스를 채택했다. 2006년부터 현재까지 소메틱운동과학연구소는 농업인을 대상으로 근골격계 질환 예방 운동 교육 프로그램을 보급하고 있다. 처음에는 성인을 위한 소도구필라테스 교육으로 출발했지만, 근골격계 질환 증상에 노출이 많은 농업인들과의 질문, 상담, 신체측정(MFT) 및 실전 교육을 통해 재활콘셉트의 〈재활순환운동〉 교육 프로그램을 개발하는 계기가 되었고, 재활콘셉트의 실전형 필라테스로 발전했다.

농업인의 재활순환운동 프로그램은 짐볼필라테스, 튜빙필라테스 그리고 폼롤러필라테스로 구성되었고, 신체의 기능적인 움직임을 목적으로 12주간 이론 교육과 실기 교육이 진행되었다.

본 교육 프로그램은 일상생활에서 목, 어깨, 허리, 무릎 등의 신체적 통증을 호소하는 농업인들의 통증 감소를 가져왔으며, 운동 교육으로 건강 관리의 필요성과 운동의 중요성을 깨닫게 하는 기회를 마련했다. 이를 계기로 경기도를 중심으로 시작된 운동 교육 프로그램은 전국으로 퍼지게 되었다.

운동 프로그램의 특성은 소도구에 따라 다르게 적용되었다. 짐볼필라테스는 유산소 운동의 기회를 마련하여 심혈관계를 자극하는 데 목적을 두었지만, 무엇보다도 함께 즐거운 운동을 수행하는 환경을 마련하여 참여자들의 운동 수행 동기를 마련하는 데 효과적이었다.

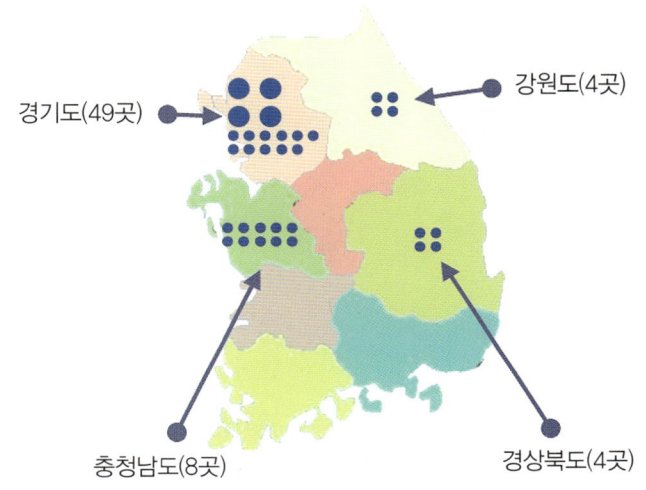

재활콘셉트 필라테스 운동에 참여한 농업인
65개 마을, 23개 도시(2009. 12 기준)

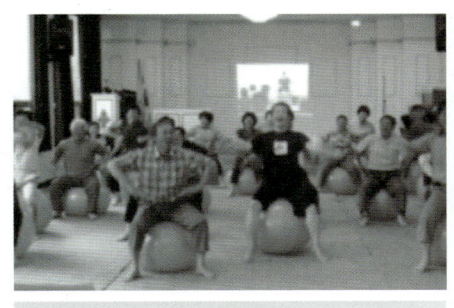

짐볼

튜빙밴드

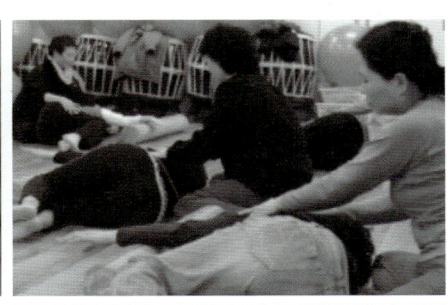

폼롤러

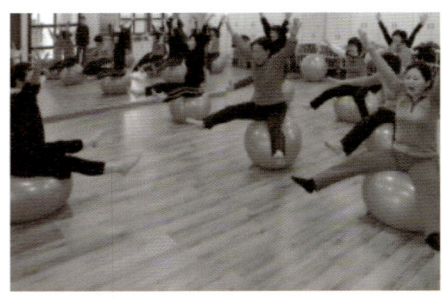 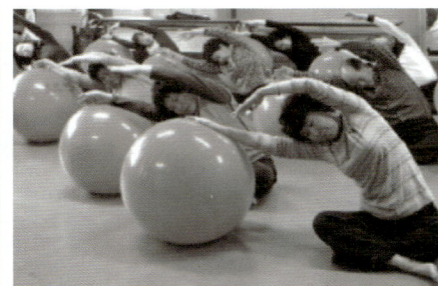 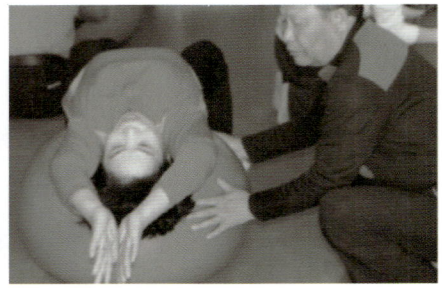

짐볼 운동

자세	지속 시간	효과
Sitting On Sitting With Supine	30분	Fun Cardiovascular Stability Flexibility

폼롤러필라테스는 신체적 통증을 완화하기 위해 긴장된 근육을 풀어주는 목적으로 수행했다. 폼롤러를 이용한 다양한 신체 마사지 운동은 참여자들이 호소하는 신체 통증을 줄이는 데 매우 효과적이었다.

짐볼필라테스와 폼롤러필라테스가 즐거움과 편안함을 주는 데 중점을 두었다면 튜빙필라테스는 좀 더 기능적으로 올바르게 움직임을 수행하는 데 그 목적을 두고 근력을 잘 사용할 수 있는 방법을 채택했다. 특히 고관절과 무릎관절의 비정상적인 움직임을 교정할 수 있는 하지근력 운동을 중점적으로 교육했다.

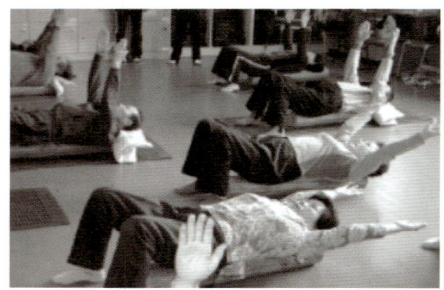 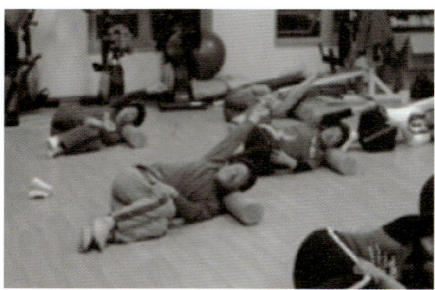 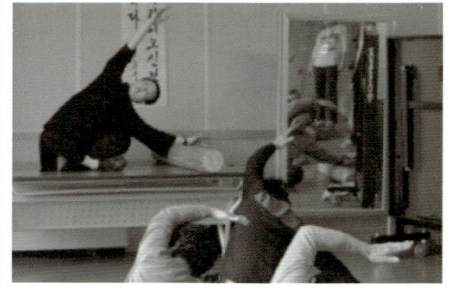

폼롤러 운동

자세	지속 시간	효과
Supine Sitting Lying Sitting On	30분	Rest Myofascial Release Strength Flexibility(Eliminating Gravity)

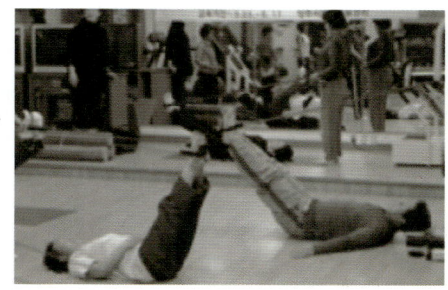 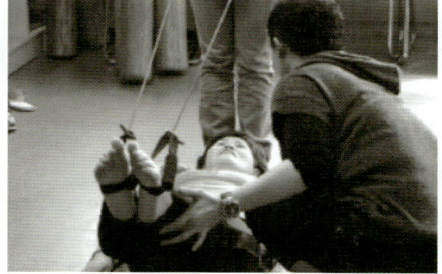 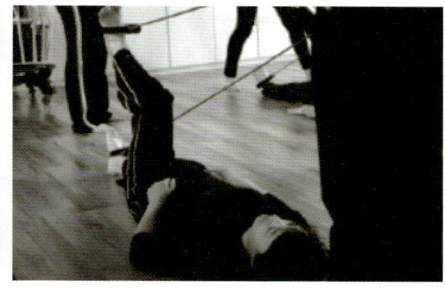

튜빙 운동

자세	지속 시간	효과
Supine(Eliminating Gravity)	30분	Functional strength movement control

(3) 근골격계 질환의 이해

근골격계 질환(MSDs: Musculoskeletal Disorders)은 일반적으로 생산현장 또는 사무작업 등 모든 직업군에서 작업자들이 겪게 되는 직업성 질환을 총칭하는 말이다. 근골격계 질환은 노동자에게만 생기는 것은 아니며, 인간이면 누구에게나 발생하는 질환이다.

넓은 의미에서 직장, 학교 그리고 가정에서 불편한 자세, 무리한 신체 힘의 사용, 정적인 자세 유지, 부적절한 휴식, 과도하게 반복적이거나 부족한 신체 활동, 부적절한 환경(온도, 습도, 소음, 조명 등), 정신적 스트레스, 원만하지 못한 인간관계 등의 요인으로 인해 신체적·정신적 부하를 받는 많은 현대인은 이미 근골격계 질환에 노출되어 있다고 할 수 있다.

신체적으로 근골격계 부위에 피로가 누적되어 신체의 특정 부위, 특히 상체의 목, 어깨나 팔 등의 부위, 그리고 허리, 무릎, 발목 등 하체 부위 근력의 불균형, 유연성 감소 등과 같은 이상 증세를 통해 신체적 통증과 감각 이상으로 인한 만성적인 건강장애를 근골격계 질환이라 할 수 있다.

근골격계 질환을 발생시키는 요인은 매우 다양하며, 대부분의 경우 하나 이상의 유해 요인에 의해 복합적으로 작용하여 발생한다. 근골격계 질환에 대한 사회적 관심이 높아지고 있는 현재, 무엇보다 관심을 두어야 할 점은 근골격계 질환의 예방이다.

안전보건공단에 따르면 2003년에 4,532명의 근골격계 질환자가 발생하였으며, 감소 추세를 보이다가 2007년 7,723명, 그 후 5,000여 명 수준을 유지하다가 2019년 9,440명으로 대폭 증가했다.

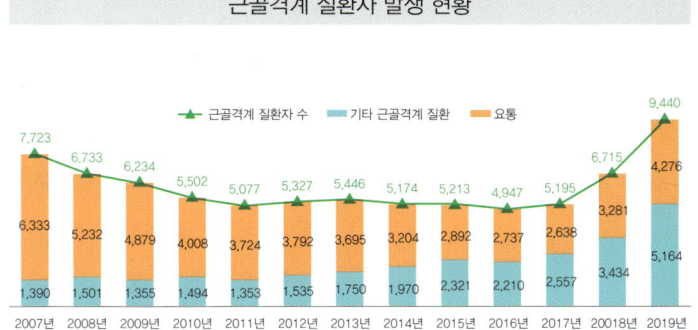

출처: 안전보건공단(2020)

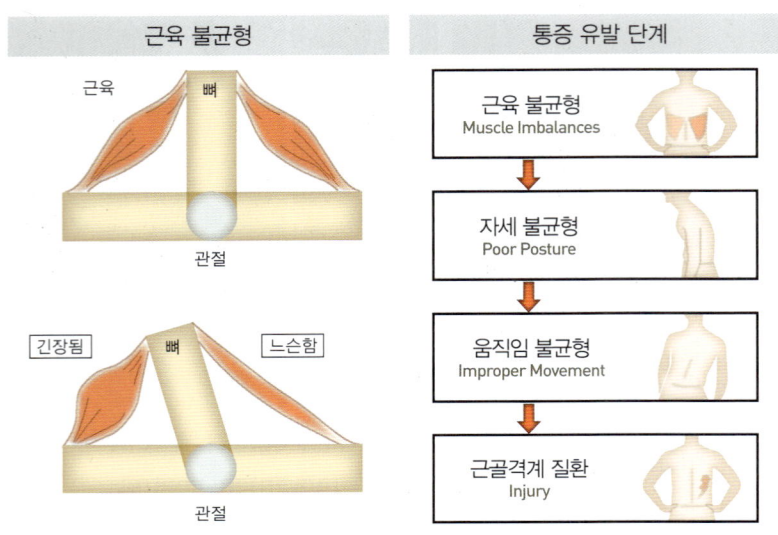

근골격계 질환은 신체의 통증을 야기한다. 근골격계 질환에 노출된 사람의 경우 신체적 움직임이 부자연스럽고 자세가 바르지 않은 것이 공통적이다. 이는 신체를 유지하는 근육들 간의 불균형 때문이라고 할 수 있다.

02 운동조절의 이해

인간이 태어나면서 일정한 순서로 진행되는 운동발달에 의해 신경계가 성숙하고 신체적인 변화도 나타난다. 운동발달로 습득하게 된 신체동작은 감각-지각력, 인식력, 인간성 등도 함께 발달시킨다.

정신적 또는 신체적으로 손상이 있는 환자의 치료에 어린아이의 정상적인 운동발달 순서 단계와 신체동작을 응용하고 있다. 이러한 운동 습득의 과정들은 가장 자연적이고 효과적인 치료 방법일 수 있다.

인간의 운동 조절 능력(motor control)은 일반적으로 머리에서 아래 부분으로, 근위부에서 원위부로 발달하며 진행된다. 운동 조절 능력은 얼굴에서 머리, 머리에서 목으로, 그 다음 상체에서 하체 순으로 차례로 발달한다. 또한 상지가 하지보다 우선하므로 근위부인 견갑과 어깨에서 손 쪽으로 발달이 진행되고, 하지는 골반과 고관절에서 운동 조절 능력이 시작되어 무릎과 발목 방향으로 진행된다.

인간이 태어나면 처음에는 신체 움직임이 산발적이고 반사적인 형태, 즉 목적 없는 무의미한 몸짓으로 보인다. 그러다가 신경계가 성숙함에 따라 점차 부교감신경의 통제를 받게 되면서 지속적이고 목적성 있는 동작이 가능해진다. 이러한 부교감신경계의 조절력 진행은 동적 평형 상태에 이를 때까지 계속된다.

인간의 초기 신체 움직임의 형태는 주로 반사활동에 의한 것이므로 초보적이고 똑같은 형태이다. 성장하면서 다양한 신체 움직임이 가능해지며, 초보적 반사는 통합된다. 섬세한 신체동작은 대뇌피질에서의 조절 능력이 생길 무렵부터 가능해진다. 반사작용이 통합되면 자세를 유지할 수 있는 장력이 생기게 된다.

1) 운동 조절 능력의 단계

(1) 운동성

유아기의 처음 3개월간은 목적성이 결여된 산발적·반사적 형태의 동작이 나타난다. 성인의 경우 운동성(mobility)이 가지는 의미는 자세를 취할 수 있는 관절 가동범위에 지장 없음과 어떤 동작을 수행하는 데 필요한 운동단위가 충분히 있음을 의미한다. 운동성이 결여되는 이유로는 조직 긴장, 근 무력증, 근 긴장도의 불균형 상태 등이 있을 수 있다.

(2) 안정성

중력 혹은 외력에 맞서서 자세 근육을 유지할 수 있는 능력이다. 유아기에는 중력에 처음으로 대항하는 배를 깔고 엎드린 자세(prone)에서 근 긴장을 시도할 때부터 자세유지 신전근에 수축이 일어난다. 관절 주위의 주동근과 길항근이 동시에 수축하여 체중을 부하하고 있는 자세에 안정성(stability)을 더해주거나 중립 자세를 유지하도록 한다. 근육의 동시 수축을 유발하려면 신장(stretch)에 민감한 긴장성 근육을 좀 더 늘인 상태에 두고 중력이나 체중부하 혹은 외력을 가하여 활성화시킬 수 있다.

(3) 조절 운동성

정지된 자세(static posture)에 움직임이 추가된 상태로, 몸통의 경우 허리 축을 중심으로 회전할 수 있는 능력을 말한다. 또한, 팔과 다리의 경우 사지(원위부)에 체중을 실어 고정된 상태에서 몸통(근위부)의 움직임이 가능한 상태를 '조절 운동성(controlled mobility)'이라 한다. 예를 들면 네 발 상태에서 흔들림(quadruped rocking)을 시도하면 기저면 위로 중력 중심의 이동이 일어난다. 신체의 흔들림(rocking)은 어린아이가 독립적으로 자세를 습득할 수 있는 능력을 증진시킴과 동시에 그 자세를 유지하기 위한 평형 반응과 고유수용성 반응을 발달시킨다.

(4) 기술

가장 정상적인 운동 상태를 의미한다. 손과 발(원위부)의 동작이 계속되는 동안 몸통(근위부)의 근육이 손과 발(원위부)의 움직임에 필요한 동적 고정(dynamic stability)을 제공하는 상태를 말한다. 이러한 기능적인 동작은 정상 자세반사 기전이 그 근거가 되므로 정립 반응, 평형 반응, 보호신전 반응 등이 통합되어 나타난다.

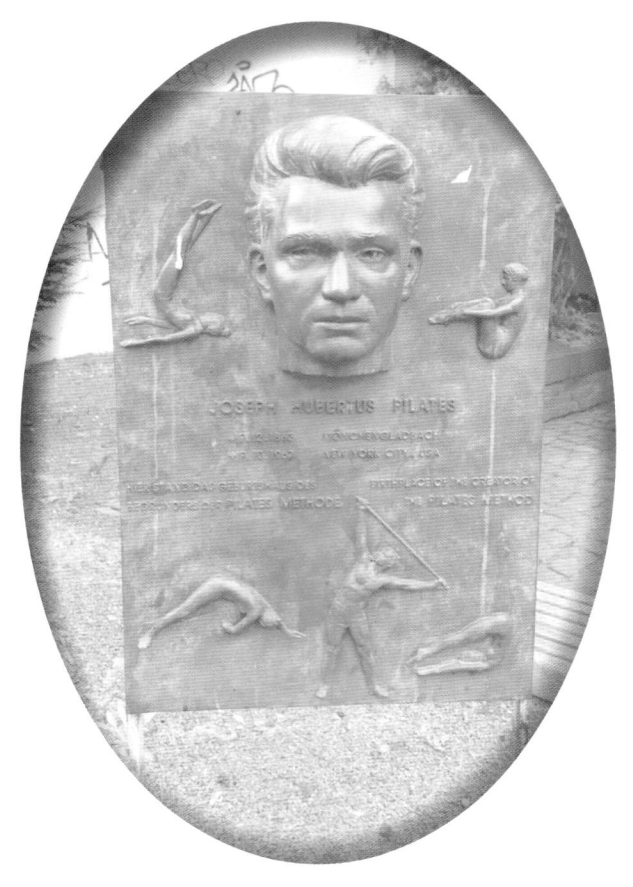

*I must be right. Never an aspirin. Never injured
a day in my life. The whole country, the whole world,
should be doing my exercises. They'd be happier*

내 삶에서 다쳐본 적도, 진통제를 먹어본 적도 없으니 내가 옳은 것이 틀림없다.
전 세계의 모든 사람들이 나의 운동을 수련할 때 더욱 행복해질 것이다.

IV. 해부학

01 해부학적 자세
02 해부학적 면
03 방향/위치 해부학 용어
04 움직임의 해부학 용어
05 골격계
06 관절
07 근육계
08 근육 해부학
09 자세 패턴

Anatomical Position

01 해부학적 자세

인체의 움직임을 고려하기 위해서는 뼈대(골격)를 이루는 뼈, 뼈들이 연결되는 관절 그리고 뼈와 관절을 움직이는 근육 간의 관계를 이해해야 한다.

신체는 다양한 방향으로 움직이고, 2개 이상의 관절이 관여하는 움직임이 일어나므로 복잡한 신체 움직임을 정확하게 표현하기는 어렵다. 따라서 신체 움직임을 논하기 위해서는 움직임을 일관되게 설명할 수 있도록 각 관절을 하나씩 나누고, 움직임이 일어나는 기준으로 3개의 해부학적 면을 사용하며, 해부학적 위치를 기준으로 움직임을 정의할 수 있다.

여기에서 인체의 구조에 대한 위치와 방향에 관한 기준이 되는 것을 '해부학적 자세(anatomical position)'라고 하는데, 시선과 발끝은 앞을 향하고, 두 발은 골반 너비만큼 벌려 선 자세로 두 손바닥이 앞을 향하고 있는 자세다.

필라테스에서 모든 동작은 시작 자세(starting position)와 신체 움직임(body movement)으로 구성되는데, 해부학적 자세는 필라테스의 시작 자세와 신체 관절 움직임의 옳고 그름을 판단하는 기준이다. 필라테스의 시작 자세에는 선 자세(standing position), 앉은 자세(sitting position), 등을 대고 누운 자세(supine position), 배를 깔고 엎드린 자세(prone position), 옆으로 누운 자세(side lying position), 무릎 굽힌 자세(kneeling position) 등이 있다. 이 자세들은 신체의 위치와 방향에 따른 해부학적 자세의 다른 명칭이다. 일반적으로 해부학적 자세는 필라테스에서 바르게 선 자세(standing position)라고 할 수 있다.

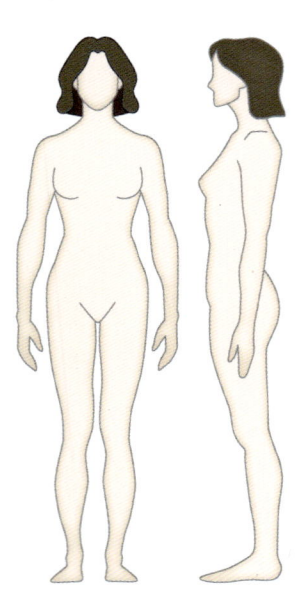

Anatomical Plane

02 해부학적 면

해부학적 면은 신체 부위의 위치나 방향 그리고 신체 또는 관절의 움직임을 정의하는 기준이 되는 가상의 면(plane)이다. 해부학적 면을 기준으로 신체 부위의 위치나 방향 그리고 신체 또는 관절의 움직임을 정의하는 다양한 해부학 용어들을 이해할 수 있다. 해부학적 면에는 신체를 가로지르는 방향에 따라 시상면, 관상면 그리고 횡단면이 있다. 3가지 면은 서로에 대해 직각을 이루고, 3개의 해부학적 면이 교차하는 지점이 신체의 무게중심점이다.

무게중심점은 신체의 위쪽으로 밀어 올리는 체중과 동일한 힘의 작용점을 말한다. 이상적인 체형을 가진 평균적인 성인의 무게중심점은 1~2번 천골의 약간 앞쪽에 위치한다.

1) 시상면 Sagittal Plane

시상면은 전방에서 후방으로 확장되는 모든 수직면으로, 신체의 정중앙을 통과하여 오른쪽(right)과 왼쪽(left)으로 나누는 시상면을 '정중면(median plane)'이라고 한다. 관절을 통과하는 관상축(coronal axis)을 중심으로 관절이 시상면을 따라 앞뒤로 움직일 때, 그 움직임을 각각 '굴곡(flexion)'과 '신전(extension)'이라 한다.

- 신체를 수직으로 오른쪽과 왼쪽 절반으로 나누는 면
- 앞, 뒤로의 움직임으로 시상면과 평행하게 일어남
- 굴곡(flexion, 굽힘), 신전(extension, 폄) 등

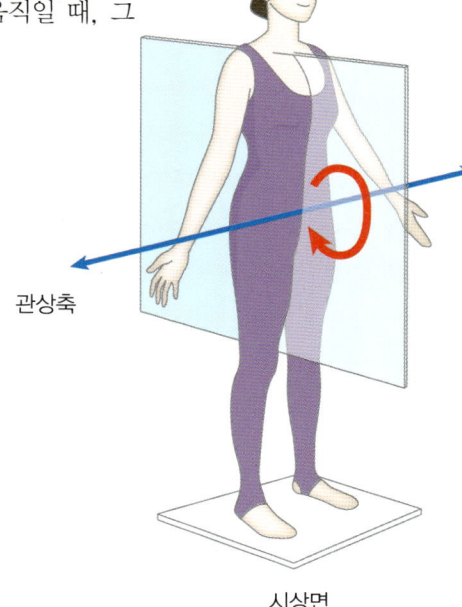

2) 관상면 Coronal Plane, Frontal Plane

관상면은 좌우측으로 확장되는 수직면으로 신체를 앞(anterior)과 뒤(posterior)로 나눈다. 관절을 통과하는 시상축(sagittal axis)을 중심으로 관절이 관상면을 따라 척추로부터 바깥쪽(lateral)으로 멀어질 때의 움직임을 '외전(abduction)'이라 하고, 반대로 척추 중앙쪽(medial)으로 가까워질 때 '내전(adduction)'이라고 한다.

- 신체를 앞, 뒤 절반으로 나누는 면
- 옆에서 옆으로의 움직임으로 관상면과 평행하게 일어남
- 외전(abduction, 벌림), 내전(adduction, 모음), 측면굴곡(lateral flexion) 등

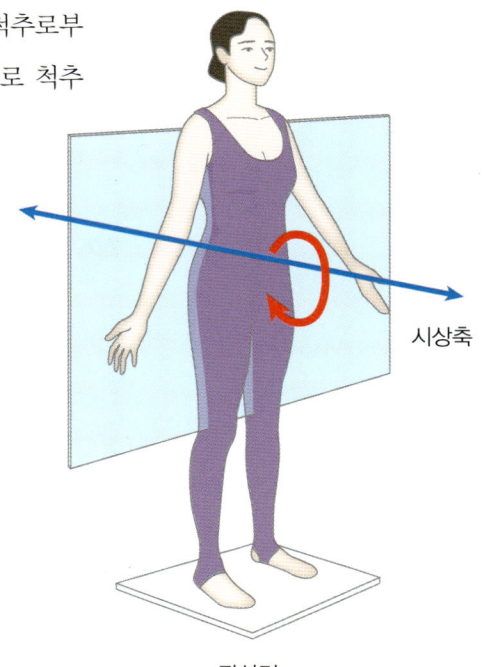

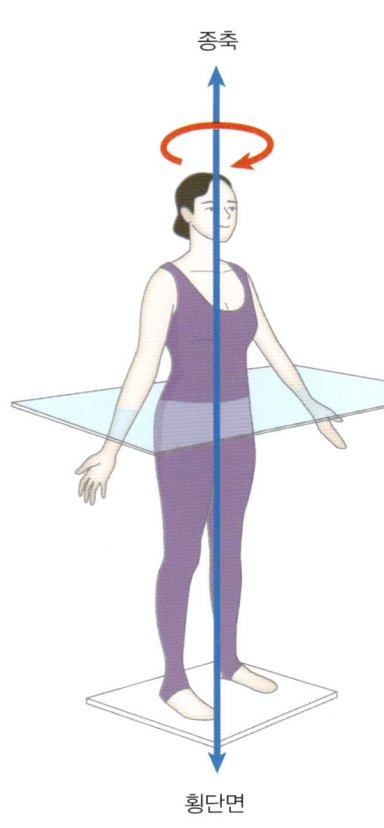

종축

횡단면

3) 횡단면 Transverse Plane

횡단면은 수평으로 확장되는 수평면으로 신체를 위(superior)와 아래(inferior)로 나눈다.

관절을 통과하는 종축(longitudinal axis)을 중심으로 관절이 횡단면을 따라 척추로부터 바깥쪽(lateral)으로 회전할 때의 움직임을 '외회전(external rotation)'이라 하고, 반대로 척추 중앙쪽(medial)으로 회전할 때 '내회전(internal rotation)'이라고 한다.

- 신체를 위, 아래 부위로 나누는 면
- 회전 운동으로 횡단면과 평행하게 일어남
- 회전(rotation, 돌림), 회내(pronation), 회외(supination) 등

Anatomical Terms of Direction/Position

03 방향/위치 해부학 용어

해부학적 면을 기준으로 신체의 위치 또는 방향을 설명하는 해부학 용어다.

- 앞쪽, 전측 anterior
- 뒤쪽, 후측 posterior
- 위쪽, 상측 superior
- 아래쪽, 하측 inferior

- 안쪽(내측) medial(internal)
- 바깥쪽(외측) lateral(external)
- 가까운쪽, 근위측 proximal
- 먼쪽, 원위측 distal

- 표피의 superficial
- 심부의 deep
- 오른쪽의 right
- 왼쪽의 left

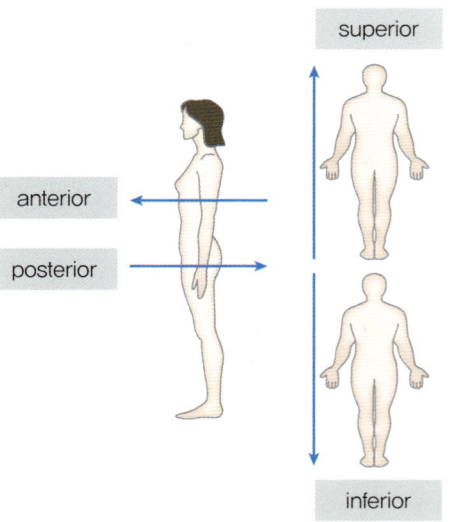
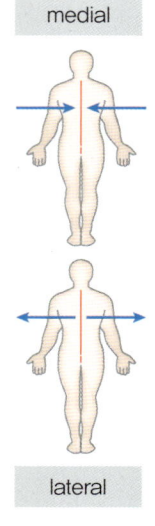
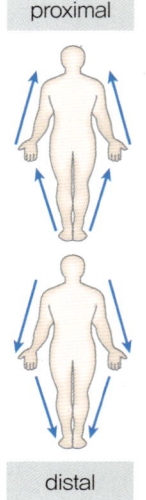
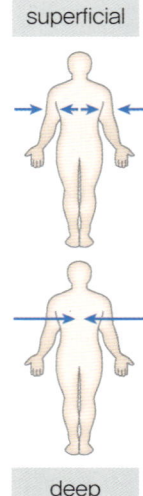

Anatomical Terms of Movement

04 움직임의 해부학 용어

1) 관절의 기본적인 해부학적 움직임

▶ **굴곡(flexion)**

관절이 시상면을 따라 앞쪽으로 굽혀지는 움직임이다. 태아 자세(fetal position)를 향하는 방향으로 관절을 굽히는 움직임이며, 이때 관절 각도는 감소한다.

▶ **신전(extension)**

관절이 시상면을 따라 뒤쪽으로 펴지는 움직임이다. 태아 자세에서 멀어지는 방향으로 관절을 펴는 움직임이며, 이때 관절 각도는 증가한다.

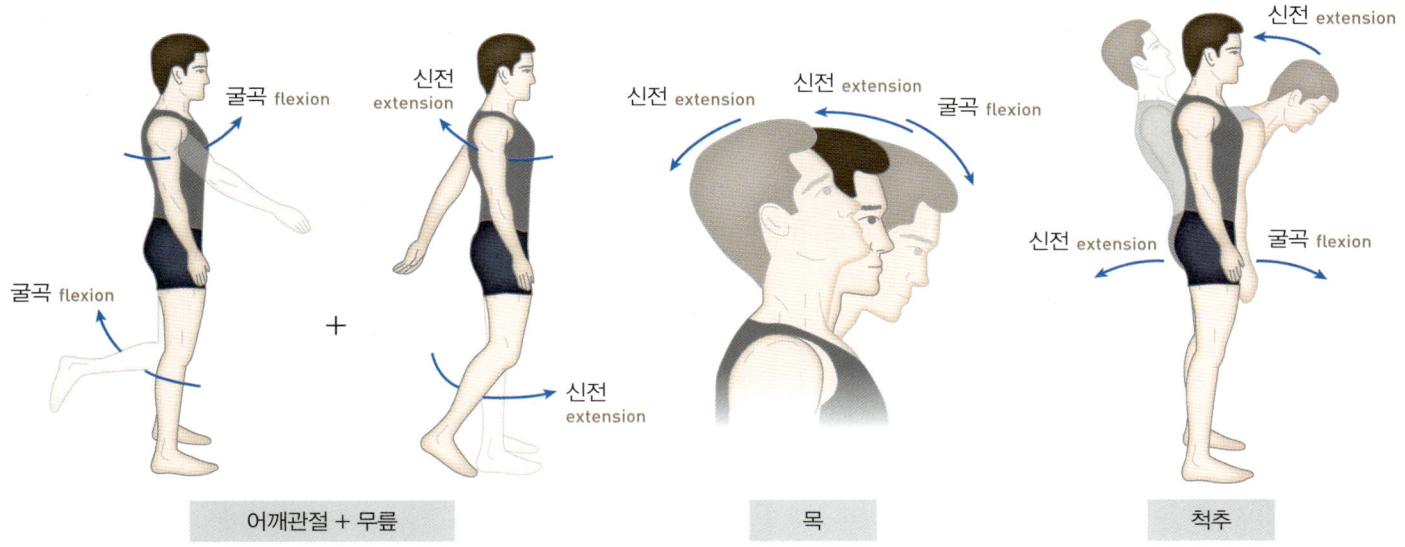

▶ **외전(abduction)**

관절이 관상면을 따라 신체의 중심인 척추 쪽에서 멀어지는 움직임이다. 팔을 옆으로 들어 어깨높이 이상으로 올리려면, 견갑골이 상방회전되어야 한다.

▶ **내전(adduction)**
관절이 관상면을 따라 신체의 중심인 척추 쪽으로 가까워지는 움직임이다.

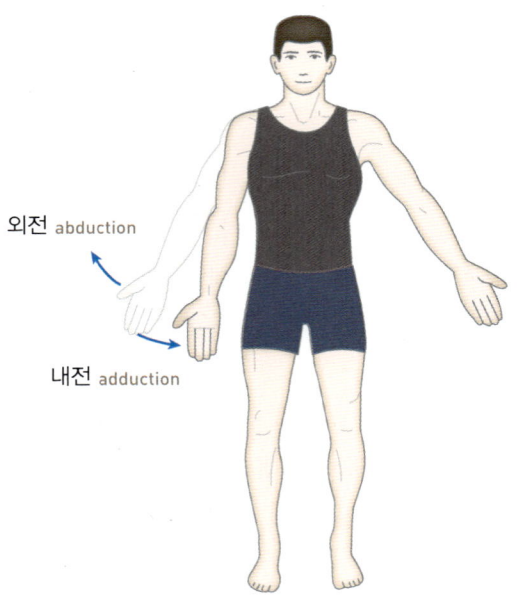

▶ **외회전(external rotation)**
관절이 횡단면을 따라 신체의 중심인 척추 쪽에서 멀어지는 회전 움직임이다.

▶ **내회전(internal rotation)**
관절이 횡단면을 따라 신체의 중심인 척추 쪽을 향하는 회전 움직임이다.

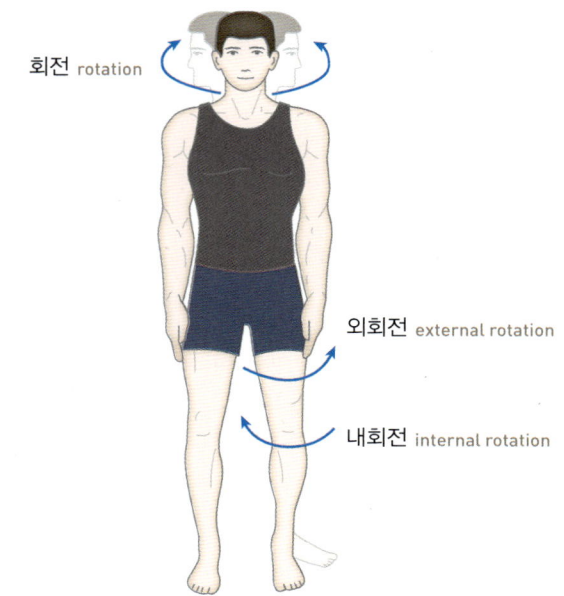

2) 관절의 예외적인 해부학적 움직임

▶ **회전(rotation)**

척추 자체가 횡단면에서 종축을 따라 일어나는 움직임을 '회전'이라고 한다. 횡단면을 따라 일어나는 외회전과 내회전은 척추를 기준으로 구분되는데, 기준인 척추가 횡단면을 따라 좌우로 회전하므로 '오른쪽 회전'과 '왼쪽 회전'이라 한다. 척추가 횡단면을 따라 움직이면 이를 '회전(rotation)'이라고 한다.

▶ **측면굴곡(lateral flexion)**

척추 자체가 관상면을 따라 옆으로 굽혀지는 움직임을 '측면굴곡'이라고 한다. 관상면을 따라 일어나는 내전과 외전은 척추를 기준으로 구분되는데, 기준인 척추가 관상면을 따라 좌우로 굽혀진다는 의미에서 '좌측측면굴곡'과 '우측측면굴곡'이라 한다.

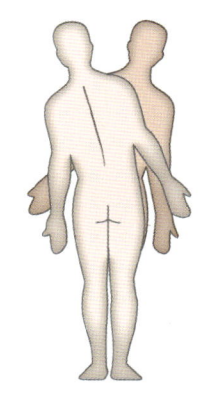

측면굴곡 lateral flexion

▶ **선회 또는 회선(circumduction)**

관절이 시상면, 관상면 그리고 횡단면을 모두 통과하면서 굴곡, 신전, 외전, 내전, 수평외전, 수평내전의 움직임을 모두 포함하는 움직임이다. 선회는 관절을 기점으로 원위부가 원을 그리는 원추형 모양의 움직임이 일어난다. 일반적으로 팔 돌리기가 선회 동작인데, 횡단면에서 일어나는 회전과는 구분되어야 한다. 선회가 일어나는 대표적인 관절에는 어깨와 고관절이 있다.

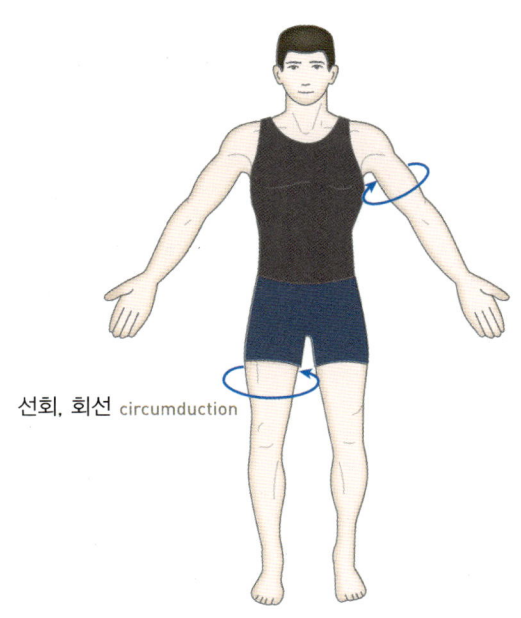

선회, 회선 circumduction

- 회외와 회내는 손목의 움직임을 정의하는 해부학 용어다.

▶ 회외(supination)

손목이 횡단면을 따라 척추와 멀어지는 움직임을 '회외'라고 한다. 해부학적 자세에서 손바닥이 전방을 향하는데, 손목이 바깥쪽으로 돌아간 것이 회외다.

▶ 회내(pronation)

손목이 횡단면을 따라 척추 쪽으로 가까워지는 움직임을 '회내'라고 한다. 해부학적 자세에서 손목을 안쪽으로 돌리면 손등이 전방으로 향하는 것이 회내다.

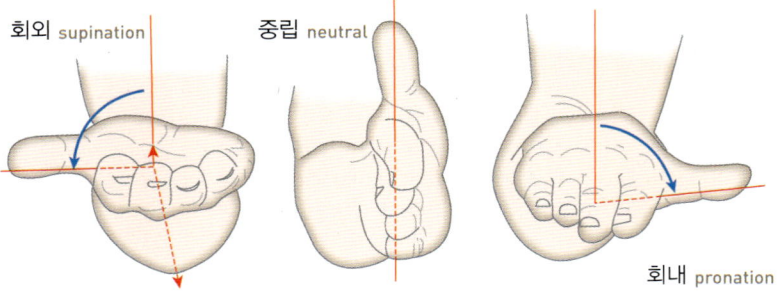

- 배측굴곡, 저측굴곡, 내번, 외번은 발목의 움직임을 정의하는 해부학 용어다.

▶ 배측굴곡(dorsiflexion)

발끝이 시상면을 따라 발목을 향하는 발목의 움직임이다. 발끝이 발목을 향해 움직이는 운동이다.

▶ 저측굴곡(plantar flexion)

발끝이 시상면을 따라 아래로 향하는 발목의 움직임이다.

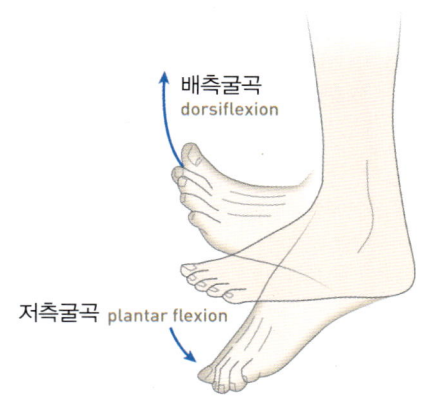

▶ **외번(eversion)**

발바닥이 관상면을 따라 척추와 멀어지는 쪽을 향하는 발목의 움직임이다.

▶ **내번(inversion)**

발바닥이 관상면을 따라 척추 쪽을 향하는 발목의 움직임이다.

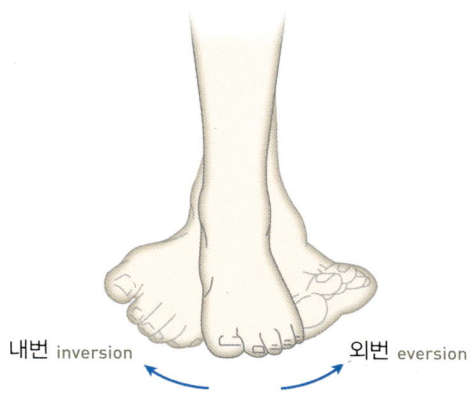

내번 inversion   외번 eversion

- 전인, 후인, 거상, 하강, 상방회전, 하방회전은 견갑골의 움직임을 정의하는 해부학 용어다.

▶ **전인(protraction)**

시상면을 따라 견갑골을 앞쪽으로 내미는 움직임이다. 이때 견갑골은 관상면을 따라 척추로부터 멀어지는 외전이 일어난다.

▶ **후인(retraction)**

견갑골 부분을 뒤쪽으로 당기는 운동이다. 시상면을 따라 견갑골을 뒤쪽으로 당기는 움직임이다. 이때 견갑골은 관상면을 따라 척추 쪽으로 모아지는 내전이 일어난다.

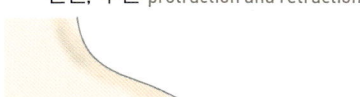
전인, 후인 protraction and retraction

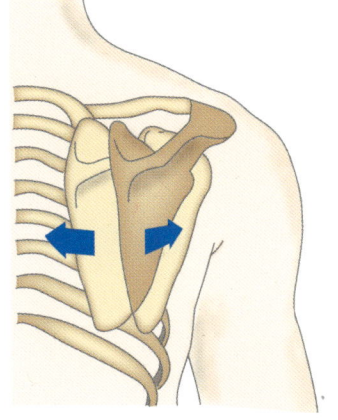

▶ **거상(elevation)**
관상면을 따라 견갑골을 위쪽으로 올리는 움직임이다.

▶ **하강(depression)**
관상면을 따라 견갑골을 아래쪽으로 내리는 움직임이다.

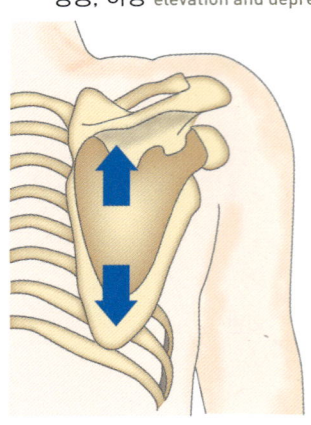

상승, 하강 elevation and depression

▶ **상방회전(upward rotation)**
견갑골을 위쪽으로 회전시키는 움직임으로, 팔을 어깨 위로 들어 올릴 때 일어난다.

▶ **하방회전(downward rotation)**
견갑골을 아래쪽으로 회전시키는 움직임으로, 팔을 어깨 위에서 아래쪽으로 내릴 때 일어난다.

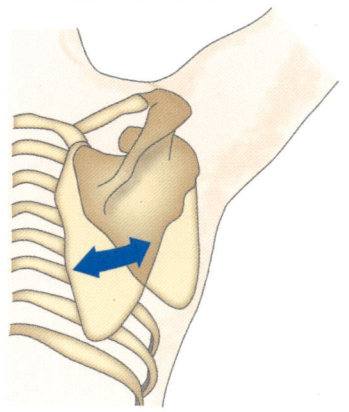

상방·하방회전 upward and downward rotation

05 골격계

skeleton

인간의 몸에 골격과 근육이 없을 때 일상생활이 어떨지 상상해보면, 서 있을 수 없어 연체동물과 같이 매우 천천히 움직일 것이다. 골격은 서 있을 수 있게 하고, 근육은 뼈와 뼈 사이의 관절을 빠르게 움직일 수 있게 한다.

뼈를 인체생리학적·역학적 기능에서 본다면, 우리 몸을 지지·보호·운동하게 하며 신체 조혈작용으로 혈구를 생산한다. 또한, 우리 몸의 구조 및 기능과 관련된 화학요소인 무기질의 저장소 기능을 하므로 신체 건강상의 혜택을 볼 수 있다.

골격계의 뼈들은 관절에서 서로 연결되어 관절에 큰 가동범위와 약간의 유동성을 주고 관절을 고정해주는 역할을 한다. 관절들의 기능과 구조는 각각 따로 분류되어 있으며, 관절의 안정성은 뼈와 뼈의 조합, 관절 사이의 연골, 섬유질 연골판, 인대, 근육과 건들에 영향을 받는다.

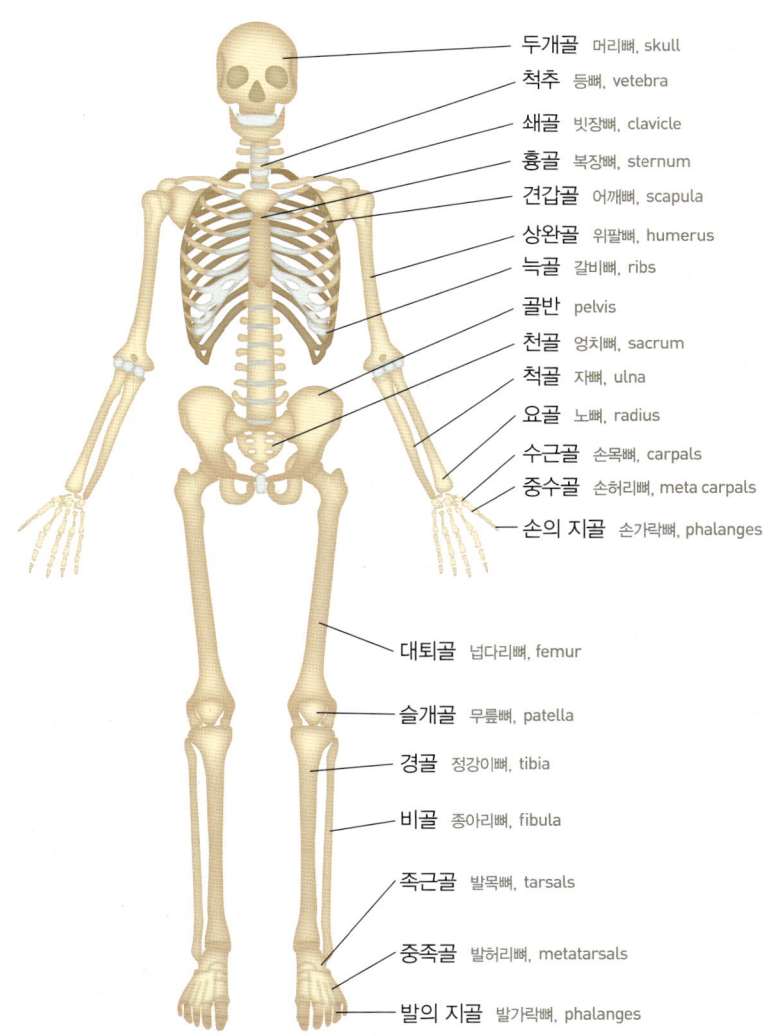

1) 골격 분류 및 구조 Bone Classification and Structure

(1) 골격 위치에 따른 분류

골격은 몸을 구성하고 있는 위치에 따라 몸통뼈대(axial skeleton)와 팔다리뼈대(appendicular skeleton)로 분류할 수 있다. 몸통뼈대는 몸통을 이루며 축을 형성하여 몸을 지지하고, 각종 기관을 수용하여 보호할 수 있는 뼈들로, 머리뼈, 척주, 복장뼈, 갈비뼈 등이 여기에 속한다. 몸통뼈대는 22개의 머리뼈, 7개의 목뿔뼈, 6개의 귓속뼈, 복장뼈와 24개의 갈비뼈 그리고 26개의 척추뼈를 합쳐 총 80개다. 팔다리뼈대는 두 팔과 두 다리를 이루는 뼈들과 이 뼈들을 몸통과 연결하는 뼈들을 말하는데, 126개다. 인체의 뼈는 몸통뼈대와 팔다리뼈대를 합쳐 총 206개다.

I. 몸통뼈대, 축골격(Axial Skeleton)

① 머리뼈, 두개골(skull)
- 머리뼈, 두개골(cranium)
- 얼굴뼈, 안면골(fascial bones)

뇌를 간직하고 있는 위쪽의 뇌머리뼈와 얼굴을 구성하는 아래쪽의 얼굴머리뼈(viscerocranium)로 구성되며, 뇌머리뼈는 윗부분의 머리덮개뼈(calvaria)와 아래쪽의 머리뼈 바닥으로 구분된다. 머리를 구성하는 뼈는 모두 28개다.

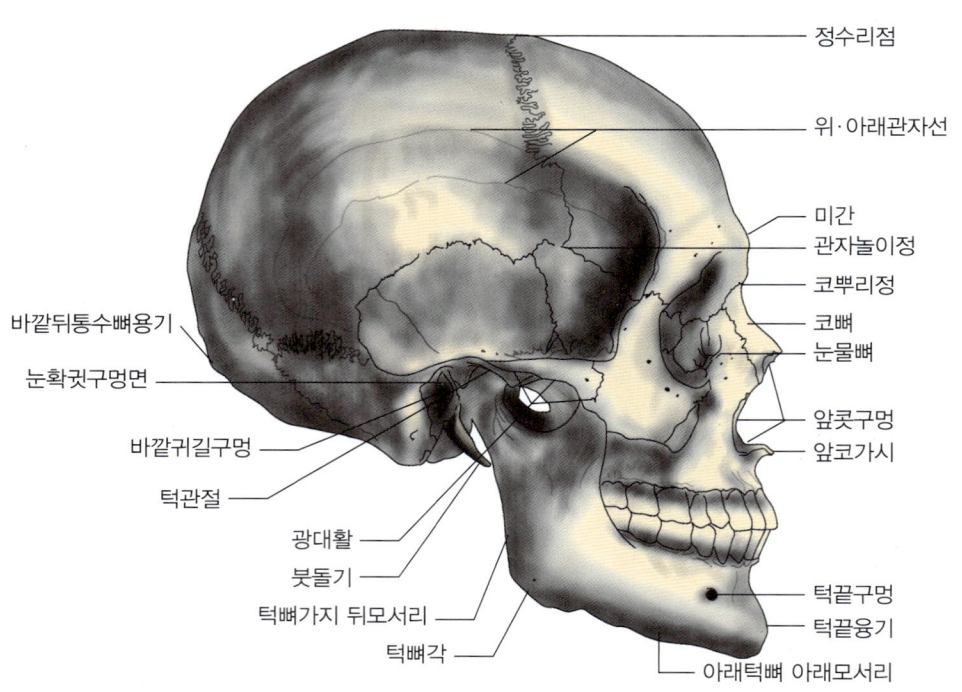

② 척주, 등골뼈(vertebral column)

척주(veretebral column)는 인간의 몸을 지탱해주는 기둥으로 척추와 척추 사이 디스크가 서로 연결되어 몸통의 종축으로 이루어진 중심축이다. 척주는 머리뼈부터 골반뼈까지 인대와 근육을 통해 신체를 지지(standing)하고 평형을 유지하며, 팔다리를 움직이고 몸통의 감각을 전달하는 중요한 기관인 척수(spinal cord)를 보호(protection)하고, 척추의 움직임을 가능하게 하며, 척주에 매달려 있는 장기를 지지(supporting)하는 기능이 있다. 다른 척추동물과는 다르게 인간에게 척추 질환이 많은 것은 직립보행으로 인한 추간판 내 압력 증가나 미세손상(microtrauma)으로 인한 것으로 알려져 있다.

척추는 총 26개의 척추뼈로 구성되어 있다. 경추(목뼈, cervical spine) 7개, 흉추(등뼈, thoracic spine) 12개, 요추(허리뼈, lumbar spine) 5개, 천골(엉치뼈, sacrum) 1개, 미골(꼬리뼈, coccyx) 1개로 이루어져 있다. 천골과 미골은 각각 5개와 4개의 척추뼈로 구성되지만 하나로 유합되어 각각 1개로 본다.

척추에는 3가지 돌기(process)가 있는데 가장 긴 가시돌기(spinous process), 양쪽 옆으로 뻗어있는 횡돌기(transverse process), 그리고 위아래 척추를 뒤에서 이어주는 관절돌기(articular process)가 있다. 마른 사람의 등을 보면 뒤에 척추를 따라 돌출된 부분이 있는데, 이것이 바로 가시돌기다. 이런 돌기에 인대와 근육이 붙어 척추 운동을 가능하게 하고 척추를 안정시킨다.

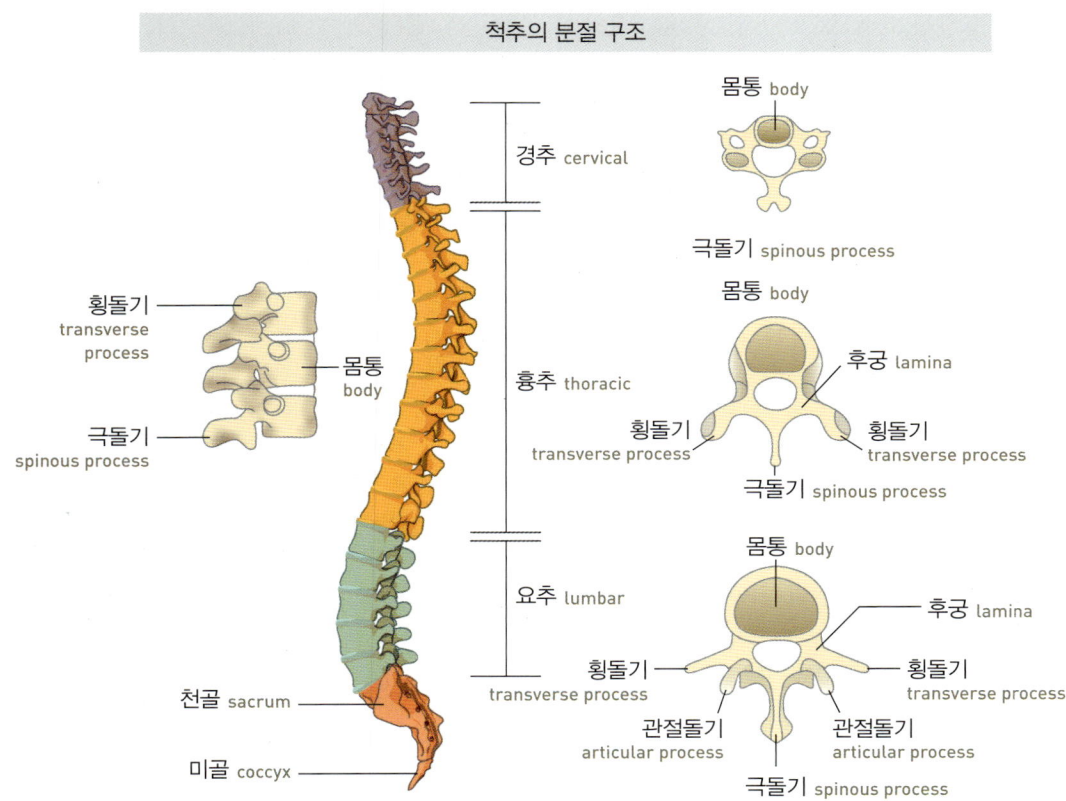

척추의 분절 구조

- 목뼈, 경추(cervical vertebrae) 7개
- 등뼈, 흉추(thoracic vertebrae) 12개
- 허리뼈, 요추(lumbar vertebrae) 5개
- 엉치뼈, 천골(sacrum) 1개
- 꼬리뼈, 미골(coccyx) 1개

두개골에서 꼬리뼈까지 이어지는 일련의 척추뼈 집단으로 척수를 지탱하는 것과 유연한 뼈 형태를 형성한다.

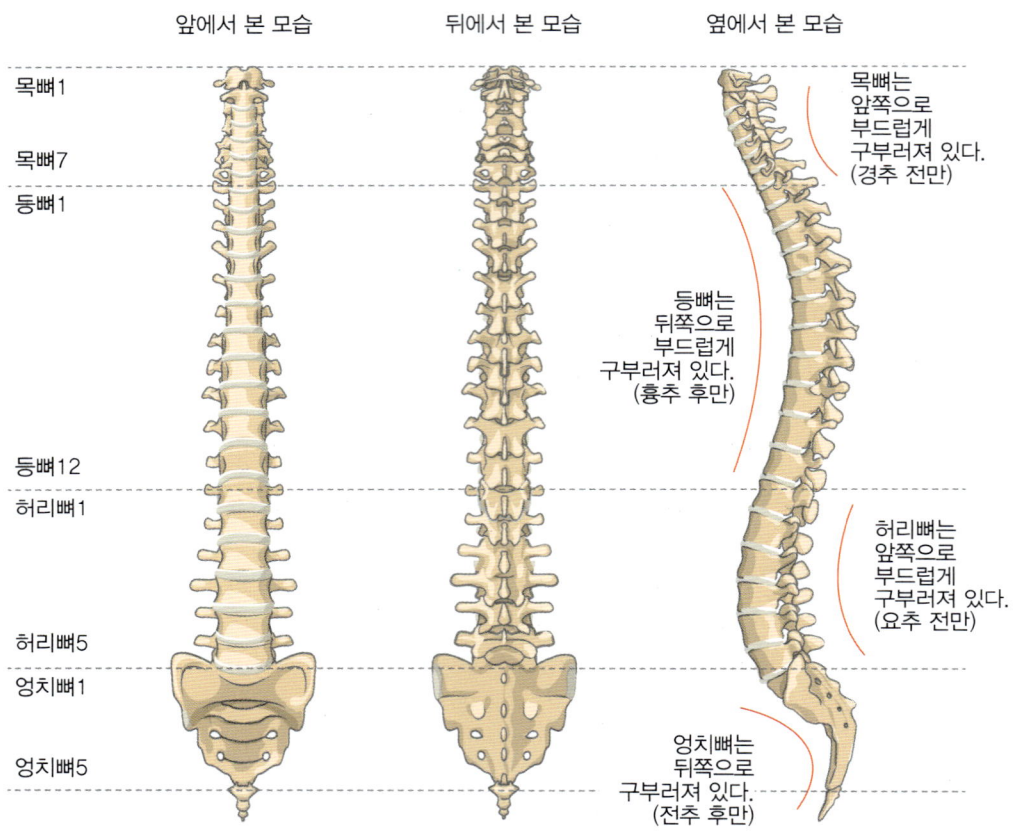

③ 가슴우리(thoracic cage)

흉곽(rib cage)은 흉부를 싸고 있는 뼈대로, '가슴'이라고도 한다. 흉곽은 흉추, 늑골(또는 갈비뼈), 흉골(또는 복장뼈)로 구성되고, 흉곽 뒤쪽에는 12쌍의 늑골이 세로로 길게 뻗은 흉추와 만나며, 앞쪽에는 12쌍의 늑골이 가슴 중앙에 있는 흉골과 만난다. 흉곽 아래로는 복강과 흉강을 나누는 돔 모양의 횡격막이 있다. 늑연골(또는 갈비연골)은 늑골 끝과 흉골 사이를 이어주는 구조물이다. 8~10번 늑연골은 가슴 한가운데 위치한 흉골과 결합하지

만, 11번과 12번 늑골은 다른 갈비뼈보다 가로 길이가 짧아 흉골과 연결되어 있지 않으며, '가짜 늑골'이라고도 한다.

흉곽은 흉벽을 통해 폐, 심장 등 가슴 내부의 장기를 보호하고, 가슴 안의 용적을 조절하여 호흡 운동이 일어날 수 있도록 한다. 그리고 흉곽에는 가슴, 등, 팔, 목 등의 근육이 부착된다.

- 복장뼈, 흉골(sternum)
- 갈비뼈(ribs)

흉곽을 의미하며 복장뼈는 자루, 몸통, 칼돌기의 세 부분으로 구성된다. 자루(manubrium)와 몸통이 연결되는 곳을 '복장뼈각'이라 부르며, 복장뼈의 주변에 갈비뼈가 부착된다.

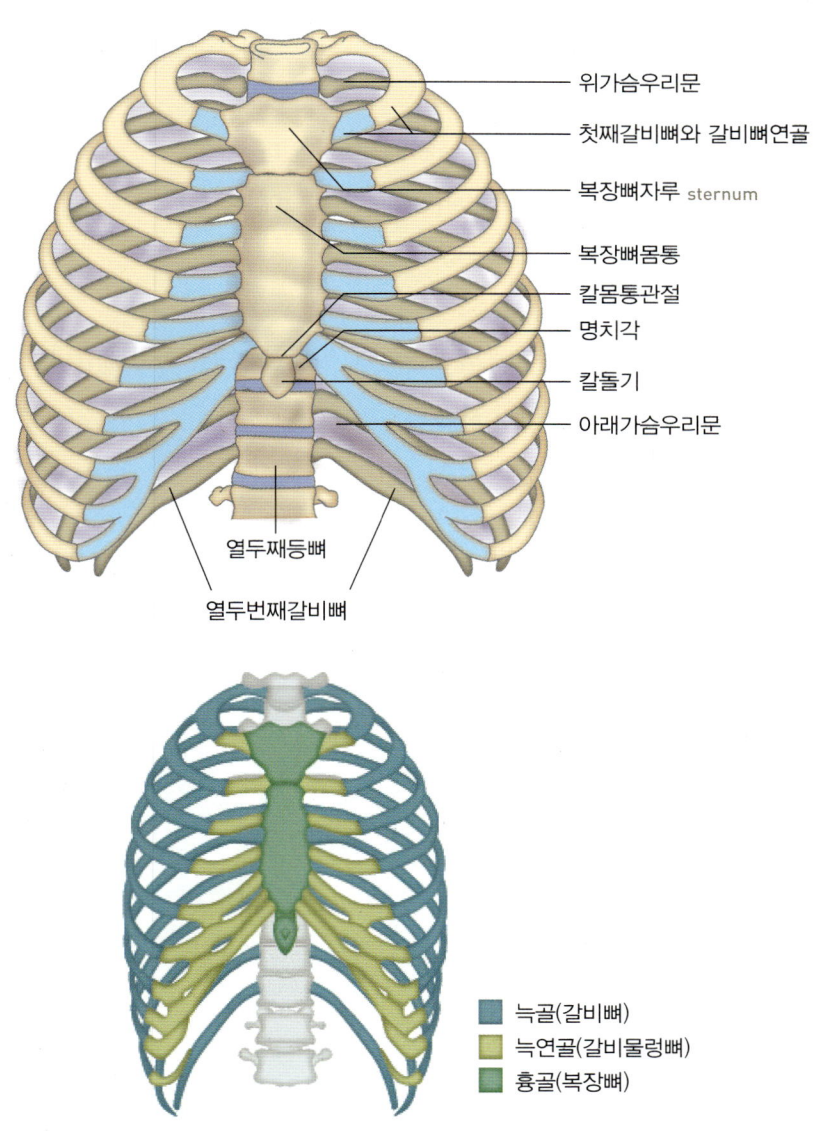

II. 부속골격(Appendicular Skeleton)

① 흉곽대, shoulder girdle(pectoral girdle)
- 빗장뼈, 쇄골(clavicles)
- 날개뼈, 견갑골(scapulae)
- 상완골(humerus)

흉곽대는 쇄골(clavicle), 견갑골(scapula), 상완골(humerus)로 이루어져 있다. 견갑골을 통해 흉추의 위치를 추정할 수 있다. 견갑골의 가장 위쪽에서 수평으로는 T2에, 가장 아래쪽 수평으로는 T7에 근접한다.

② 상지뼈(the upper limb/arm, forearm, and hand)
- 위팔뼈, 상완골(humerus)
- 노뼈, 요골(radius)
- 자뼈, 척골(ulna)
- 손목뼈, 수근골(carpals) – 8개의 뼈가 있다
- 손허리뼈, 중수골(metacarpals) – 손바닥에 위치한 뼈
- 손가락뼈, 수지골(phalanges)

상지로, 견갑골과 쇄골로부터 어깨, 팔꿈치, 손목, 관절과 관련된 모든 근육과 인대를 포함하여 손가락까지 뻗어 있다.

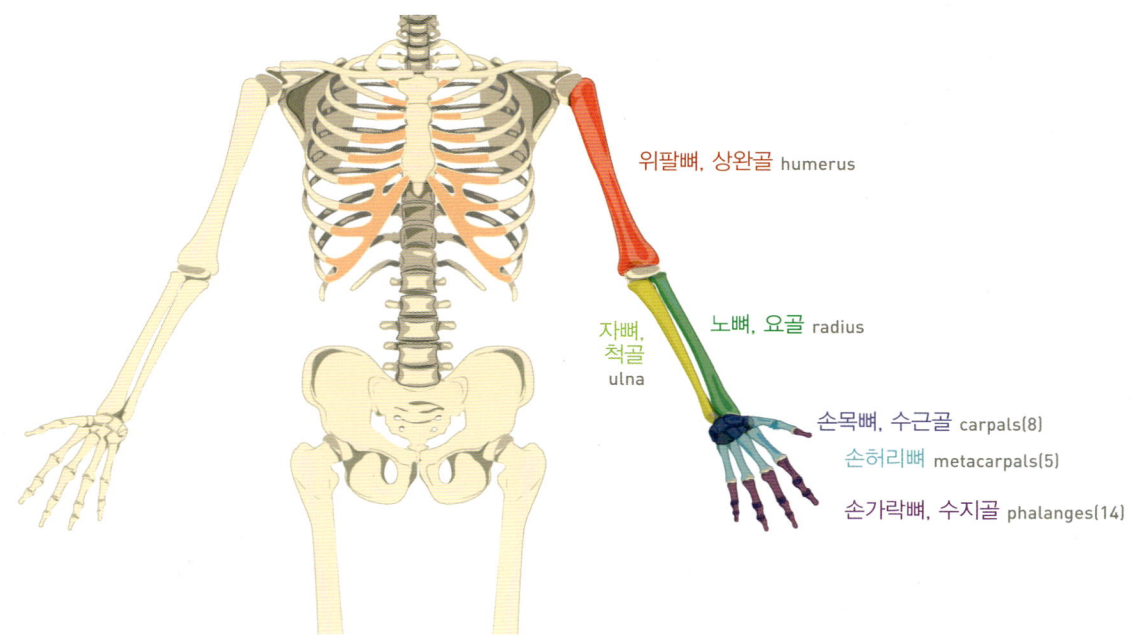

③ 하지대(pelvic girdle)
- 엉덩뼈, 장골(ilium)
- 궁둥뼈, 좌골(ischium)
- 두덩뼈, 치골(pubis)

고관절 뼈와 천골에 의해 형성된 뼈 고리로, 하퇴부가 연결되어 있다.

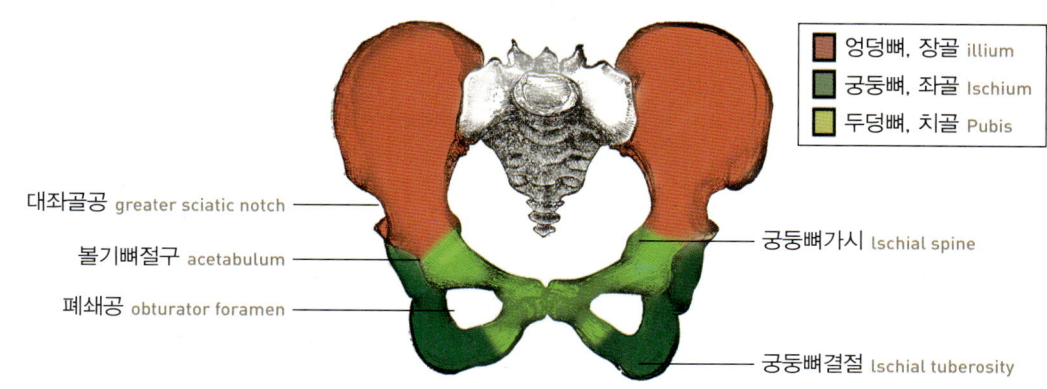

④ 다리뼈, 하지뼈(the lower limb/thigh, leg and foot)
- 넙다리뼈, 대퇴골(femur)
- 정강뼈, 경골(tibia)
- 종아리뼈, 비골(fibula)
- 발목뼈, 족근골(tarsals) – 7개의 뼈가 있다
- 발허리뼈, 중족골(metatarsals) – 발바닥에 위치한 뼈
- 발가락뼈, 족지골(phalages)

다리뼈는 엉덩이, 허벅지, 다리, 발목, 발을 총칭한다.

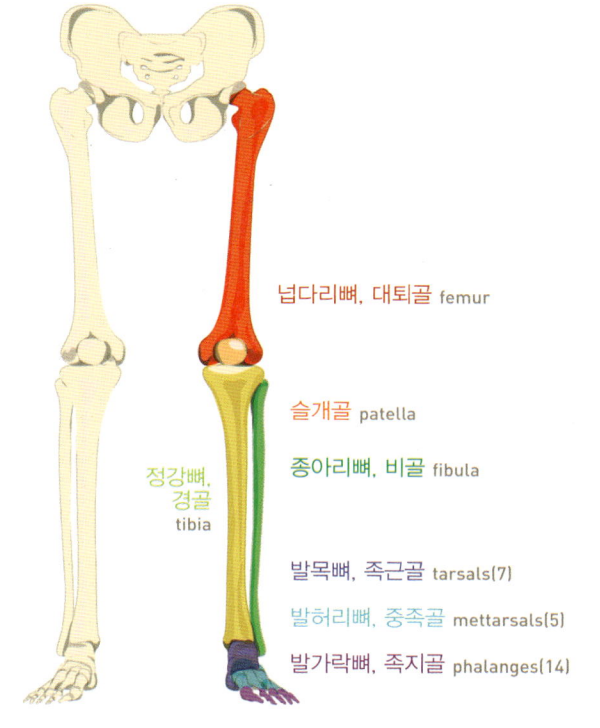

(2) 골격 형태에 따른 분류

골격은 형태에 따라 장골, 단골, 편평골 그리고 그 형태가 불규칙한 불규칙뼈가 있다.

① 긴뼈, 장골(long bones)
- 가슴: 쇄골(clavicle)
- 다리: 대퇴골(femur), 경골(tibia), 비골(fibula)
- 팔: 상완골(humerus), 요골(radius), 그리고 척골(ulna)
- 손: 중수골(matacarpus), 지골(phalanges)
- 발: 중족골(matatarsus), 지골(phalanges)

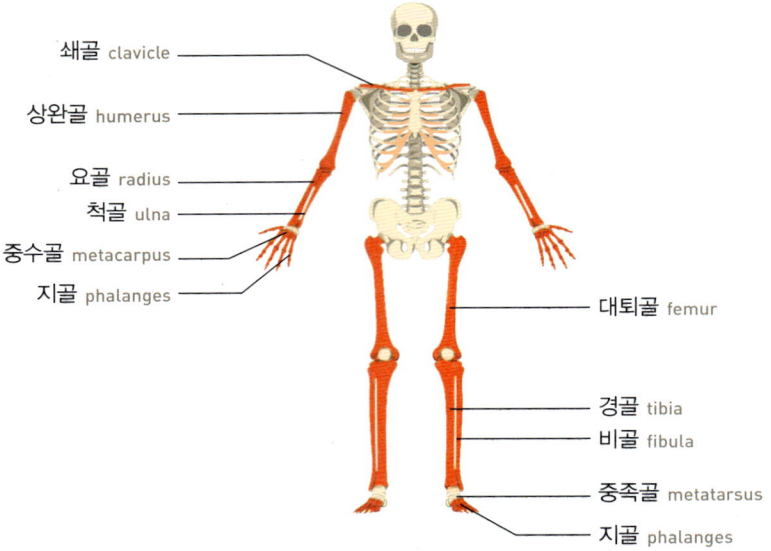

② 짧은뼈, 단골(short bones)
- 짧은 뼈는 길이만큼의 넓이를 가진 뼈들이다.
- 족골(tarsus), 수골(carpus), 슬개골(patella)

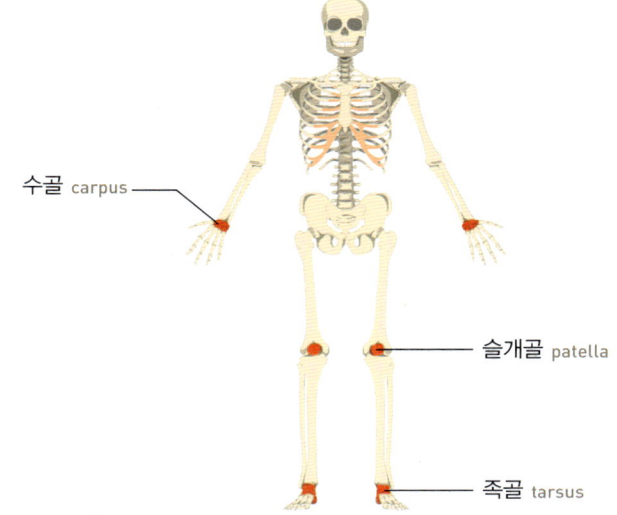

③ 납작뼈, 편평골(flat bones)

편평골은 광범위한 보호 또는 근육부착을 위해 넓은 표면을 목적으로 하는 뼈다.

- 머리: 두정골(parietal bone), 전두골(frontal bone), 후두골(occipital bone)
- 몸통: 흉골(sturnum), 갈비뼈(rib), 견갑골(scapula), 골반뼈(hip bone)

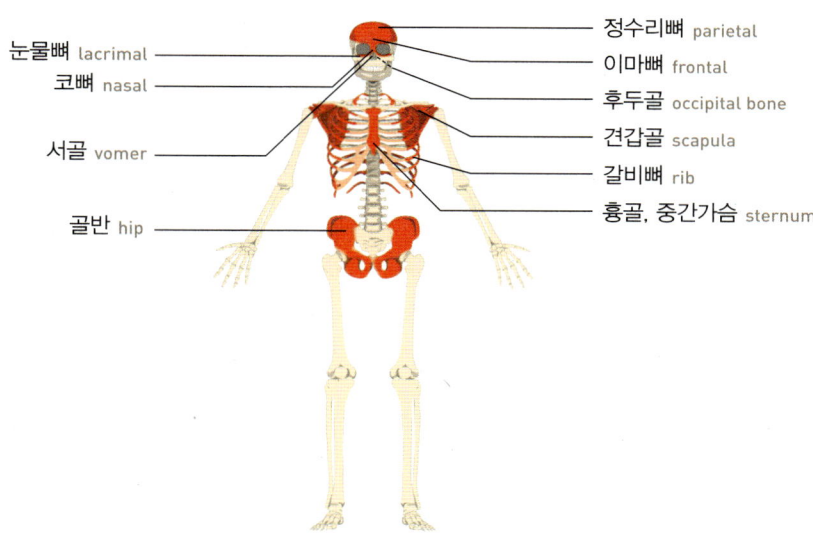

④ 불규칙골(Irregular bones)

- 불규칙골은 특이한 형태로 길거나 짧으며, 납작하거나 특정하여 분류하기 힘든 뼈다.
- 척추뼈(vertebrae), 천골(sacrum), 미골(coccyx)

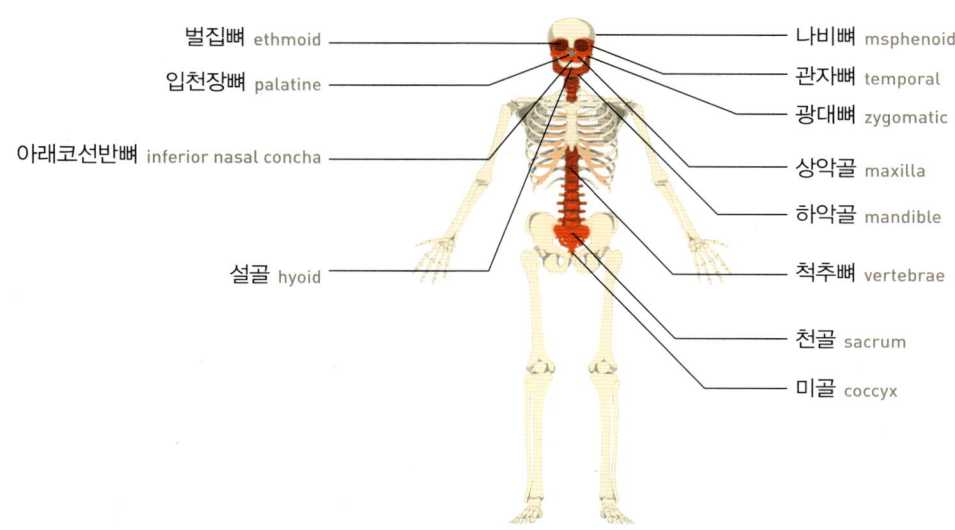

06 관절

joint

인체의 관절은 뼈와 뼈가 만나는 부분으로 인체의 움직임이 일어난다. 인체의 관절은 움직임이 거의 일어나지 않는 '부동관절(synarthrosis)'과 움직임이 자유로운 '가동관절(diarthrosis)'로 나뉜다. 움직임이 없거나 약간의 움직임만 허용하는 부동관절에는 섬유관절(fibrous joint)과 연골관절(cartilaginous joint)이 있다. 가동관절에는 윤활액(synovial fluid)으로 차 있는 공간이 있어 '윤활관절(synovial joint)'이라고 하고, 일반적으로 '관절'이라 함은 주로 자유롭게 가동되는 가동관절을 말한다.

1) 윤활관절의 분류

윤활관절은 자유롭게 움직이는 관절로, 팔다리를 연결하는 대부분의 관절이다. 그리고 윤활관절은 움직임의 축 또는 회전에 따라 다양하게 분류할 수 있다.

(1) 미끄럼관절, 활강관절(Gliding joint)

위팔 골간 관절처럼 표면이 거의 평면에 가깝고 미끄러지듯 움직이는 작은 움직임만 있는 관절이다. 미끄럼 운동이 일어난다.

- 예) 봉우리빗장관절(acromioclavicular joint)

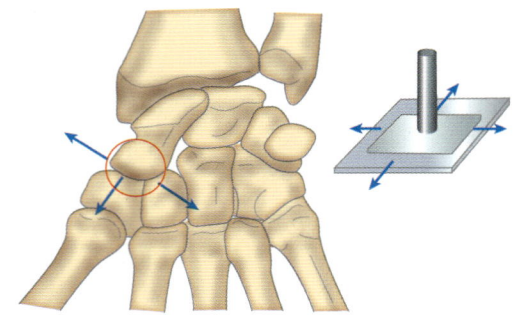

(2) 경첩관절(Hinge)

한 뼈의 넓은 가로 원통형 볼록한 부분이 다른 뼈의 오목한 부분에 들어맞아 팔꿈치처럼 한 면에서만 움직일 수 있는 단축 관절이다. 굽힘(flexion)과 폄(extension)만 일어나는 일축성(uniaxial) 관절이다.

- 예) 팔꿈치관절(elbow joint), 무릎관절(knee joint)

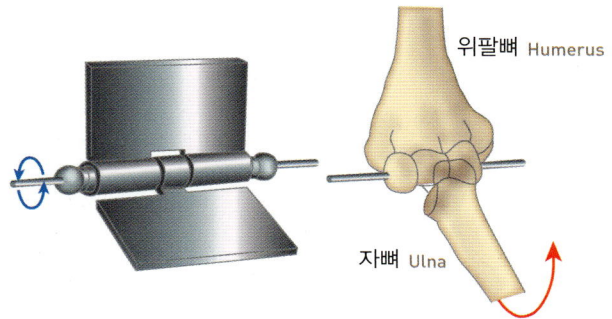

(3) 중쇠관절(Pivot)

똥집 관절과 같이 한 뼈의 실린더에 의한 부분이 다른 뼈의 해당 공동에 들어맞는 관절이다. 돌림(rotation)만 일어나는 일축성 관절이다.

- 예) 고리중쇠관절(altlantoaxial joint)

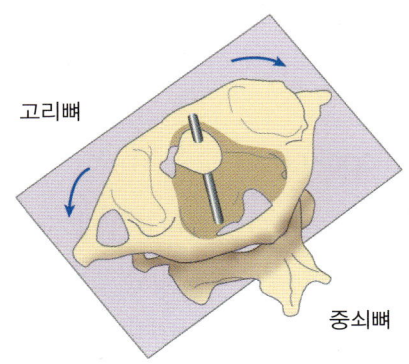

(4) 융기관절(Ellipsoid (Condylar))

2개의 운동 축이 같은 뼈를 관통하는 관절이다. 굽힘(flexion), 폄(extension), 벌림(abduction), 모음(adduction), 휘돌림(circumduction)이 일어나는 두축성(biaxial) 관절이다.

- 예) 손허리-손가락관절(metacarpo-phalangeal joint)

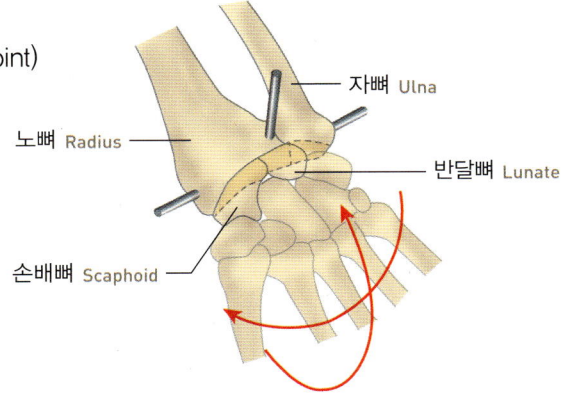

(5) 안장관절(Saddle)

안장과 비슷한 모양의 두축성 관절이다. 머리뼈의 관절면이 오목한 면과 볼록한 면으로 이루어져 있다. 엄지손가락의 관절처럼 각각 한 방향으로 오목하고 다른 방향으로 볼록한 두 표면의 반대 때문에 이 중 운동이 영향을 받는 양악 관절이다.

- 예) 손목손허리관절(carpometacarphal joint)

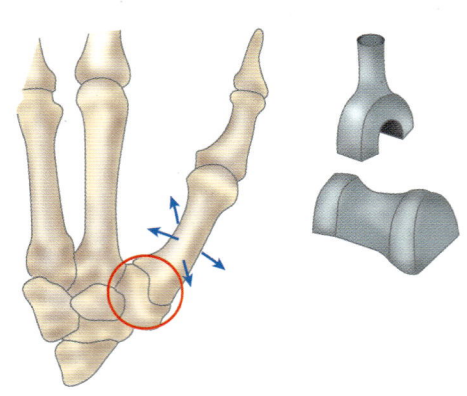

(6) 절구관절(Ball and socket)

고관절처럼 한쪽 뼈의 머리에 있는 다소 넓은 구가 다른 뼈의 둥근 구멍에 들어가는 다축 정맥 관절이다. 뭇축성(multiaxial) 관절로 다양한 운동이 가능하다.

- 예) 엉덩관절(hip joint), 어깨관절(shoulder joint)

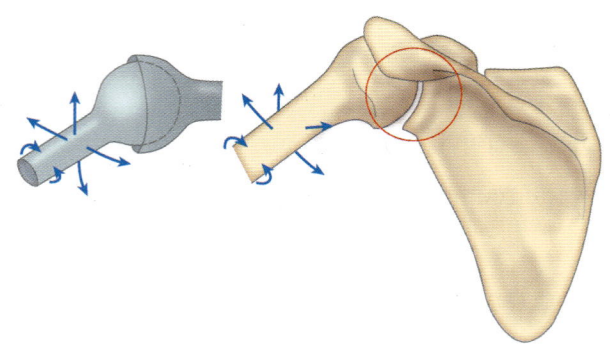

07 근육계

Muscular System

1) 근수축 Muscular Contraction 과 종류

근수축은 근육의 근원섬유들을 이루는 미오신 단백질의 결합체인 굵은 필라멘트(미오신 필라멘트)와 액틴 단백질로 구성된 가는 필라멘트(액틴 필라멘트) 간 교차결합으로 이루어진다. 이때 미오신이나 액틴섬유 자체가 수축하는 것이 아니라 액틴과 미오신 분자들 간 미끄러짐에 의해 활주가 일어난다는 것이 필라멘트 활주이론(활주설)이다. ATP에 의한 교차결합 주기가 반복되면서 굵은 필라멘트는 가는 필라멘트를 안으로 끌어당기는 파워스트로크 과정을 통해 수축이 진행된다(출처: https://ko.wikipedia.org/wiki/근수축).

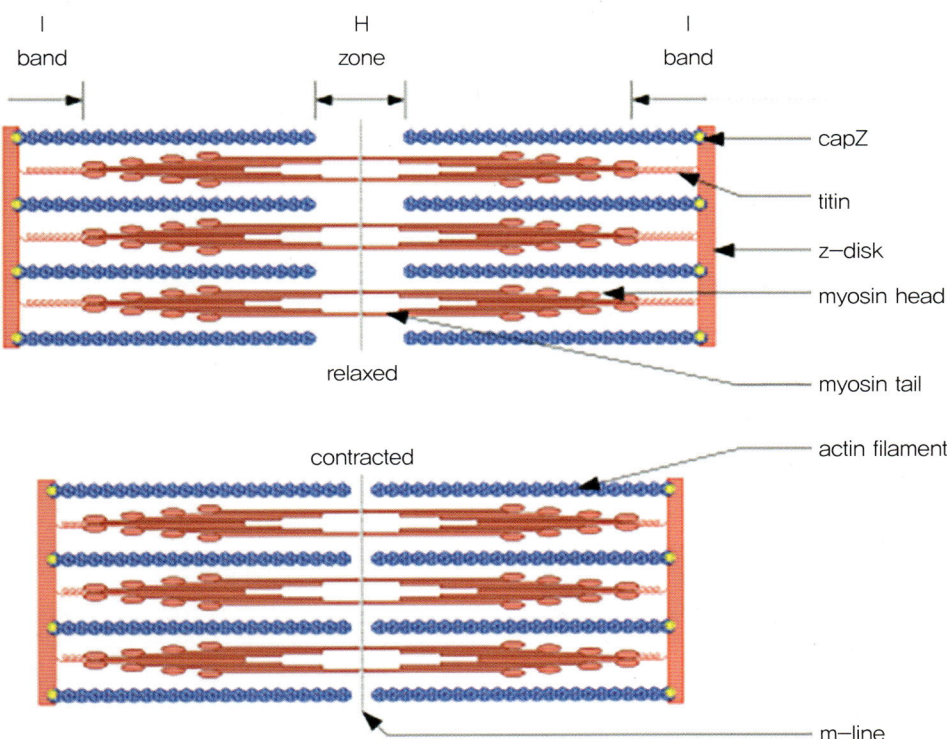

▶ 이완기와 수축기 시 모습

운동을 통해 신체가 강해지는 이유는 근수축(muscle contraction) 때문이다. 근수축에는 근육의 길이가 짧아지거나 늘어나면서 장력이 발생하는 등장성 수축(isotonic contraction)과 근육의 길이는 변함 없이 장력이 발생하는 등척성 수축(isometric contraction)이 있다.

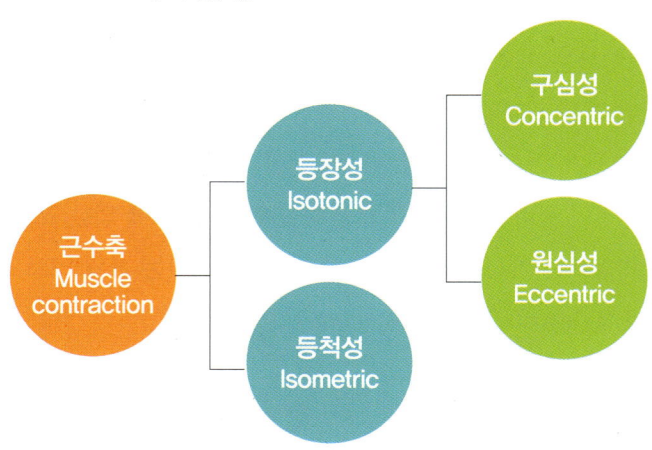

(1) 등장성 수축(Isotonic contraction)

등장성 수축은 푸시업이나 턱걸이와 같이 관절의 각도가 변하고, 근육의 길이가 늘어나거나 짧아지며 장력이 발생하는 근수축이다. 관절의 각도와 근육의 길이가 변하여 신체 움직임을 동반하기 때문에 등장성 수축은 동적 운동에서 일어난다. 등장성 수축은 장력이 발생하는 동안 근육이 짧아지는 구심성 수축(concentric contraction)과 장력이 발생하는 동안 근육이 길어지는 원심성 수축(eccentric contraction)으로 나뉜다.

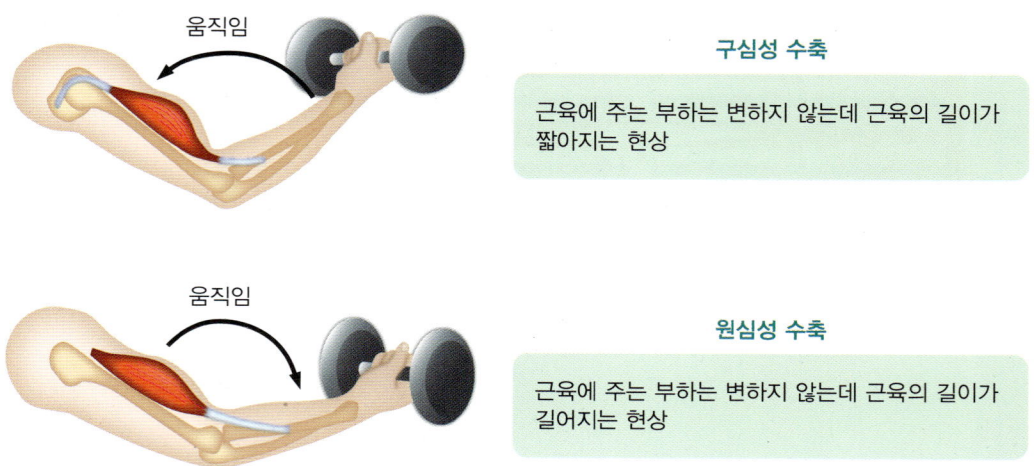

(2) 등척성 수축(Isometric contraction)

등척성 수축은 관절의 각도와 근육의 길이가 변하지 않고 신체의 움직임 없이 장력이 발생하는 근수축이다. 근육의 길이 변화나 신체 움직임 없이 한 가지 동작에서 버티기 때문에 등척성 수축은 정적 운동에서 일어난다. 고정된 벽을 밀거나, 코어 운동으로 하는 플랭크 동작을 취하거나, 철봉에 가만히 매달려 있는 운동이 등척성 수축에 해당한다.

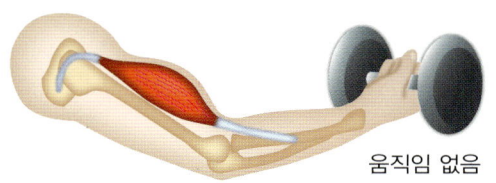

움직임 없음

등척성 수축

근육에 주는 부하도 변하지 않고 근육의 길이도 변하지 않는 현상

2) 근육 활동

(1) 작용근(Agonist)

'주동근'이라고도 하며, 해부학에서는 주가 되어 움직이는 근육이다. 근 수축하며 동작을 만들어내는 1차적인 근육 움직임이다.
- 예) 팔꿈치를 구부릴 때 상완이두근이 작용근이다.

(2) 대항근(Antagonist)

'길항근'이라고도 하며, 주동근이나 주된 운동근에 반대되는 작용을 하는 근육이다. 주동근을 견제하고 속도를 제어한다.
- 예) 팔꿈치를 구부릴 때 상완삼두근이 대항근이다.

(3) 협동근(Synergist)

주동근을 보조하며 함께 움직이는 근육으로, 같은 방향으로 작용하는 근육을 '협동근'이라고 한다. 신체 내에서 서로 협력하여 주동근의 운동을 완성하는 근육이다.
- 예) 팔꿈치를 구부릴 때 상완요골근이 협동근이다.

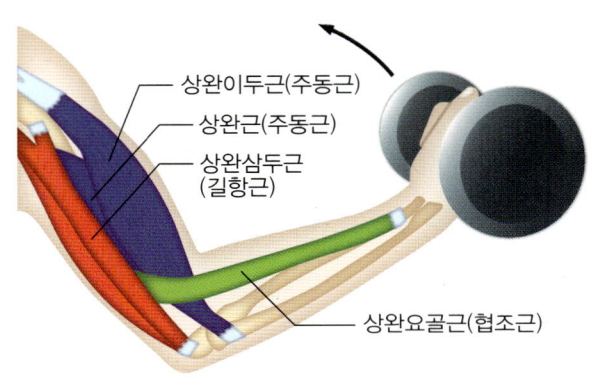

3) 호흡근

호흡근은 호흡에 참여하는 근육이다. 호흡근은 크게 주동호흡근(primary respiratory muscles)과 보조호흡근(accessory respiratory muscles)으로 나눈다. 주동호흡근에는 횡격막, 늑간근 등이 있고 보조호흡근에는 사각근(scalene), 흉쇄유돌근(sternocleidomastoid), 복근(abdominal muscles), 소흉근(pectoralis minor) 등이 있다.

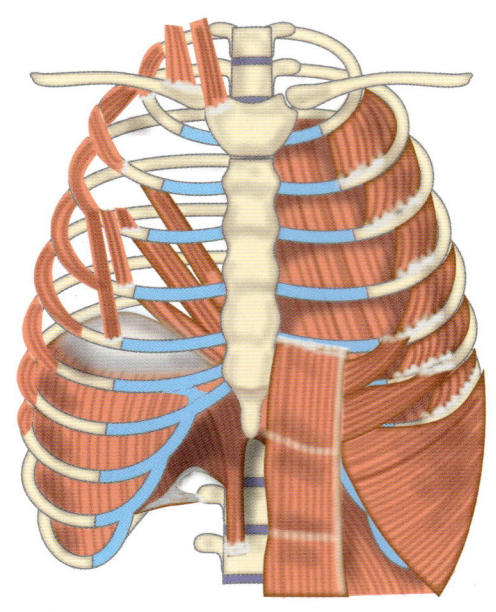

호흡근 중에서 횡격막은 호흡의 60~80% 정도의 역할을 하는 아주 중요한 근육이다. 횡격막은 인체를 가로질러 경계를 형성하고 있어서 '가로막'이라고도 한다.

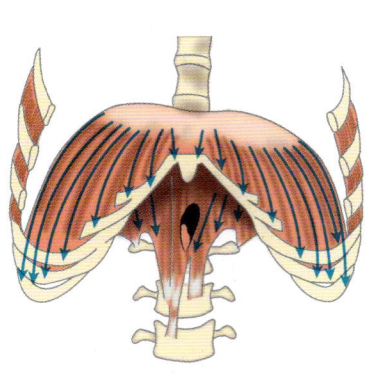 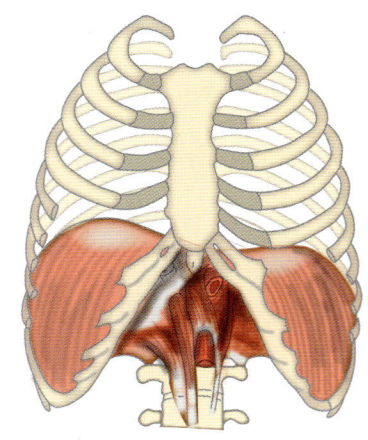

횡격막을 정면에서 보면 아래에서 위로 볼록한 형태를 띠며, 둥근 해파리 모양을 하고 있다. 들숨은 횡격막이 수축하면서 흉곽 아래쪽으로 내려가고, 폐 속에 부압(negative pressure)이 생겨 외부의 공기가 폐 안으로 들어가면서 이루어진다. 이 때 흉곽의 수직과 수평의 지름(diameter)이 증가하여 흉곽의 부피가 커진다.

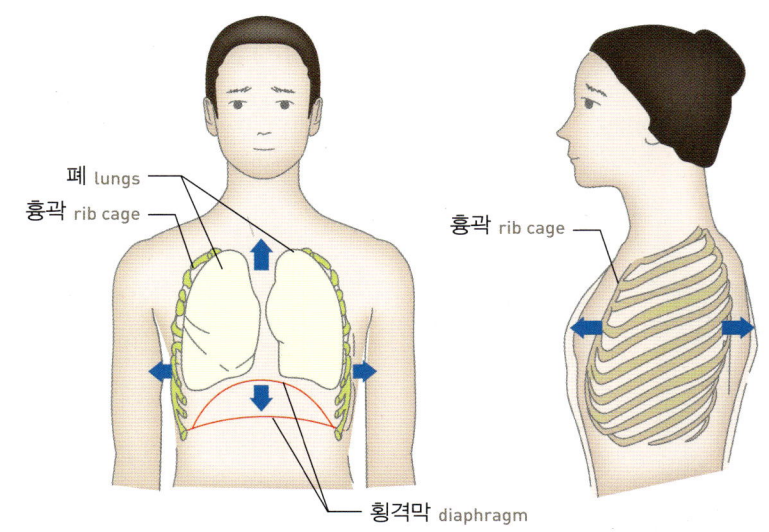

muscle anatomy

08 근육 해부학

1) 흉곽 근육(호흡) Muscle of the Thorax (Breathing)

(1) 가로막, 횡격막 (Diaphragm)

- Origin: 6번 갈비뼈와 L1~L5 척추
- Insertion: 횡격막의 가운데쪽

(2) 바깥갈비사이근, 외늑간근 (External intercostals)

- Origin: 위 갈비뼈의 아래 테두리
- Insertion: 아래 갈비뼈의 상부 테두리

*수축하면서 흡기 보조

(3) 속갈비사이근, 내극간근 (Internal intercostals)

- Origin: 갈비뼈 안쪽 윗부분
- Insertion: 2~3개 위 갈비뼈의 아래쪽

*수축하면서 호기 보조

세 그룹의 근육 모두 갈비뼈를 지탱한다. 모두 호흡 과정에 참여하는 보조 호흡근으로, 횡격막은 흡기 때 아래로 내려간다. 외늑간근은 흡기를, 내늑간근은 호기를 돕는다.

2) 어깨거들근육 Muscles of the Shoulder Girdle

(1) 등세모근, 승모근(Trapezius)

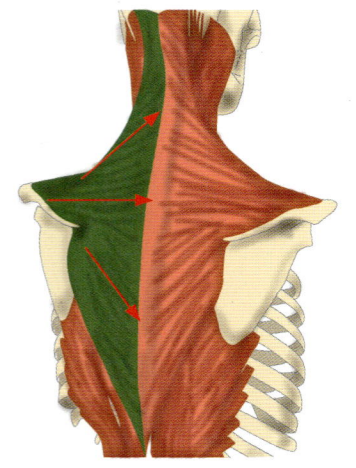

- Origin: upper-위목덜미선의 안쪽 1/3, 바깥뒤통수뼈융기(external occipital protuberance), middle-목덜미인대(nuchal ligament), lower-C7~T12 척추의 가시돌기(spinous process)
- Insertion: upper-빗장뼈의 가쪽 1/3, middle-봉우리(acromion process), lower-견갑골가시(spine of scapula)
- 기능: 위쪽-견갑골을 올림
  중간쪽-견갑골을 들임
  아래쪽-견갑골을 내림

(2) 큰마름근, 큰능형근(Rhomboid major)

- Origin: 둘째에서 다섯째 등뼈까지의 가시돌기(T2~T5 spinous processes)
- Insertion: 견갑골의 안쪽모서리(medial border of scapula)
- 기능: 견갑골을 몸통에 고정
  견갑골을 아래쪽돌림
  견갑골을 뒤로 빼는 들임

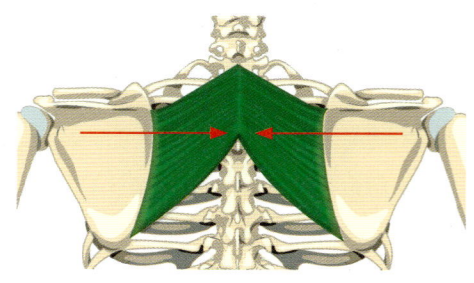

큰마름근 Rhomboid major

(3) 작은마름근, 작은능형근(Rhomboid minor)

- Origin: 일곱째 목뼈와 첫째 등뼈의 가시돌기(spinous processes of C7, T1)
- Insertion: 견갑골의 안쪽모서리(superior border of scapula)
- 기능: 견갑골을 몸통에 고정
  견갑골을 아래쪽돌림
  견갑골을 뒤로 빼는 들임

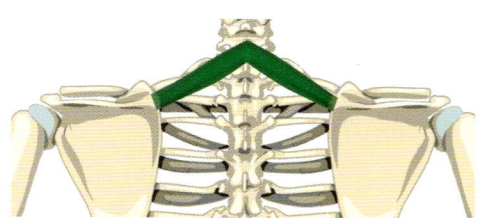

작은마름근 Rhomboid minor

(4) 앞톱니근, 전거근 (Serratus anterior)

- Origin: 1~8번 또는 9번 갈비뼈의 바깥면
- Insertion: 견갑골 안쪽모서리 갈비면
- 기능: 견갑골을 내밀고 고정시킴, 위쪽돌림

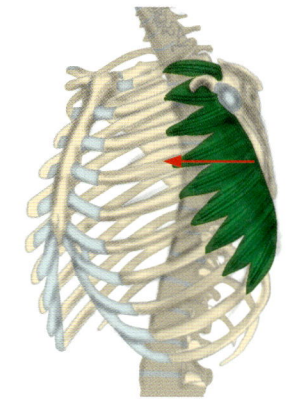

(5) 작은가슴근, 소흉근 (Pectoralis minor)

- Origin: 3~5번 갈비뼈 위모서리 바깥면
- Insertion: 견갑골의 부리돌기(coracoid process)
- 기능: 견갑골을 아래앞쪽으로 당김
  견갑골 내밂, 내림, 아래쪽돌림
  Levator Scapula Subclavius

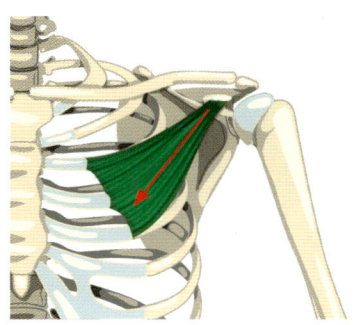

(6) 어깨올림근, 견갑거근 (Levator scapula)

- Origin: 첫째 목뼈에서 넷째 목뼈까지의 가로돌기(C1~C4 transverse processes)
- Insertion: 견갑골의 안쪽모서리 위쪽
- 기능: 견갑골을 올림, 아래쪽돌림

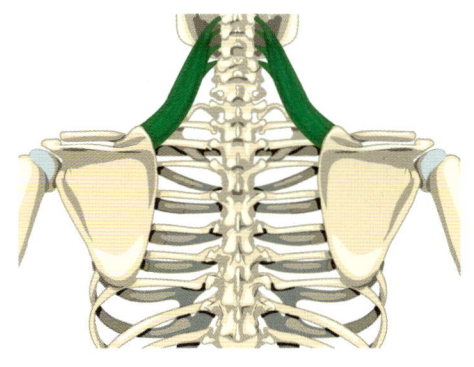

(7) 빗장밑근, 쇄골하근 (Subclavius)

- Origin: 첫 번째 갈비뼈(1st rib)
- Insertion: 빗장뼈 몸통 하부
- 기능: 쇄골 고정

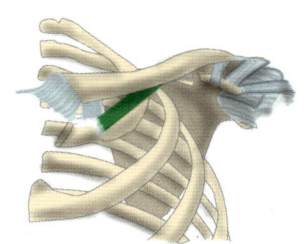

3) 어깨관절근육 Muscles of the Glenohumeral Joint

(1) 어깨세모근, 삼각근(Deltoid)

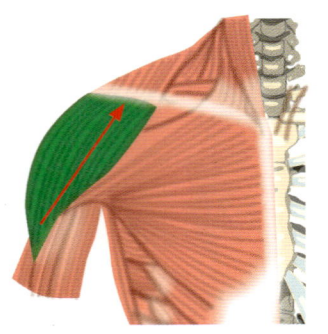

- Origin: 빗장뼈의 가쪽 1/3, 견갑골 봉우리, 견갑골가시
- Insertion: 위팔뼈의 세모근거친면(deltoid tuberosity of humerus)
- 기능: 위팔뼈의 굽힘, 벌림, 폄

(2) 큰가슴근, 대흉근(Pectoralis major)

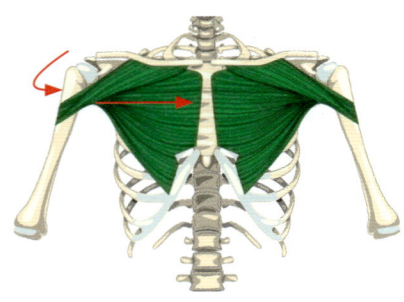

- Origin: 빗장뼈(쇄골, clavicle)의 앞중간 복장뼈(흉골, sternum)의 앞쪽 면, 위쪽 6개 갈비연골(costal cartilage)
- Insertion: 위팔뼈의 두갈래근고랑(bicipital groove)
- 기능: 빗장뼈머리-위팔뼈 굽힘, 복장갈비머리-위팔뼈의 수평, 수평 모음, 폄, 내회전

(3) 넓은등근, 광배근(Latissimus dorsi)

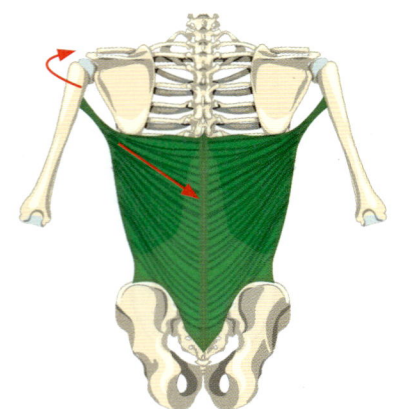

- Origin: 아래쪽 6개 등뼈의 가시돌기 T7~T12, 등허리근막(thoracolumbar fascia), 엉덩뼈능선(iliac crest), 아래쪽 3개 또는 4개의 갈비뼈
- Insertion: 위팔뼈 두갈래근 고랑
- 기능: 위팔뼈의 폄, 모음, 안쪽으로의 돌림

(4) 부리위팔근, 오훼완근(Coracobrachialis)

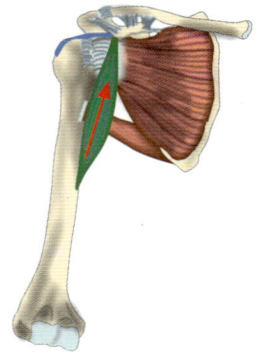

- Origin: 견갑골 부리돌기(coracoid process)
- Insertion: 위팔뼈 안쪽모서리 중간
- 기능: 위팔뼈 굽힘, 모음

4) 돌림근띠, 회전근개 Rotator Cuff

(1) 가시위근, 극상근 (Supraspinatus)

- Origin: 견갑골 가시위오목 (suprascapular fossa of scapula)
- Insertion: 위팔뼈 큰결절 윗면 (superior surface: greater tubercle of humerus)
- 기능: 위팔뼈 벌림, 접시오목에 위팔뼈 고정

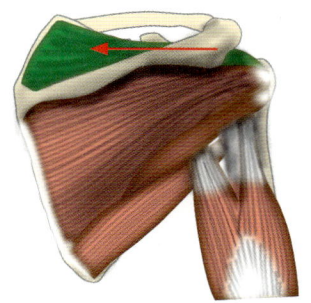

(2) 가시아래근, 극하근 (Infraspinatus)

- Origin: 견갑골 가시아래오목 (suprascapular fossa of scapula)
- Insertion: 위팔뼈 큰결절 윗면 (greater tubercle of humerus)
- 기능: 위팔뼈의 가쪽돌림, 폄

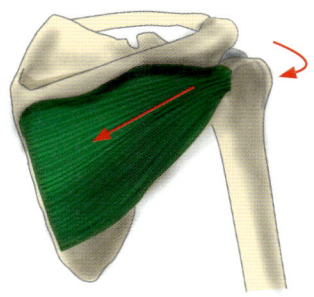

(3) 어깨밑근, 견갑하근 (Subscapularis)

- Origin: 견갑골밑오목
- Insertion: 위팔뼈 작은결절
- 기능: 위팔뼈의 안쪽돌림

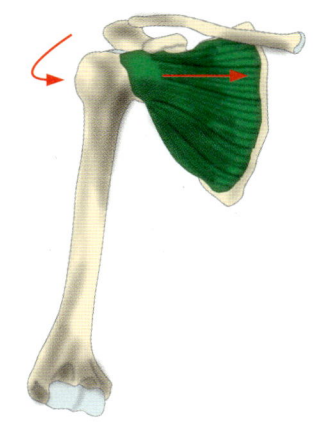

(4) 작은원근, 소원근 (Teres minor)

- Origin: 견갑골 가쪽모서리 뒷면
- Insertion: 위팔뼈 큰결절 아랫면
- 기능: 위팔뼈의 가쪽돌림 (lateral rotation of humerus), 폄

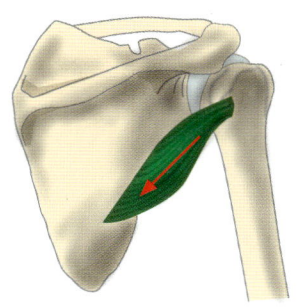

5) 골반저근육 Muscles of the Pelvic Floor

(1) 항문올림근, 항문거근(Levator ani)

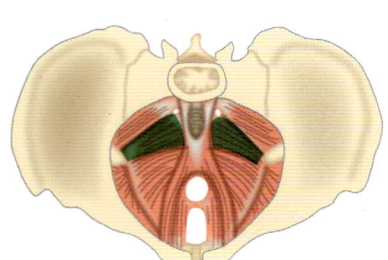

- **Origin** puborectalis-치골의 몸통 뒤쪽 표면, pubococcygeus-치골 몸통 후측면 표면, iliococcygeus-좌골극
- **Insertion** puborectalis-없음, pubococcygeus-회음부, 꼬리뼈, iliococcygeus-꼬리뼈
- **기능** 복부와 골반 장기의 안정화

(2) 미골근, 꼬리근(Coccygeus)

- **Origin** 좌골뼈 척추
- **Insertion** 천골의 아래쪽, 꼬리뼈
- **기능** 수평인 골반 횡격막에서 수축할 때 장기를 지지하여 안정화

6) 척추와 몸통근육 Muscles of the Spine and Trunk

(1) 척추세움근, 척추기립근(Erector spinae)

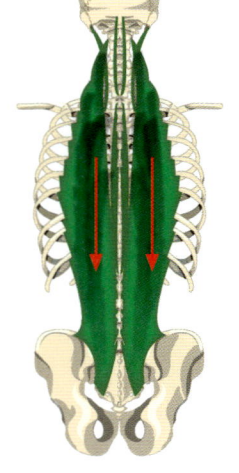

- **Origin** 엉덩뼈능선의 뒷부분, 아래허리가시돌기 (spinous processes of T9-T12 thoracic vertebrae)
- **Insertion** 목뼈와 등뼈의 가시돌기(spinous processes of T1 and T2 thoracic vertebrae and the cervical vertebrae)
- **기능** 양쪽 작용 시-척추와 머리를 펴고 움직임 조절
  한쪽 작용 시-척추 가쪽으로의 굽힘

(2) 허리네모근, 요방형근(Quadratus lumborum)

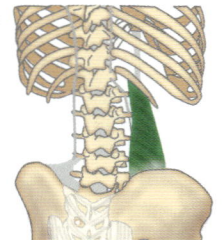

- **Origin** 엉덩뼈능선 뒷면
- **Insertion** 12번째 갈비뼈, 허리뼈가시돌기
- **기능** 체간 외측굴곡, 골반올림

(3) 뭇갈래근, 다열근(Multifidus)

- **Origin** 엉치뼈, 엉덩뼈가시의 뒷면 윗부분, 모든 척주의 가로돌기
- **Insertion** 모든 척주의 가시돌기, 이는곳의 척주뼈에서 위로 2~4개 척주뼈의 가시돌기
- **기능** 양쪽 작용 시-척주의 폄
  한쪽 작용 시-척주의 반대방향 회전

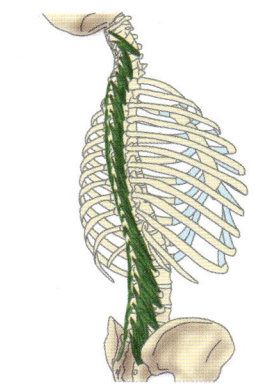

(4) 배곧은근, 복직근(Rectus abdominus)

- **Origin** 두덩뼈능선(pubic crest)
- **Insertion** 5~7번 갈비뼈의 갈비연골, 복장뼈의 칼돌기
- **기능** 몸통굽힘

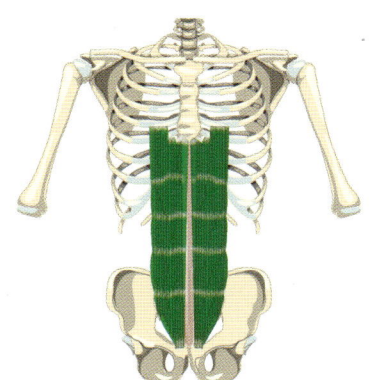

(5) 바깥배빗근, 외복사근(External obliques)

- **Origin** 5~12 갈비뼈
- **Insertion** 엉덩뼈능선, 배널힘줄
- **기능** 양쪽 작용 시-몸통 굽힘
  한쪽 작용 시-반대방향으로 몸돌림

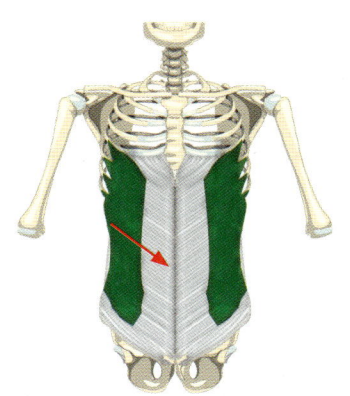

(6) 배속빗근, 내복사근(Internal obliques)

- **Origin** 장골능, 등허리근막, 샅고랑인대
- **Insertion** 백선, 치골근선
- **기능** 양쪽 작용 시-몸통 굽힘, 복압상승
  한쪽 작용 시-같은 방향으로 몸돌림

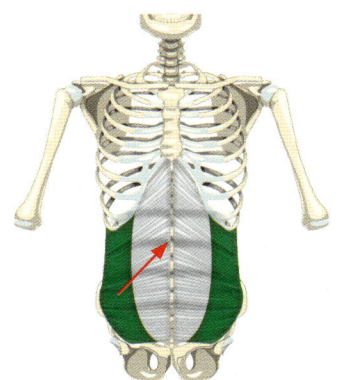

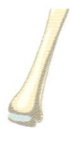

(7) 배가로근, 복횡근(Transverse abdominus)

- **Origin** 일곱째~열두째 갈비연골, 가슴허리근막, 엉덩뼈능선, 샅고랑인대의 가쪽 1/3
- **Insertion** 배속빗근의 널힘줄과 백색선, 두덩뼈 능선
- **기능** 복부 장기의 압박과 지지

그룹군 *Iliopsoas(엉덩허리근, 장요근, iliacus + psoas)

(8) 엉덩근, 장골근(Iliacus)

- **Origin** 엉덩뼈오목
- **Insertion** 넙다리뼈 작은돌기
- **기능** 엉덩관절 굽힘

(9) 큰허리근, 대요근(Psoas major)

- **Origin** T12~L4 척추뼈 추체와 그사이의 척추원반들
- **Insertion** 넙다리뼈 작은돌기
- **기능** 엉덩관절 굽힘

(10) 작은허리근, 소요근(Psoas minor)

- **Origin** T12, L1 척추뼈몸통과 그사이의 척추원반
- **Insertion** 엉덩두덩융기
- **기능** 엉덩관절 굽힘

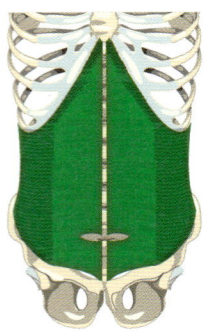

7) 목근육 Muscles of the Neck

(1) 큰뒤머리곧은근, 대후두직근(Rectus capitus posterior major)

- **Origin** 중쇠뼈(C2, axis)의 가시돌기
- **Insertion** 후두골의 가쪽
- **기능** 양쪽 작용 시-한머리 폄
  한쪽 작용 시-동측 머리 돌림

(2) 작은뒤머리곧은근, 소후두직근(Rectus capitus posterior minor)

- **Origin** 고리뼈(C1, atlas)의 뒤쪽결절
- **Insertion** 후두골 아래 후두선의 안쪽 부분
- **기능** 머리 폄

(3) 위머리빗근, 상두사근(Obliquus capitis superior)

- **Origin** 고리뼈(C1, atlas)의 가로돌기
- **Insertion** 후두선
- **기능** 양쪽 작용 시-머리 폄
  한쪽 작용 시-동측 측면굴곡

(4) 아래머리빗근, 하두사근(Obliquus capitis inferior)

- **Origin** 중쇠뼈(C2, axis)의 가시돌기
- **Insertion** 고리뼈(C1, atlas)의 가로돌기
- **기능** 양쪽 작용 시-머리 폄
  한쪽 작용 시-동측 머리 회전, 머리 굴곡

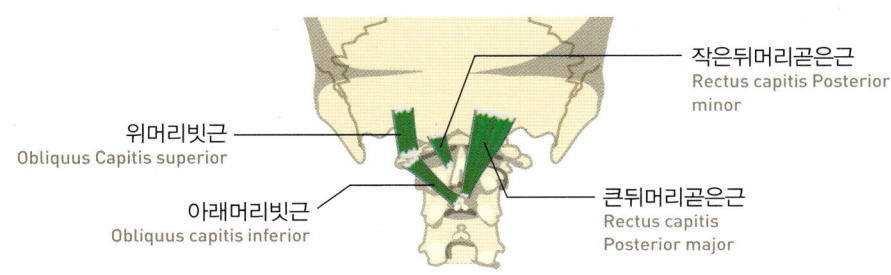

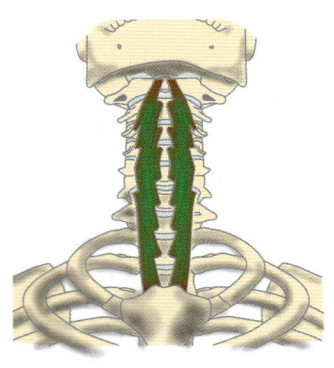

(5) 긴목근, 경장근(Longus colli)

- **Origin** C3에서 T3까지 앞쪽 결절, 표면들
- **Insertion** C1에서 C6까지 결절 표면들
- **기능** 양쪽 작용 시-목 굽힘
  한쪽 작용 시-동측 목 돌림, 목 좌우 굽힘

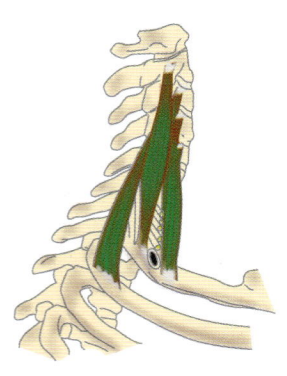

(6) 목갈비근, 사각근(Scalenes)

- **Origin** 앞-C3~C6의 가로돌기
  중간-C2~C7의 가로돌기
  뒤-C5~C7의 가로돌기
- **Insertion** 앞·중간-첫 번째 갈비뼈, 뒤-두 번째 갈비뼈
- **기능** 앞-목 굽힘, 앞·중간-목 좌우 굽힘, 1번 갈비뼈 올림
  뒤-목 좌우 굽힘, 2번 갈비뼈 올림

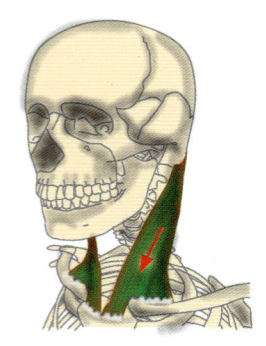

(7) 목빗근, 흉쇄유돌근(SternoCleidoMastoid (SCM))

- **Origin** 복장뼈자루의 앞면(manubrium of sternum), 빗장뼈 윗면 안쪽 (superior surface of clavicle)
- **Insertion** 꼭지돌기와 위목덜미선의 가쪽
- **기능** 양쪽 작용 시-머리 굽힘, 흡기 보조
  한쪽 작용 시-반대측 머리 돌림, 동측 머리 가쪽 굽힘

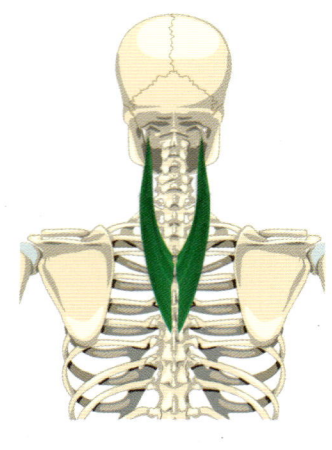

(8) 목널판근, 경판상근(Splenius cervicis)

- **Origin** T3부터 T6 가시돌기
- **Insertion** C1~C3의 가로돌기
- **기능** 양쪽 작용 시-목폄
  한쪽 작용 시-동측회전

8) 팔근육 Muscles of the Arm

(1) 위팔두갈래근, 상완이두근(Biceps brachii)

- **Origin** 짧은갈래-견갑골의 부리돌기(coracoid process of the scapula)
  긴갈래-관절오목위결절(관절상결절, supraglenoid tubercle)
- **Insertion** 노뼈거친면
- **기능** 팔굽관절 굽힘, 어깨의 굽힘, 노자관절의 외전

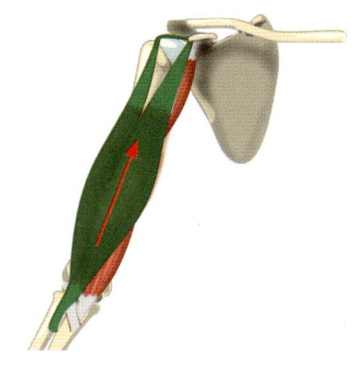

(2) 위팔세갈래근, 상완삼두근(Triceps brachii)

- **Origin** 긴갈래-견갑골의 오목아래결절
  가쪽갈래-노신경고랑(radial groove) 위쪽의 위팔뼈 뒷면
  안쪽갈래-노신경고랑 아래쪽의 위팔뼈 뒷면
- **Insertion** 자뼈 팔꿈치머리
- **기능** 아래팔의 주된 폄(extensor), 긴갈래는 위팔뼈의 탈구 방지

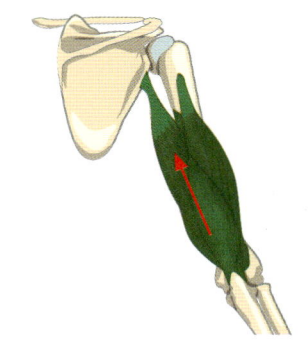

(3) 오훼완근, 부리위팔근(Coracobrachialis)

- **Origin** 어깨뼈 부리돌기
- **Insertion** 위팔뼈 부리돌기
- **기능** 어깨 굽힘, 어깨 모음, 수평 모음

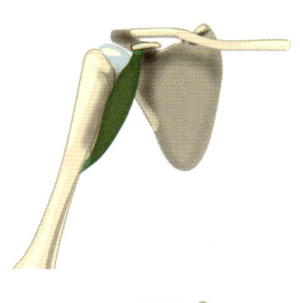

(4) 위팔근, 상완근(Brachialis)

- **Origin** 위팔뼈 앞면 밑쪽 절반
- **Insertion** 자뼈 갈고리돌기, 거친면
- **기능** 아래팔 굽힘

(5) 팔꿈치근, 주근(Aconeus)

- **Origin** 위팔뼈 가쪽위관절융기
- **Insertion** 팔꿈치머리 가쪽면, 자뼈의 뒷면
- **기능** 아래팔 폄, 팔굽관절 안정

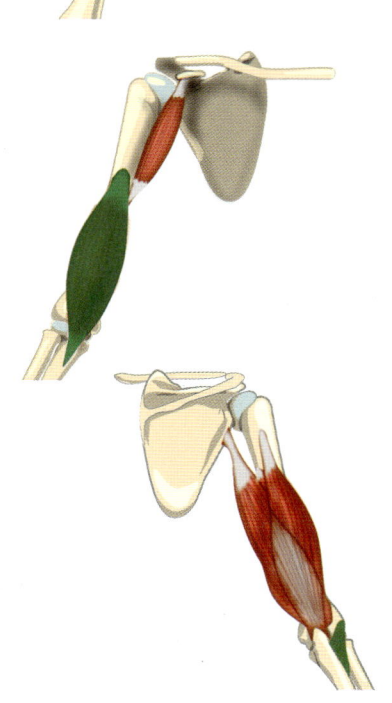

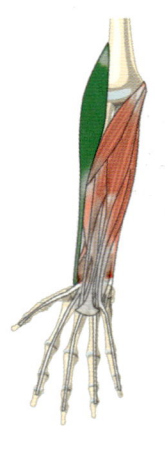

(6) 위팔노근, 상완요골근 (Brachioradialis)

- **Origin** 가쪽관절융기위능선
- **Insertion** 노뼈의 붓돌기
- **기능** 아래팔 굽힘, 엎침, 뒤침

(7) 원엎침근, 원회내근 (Pronator teres)

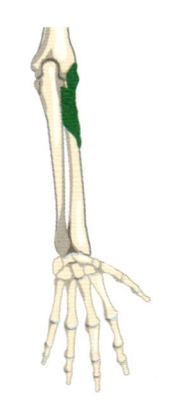

- **Origin** 위팔갈래-안쪽위관절융기
  자갈래-자뼈 갈고리돌기
- **Insertion** 노뼈 중간의 가쪽면
- **기능** 아래팔 엎침, 굽힘

(8) 손뒤침근, 회외근 (Supinator)

- **Origin** 위팔갈래-가쪽위관절융기, 팔굽관절의 가쪽곁인대, 노뼈머리 띠인대
  자갈래-자뼈의 뒤침근능선
- **Insertion** 노뼈목, 몸쪽 노뼈몸통
- **기능** 아래팔 뒤침

9) 손목과 손근육 Muscles of the Wrist and Hand

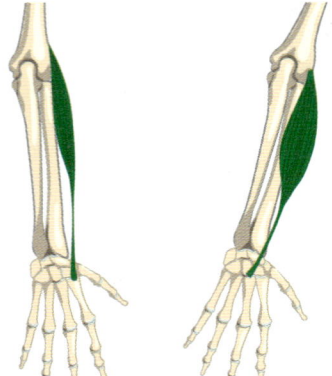

(1) 긴노쪽손목폄근, 단요측수근신근, 짧은노쪽손목폄근, 장요측수근신근 (Extensor carpi radialis longus & brevis)

- **Origin** 위팔뼈 가쪽관절융기위능선
- **Insertion** 긴-둘째손허리뼈바닥
  짧은-셋째손허리뼈바닥
- **기능** 손을 펴고 벌림

(2) 자쪽손목폄근, 척측수근신근(Extensor carpi ulnaris)

Origin	가쪽위관절융기, 자뼈 뒷모서리
Insertion	다섯째손허리뼈바닥
기능	손을 펴고 모음

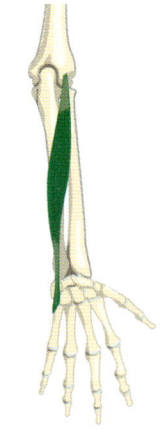

(3) 노쪽손목굽힘근, 요측수근굴근(Flexor carpi radialis)

Origin	위팔뼈 안쪽위관절융기
Insertion	둘째·셋째손허리뼈바닥
기능	손의 엎침, 벌림, 굽힘/아래팔 굽힘

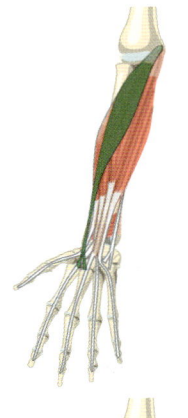

(4) 자쪽손목굽힘근, 척측수근굴근(Flexor carpi ulnaris)

Origin	위팔갈래-안쪽위관절융기 자갈래-팔꿈치머리, 자뼈 뒷모서리
Insertion	콩알뼈, 갈고리뼈갈고리, 다섯째손허리뼈바닥
기능	손목관절 굽힘, 모음

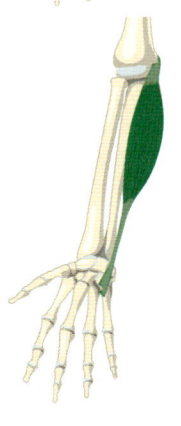

(5) 손가락폄근, 수지신근(Extensor digitorum)

Origin	가쪽위관절융기
Insertion	둘째~다섯째손가락 중간/끝마디뼈바닥
기능	손목과 둘째~다섯째손가락들을 폄

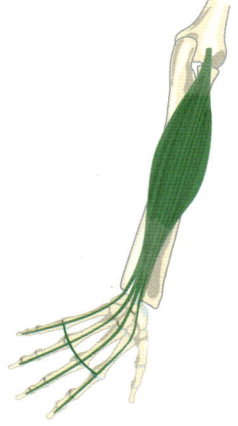

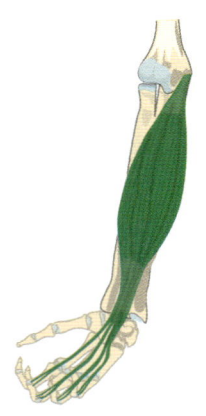

(6) 얕은손가락굽힘근, 천지굴근(Flexor digitorum superficialis)

- **Origin**: 위팔자갈래–안쪽위관절융기, 자뼈갈고리돌기
  노갈래–노뼈의 앞면
- **Insertion**: 둘째~다섯째손가락 중간마디뼈 측면
- **기능**: 2~5번째 손가락들 굽힘

(7) 깊은손가락굽힘근, 심지굴근(Flexor digitorum profundus)

- **Origin**: 자뼈 중간과 뼈사이막
- **Insertion**: 둘째~다섯째손가락 끝마디뼈바닥

두 갈래의 flexor digitorum superficialis 사이로 flexor digitorum superficialis가 빠져나온다.

- **기능**: 2~5번째 손가락들 굽힘

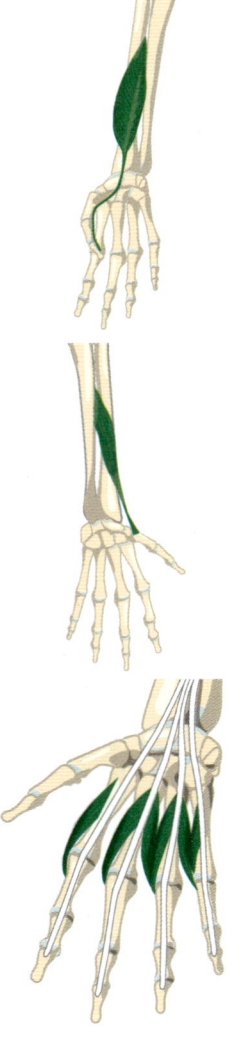

(8) 긴엄지굽힘근, 장무지굴근(Flexor pollicis longus)

- **Origin**: 노뼈 몸통 앞면, 자뼈 갈고리돌기
- **Insertion**: 첫째손가락 끝마디뼈바닥
- **기능**: 엄지손가락 굽힘

(9) 긴엄지벌림근, 장무지외전근(Abductor pollicis longus)

- **Origin**: 자뼈와 노뼈 뒷면
- **Insertion**: 엄지손가락 첫마디뼈바닥
- **기능**: 엄지손가락과 손목 벌림

(10) 충양근, 벌레근(Lumbricals)

- **Origin**: 깊은손가락굽힘근 힘줄
- **Insertion**: 둘째~다섯째손가락 끝마디뼈바닥
- **기능**: 손허리손가락관절 굽힘, 손가락사이관절 폄

10) 엉덩이관절근육 Muscles of the Hip Joint

(1) 넙다리근막긴장근, 대퇴근막장근(Tensor fascia latae)

- Origin: 엉덩뼈능선 앞가쪽테두리에서 위앞엉덩뼈가시(ASIS)
- Insertion: 엉덩정강근막띠
- 기능: 엉덩관절 벌림근, 내회전, 굽힘보조

(2) 넙다리빗근, 봉공근(Sartorius)

- Origin: 위앞엉덩뼈가시(ASIS)
- Insertion: 몸쪽정강뼈의 앞안쪽 표면
- 기능: 엉덩관절 굽힘근, 무릎관절 굽힘근

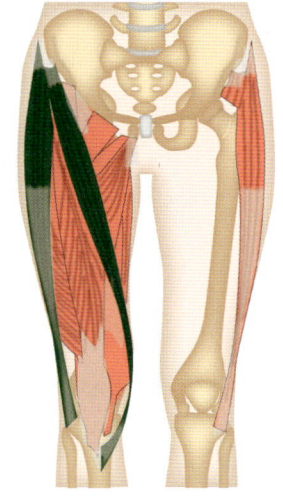
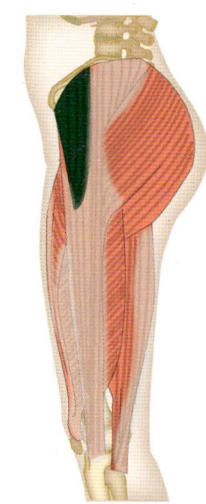

> **그룹군**
> * Quadriceps femoris(넙다리네갈래근)
>   Vastus medialis(안쪽넓은근)
>   Vastus intermedius(중간넓은근)
>   Recuts femoris(넙다리곧은근)
>   Vastus laterlis(가쪽넓은근)

(3) 안쪽넓은근, 내측광근(Vastus medialis)

- Origin: 넙다리뼈 안쪽
- Insertion: 무릎인대를 경유하여 정강뼈 거친면
- 기능: 무릎관절 폄

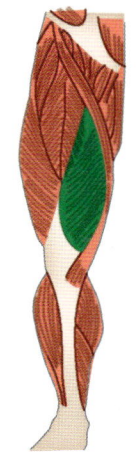

(4) 중간넓은근, 중간광근(Vastus intermedius)

- Origin: 넙다리뼈 앞가쪽
- Insertion: 무릎인대를 경유하여 정강뼈 거친면
- 기능: 무릎관절 폄

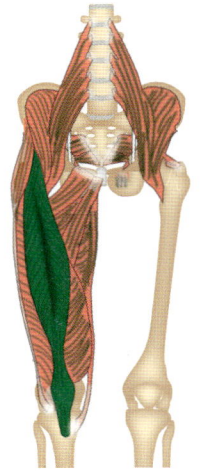

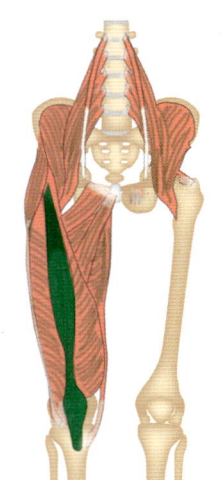

(5) 넙다리곧은근, 대퇴직근(Rectus femoris)

- **Origin**: 아래앞엉덩뼈가시(AIIS)
  절구의 위쪽모서리
- **Insertion**: 무릎인대를 경유하여 정강뼈 거친면
- **기능**: 엉덩관절 굽힘, 무릎관절 폄

(6) 가쪽넓은근, 외측광근(Vastus lateralis)

- **Origin**: 넙다리뼈 위쪽에 넓게
- **Insertion**: 무릎인대
- **기능**: 무릎관절 폄

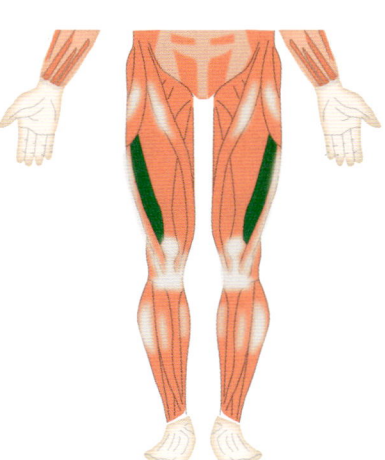

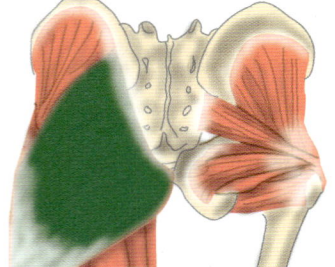

(7) 큰볼기근, 대둔근(Gluteus maximus)

- **Origin**: 엉치뼈 뒷면, 엉덩뼈, 엉덩뼈 앞볼기근
- **Insertion**: 볼기근 거친면, 엉덩정강근막띠
- **기능**: 엉덩관절 폄, 가쪽돌림

> **그룹군**
>
> * **Hamstring(넙다리네갈래근)**
>
> Biceps femoris(long head & short head, 넙다리두갈래근)
> Semimenbranosus(반막근)
> Semitendinosus(반힘줄근)

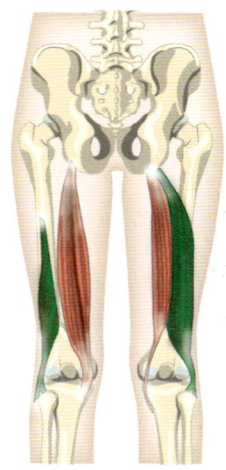

(8) 넙다리두갈래근, 대퇴이두근, 장두(Biceps femoris long head)

- **Origin**: 궁둥뼈 거친면
- **Insertion**: 종아리뼈머리
- **기능**: 무릎관절 굽힘, 엉덩관절 폄

(9) 넙다리두갈래근, 대퇴이두근, 단두(Biceps femoris short head)

- **Origin**: 넙다리뼈 거친선
- **Insertion**: 종아리뼈머리
- **기능**: 무릎관절 굽힘

(10) 반막근, 반막양근(Semimembranosus)

- **Origin** 궁둥뼈 거친면
- **Insertion** 정강뼈 안쪽관절융기
- **기능** 엉덩관절 폄, 무릎관절 굽힘

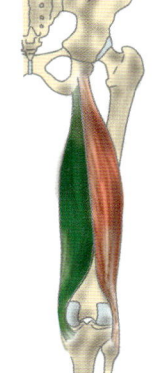
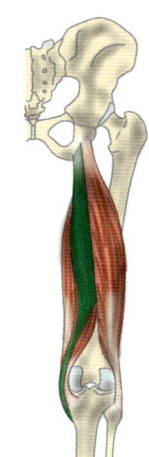

(11) 반힘줄근, 반건양근(Semitendinosus)

- **Origin** 궁둥뼈 거친면
- **Insertion** 정강뼈 위안쪽면
- **기능** 엉덩관절 폄, 무릎관절 굽힘

(12) 궁둥구멍근, 이상근(Piriformis)

- **Origin** 엉치뼈 앞가쪽 표면
- **Insertion** 넙다리뼈 큰돌기
- **기능** 엉덩관절 가쪽돌림

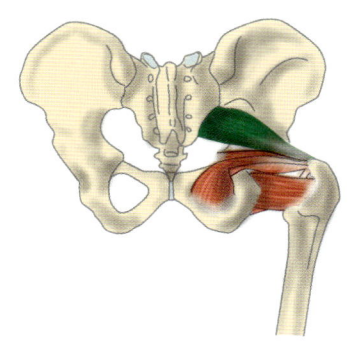

(13) 중간볼기근, 중둔근(Gluteus medius)

- **Origin** 엉덩뼈 뒤쪽면
- **Insertion** 넙다리뼈 큰돌기
- **기능** 엉덩관절 벌림

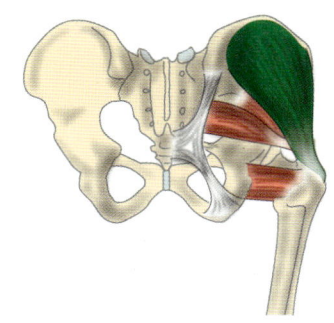

(14) 속폐쇄근, 내폐쇄근(Obturator internus)

Origin	폐쇄구멍의 모서리, 폐쇄막
Insertion	넙다리뼈 큰돌기
기능	엉덩관절 가쪽돌림

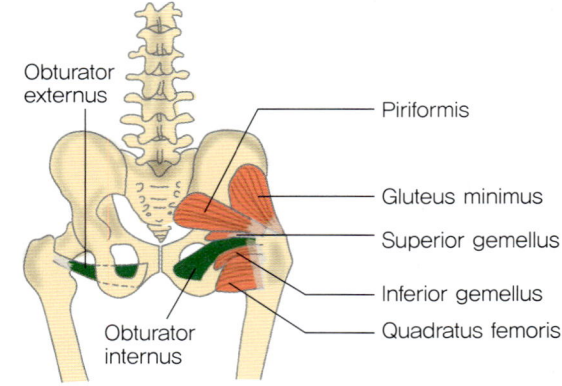

(15) 바깥폐쇄근, 외폐쇄근(Obturator externus)

Origin	폐쇄막, 폐쇄구멍
Insertion	돌기오목
기능	엉덩관절 가쪽돌림

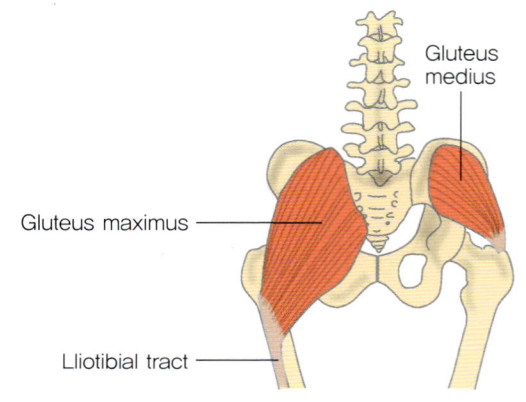

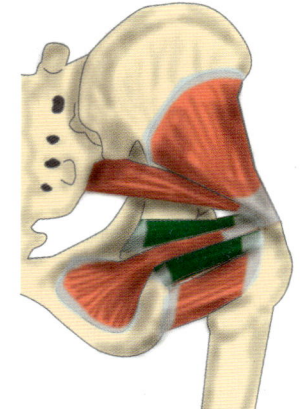

(16) 아래쌍동이근, 하쌍자근(Gemellus inferior)

Origin	궁둥뼈결절
Insertion	넙다리뼈 큰돌기
기능	넓적다리 가쪽돌림

(17) 위쌍동이근, 상쌍자근(Gemellus superior)

Origin	궁둥두덩가지
Insertion	넙다리뼈 큰돌기
기능	넓적다리 가쪽돌림

(18) 넙다리네모근, 대퇴방형근(Quadratus femoris)

- **Origin** 궁둥뼈 거친면
- **Insertion** 돌기사이능선
- **기능** 엉덩관절 가쪽돌림

(19) 작은볼기근, 소둔근(Gluteus minimus)

- **Origin** 엉덩뼈 뒤쪽면
- **Insertion** 넙다리뼈 큰돌기
- **기능** 엉덩관절 벌림

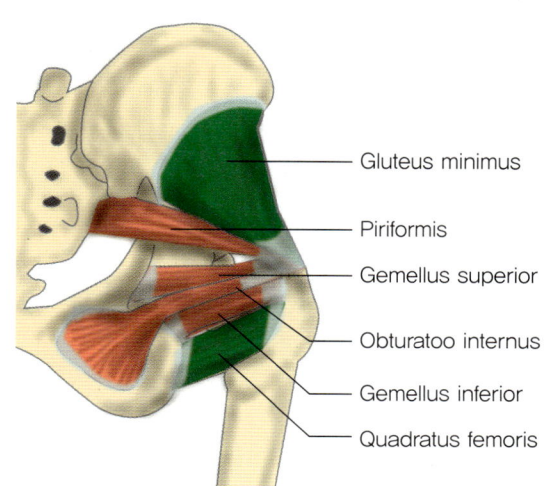

(20) 큰모음근, 대내전근(Adductor magnus)

- **Origin** 전부섬유-두덩뼈가지, 후부섬유-궁둥뼈 거친면
- **Insertion** 넓적다리 후면의 거친선, 안쪽관절융기위능선의 모음근결절
- **기능** 엉덩관절 모음, 굽힘, 폄

(21) 짧은모음근, 단내전근(Adductor brevis)

- **Origin** 두덩뼈아래가지
- **Insertion** 넓적다리 거친선의 위쪽 부분
- **기능** 엉덩관절 모음, 굽힘, 안쪽돌림

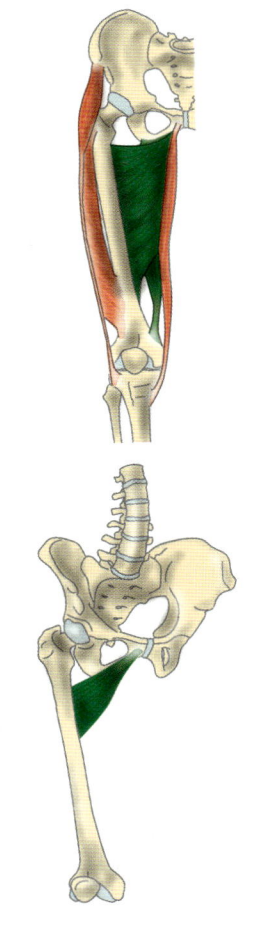

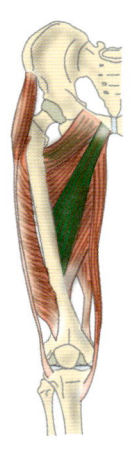

(22) 긴모음근, 장내전근(Adductor longus)

- **Origin** 두덩결합 바로 가쪽
- **Insertion** 거친선의 중간 부분
- **기능** 넓적다리 모음, 굽힘, 안쪽돌림

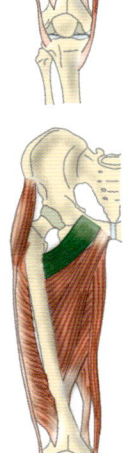

(23) 두덩근, 치골근(Pectineus)

- **Origin** 두덩뼈위가지
- **Insertion** 넙다리뼈의 두덩근선
- **기능** 넓적다리 모음, 굽힘, 안쪽돌림

(24) 두덩정강근, 박근(Gracilis)

- **Origin** 두덩뼈아래가지
- **Insertion** 정강뼈의 앞안쪽면
- **기능** 엉덩관절 모음, 무릎관절 굽힘, 무릎관절 굽힘상태에서 안쪽돌림

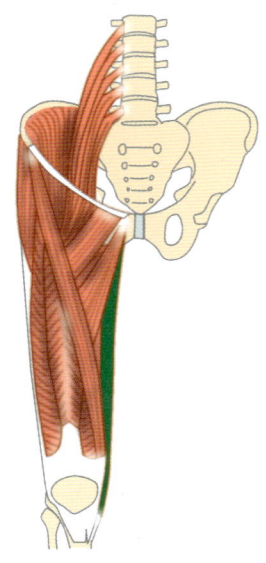

11) 무릎근육 Muscles of the Knee Joint

(1) 오금근, 슬와근(Popliteus)

- Origin: 넙다리뼈 가쪽관절융기
- Insertion: 정강뼈 뒷면
- 기능: 굽힘, 굽힘 시에는 정강뼈 안쪽돌림

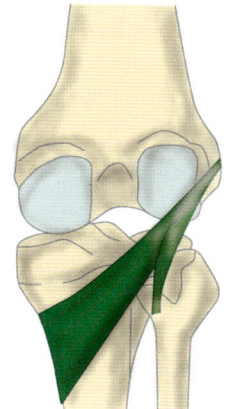
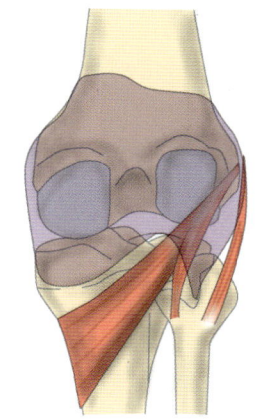

그룹군

* Triceps surae(하퇴삼두근)

　Gastrocnemius(장딴지근)
　Soleus(가자미근)

---

(2) 장딴지근, 비복근(Gastrocnemius)

- Origin: 안쪽갈래-넙다리뼈 안쪽위관절융기
  가쪽갈래-넙다리뼈 가쪽위관절융기
- Insertion: 아킬레스건, 발꿈치뼈
- 기능: 무릎관절 굽힘, 발의 발바닥 굽힘

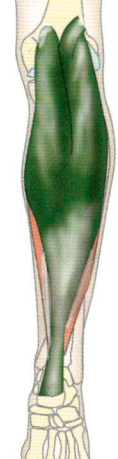

(3) 넙치근, 가자미근(Soleus)

- Origin: 종아리뼈 머리와 위쪽 뒷면, 정강뼈 안쪽모서리 중간 부분
- Insertion: 아킬레스건, 발꿈치힘줄
- 기능: 발의 발바닥 굽힘

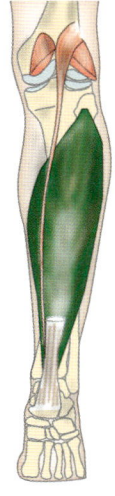

12) 발과 발목근육 Muscles of the Foot and Ankle

(1) 장딴지빗근, 족척근(Plantaris)

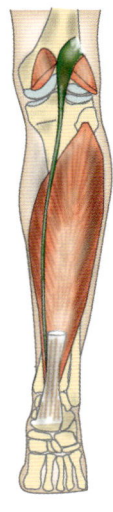

- Origin: 넙다리뼈 가쪽관절융기위능선
- Insertion: 아킬레스건, 발꿈치힘줄
- 기능: 무릎관절 굽힘, 발의 발바닥 굽힘

(2) 뒤정강근, 후경골근(Tibialis posterior)

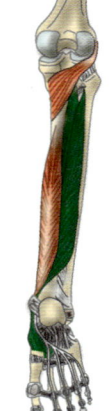

- Origin: 아래쪽 정강뼈 뒷면, 위쪽 종아리뼈
- Insertion: 발배뼈거친면, 쐐기뼈바닥면, 입방뼈 등
- 기능: 발의 발바닥 굽힘과 안쪽들림(inversion)

(3) 앞정강근, 전경골근(Tibialis anterior)

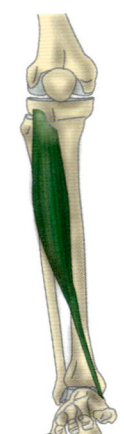

- Origin: 위쪽 정강뼈 가쪽면
- Insertion: 안쪽쐐기뼈 안쪽면과 바닥면, 첫째발허리뼈바닥
- 기능: 발의 발등 굽힘, 안쪽들림(inversion)

(4) 긴발가락굽힘근, 장지굴근(Flexor digitorum longus)

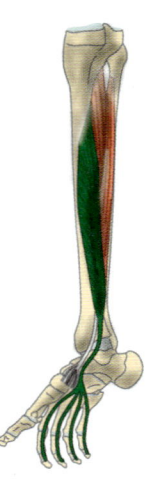

- Origin: 정강뼈 중간 뒤쪽면
- Insertion: 가쪽 4개 발가락 끝마디뼈바닥의 발바닥면
- 기능: 가쪽 4개 발가락의 굽힘, 발의 발바닥 굽힘

(5) 긴엄지굽힘근, 장무지굴근(Flexor hallucis longus)

- Origin: 종아리뼈 뒷면
- Insertion: 엄지발가락 끝마디뼈바닥
- 기능: 엄지발가락 굽힘, 발의 발바닥 굽힘

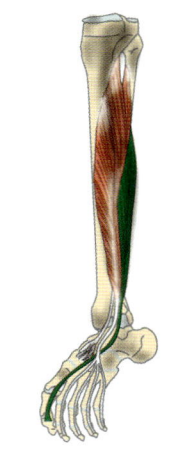

(6) 긴발가락폄근, 장지신근(Extensor digitorum longus)

- Origin: 정강뼈 가쪽관절융기, 종아리뼈 안쪽면, 뼈사이막
- Insertion: 가쪽 발가락 4개의 중간/끝마디뼈 등쪽 표면
- 기능: 발의 발등쪽 굽힘, 발가락 폄

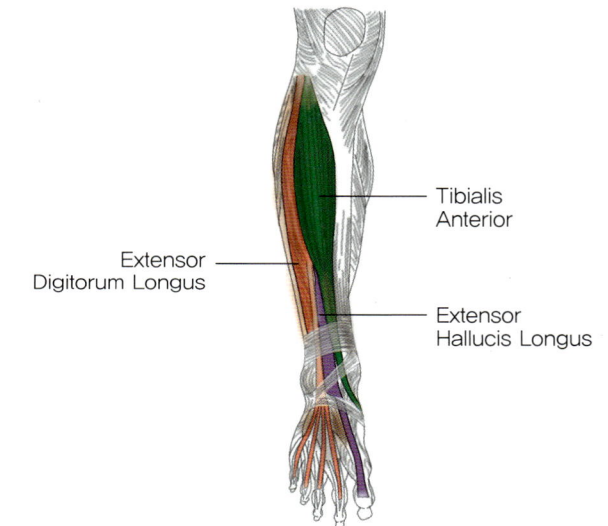

(7) 긴엄지폄근, 장무지신근(Extensor hallucis longus)

- Origin: 종아리뼈 안쪽면
- Insertion: 엄지발가락 끝마디뼈
- 기능: 발의 발등 굽힘, 엄지발가락 폄

(8) 짧은종아리근, 단비골근(Peroneus (Fibularis) brevis)

- Origin: 종아리뼈 가쪽면
- Insertion: 다섯째발허리뼈바닥
- 기능: 발의 발바닥 굽힘, 가쪽들림

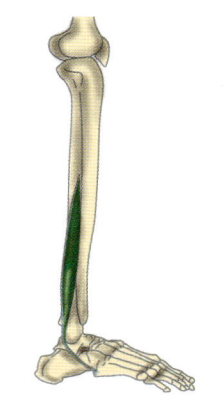

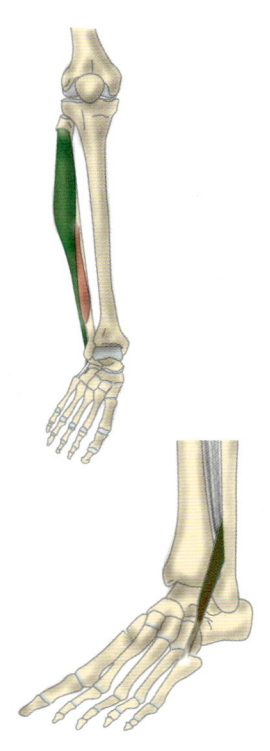

(9) 긴종아리근, 장비굴근(Peroneus (Fibularis) longus)

- Origin: 정강뼈 가쪽관절융기, 종아리뼈머리와 가쪽면
- Insertion: 안쪽쐐기뼈와 첫째발허리뼈바닥
- 기능: 발의 발바닥 굽힘, 가쪽들림

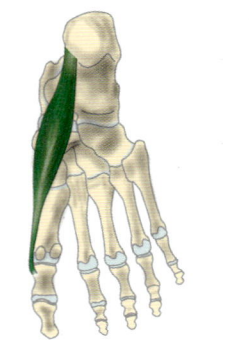

(10) 셋째종아리근, 제3비골근(Peroneus (Fibularis) tertius)

- Origin: 종아리뼈 안쪽면 아래쪽
- Insertion: 다섯째발허리뼈 등쪽면
- 기능: 발의 발등 굽힘과 가쪽들림

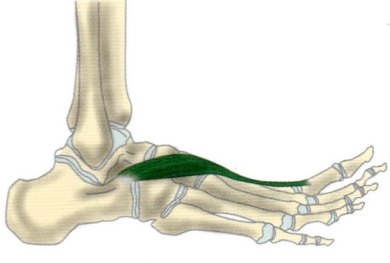

(11) 엄지벌림근, 무지외전근(Abductor hallucis)

- Origin: 발꿈치뼈 안쪽돌기
- Insertion: 엄지발가락 첫마디뼈바닥
- 기능: 엄지발가락 벌림

(12) 짧은엄지폄근, 단무지신근(Extensor hallucis brevis)

- Origin: 발꿈치뼈 등쪽면
- Insertion: 1번째 첫마디뼈
- 기능: 엄지발가락 폄

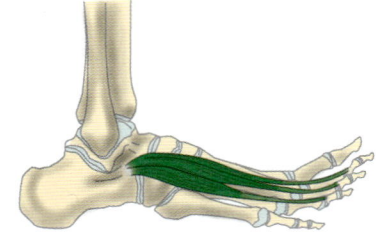

(13) 짧은발가락폄근, 단지신근(Extensor digitorum brevis)

- Origin: 발꿈치뼈 등쪽면
- Insertion: 1번째 첫마디뼈, 2, 3, 4번째 중간마디뼈
- 기능: 발가락 폄

(14) 짧은발가락굽힘근(Flexor digitorum brevis)

- **Origin** 발꿈치뼈 안쪽돌기
- **Insertion** 가쪽 4개 발가락의 중간마디뼈
- **기능** 가쪽 4개 발가락 굽힘

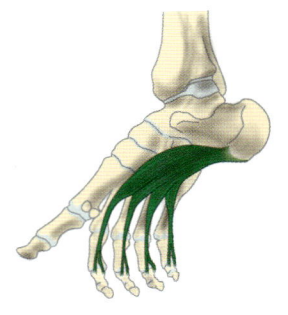

(15) 새끼벌림근, 소지외전근(Abductor digiti minimi)

- **Origin** 발꿈치뼈 가쪽/안쪽돌기
- **Insertion** 새끼발가락의 첫마디뼈바닥
- **기능** 새끼발가락 벌림

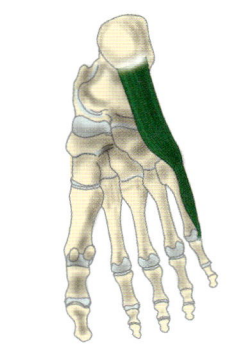

(16) 벌레근, 충양근(Lumbricals)

- **Origin** 긴발가락굽힘근 힘줄
- **Insertion** 가쪽 4개의 발가락 첫마디뼈바닥
- **기능** 발허리발가락뼈관절에서 발가락 굽힘
  발가락뼈사이관절에서 발가락 폄

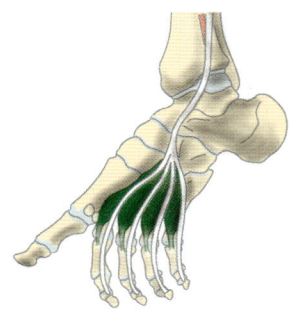

(17) 짧은엄지굽힘근, 단무지굴근(Flexor hallucis brevis)

- **Origin** 가쪽갈래-입방뼈, 가쪽쐐기뼈
  안쪽갈래-뒤정강근의 힘줄
- **Insertion** 엄지발가락 첫마디뼈, 발허리발가락뼈관절 종자뼈들
- **기능** 발허리발가락뼈관절에서 엄지발가락 굽힘

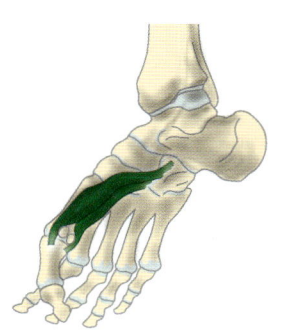

(18) 엄지모음근, 무지내전근(Adductor hallucis)

- **Origin** 빗갈래-2, 3, 4번째 발허리뼈바닥
  가로갈래-3, 4, 5번째 바닥쪽 발허리발가락인대
- **Insertion** 엄지발가락 첫마디뼈바닥 가쪽면
- **기능** 엄지발가락 모음, 굽힘은 보조

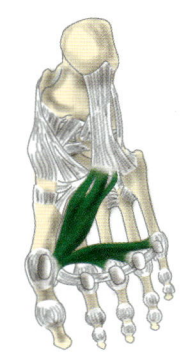

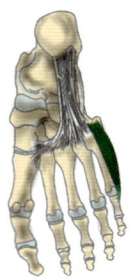

(19) 새끼맞섬근, 소지대립근(Opponens digiti minimi)

- **Origin** 긴 발바닥 인대, 중족골의 기저부
- **Insertion** 새끼발가락 가쪽테두리
- **기능** 발가락 벌림, 굽힘

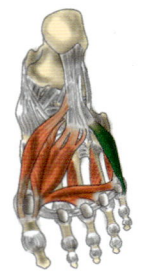

(20) 짧은새끼굽힘근, 단소지굴근(Flexor digiti minimi brevis)

- **Origin** 중족골의 기저부
- **Insertion** 5번째 발가락 가쪽
- **기능** 발가락 굽힘

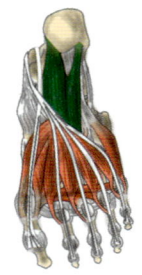

(21) 발바닥네모근, 족저방형근(족척방형근)(Quadratus plantae)

- **Origin** 발꿈치뼈, 긴발바닥인대
- **Insertion** 긴발가락굽힘근 힘줄
- **기능** 먼쪽발가락뼈사이관절에서 발가락 굽힘

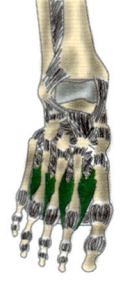

(22) 등쪽뼈사이근, 배측골간근(Dorsal interossei)

- **Origin** 두 발허리뼈의 마주 보는 면들
- **Insertion** 2, 3, 4번째 첫마디뼈바닥 면들
- **기능** 2, 3, 4번째 발가락 벌림

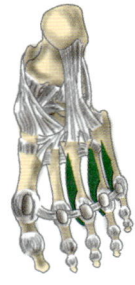

(23) 바닥쪽뼈사이근, 족측골간근(Plantar interossei)

- **Origin** 3, 4, 5번째 발허리뼈바닥 안쪽면
- **Insertion** 3, 4, 5번째 발가락 첫마디뼈바닥 안쪽면
- **기능** 3, 4, 5번째 발가락 모음

09 자세 패턴

Posture Patterns

현대인은 대부분 자세 불균형과 근골격계 질환 문제로 인해 일반적인 운동을 수행하는 데 제한이 있어 주의해야 할 사항이 발생한다. 고객에 대한 자세 평가는 운동 목적을 결정하고 안전한 운동 프로그램을 제공하는 데 필요할 뿐만 아니라 고객의 자세 유형을 파악하여 예상되는 상해를 예방하고, 바른 자세를 인지시켜 더욱 안전하고 효과적인 운동을 수행할 수 있게 한다.

바른 자세 또는 가장 이상적인 자세는 수직선(plum line)이 인체의 해부학적 지점들(landmarks)을 통과한다. 예를 들어, 선 측면 자세에서 수직선이 귓불(earlobe), 어깨(shoulder)의 중앙, 대퇴골 대전자(greater trochanter), 무릎관절, 그리고 복사뼈 앞쪽(front of lateral malleolus)을 통과한다.

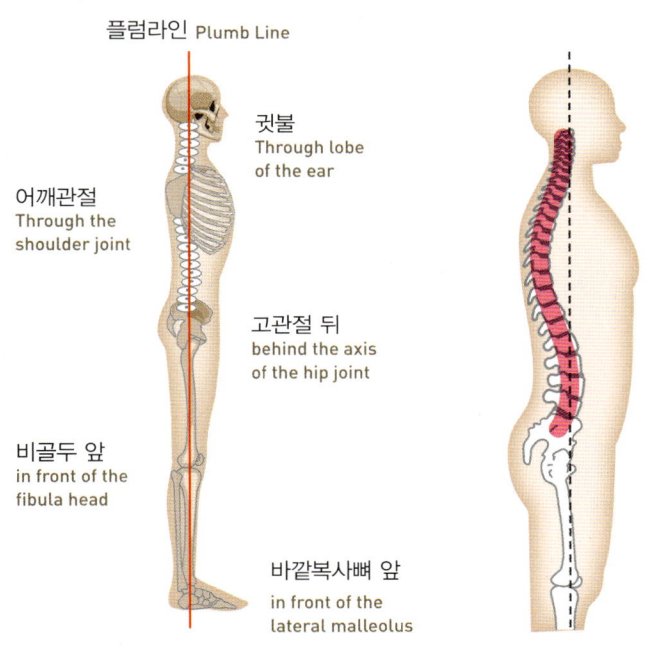

이때 수직선으로부터 해부학적 지점들(landmarks)이 멀어진 편차를 기준으로 요추전만, 흉추후만, 편평등, 과전만 자세, 굽은등, 척추측만 그리고 내반슬 자세, 외반슬 자세 등으로 분류할 수 있는데, 이러한 자세 유형을 '자세 패턴(posture patterns)'이라 한다. 각각의 자세 패턴은 이상적인 상태에서 벗어난 잘못된 자세로 선천적 원인, 근육 불균형 그리

고 부상 등이 원인이 될 수 있다. 적절한 근력 운동과 유연성 운동은 자세와 신체 움직임을 개선함으로써 신체적 불편함을 감소할 수 있다.

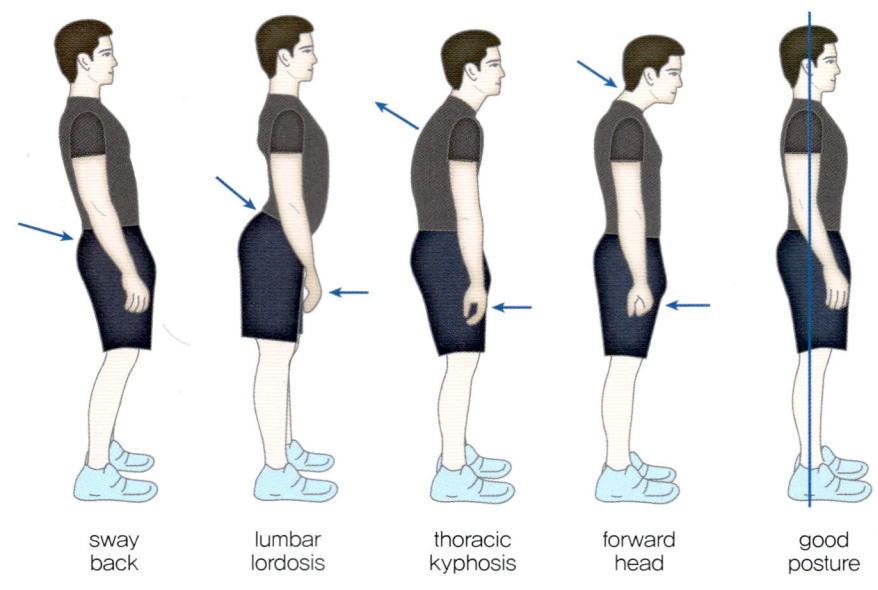

1) 요추전만 Lordosis, 로도시스 또는 요추과전만 Hyperlordosis, 하이퍼로도시스

허리 부위 척추가 전면으로 과도하게 치우친 자세다.

(1) 개념

요추전만은 척추 뒤쪽으로 허리가 과도하게 오목한 만곡(concave posteriorly)을 나타내는 자세로, '오리 궁둥이 자세'라고도 한다. 즉, 요추전만은 척추 중립에서 나타나는 허리의 만곡이 안쪽으로 과하게 벗어난 자세다. 골반의 전방 경사와 요추전만이 매우 심한 경우를 '요추과전만'이라고도 한다.

(2) 원인

요추전만은 허리의 움직임을 제한하고 통증을 야기하는데, 그 원인으로는 불균형한 근육, 부상, 선천적 원인 등이 있다. 요추전만은 보통 골반 주변 근육 사이의 불균형으로 인해 발생한다.

(3) 특징

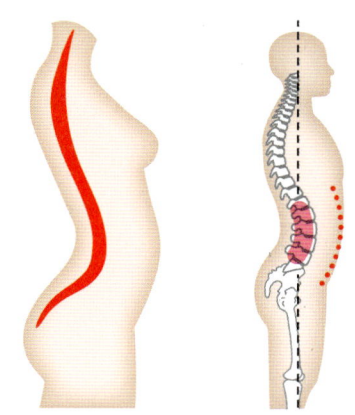

요추전만은 허리가 과하게 안쪽으로 들어가서 커다란 C 커브가 보이며, 엉덩이가 뒤로 돌출되어 보인다. 등을 대고 누웠을 때 허리와 바닥 사이에 큰 공간이 만들어져 큰 아치가 보인다. 특히 복부 근육의 약화는 척추를 지지하고 골반의 기울기를 유지하는 제어력을 떨어뜨려 허리, 엉덩이 그리고 골반의 통증을 가져올 수 있다. 이러한 근육통이나 통증은 특정 방향으로의 척추 움직임을 제한한다.

(4) 근육의 불균형

척추 신전근의 과도한 경직은 흉추의 만곡을 만들고, 골반을 전방으로 기울게 한다. 반면에 다리를 앞으로 들어 올리는 복직근, 내복사근과 외복사근을 포함하는 복부 근육 그리고 햄스트링과 대둔근 등의 다리를 뒤로 들어 올리는 고관절 신전근의 약화와 근육의 늘어짐이 있다.

(5) 운동법

전만 자세를 교정하는 방법으로 골반 기울기 운동(supine pelvic tilts)이 있다.

① 등을 대고 누워 무릎을 구부린다.
② 골반을 앞뒤로 기울이며 움직인다.
③ 숨을 들이쉬고 내쉬면서 복부 근육을 척추 쪽으로 당기면서 허리를 바닥에 붙인다. 이 때 골반은 자연스럽게 후방으로 기울어진다.

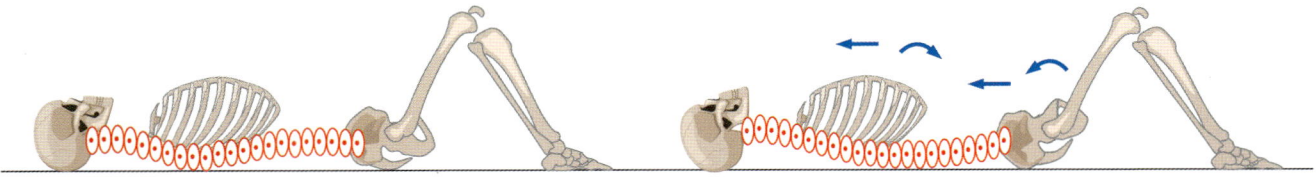

(6) 필라테스 운동법

필라테스 환경에서 제시할 수 있는 요추전만을 예방하는 운동으로는 브리지(bridge), 롤 업(roll up), 다잉버그(dying bug) 등이 있다.

2) 흉추후만 Kyphosis, 카이포시스

흉추의 만곡이 증가하여 견갑골과 머리가 앞으로 기울어진 자세다.

(1) 개념

흉추후만은 척추 뒤쪽으로 등이 과도하게 볼록한 만곡(convex posteriorly)을 나타내는 자세다. 흉추후만은 척추 중립에 있어야 할 흉추가 그 위치를 벗어나서 등 부위가 뒤로 과하게 밀려 있는, 상부 등이 지나치게 둥근 모습을 보이는 구부정한 자세다. 종종 '꼽추(hunchback)' 또는 '라운드백(round back)'이라고 한다.

(2) 원인

흉추후만의 원인으로는 어린 시절 생활습관으로 인한 근육 불균형과 선천적 원인 등이 있다. 구부정한 자세, 의자 등받이에 기대기 또는 무거운 책가방 메고 학교 다니기 등 어린 시절의 생활습관은 근육의 불균형을 야기한다. 이러한 어릴 때 습관으로 척추를 지지하는 근육과 인대를 늘어나게 하여 흉추후만을 야기한다.

(3) 근육의 불균형

흉추후만은 상부 등과 목 주변 근육의 불균형이 나타나는데, 가슴 근육인 대흉근(pectoralis major)과 소흉근(pectoralis minor) 그리고 목 뒤 근육인 후두하근(suboccipital), 흉쇄유돌근(sternocleidomastoid), 사각근(scalene)이 과도하게 긴장되고 단축되어 있고, 반면에 상부 등 근육인 승모근(trapezius), 광배근(latissimus dorsi), 능형근(rhomboids) 그리고 어깨 뒤쪽 근육은 약화되고 늘어나 있다.

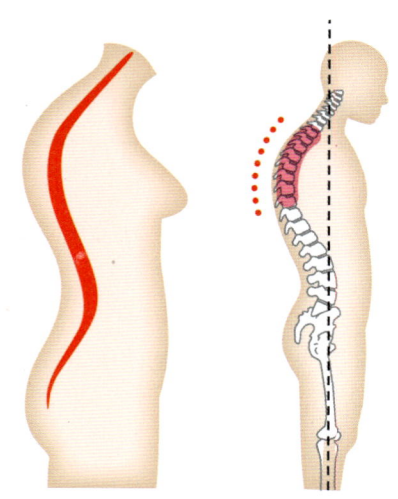

(4) 운동법

흉추후만을 교정하는 방법으로 날개뼈 모으기 운동(scapular adduction)이 있다.

① 바르게 앉거나 서서 어깨를 편다.
② 날개뼈를 가능한 한 꽉 조이고 5초간 유지한다. 3회 반복하고 하루에 2세트 수행한다.

(5) 필라테스 운동법

흉추후만의 예방이나 개선은 나이와 그 증상 정도에 따라 달라질 수 있지만, 중요한 포인트는 상부 근육을 강화하는 것이다. 상부 근육 강화는 앞으로 밀려나가 있는 머리를 뒤로 이동시키고, 어깨를 뒤로 밀고, 경추의 만곡을 만들어 자세를 개선한다. 흉추후만을 개선하기 위해서는 긴장된 가슴 근육과 복부 근육을 늘릴 수 있는 척추신전 운동이 필요하다. 필라테스 환경에서 제시할 수 있는 흉추후만을 예방하는 운동으로는 캣(cat), 체스트 스트레칭(chest stretching), 스완(swan), 펠빅 서클스(pelvic circles), 백 익스텐션(back extension) 등이 있다. 특히 폼롤러를 활용하면 척추 유연성을 향상하고 긴장된 근육을 이완할 수 있어 흉추후만을 개선하는 데 좋다.

(6) 해결방안

근육 불균형에 의한 흉추후만은 적절한 근력 운동과 유연성 운동을 통해 자세를 개선할 수 있다. 일상생활에서 흉추후만을 예방하기 위한 실천 방법으로는 앉은 자세 자주 바꾸기, 사무실에서 나와 가벼운 산책하기, 스트레칭하기 등이 있다. 다리를 꼬는 자세나 짝다리를 하지 않도록 주의한다. 하지만 선천적인 원인으로 인한 흉추후만은 정기 검사를 통해 관찰하거나, 브레이스(brace) 같은 의료기기의 도움을 받거나, 또는 척추를 더욱 잘 지지하기 위해 등과 복부의 근육을 강화하는 재활운동을 병행함으로써 개선할 수 있다. 나이와 관련된 흉추후만은 보통 나이 든 여성에게서 많이 나타나는데, 골다공증으로 약해진 척추뼈를 압박하여 금이 가거나 깨지게 하기 때문에 주의가 필요하다.

3) 편평등 Flat-Back, 플랫백

요추의 만곡이 줄어들어 요추의 커브가 평평해진 자세다.

(1) 개념

편평등은 허리의 요추와 천골 간의 만곡이 감소하여 허리가 평평하고, 이로 인해 골반이 후방으로 기울어져 있고 턱을 앞으로 내밀고 앞쪽으로 기대서 있는 자세다.

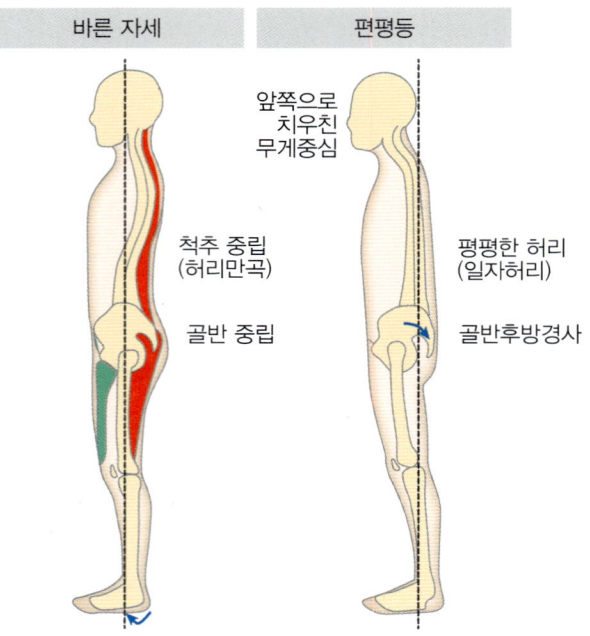

(2) 원인

편평등의 원인으로는 생활습관으로 인한 근육의 불균형과 퇴행성 디스크, 골다공증, 강직성 척추염 같은 질환 그리고 수술 등이 있다. 편평등에서는 고관절 굴곡근인 요근의 과도한 긴장과 척추를 지지하는 연골의 약화가 허리의 만곡을 사라지게 하고, 허리 디스크를 뒤쪽으로 밀어 돌출시켜 척추 주변 신경을 압박하는데, 이때 통증을 유발할 수 있다.

(3) 근육의 불균형

편평등에서는 고관절 굴곡근인 요근의 과도한 긴장과 햄스트링의 과도한 긴장과 단축이 있고, 이에 반해 엉덩이 근육과 복부 근육의 약화와 늘어짐이 있다. 일반적으로 쉽게 피로감을 느끼며, 허리, 다리 그리고 사타구니에 통증이 있어 바르게 서는 데 불편함을 갖는다.

(4) 운동법

편평등은 일반적으로 목, 허리 그리고 코어 근육을 강화하는 운동으로 개선될 수 있다.

4) 굽은등 Sway-Back, 스웨이백

중력선보다 신체가 뒤에 위치하여 정상적인 척추만곡보다 더욱 긴 만곡을 갖는 자세다.

(1) 개념

아래 뱃살이 유난히 앞으로 튀어나와 있다면 굽은등을 의심할 수 있는데, 굽은등은 골반이 앞으로 이동하여 신체 중심이 앞으로 쏠려 있어 중심을 잡기 위해 다른 신체 부위를 과하게 사용하거나 사용하지 않는 자세다.

(2) 특징

보통 굽은등은 허리와 목 등에 통증을 유발하는 복합적인 자세 패턴을 말한다. 굽은등은 엉덩이를 앞으로 과하게 내밀고 있으면서 요추전만과 흉추후만이 동시에 나타난다. 엉덩이를 앞으로 내밀어 허리에서 척추의 과도한 전방 만곡이 보이고, 등을 뒤로 밀고 있어 등에서 흉추의 과도한 후방 만곡이 보이는데, 마치 뒤로 기대서 있는 자세로 목을 앞으로 내밀어 경추에 과도한 전방 만곡이 보이는 거북목이 나타난다.

(3) 원인

굽은등의 원인으로는 근육의 불균형, 잘못된 자세, 부족한 스트레칭, 장시간의 좌식생활 습관 그리고 선천적 원인 등이 있다. 햄스트링과 등 근육의 과도한 긴장과 단축, 엉덩이 근육과 복부 근육의 약화와 늘어남, 그리고 허리와 골반 주변의 인대들의 늘어남이 골반을 앞으로 내밀게 하여 굽은등을 만든다. 또한 굽은등은 오랜 시간 앉아 일하는 근무환경과 배를 깔고 자는 습관 등으로 인해 허리의 근육을 긴장시켜 통증을 유발할 수 있다.

(4) 근육의 불균형

굽은등에서 긴장된 근육은 햄스트링, 등 근육(거북목으로 긴장되는 근육들) 그리고 내복사근 등이 있다. 반면에 약화된 근육에는 둔근, 외복사근, 고관절 굴곡근 등이 있다.

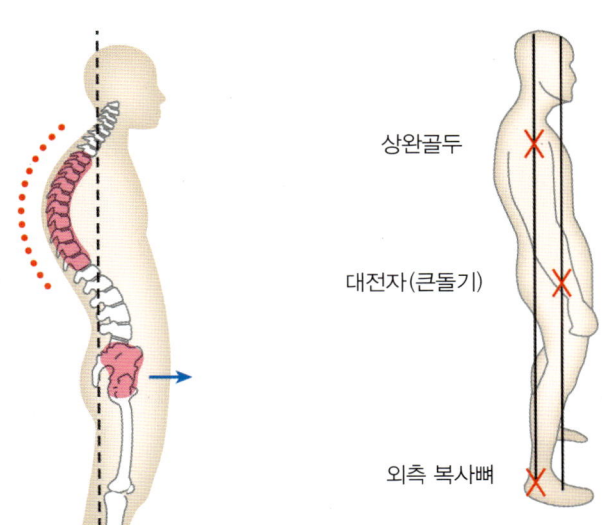

(5) 자가점검
스웨이백 자세를 스스로 파악할 수 있는 방법은 다음과 같다.

① 골반이 무게중심보다 앞쪽에 위치해 있고, 골반이 기울어져 있다.
② 햄스트링이 과하게 긴장되어 엉덩이를 앞으로 밀고 서 있다.
③ 몸을 뒤로 젖히고 서 있다.
④ 머리를 앞으로 내밀고 있다.

굽은등을 판단하기 위한 해부학적 지점으로는 상완골두(humeral head), 대퇴골 대전자(great trochanter) 그리고 바깥쪽 복숭아뼈(lateral malledus)가 있다. 굽은등에서는 수직선이 상완골두와 바깥쪽 복숭아뼈를 통과하고, 대퇴골 대전자는 수직선보다 앞쪽에 위치한다.

(6) 운동 진행 단계
굽은등을 개선하기 위한 운동 단계는 다음과 같다.
1단계: 긴장된 근육을 이완시킨다. 햄스트링, 전경골근, 등 부위(흉·요추 접합부위) 근육 등
2단계: 약화된 근육을 강화시킨다. 복부 근육, 고관절 굴곡근, 둔근

(7) 운동법
① 스웨이백을 예방하기 위해 짐볼을 이용한 골반 기울이기 운동을 한다.
② 짐볼 위에 골반 너비보다 약간 넓게 발을 벌리고 앉는다.
③ 어깨를 뒤로 밀고 척추를 곧게 편다.
④ 엉덩이를 뒤로 기울여 복부를 수축하고 허리를 둥글게 한다. 반대 방향으로 엉덩이와 허리를 아치형으로 만든다. 골반을 기울여 10회 반복한다.

(8) 필라테스 운동법
필라테스 환경에서 제시할 수 있는 굽은등을 예방하는 운동으로는 브리지, 캣, 푸시업(push-up), 레그 프레스(leg press), 펠빅 서클스(pelvic circles), 백 익스텐션(back extension) 등이 있다. 특히 폼롤러를 활용하여 긴장된 햄스트링과 등 근육을 이완시키면, 굽은등을 개선하는 데 좋다.

(9) 해결방안
일반적으로 햄스트링과 등 근육 그리고 허리 뒤쪽 근육에 대한 적절한 스트레칭과 복부 근육을 강화하는 것이 필요하다. 과도하게 체중을 감량하거나, 수면 습관을 고쳐 옆으로 잘

때는 베개를 무릎 사이에 두거나, 등을 대고 잘 때는 베개를 무릎 아래 두는 것도 굽은등 자세를 개선하는 데 도움이 된다. 굽은등이 심한 경우에는 통증 감소를 위한 약물 복용, 브레이싱 착용 그리고 근력을 강화하고 유연성을 향상시키는 신체 자세와 움직임을 개선하는 운동요법 등을 진행해야 한다.

5) 척추측만 Scoliosis, 스콜리오시스

척추가 관상면에서 C자형 또는 S자형으로 휘어져 몸이 좌우로 기울거나 돌아가는 자세다.

(1) 개념

척추측만은 척추가 옆으로 휘어 있는 자세로 보통 'S' 또는 'C' 자 형태를 취한다. 척추측만을 가진 사람은 약간 옆으로 기대서 있는 자세를 취하는데, 이때 무릎을 약간 구부리거나 골반을 후방으로 기울이는 경향이 있다. 척추측만은 일반적으로 척추가 회전하면서 측면굴곡이 일어나기 때문에 갈비뼈가 앞으로 튀어나오거나(rib hump), 갈비 돌출(rib prominence)이 있고, 골반과 어깨의 높이가 다른(unlevel) 신체 비대칭(body asymmetry)이 나타나는데, 등을 둥글게 만들어 꼽추나 구부정한 자세로 보이는 흉추후만과는 다르다.

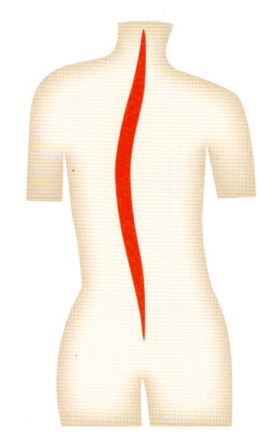

(2) 특징

척추측만은 신체를 지지하는 척추, 골반 그리고 어깨의 불균형에 대한 대응으로 나타나는 자세다. 일반적으로 골반이 한쪽으로 내려가는 자세를 취하는데, 이때 한쪽 다리 길이가 짧게 보이거나 한쪽 발의 아치가 너무 낮아 보인다. 척추가 측면으로 벗어난 각도를 '콥 각도(cobb angle)'라고 하는데, 척추의 휨 정도가 10° 또는 그 이상인 경우를 '척추측만증'이라고 한다.

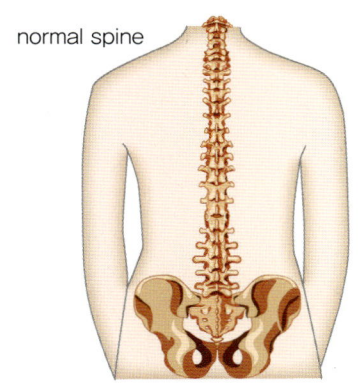
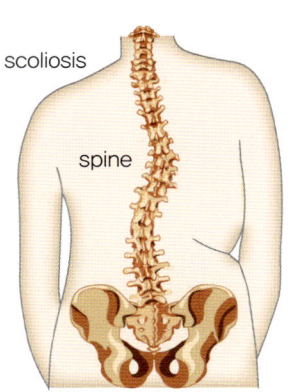
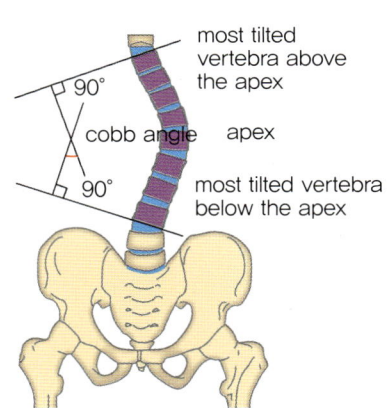

(3) 원인

척추측만의 원인은 다양하지만 일반적으로 선천적 원인, 신경근과 골격 관련 질환 등이 있다. 다른 자세에 비해 척추측만은 잘못된 생활습관이나 이로 인한 근육의 불균형을 원인으로 보기에는 어려움이 있다.

(4) 운동법

선천적으로 발생하는 특발성 척추측만을 위한 비수술적 치료로는 브레이스(brace)를 보조기로 사용하지만, 근육 강화와 유연성 향상을 요구하는 척추측만 예방운동법을 병행하는 것이 효과적이다.

6) X자 다리 Valgus, 발거스

(1) 개념

X자 다리는 무릎 관절이 정준선 쪽으로 모여 정상적인 무릎에 비해 바깥쪽이 구부러진 자세다. '외반슬' 또는 '낙니(knock knee)'라고도 한다.

(2) 원인

X자 다리는 몸통, 엉덩이, 발목 등 무릎 관절에 영향을 미치는 부위가 고관절을 과도하게 내회전 또는 내전시켜 대퇴골과 경골을 비정상적으로 정렬한다. 특히 이는 전방십자인대(ACL)에 스트레스를 준다.

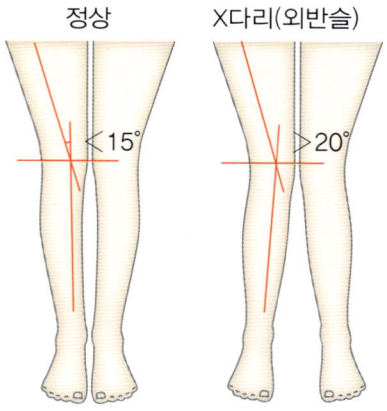

7) O자 다리 Varus, 바루스

(1) 개념
O자 다리는 무릎 관절이 정준선 쪽으로 벌어져서 정상적인 무릎에 비해 안쪽이 구부러진 자세다. '내반슬' 또는 '보레그(bow leg)'라고도 한다.

(2) 원인
O자 다리는 정강이의 큰 뼈인 경골이 내회전하여 나타나는데, 이때 경골과 허벅지의 큰 뼈인 대퇴골이 비정상적으로 정렬되어 무릎이 바깥쪽을 향한다.

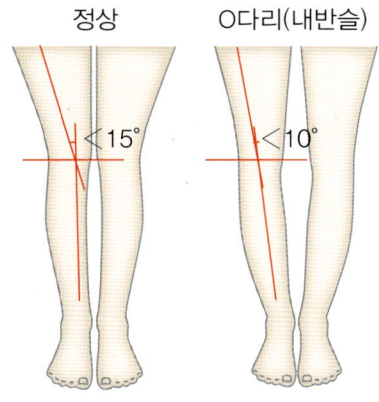

8) 골격

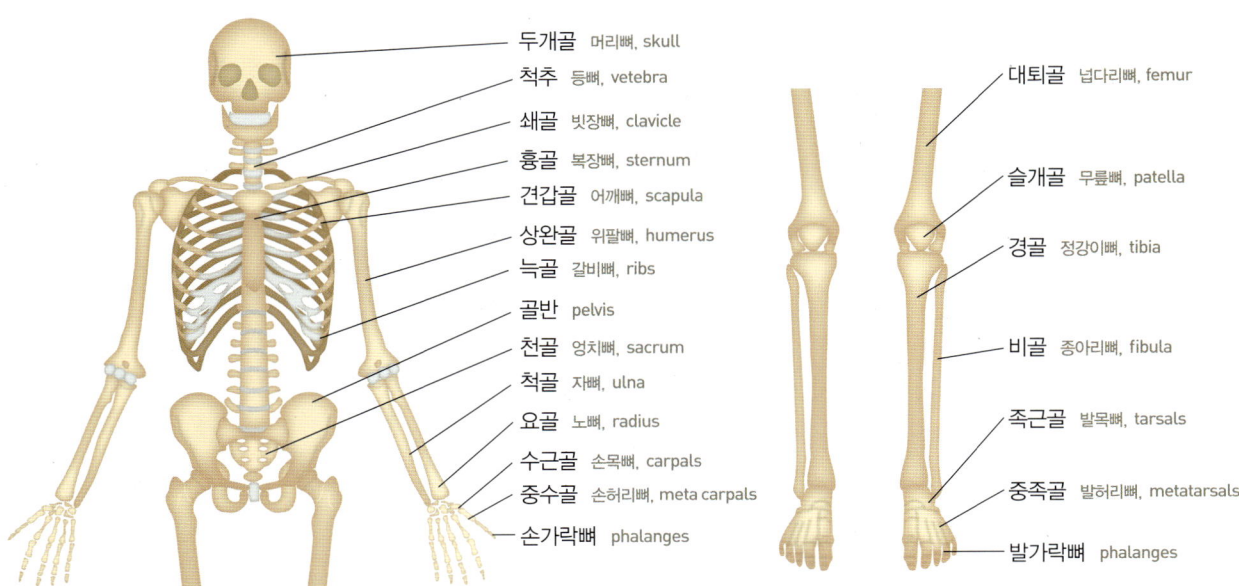

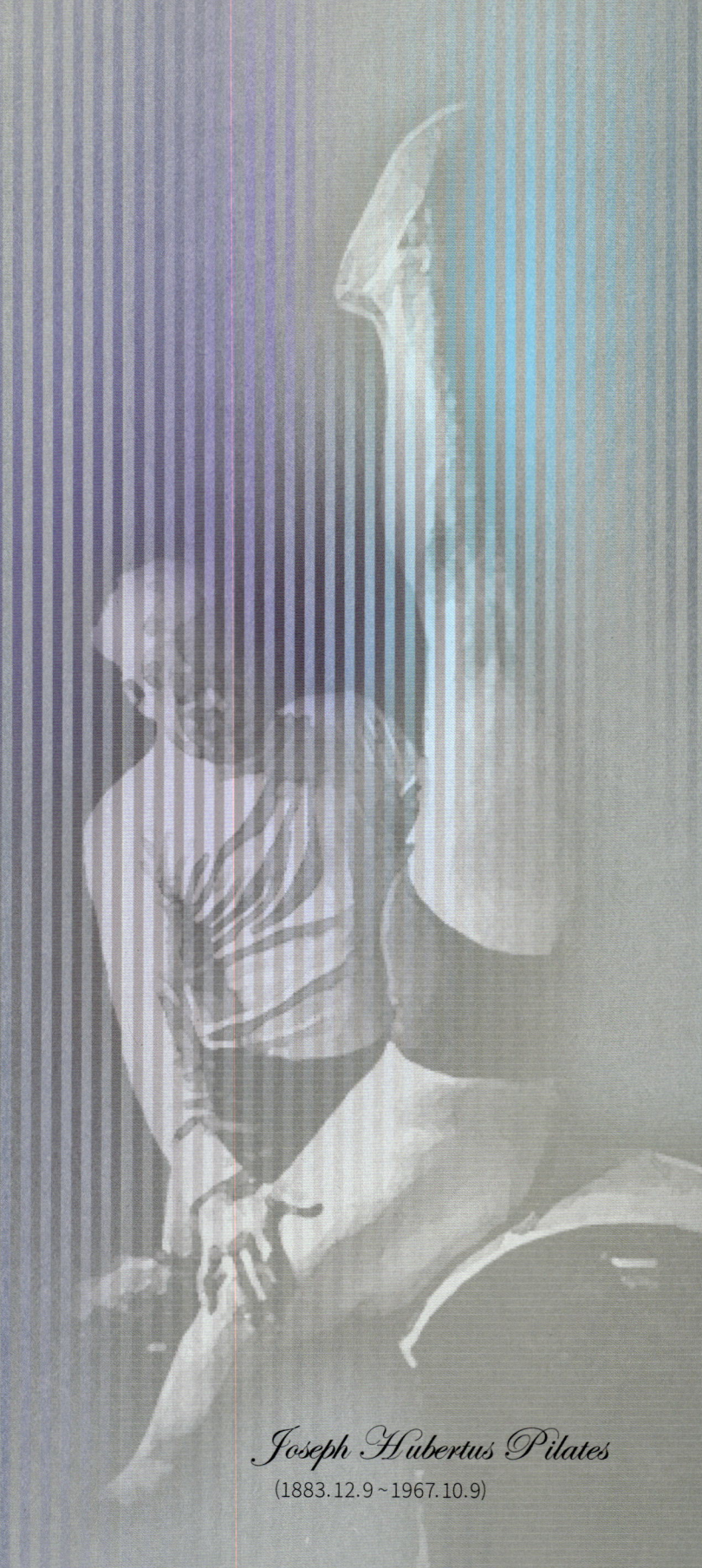

Joseph Hubertus Pilates
(1883.12.9 ~ 1967.10.9)

Program Plan
안전한 필라테스 프로그램 설계

- 지도자를 위한 뉴패러다임 필라테스 프로그램 설계
- 대상과 질환에 따른 사례 연구: 척추측만증
- 근막을 통한 필라테스 동작 분석
- 필라테스를 위한 병리학
- 아로마테라피 필라테스

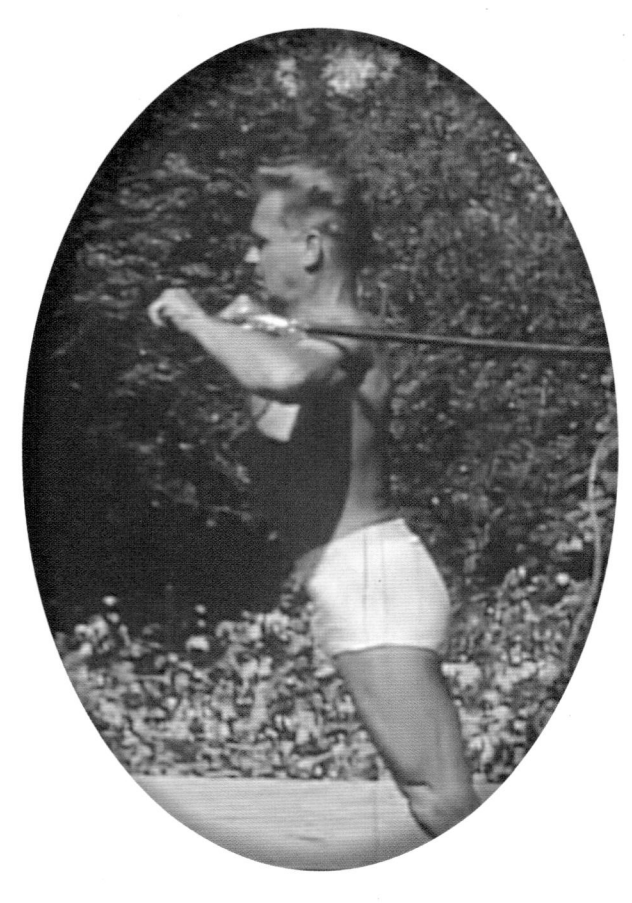

Above all, learn how to breathe correctly.

무엇보다도 호흡을 정확히 배워 수련해야 한다.

I. 지도자를 위한 뉴패러다임 필라테스 프로그램 설계

01 사전평가
02 프로그램 설계
03 티칭법
04 재평가
05 지도자 가이드라인

Assessment

01 사전평가

1) 정보 수집과 인터뷰 Obtaining Information & Interview

- **정보 수집**
  설문지, 인터뷰, 의료 기록 등으로 고객의 병력, 신체활동, 건강 상태, 생활습관 등의 정보를 수집한다. 이 정보는 고객에게 맞는 필라테스 프로그램을 설계하는 데 기초가 된다.

- **정보 재검토**
  고객의 수업 참여를 제한하는 개인의 병력이나 질환 등의 위험적 요인들을 고객에게 재확인한다.
  – 프로그램 설계 수정 여부를 고려한다.
  – 필라테스 프로그램을 시작하기 전 고객에게 의료적 조치가 필요한지 확인한다.

- **정보 해석**
  수집된 정보를 바탕으로 고객에게 필요한 사항을 파악하고 프로그램 설계에 반영한다.
  – 고객의 요구를 만족하는 필라테스 프로그램을 설계한다.
  – 고객에 대한 정보를 바탕으로 주의 깊게 관찰한다.
  – 자세 평가를 한다.
  – 고객에게 장기 목표와 단기 목표를 알린다.

2) 신체평가 Physical Assessment

- **정적 평가**
  자세 측정, 신체 정렬 평가, 근육 크기 또는 발달 등

- **동적 평가**
  신체 균형성(MFT), 신체의 균형적 움직임, 동작 중 자세 유지와 신체 정렬 등

- **평가**
  자세 조절, 신체 움직임, 안정성 등에서 신체 정렬, 균형, 대칭에 대한 자료를 수집하여 최종적으로 신체를 평가한다.

3) 목표 설정 Goal Setting

- 상담을 통해 고객의 목표 수립
- 고객을 위한 지도자의 목표 수립
- 목표 달성을 위한 동기 부여
- 장기 목표를 위한 단계적 계획 수립
- 우선순위를 필라테스 프로그램에 도입
- 개인 차트 마련과 지속적인 진행 상황 기록
- 고객의 참여를 독려하고, 다양한 비전을 제시하여 목표를 달성하기 위한 지도법 채택

02 프로그램 설계 Program Design

지도자는 고객에게 안전하고 효과적인 필라테스 수업을 진행해야 한다. 그리고 운동의 목적 안에서 고객이 취하는 자세 혹은 동작들을 변형하여 고객이 더 쉽고 기능적으로 수행할 수 있도록 해야 한다. 이러한 프로그램을 '고객 맞춤형 프로그램(client-specific program)'이라고 한다. 고객 맞춤형 프로그램은 고객이 편안한 자세로 다양한 기구와 소도구 환경에서 기능적인 신체 움직임을 효과적으로 수행하는 데 그 목적이 있다.

예시

- 거북목증후군을 가진 고객에게 베개를 베고 눕게 한다.
- 고관절 굴곡근이 과도하게 긴장된 경우 앉은 자세에서 척추를 바로 펴지 못한다. 이러한 경우 박스 위에 앉아 척추를 바르게 펴게 한다.
- 과긴장된 근육 부위를 활성화하기 위해 탄성밴드를 이용한다.

1) 프로그램 설계 형태

- 대상에 따른 프로그램 설계

  개인 프로그램, 그룹 프로그램, 또는 지도자 수행 프로그램

- 동작 난이도에 따른 프로그램 설계

  고전적 설계 방식으로 초급, 중급, 고급 또는 1단계, 2단계, 3단계 프로그램

- 환경에 따른 프로그램 설계

  매트 프로그램, 소도구 프로그램(폼롤러, 튜빙, 링 등), 기구 프로그램(트래피즈 테이블, 리포머, 체어 등)

- 주제(맞춤형)에 따른 프로그램 설계

  스포츠별(수영, 테니스, 골프 등), 질환별(척추측만증, 허리디스크 등), 고객의 특정 요구에 맞춘 프로그램

  - 하이브리드 프로그램(고전적 프로그램과 주제별 프로그램이 결합된 복합형 프로그램) 설계

2) 워밍업 단계

가능하면 신체 평가(정적/동적), 메인 운동, 이론 교육 등을 시작하기 전에 신체를 데우는 워밍업을 수행한다. 워밍업은 상황에 맞게 강도와 시간 등을 적절히 고려한다.

- 호흡
- 심부 코어 근육 자극 및 활성화
- 자세 정렬과 인지를 위한 안정화(척추, 골반, 어깨)
- 쉽게 수행할 수 있는 척추 분절 운동

3) 운동 프로그램 설계

- 프로그램에서 고객과 지도자의 목표를 확인한다.

  코어 강화, 안정성 향상, 신체 유연성 향상, 자세 교정, 체지방 감소 등

- 동작의 호흡 패턴을 표기한다.
  - 척추 굴곡에서는 날숨이 자연스런 호흡이다. 척추 신전에서는 들숨이 자연스럽다.

– 들숨에서 바르게 움직이기 위해서는 신체를 조절하는 노력이 필요하다.
- **동작들 간의 연결은 물 흐르듯 구성한다.**
  준비 사항과 진행에 필요한 사항을 고려한다.

4) 비판적 사고와 문제 해결

- 프로그램을 효과적인 동작들로 시작한다.
- 동작 수행 의도 안에서 동작을 추가하거나 제외할 수 있다.
- 메인 운동은 고객이 신체를 다양하게 움직일 수 있도록 구성한다. 긍정적인 경험을 위한 동작들을 자연스럽게 연결한다.
- 고객의 성향 혹은 스타일에 적절한 지도법을 채택한다.
- 동작의 난이도를 조정하여 고객의 성취도를 높인다.
- 고객의 성공적 수행을 위해 동작을 변형하고 적용한다.
- 소도구를 활용하여 고객의 신체 인지 능력을 향상시킬 수 있다.
- 수업 안에서 환경을 변화하여 고객에게 다양한 경험을 제공한다.
- 심신 통합을 위한 호흡, 명상, 휴식, 식이 등의 관련 정보를 제공한다.
- 고객의 신체적 상황에 맞는 동작과 수행 방법을 알려준다.
- 운동 시 주의사항과 금기사항을 알려준다.

5) 프로그램 진행

프로그램은 워밍업, 메인 운동, 쿨다운으로 구성된다. 프로그램 진행 시 다음 사항을 고려한다.

- 척추의 움직임을 수행한다. 척추는 굴곡, 신전, 측면 굴곡, 회전의 4가지 움직임을 갖는다.
- 동작에서 집중 및 조절해야 할 근육을 주동근으로 할지 혹은 안정근으로 할지 선택한다.
- 중력의 방향에 따라 동작의 난이도를 높이거나 낮춘다.
- 동작의 의도를 근력에 둘지 혹은 유연성에 둘지를 결정한다.
- 주동근과 짝을 이루는 길항근을 이해한다.
- 효율적인 신체 움직임을 이해한다.
- 통합적 신체 움직임의 필요성을 이해한다.

6) 프로그램 설계 최종 평가

- 다양한 방향과 관절 가동범위 안에서 신체 움직임을 경험하도록 한다. 화려한 움직임보다는 기능적인 신체 움직임에 초점을 둔다.
- 정보 수집 단계에서 도출한 사항을 기반으로 프로그램을 진행한 후 수정사항을 기록하고 재평가한다.
- 모든 필라테스 환경에서 동작을 수행할 수 있도록 한다.
- 프로그램의 마무리는 호흡 안에서 신체와 정신에 집중하는 동작을 채택한다. 신체를 새로운 감각으로 다시 태어나게 한다.

7) 단기 목표와 장기 목표

- 개인 또는 그룹 수업에 맞는 실현 가능한 목표를 설정한다.
- 고객의 목표와 지도자의 목표는 다를 수 있다.
- 고객의 학습 스타일에 맞는 시각적, 청각적 또는 감각적 접근을 통해 만족도를 높인다.

Teaching Skills

03 티칭법

1) 관찰 Observation

- **자세와 신체 움직임을 면밀히 관찰한다.**
  누운 자세, 엎드린 자세, 옆으로 누워 있는 자세, 앉아 있는 자세, 서 있는 자세 등

- 자세 정렬, 몸통 안정성(중심), 좌우 대칭 등을 세심하게 관찰한다.

- **고객을 객관적으로 관찰한다.**
  지도자는 고객에 대한 유익한 정보를 통해 고객의 운동 학습을 더욱 객관적으로 관찰할 수 있다.

2) 시연 큐잉 Demonstration

- 지도자는 고객에게 동작을 보여줌으로써 동작의 이해와 이론적 개념을 쉽게 설명할 수 있다.

- **바른 움직임만큼 잘못된 움직임을 시연하는 것도 효과적이다.**
  지도자가 고객의 잘못된 움직임을 시연하는 것은 고객이 동작을 재학습하는 데 도움을 준다.

- **지도자는 고객에게 시연을 통해 파악해야 할 사항을 알려주어 집중하게 한다.**
  - 신체를 바르게 두기
  - 신체의 중심 유지하기
  - 신체 올바르게 움직이기 등

3) 필라테스의 3가지 큐잉 Pilates Cueing

- 지도자는 3가지 지시어를 통해 고객이 필라테스를 성공적으로 수행하도록 지도한다. 이를 '필라테스 큐잉'이라 한다.

- **3가지 큐잉은 지도자가 필라테스를 안전하고 효과적으로 지도할 수 있는 강력한 도구이며, 세부적으로는 다음과 같다.**
  - 버벌 큐잉(verbal cueing)
  - 이미저리 큐잉(imagery cueing)
  - 터칭 큐잉(touching cueing / tactile cueing)

① **버벌 큐잉(verbal cueing)**
- 고객이 이해할 수 있는 적절한 단어를 사용하여 동작을 수행하도록 지도한다. 지도자는 자신의 목소리 톤, 억양, 리듬 그리고 언어 표현 능력을 인지하고 효과적으로 이용해야 한다.
- 동작 설명, 호흡법, 자세 인지, 동작 수행 방법에 대한 정보를 고객이 이해할 수 있는 수준에서 표현하고 지도한다.

② **이미저리 큐잉(imagery cueing)**
- 지도자는 상상을 통해 자연스런 자세나 동작을 끌어내도록 시각적인 표현을 채택한다.

- 이미지를 사용하여 좀 더 자연스럽고 기능적인 신체 움직임을 지도할 수 있다.
  - "성난 고양이처럼 척추를 천장으로 밀어 올리세요."
  - 캣(cat) 동작에서 '고양이'라는 이미지는 척추 움직임에 도움이 된다.

③ **터칭 큐잉(touching cueing/tactile cueing)**
- 버벌 큐잉과 이미저리 큐잉만으로는 성공적인 신체 움직임을 지도하는 데 어려움이 있다. 터칭 큐잉은 신체적 접촉을 통해 지도자가 고객의 인지력을 향상하는 데 매우 효과적인 지도법이다.
- 지도자는 고객에게 터칭 큐잉의 의도를 표명해야 한다.
  - 고객의 허락 하에 터칭 큐잉이 이루어져야 한다.
  - 신체적 접촉 시 지도자는 좌우 손을 함께 사용(two point touch)하도록 한다.
- 바른 자세를 인지하도록 지도한다.
- 고객이 신체의 움직임을 인지할 수 있도록 지도한다.
- 바르지 못한 신체 움직임을 제한하고, 과사용하는 근육을 제한한다.
- 신체 중심 안정화를 향상시키거나 도움을 줄 수 있도록 저항을 주어 신체 움직임을 경험하게 한다.
- 성희롱 예방과 대처
  - 지도자는 고객과 일정한 공간 또는 거리를 확보한다.
  - 긍정적이고 자신감 있는 말투를 사용한다.
  - 쓰다듬기, 애무하기, 두드리기, 찌르기, 간질이기, 손 올려놓기 등의 신체 행위는 금한다.
  - 고객의 성기 부위로부터 거리를 두고, 시선을 그곳에 두지 않는다.
  - 성기, 가슴, 기타 민감한 신체 부위에 접촉하지 않는다.

4) 시각적 의사소통 Visual Communication

- 고객의 눈을 바라본다.
- 고객에게 따스한 관심의 눈빛을 보인다.
- 지도자의 시각적 의사는 고객이 동작에 집중할 수 있도록 유도한다.

5) 긍정적 피드백 Positive Feedback

- 고객에게 필요한 지식 정보를 제공한다.
- 고객에 대해 관심을 표현하고 집중한다.
- 고객의 긍정적인 결과를 부각하고, 고객에게 도전적인 동기를 부여한다.
- 프로그램 진행 중 고객의 개선 사항을 알린다.
- 일상생활에서 발견되는 고객의 긍정적인 변화를 주변에 알린다.

6) 지도법 Coaching Skills

- 고객의 머리부터 발끝까지 전신을 관찰한다.
- 연출, 진행, (동작) 순서 안에서 프로그램을 이해한다.
- 일관된 동작 명칭과 표현을 사용한다.
- 일련의 프로그램 진행으로 고객의 운동 학습을 향상시킨다.
- 신체 움직임을 필라테스 이론과 관련 이론으로 설명한다.
- 객관적이고 근거 있는 정보를 제시한다.
- 필라테스를 정의하고 이해하여 동작을 성공적으로 수행하게 한다.
- 고객에 대한 피드백을 통해 성과를 파악한다.
- 고객이 심리적 안전감을 느낄 수 있도록 배려한다.
- 한 번의 세션에서 고객이 소화할 수 있는 적당한 교육과 운동량을 제시한다.
- 고객이 도전적으로 교육에 참여할 수 있도록 유도한다.
- **도전 과제:** 적절한 시점에 고객이 수행할 수 있는 수준에서 한 단계 높은 동작을 요구한다.
- 수행 중 발견되는 고객의 '문제점'보다는 잠재된 능력을 더 높이 평가한다.
- **수업 진행:** 고객에게 맞는 각 동작의 리듬을 찾고 수업의 속도를 조절한다.
- 교육의 시작 시간과 종료 시간은 항상 정확히 맞춘다.
- 고객의 외적 변화뿐만 아니라 내적 변화에도 관심을 갖는다.
- 고객의 인지력을 향상시킬 수 있는 방법을 제시한다.

7) 안전사항 Safety

- 기구를 사용하여 필라테스를 수행하는 동안의 안전은 지도자에게 책임이 있다.

- **기구 사용법:** 스트랩 길이, 스프링 세팅, 저항을 이용한 안전한 운동 방법, 고객의 위치, 그리고 기구 표준 사용법에 대해 전체적으로 이해해야 한다.

- **고객 위치:** 지도자는 고객이 안전하게 있어야 할 지점을 알고 있어야 한다. 안전하게 신체를 기능적으로 움직일 수 있는 방법에 능숙해야 한다. 기구를 이용하여 잠재력을 최대한 발휘할 수 있도록 지도한다. 더욱 도전적인 동작을 수행하거나 신체를 이용할 수 있도록 한다.

- **지도자의 위치:** 지도자는 고객이 기구에서 안전하게 동작 수행을 할 수 있고 신체 움직임을 관찰할 수 있는 위치에 있어야 한다.
    - 고객이 트래피즈 테이블에서 푸시바(push bar)를 잡고 기구 끝 쪽으로 미는 동작을 수행할 때, 지도자는 동작을 하는 동안 푸시바를 같이 잡는다. 이는 만약의 상황에서 일어날 수 있는 사고를 미연에 방지하기 위함이다. 또한 기구 주변에 다른 고객들이 가까이 있지 않도록 해야 한다.

- 고객이 리포머의 캐리지(carriage)를 오르내릴 때 움직이지 않도록 고정한다.

- 체어와 래더배럴을 고정하여 미끄러져 밀리거나 한쪽으로 기울어져 쓰러지지 않도록 한다.

8) 그룹수업 운영 능력 Teaching a Class Requires Abilities

- 전체적 운영으로 그룹 수업에서 고객들을 지도한다.
- 개인에게 필요한 수정사항은 구체적으로 알리고 지도한다.
- 고객이 안전하게 동작을 수행할 수 있다면, 도전이 요구되는 그다음 단계의 동작을 제시한다.
- 신체적 능력이 다소 낮은 고객에 대해 관심을 갖고 그들에게 동기를 부여하도록 한다.
- 개인에게 지적 사항이 있을 경우, 모든 고객이 함께 그 정보를 공유하도록 한다.

04 재평가 — Reassessment

1) 현재 프로그램의 재평가 Reassessment of the Current Program

- 필라테스 철학, 원리, 기타 관련 이론에 대해 고객이 이해하고 있는지 여부를 평가한다.
- 수업을 진행하는 일정 기간에 고객의 신체 상태를 평가한다.
- 고객에게 적합한 난이도와 수업 진행 속도를 평가한다.
- 고객의 감정을 모니터링한 정보를 평가한다.
- 건강 상태의 변화를 평가한다.
- 수업 진행에서 파악하는 고객의 신체 에너지와 피로도를 평가한다.
- 진행 중인 고객의 만성 질환 문제를 확인한다.
- 정서적 문제를 재평가한다(예: 지각, 불안, 우울증, 집중에 어려움).
- 수업의 전체적인 진행을 평가한다.
- 현재 프로그램의 효과를 평가한다.
- 도전적인 수준에서 고객의 정확한 동작 수행 능력을 평가한다.
- 6가지 원리 안에서 동작을 수행하는지를 평가한다.
  - 호흡, 집중, 조절, 중심, 정확성, 흐름과 균형 잡힌 근육 발달 등
- 초기에 진행한 정적 평가와 동적 평가를 다시 수행하고, 전후의 결과를 통해 재평가한다.

2) 목표 재평가 Reassessment of Goals

고객과 지도자의 초기 단기 목표와 장기 목표를 재평가하고 재설정한다.

3) 프로그램 조정 Adjusting the Program

- 현재 고객의 수행 능력 수준을 고려하여 프로그램을 조정한다.
- 고난이도 동작의 진행 여부를 계획한다.
- 필라테스 이론과 철학 안에서 효율적으로 수행할 수 있는 방법을 계획한다.
- 고객의 수행 능력을 향상할 수 있는 다양한 시도를 한다.

- 고객이 자기 관찰(self monitoring)과 자기 주도 학습(self directed learning)을 통해 스스로 신체 움직임을 개선할 수 있도록 지도한다.

4) 지도자 수행 범위 Scope of Practice

미국국가공인필라테스프로그램(National Pilates Certification Program, NPCP)은 필라테지도자 수행 범위(Scope of Practice, SOP)를 통해 지도자로서 고객을 위해 반드시 해야 할 수행범위(Do, Within)와 하지 말아야 할 금기사항(Do Not, Beyond)에 대해 규정하고 있다.

01. 필라테스 지도자(Pilates Teacher)가 반드시 해야 할 수행범위(DO, within the scope of practice)

1. 지도자는 고객에 맞는 필라테스 운동 프로그램을 디자인할 수 있어야 한다.
2. 지도자는 고객이 필라테스 운동 프로그램을 안전하게 수행할 수 있도록 주변 상황을 항상 파악하고 대처할 수 있어야 한다.
3. 지도자는 고객을 위해 안전하게 지도하고 올바른 정보를 제공해야 하고, 고객이 필요한 경우 의료적인 도움을 받을 수 있도록 해야 한다.
4. 지도자는 고객의 의료확인서(medical clearance)와 의료인의 운동 수행 지침서를 바탕으로 고객이 안전하게 운동을 수행할 수 있도록 해야 한다.
5. 지도자는 고객의 수업 진행 과정을 기록하고, 고객 담당 의료인과 협력 관계를 유지해야 한다.
6. 지도자는 고객의 건강 증진을 위한 운동을 제공할 수 있어야 한다.
7. 지도자는 신체적 접촉이 필요한 경우 고객에게 허락을 받아야 하고, 미국 주법에 따른 법규를 지켜야 한다.
8. 지도자는 신체적 접촉을 고객의 자세와 신체 움직임을 개선하기 위해 사용하거나 부상이나 운동 상해 예방을 위해 사용하는 등의 명확한 목적을 가지고 있어야 한다.

02. 필라테스 지도자(Pilates Teacher)가 하지 말아야 할 금기사항(DO NOT, beyond the scope of practice)

1. 지도자는 운동 프로그램을 처방(prescribe)할 수 없다.
2. 지도자는 고객의 의학적, 정신적 그리고 신체적 상태를 진단(diagnose)할 수 없다.

3. 지도자는 자신의 지식을 넘어서는 지도를 할 수 없으며, 의료확인서(medical clearance) 없이 고객을 지도할 수 없다.
4. 지도자는 고객의 식이요법(diet)이나 식품보충제(supplement)를 처방하거나 추천할 수 없다(이 부분은 의료인이나 전문영양사의 영역이다).
5. 지도자는 고객을 치료(treatment)하거나 부상과 질병에 대한 재활(rehabilitation)을 할 수 없다.
6. 지도자는 의료인이나 치료사가 언급하는 고객 상태를 의료 기기를 이용하여 모니터링할 수 없다.
7. 지도자는 의료적인 상담(counceling)을 할 수 없다(이 부분은 치료사나 심리학자의 영역이다).
8. 지도자는 자신의 자격을 넘어서는 전문적인 교육을 할 수 없다.
9. 지도자는 고객이 비정상적인 신체적 증상을 보이는 경우 지도를 즉각 멈춘다.
    - 가슴통증(chest pain)
    - 지속적인 어지러움(prolonged dizziness)
    - 빠른 맥박(rapid heart rate)
    - 짧은 호흡(shortness of breath)
    - 조정능력의 현저한 감소
    - 의식이 없음(loss of consciousness)
    - 어지러움(faintness)
    - 구역질(nausea)
    - 흐린 시각(blurred vision)
    - 통증의 지속과 증가(prolonged or increasing pain)

5) 지도자 윤리 강령 Code Of Ethics

미국국가공인필라테스프로그램(National Pilates Certification Program, NPCP)은 필라테스 지도자로서 고객을 비롯한 주변의 관계자들과 지켜야 할 윤리 강령을 제시하고 있다.

1. 지도자는 주변 사람에게 해를 끼쳐서는 안 된다.
2. 지도자는 필라테스지도자 수행범위(scope of practice) 안에서 고객을 지도해야 한다.
3. 지도자는 전문인으로서의 행동과 품위(professional boundaries)를 지켜야 한다.

- 부적절한 신체적 접촉을 하지 않는다.
- 경제적으로 착취(exploitation)하지 않는다.
- 성적인 착취를 하지 않는다.

4. 지도자는 고객에 대한 기밀(confidentiality)을 유지해야 한다. 단, 고객 지도를 위한 도움을 받기 위해 다른 필라테스 지도자와 정보를 공유할 수 있다.

5. 지도자는 고객이 필요한 경우, 의료인의 진료를 받을 수 있도록 해야 한다. 예를 들어 고객이 운동 중 통증을 호소하는 경우, 필라테스 지도자는 즉각 운동을 중단하고, 고객이 의사의 치료를 받을 수 있도록 지도해야 한다.

6. 지도자는 인종, 성별, 종교, 나이, 정치적 성향 등에 따라 사람을 차별(discriminate)해서는 안 된다.

7. 지도자는 다른 필라테스 지도자의 고객을 대상으로 호객행위(solicit)를 해서는 안 된다. 조셉의 제자인 밥 시드는 조셉의 스튜디오 건너편에 자신의 스튜디오를 오픈하고는 고객을 가로채다가 조셉에게 걸려 혼쭐이 났다고 한다.

8. 지도자는 고객과 동료를 모두 존중하고 신뢰하고, 공정하고 진실하게 대우한다.

9. 지도자는 사업, 고용, 지적 관련 법규 등의 법을 준수해야 한다.

10. 지도자는 전문가로서의 품위와 외모를 유지하고 행동해야 한다.

11. 지도자는 필라테스 수행 능력, 고객 지도 능력, 자격증 소지 여부, 신분, 교육 서비스 등에 대해 거짓된 정보를 제공하지 않아야 한다.

12. 지도자는 평생교육을 통해 필라테스 기술과 지식을 지속적으로 업그레이드시키고, 고객에게 최상의 서비스를 제공해야 한다.

6) 시험 시 유의사항

1. 긴장을 풀고 편안한 마음가짐으로 시험을 치른다.
2. 문제가 요구하는 답안을 주의 깊게 찾는다.
3. 명백한 오답은 제외한다.
4. 답안 중에서 가장 포괄적인 답안을 선택하도록 한다.
5. 쉬운 문제를 우선 찾아 먼저 푼다. 어려운 문제는 추후 시간이 남을 때 푼다.
6. 지나치게 문제를 분석하지 않는다.
7. 문제 중에 BEST(최선의), MOST(우선적인), LEAST(가장 관계 없는) 등의 표현이 있으면, 문제에서 요구하는 답안을 신중하게 선택한다.
8. 모든 문제를 푼다. 모르는 문제의 경우에도 답을 선택하도록 한다.

05 지도자 가이드라인   Guideline

전문 필라테스 환경을 구성하기 위해서는 다양한 요소가 필요하다.

1) 센터 환경 Workplace

- 안전하고 쾌적한 환경을 유지한다.
- 모든 기구와 장비가 적절한 위치에 있도록 한다.
- 현장 사고에 대비하여 대책과 절차를 수립하고, 위험 상황에서 고객을 안전하게 보호한다.
- **응급 상황에 대한 지도자의 이해**
    - 안전관리 준수
    - 기구 유지 및 보수
    - 지도자의 안전한 기구 사용
    - 응급 상황 대처 계획 인지
    - 경고 표지판 설치

2) 센터 규칙 Conduct

- 전문 지도자는 센터 규칙을 준수하면서 고객을 위한 성공적인 수업을 진행한다.
- 지도자 수행범위를 준수한다.
- 지도자 윤리 강령을 준수한다.
- 고객 개인의 공간을 침해하는 성적 희롱을 예방한다.
- 철저한 보안으로 고객의 비밀을 유지한다.
- 신체활동 시 발생 가능한 상황을 알린다.
- 고객에게 필라테스의 이점을 알린다.
- 고객을 위한 대응과 그들에 대한 책임을 최소화하도록 노력한다.
- 고객의 실질적인 성장과 역량 확보를 위해 양질의 서비스와 교육을 지원한다.
- 운영에서 재정적 위험을 최소화하고, 사건사고에 대비하는 보험에 가입한다.

3) 센터 운영 Job Performance

- **고객의 파일을 정확하고 간결하게 보관한다(의료, 개인 회계 정보 등).**
    - 명확하고 정확하게 메모를 작성하여 이해를 높인다.
    - 지도자가 작성한 메모는 각 세션에서 고객의 운동학습에 도움을 준다.
    - 고객의 요구를 파악하고 센터 운영에 반영한다.
    - **외모와 행동**: 심플한 전문가 복장을 한다. 헤어스타일은 단정하게 한다. 여성 지도자는 머리를 묶은 채로 유지한다. 너무 강한 향수는 피하고 껌을 씹지 않는다.
- 사적 문제를 고객의 수업과 연관시키지 않는다.
- 다른 지도자들과 좋은 관계를 유지한다.
- 고용주와 센터에서 요구하는 사항과 관련 규칙을 숙지한다.
- 영업적인 지원을 한다.
- 자신감, 의지 그리고 긍정적인 태도를 유지한다.
- 낙천적인 태도를 보이고, 아쉬운 사항은 현명하게 처리한다.
- 지속적으로 조치하고 관리한다.

4) 위험과 책임 Risk and Liability

- **위험**
  필라테스 환경에서 고객과 지도자는 위험, 사고, 상해 등에 노출될 수 있다. 이러한 위험 요인에 대한 보험 계약이 필요하다.

- **책임**
  사고, 상해에 대한 책임은 법에 따른다.

5) 신체적 접촉 Touch

필라테스 환경에서 이루어지는 언어적 표현이나 신체적 접촉은 일부 사람들에게 불쾌감을 줄 수 있다. 고객과의 신체적 접촉이 필요한 경우 미리 고객에게 허락을 얻어야 한다. 성희롱에 관한 법은 국가에 따라 다르다.

II. 대상과 질환에 따른 사례 연구: 척추측만증

01　고객의 문제 상황
02　지도자의 OT 진행 과정
03　지도자가 알아야 할 질환 증상
04　척추측만증 증상 예방을 위한 필라테스 프로그램 디자인
05　척추측만증 증상 예방과 영양

01 고객의 문제 상황

한 여성 고객이 필라테스 스튜디오를 찾아왔다. 고객은 필라테스를 배우기 원한다. 지도자는 고객과 인터뷰를 통해 그녀에 대한 간략한 정보를 얻는다.

> 어린 시절(4~5세)부터 일주일에 한 번씩 등산을 다녔고, 초등학교 때는 등산과 수영을 했다. 중·고등학교 시절에는 수영과 스쿼시, 테니스 등 계속 운동을 했다. 중학교 시절인 성장기 때 상체가 비대칭(일종의 척추측만 요소)이라는 것을 알게 되었고, 남과 다르다고 느꼈다.
> 이후 10년간 승무원 생활(2008~2017)을 하면서 오히려 운동을 하지 않았다. 특히 승무원 3년 차부터 여기저기 아프기 시작했고, 2010년에는 왼쪽 어깨의 근육 파열을 진단받았다. 몸이 안 좋은 상황에서 비행을 했을 때는 고막의 출혈도 있었다. 그래서 승무원 10년차 때부터 지금까지 살사댄스를 했는데, 무릎통증을 느꼈다.

그녀의 운동 목표는 다음과 같다.

- 현재의 신체 통증이 줄었으면 한다. 예전에 다쳤던 어깨에 통증이 있다.
- 바른 체형교정과 근력을 높이고자 한다.
- 지속적인 운동을 통해 좀 더 건강한 몸을 가지고 싶다.

02 지도자의 OT 진행 과정

① 필라테스 OT 과정 안에서 고객에 대한 기초 설문, 생활패턴, 신체 움직임의 특성 등을 파악했다. OT 중 신체 움직임이 불안정하고, 척추를 움직이는 동작을 잘 수행하지 못함을 알아냈다. 고객의 자세 측정과 애덤스 테스트(Adam's Forward Bend Test)를 통해 척추측만증 증상이 있음을 추정했다.

② 고객에게 병원을 방문하여 척추측만증 여부를 진단받을 것과 운동을 해도 되는지 여부를 알 수 있도록 의사의 확인서를 요청했다.

③ 의사는 고객의 X-Ray 사진을 통해 척추측만증을 진단했고, 필라테스 운동을 하도록 권고했다.

④ 이러한 절차를 통해 고객에게 적절한 필라테스 프로그램을 설계하고 진행했다.

고객 설문: 기초 설문지

1) 기초 정보

- 만 36세 / 여성 / 키 167cm / 체중 54kg
- 운동 여부
  살사댄스(주 2회 4시간)
- 신체증상
  항상 몸이 피곤하고 조금만 무리하면 예전에 아팠던 어깨와 무릎이 아픔
- 불편함을 느끼는 신체 부위(통증 자각 정도) *숫자 10이 가장 심한 정도
  어깨(9), 목(9), 손목(7), 다리(8), 무릎(7), 등(7)

2) 고객의 생활패턴

(1) 생활패턴의 특징

- **수면**
  불규칙, 밤낮이 바뀜

- **식사**
  불균형, 배달음식 선호

- **신체활동**
  낮음, 앉아 있는 자세 선호, TV 시청 시간 많음

(2) 주중 생활패턴

구분	시간	활동	식사
오전	자정~5시	TV	라면, 소면, 치킨 1/2마리 또는 배달음식
오전	5~9시	수면	-
오전	9~10시	기상	한식(현미잡곡 1공기, 찌개/국, 젓갈류)
오전	10시~오후 1시	수면	-
오후	1~10시	공부 (또는 앉아 있는 시간)	커피(레귤러) 1잔, 빵, 케이크 또는 파스타 & 샐러드 또는 라면 케일주스
오후	10시~자정	수면	-

(3) 주말 생활패턴

구분	시간	활동	식사
오전	5시~오후 1시	수면	-
오후	1~2시	기상	한식 50% 또는 배달음식 50% 케일주스
오후	2~9시	공부 또는 독서 (앉아 있는 시간)	라면, 커피, 분식
오후	9시~다음 날 새벽 5시	살사춤(3~5시간) 또는 휴식	고기류 1인분 이상 양주 숏 8잔 이상 소맥 8잔 이상

자세측정 Posture Test

※ 자세에 척추측만증 증상이 나타남

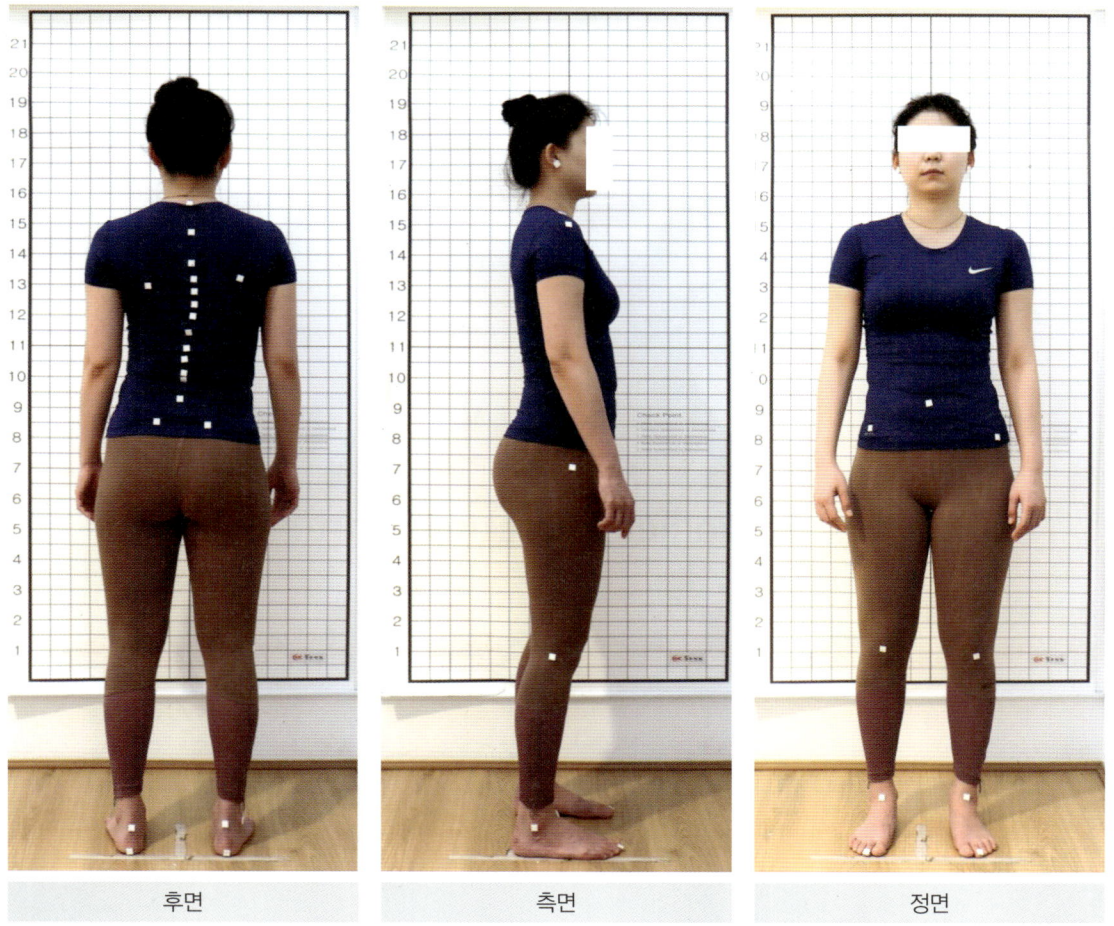

| 후면 | 측면 | 정면 |

척추측만증 검사: 애덤스 테스트 Adam's Forward Bend Test

애덤스 전방 굽힘 검사

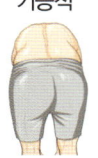 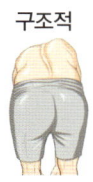 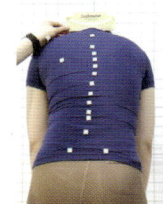 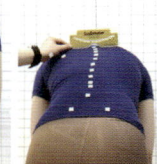 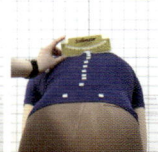 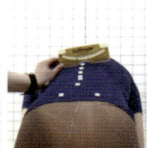 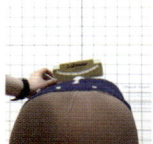 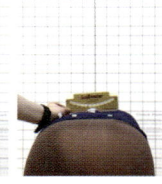

기능적　　구조적

상체 굴곡에 따른 척추 각도 측정

스콜리오미터 scoliometer

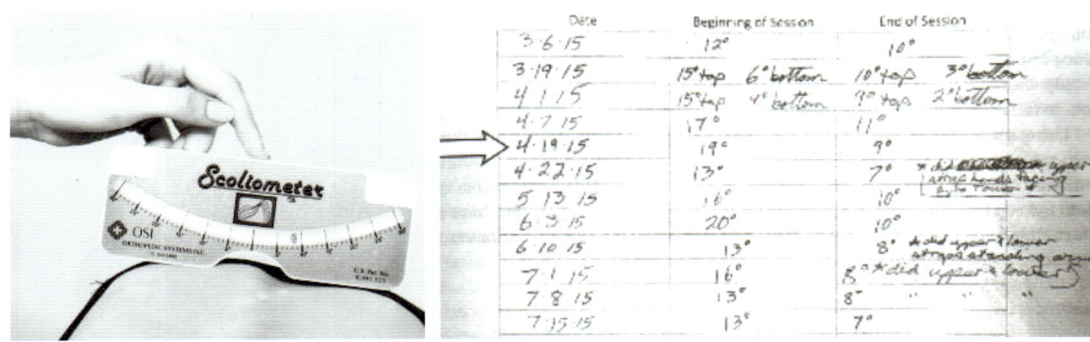

스콜리오미터 기록지

X-Ray 검사: 척추측만증

▶ 의사 소견

척추측만증에서는 척추의 콥스 각도(cobb's angle) 25°를 기준으로 수술 여부를 판단하나, 대상자의 콥스 각도가 24°이므로 1년에 한 번씩 정기적으로 관찰이 필요하다고 함. 도수치료나 필라테스를 통해 꾸준한 관리가 필요하다고 처방함.

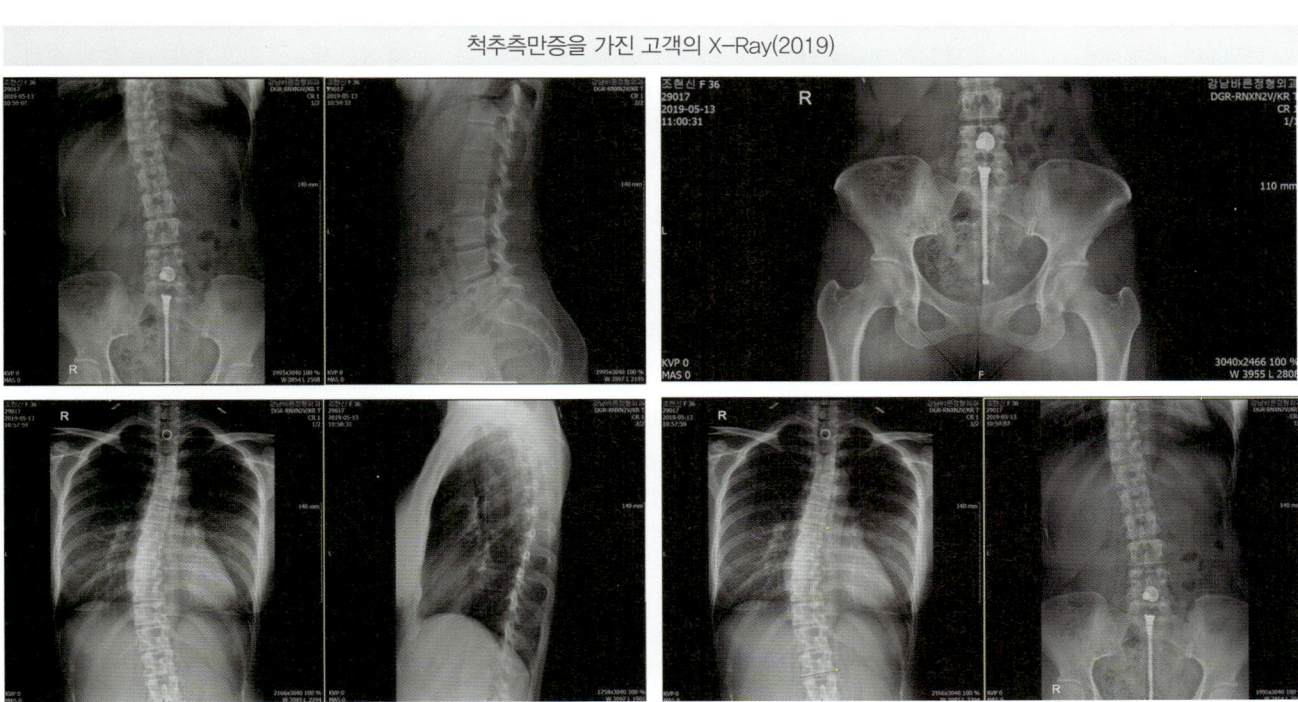

척추측만증을 가진 고객의 X-Ray(2019)

고객 문제 분석지(예시)

- 척추측만증 증상을 가지고 있는 고객의 요구사항과 목표 등을 파악하고, 고객의 문제 상황에 대처하기 위한 정보 수집을 통해 고객에게 적절하고 체계적인 운동 프로그램을 디자인하기 위한 계획을 수립한다.

생각(idea)	사실(fact)	학습과제 (learning issues)	실천계획 (action plans)
• 문제 상황 이해(내용, 요구사항, 목표 등) • 해결책에 대한 가설, 추측 • 해결방안 제시	• 문제 상황 해결을 위해 필요한 사실 • 문제 상황 해결과 관련하여 지도자가 알고 있는 것	• 문제 상황 해결을 위해 알아야 할 조사 항목 • 그 외에 더 조사해야 할 항목	• 문제 상황 해결을 위한 계획(자료 검색, 수집, 연구, 계획, 진행 등) • 실천 계획(측정, 교육, 운동 수행 등)

내용
• 척추측만증 증상
• 고객의 필라테스 지도
 	
요구사항
• 필라테스 수행
• 건강한 신체와 신체 통증 감소 등
 	
가설
• 고객의 신체적 자세와 움직임 등의 불균형
• 동작에 따른 수행 능력 낮음 등
 	
해결방안
• 척추측만증 증상에 대처하는 정보 수집 및 연구 활동
• 질환 증상에 맞는 운동법 제시
• 지속적인 수행을 위한 동기 부여
• 기타 관련 교육 진행
	필요한 사실
	(고객 정보)
	1. 고객 인터뷰
	  • 성별, 나이, 체중, 신장, 직업 등
	2. 일반설문(생활패턴)
	  • 식이
	  • 운동
	  • 수면
	  • 신체활동
	  • 통증 여부
	  • 건강상태 등
	3. 의학적 설문
	  • 응급처치 동의서
	4. 의학적 자료 요청
	  • 질환 진단서
	  • 운동 수행을 위한 의료인 확인서 등
	
	지도자가 숙지한 사실
	1. 질환 증상자 공통사항
	  • 낮은 운동학습 능력
	  • 높은 피로감
	  • 신체적 통증 호소 등
	2. 맞춤형 운동 교육의 고려사항
	  • 자세 불균형
	  • 움직임 불균형
	  • 신체의 불안정성
	  • 낮은 감각조절능력
	  • 맥파와 스트레스
	  • 뇌파와 에너지 등
		검토할 조사 항목
		지도자는 고객의 질환과 증상에 대한 정보를 파악해야 한다.
		1. 척추측만증의 이해
		2. 금기(주의)사항
		3. 척추측만증 관련 사항
		  • 영양
		  • 생활습관
		  • 운동수행 등
		
		추가 연구 내용
		1. 스트레스
		2. 심리적 문제
		3. 환경 문제 등
			필라테스 프로그램 계획 및 수행
			1. 자료 검색 및 수집
			  • 질환 증상 이해
			  • 금기(주의)사항
			  • 질환 증상과 영양
			  • 효과적 운동 등
			2. 운동 목표 설정
			  • 단기
			  • 장기
			  • 홈 엑서사이즈
			3. 신체 측정(교육 전후)
			  • 신체 안정성
			  • 감각운동 조절능력
			  • 맥파 측정
			  • 2채널 뇌파 측정 등
			3. 이론학습 교육
			  • 필라테스 원리
			  • 호흡법
			  • 자세 인지 등
			4. 척추측만증 증상 예방 필라테스 운동 프로그램
			  • 운동수행 기간 • 운동수행 방법
			  • 운동 빈도, 강도 등
			5. 홈 엑서사이즈
			  • 운동 동작
			  • 운동법(시간, 강도, 빈도 등)
			6. 생활습관 개선
			  • 수면 • 휴식 • 식이요법 등
			
			피드백
			1. 고객에게 동기 부여
			2. 문제 상황 해결을 위한 방안 제시 등

MFT 측정

▶ **MFT 측정 분석**

좌우/전후방의 동적 균형성이 일반적으로 건강한 30대 여성보다 낮으며, 좌우 측정 시 중심이 왼쪽으로 쏠리는 경향이 있다.

▶ **좌우 측정**

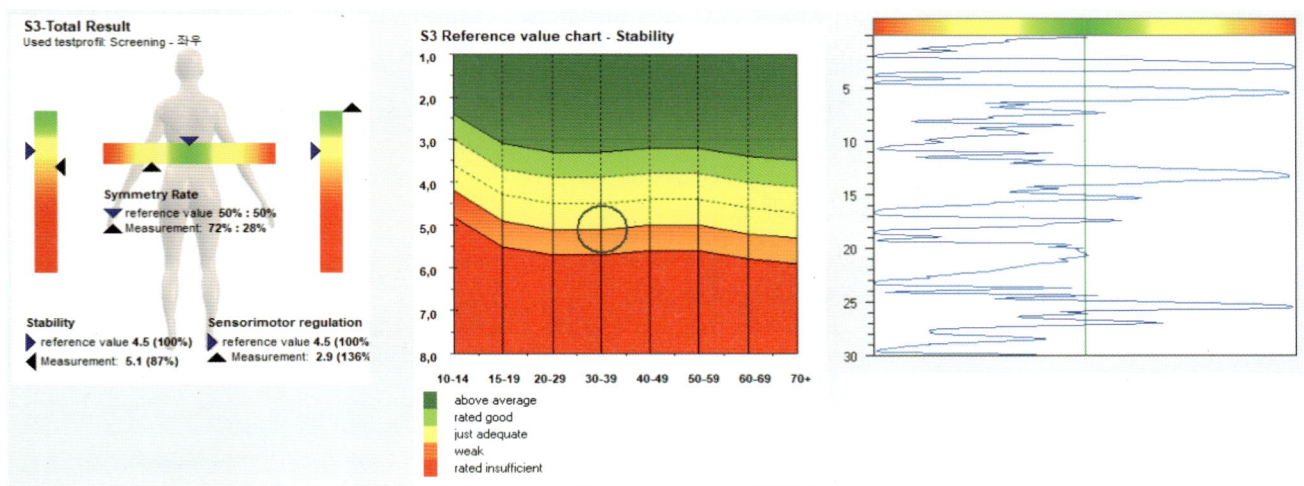

- **좌우 동적 균형성**: 건강한 30대 여성의 87% 수준으로 균형성이 약함
- **대칭성**: 7:3으로 좌측으로 기울어짐

▶ **전후방 측정**

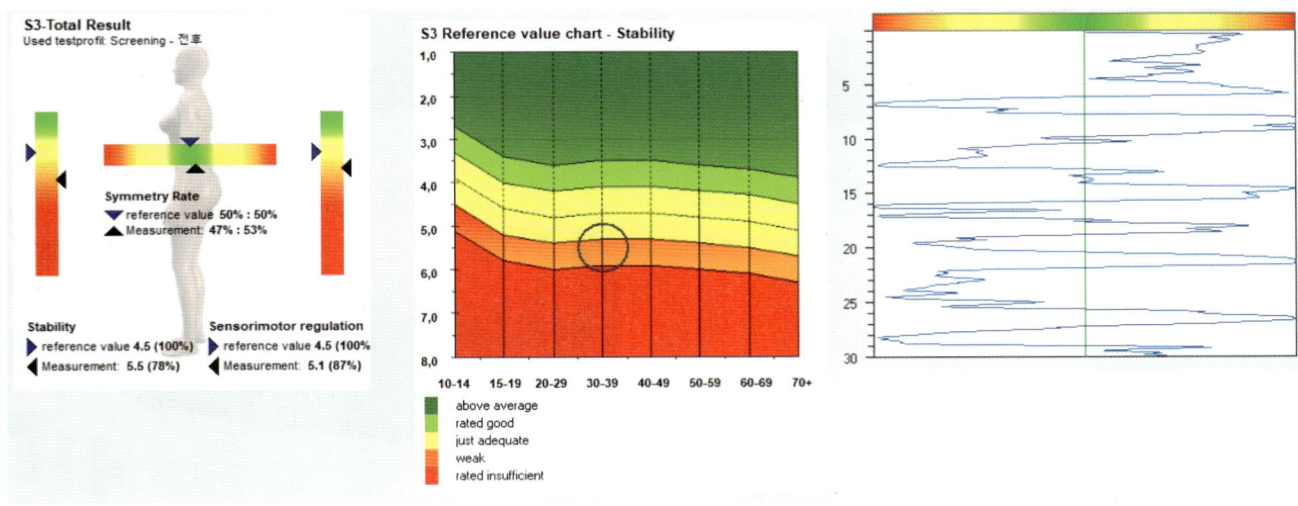

- **전후방 동적 균형성**: 건강한 30대 여성의 78% 수준으로 균형성이 약함
- **감각운동조절**: 건강한 30대 여성의 87% 수준으로 낮음

뇌파 측정

▶ **뇌파 분석 및 해석**

개인 휴대용 2채널 뇌파기계로 뇌파를 측정했고, 뇌파 측정 후 다음과 같은 결과가 나왔다.

분석 요약: 알파파의 기능 저하, 좌뇌의 경직과 스트레스, 주의력 지수 낮음(알파파의 저하, 눈의 피로도)

- 주의력 지수가 좋지 않게 나왔고, 휴식 뇌파인 알파파가 작동하지 않는 것으로 나타났다. 이는 전체적으로 고객의 수면 부족이 원인으로 사료되었다.
- 정서 지수에서 우울한 요소가 덜하고, 항스트레스 지수가 안정적으로 나왔다.

▶ **뇌파 결과 그래프**

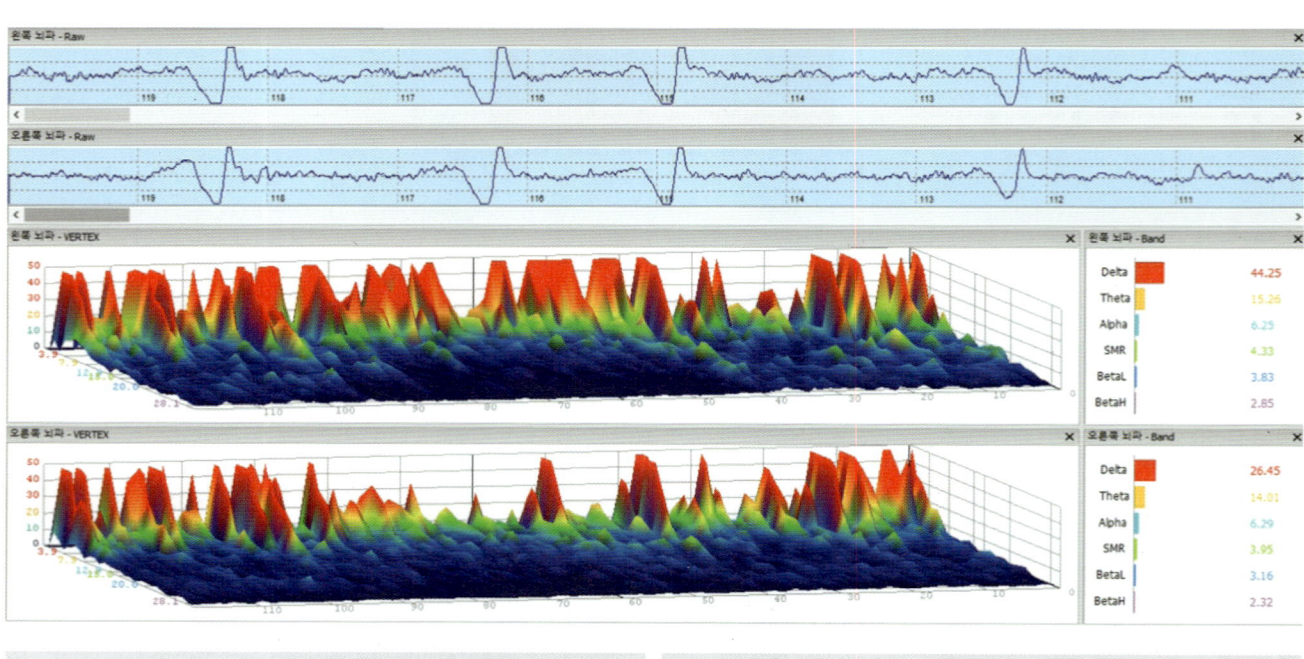

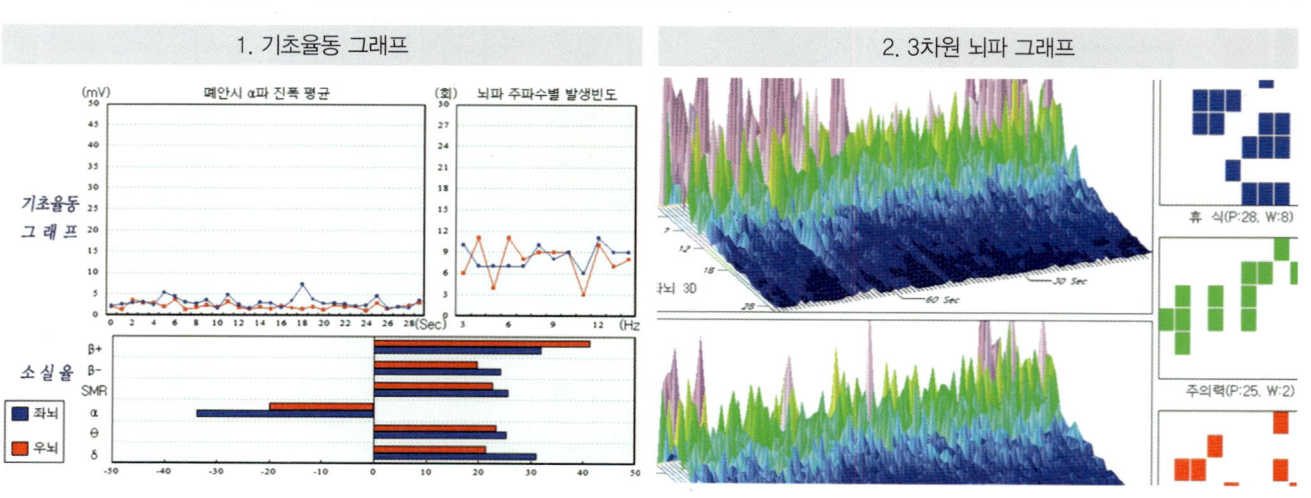

1. 기초율동 그래프
2. 3차원 뇌파 그래프

3. 정서 그래프	4. 브레인 지수
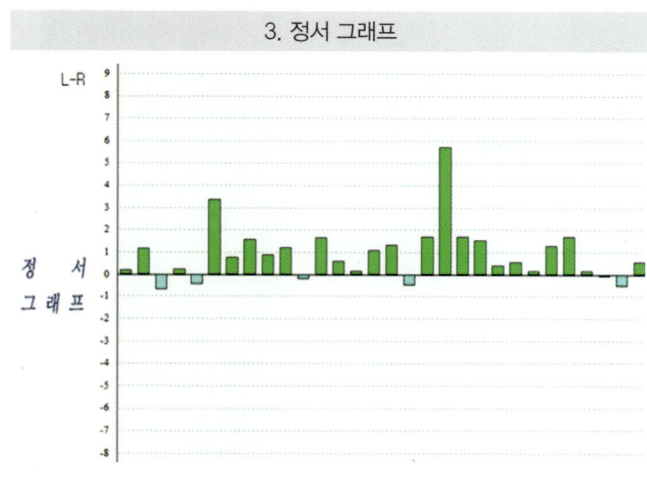	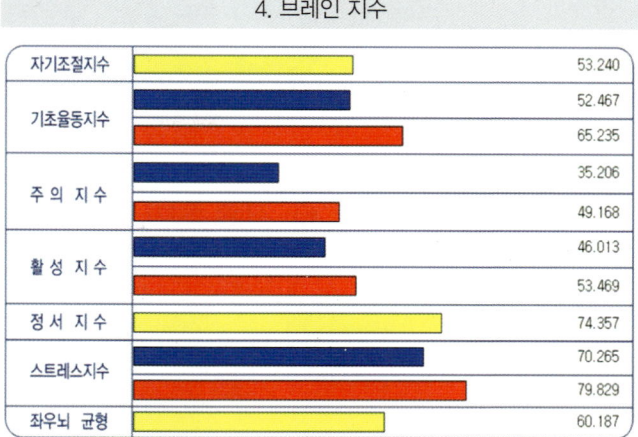

▶ **뇌파의 종류와 브레인 지수**

뇌파의 종류

- **델타파:** 육체의 긴장도. 눈의 피로감
- **세타파:** 주의력 결핍 또는 명상할 때 나오는 고도의 뇌파
- **알파파:** 휴식의 뇌파. 감정적으로 안정된 뇌파
- **SMR파:** 뇌의 각성상태
- **베타파:** 학습, 암기 등의 정신활동

브레인 지수

- **주의력 지수:** SMR파/세타파. 비율에서 성인은 3~4 정도가 나와야 주의력이 좋다고 할 수 있다.
- **정서 지수:** 좌뇌의 알파 세기가 우뇌보다 크면 우울한 경향을 보인다.
- **항스트레스 지수:** 델타파 세기가 강하면 육체가 경직되어 있고, 베타파 세기가 강하면 정신적으로 피로한 상태를 말한다.

03 지도자가 알아야 할 질환 증상

1) 척추측만증

척추측만증이란 일반적으로 척추가 정면에서 보았을 때 옆으로 휜 단순한 2차원적 기형을 지칭한다. 실제로 척추측만증은 척추뼈 자체의 회전과 변형이 동반된 3차원적 기형으로, 수평에서 보았을 때도 비정상적인 만곡 상태를 가진다.

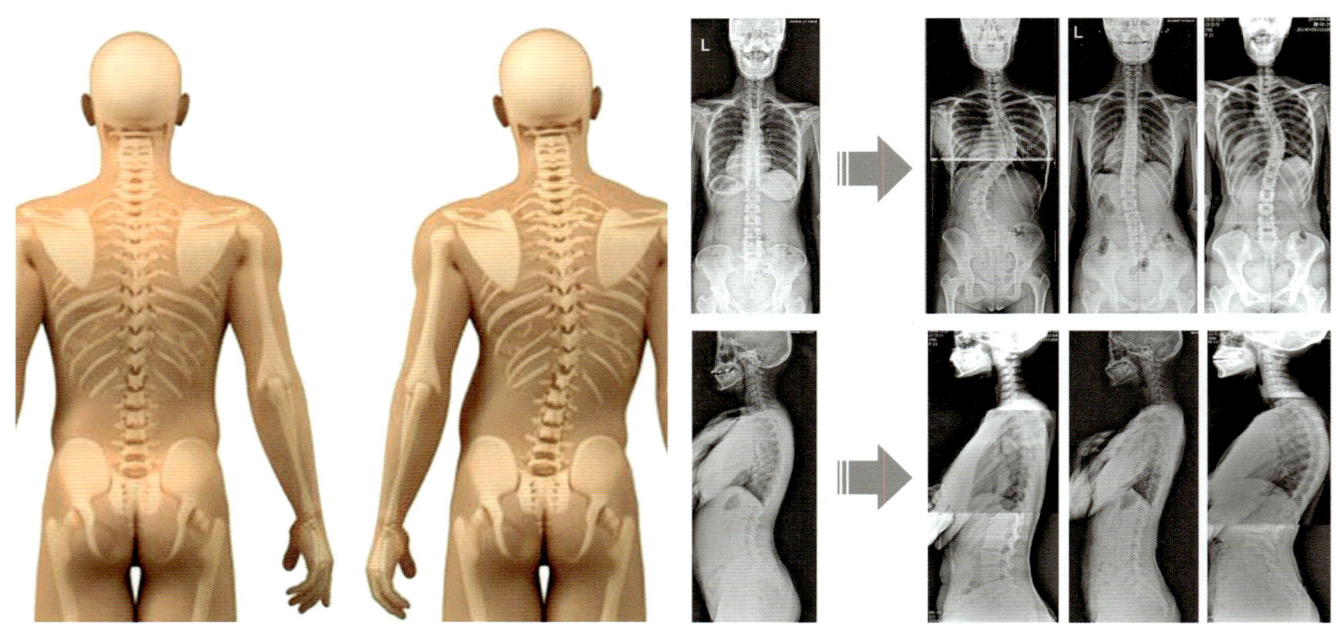

척추뼈의 수평 회전 + 측면으로의 이동 = 3차원적인 척추의 기형

2) 척추측만증의 분류

- **기능적 척추측만증(functional scoliosis)**
  척추에 변형이 없음

- **구조적 척추측만증(structural scoliosis)**
  척추의 회전과 측면으로 이동이 나타남. 구조적 척추측만증의 85%는 그 발생 원인을 알 수 없음

3) 척추측만증의 원인

- 태어날 때부터 척추 형성 과정에 이상이 있는 경우
- 척추를 지지하는 근육의 불균형 및 근육의 약화
- 잘못된 자세, 습관 및 편식에 의한 영양 부족

※ 출처: http://www.godoil.com

4) 척추측만증 증상에 대한 필라테스 지도자의 금기사항

- 질환 진단을 하지 않는다.
- 척추측만증 X-Ray 사진을 진단하지 않는다.
- 고객의 골격을 변형할 수 있는 행위를 하지 않는다.
- 필라테스 지도자는 척추측만증 증상을 보이는 고객이 취하는 '관찰과 기다림(watching and waiting)'이라는 수동적 행위 안에서 적절하게 신체를 움직일 수 있는 방법을 제시할 수 있어야 한다.

5) 척추측만증 증상을 가진 고객에 대한 필라테스 지도자의 역할

- 자세 인지 능력 개선
- 운동법 제시
- 잘못된 동작 인지
- 일상생활 개선 방법 제시(콥스 각도 25° 이하의 일상생활이 가능한 자)

04 척추측만증 증상 예방을 위한 필라테스 프로그램 디자인

	필라테스의 6가지 원리	척추측만증 운동 원리
1	호흡(breathing)	호흡과 회전 방지(breathing & derotate)
2	집중(concentration)	척추 신장(find length)
3	조절(control)	고유수용성 감각을 통한 신체 인지(increase proprioception)
4	중심(center)	중심 근육 강화(work the core)
5	정확성(precision)	바른 자세 유지와 재교육(reinstate plum lines)
6	흐름(flowing)	기능적인 척추 움직임(mobilize the spine)

1. elongation

방법 워밍업 및 자세 유지
시간 5분

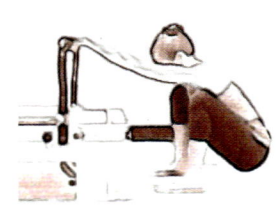 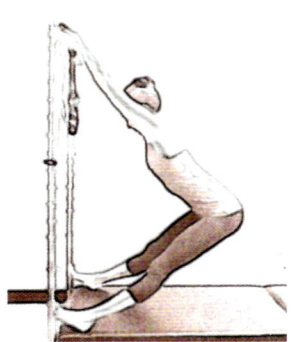

2. breathing / isometric

방법 강한 호흡과 버티기
시간 10분

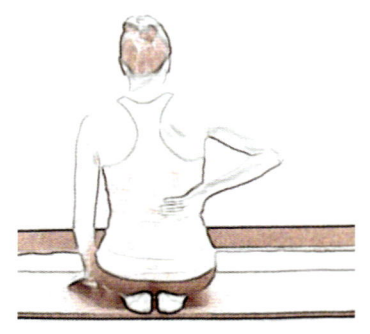

3. corrective exercise

방법 필라테스 동작
시간 20분

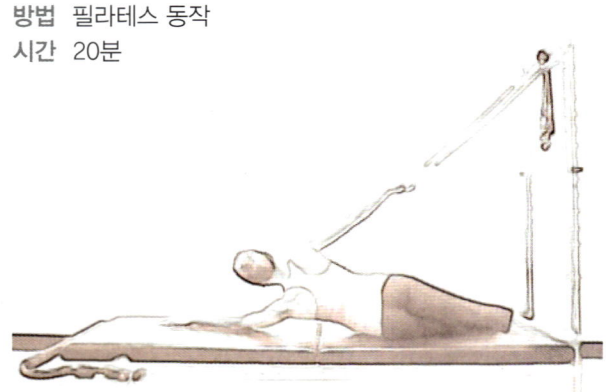

4. stretch

방법 스트레칭 및 마무리
시간 5분

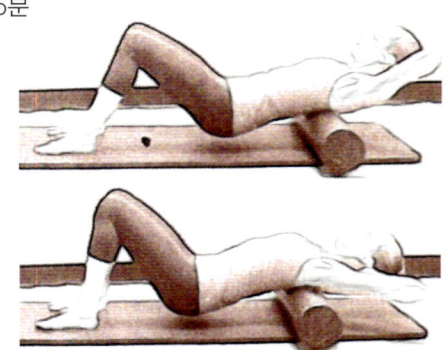

총 수행 시간 40분

05 척추측만증 증상 예방과 영양

- 척추측만증 증상 예방을 위한 올바른 영양 섭취는 신진대사를 높여 RMR(안정대사율)을 증가시키고, 몸을 궁극적으로 변화시키는 것을 도와준다.
- 최상의 컨디션을 유지하기 위해서는 적정량의 탄수화물, 단백질 그리고 지방을 섭취하는 것이 중요하다.
- 바르게 먹고, 식사 습관을 개선하면 척추측만증 증상을 감소시킬 수 있다.
- 규칙적인 운동으로 근력을 유지해야 한다.
- 신선한 식품을 섭취하고 매일 꾸준히 운동하는 것은 더 나은 라이프스타일을 갖도록 돕는다.
- 라이프스타일의 변화가 매우 중요하다. 습관의 변화는 궁극적으로 삶의 차이를 가져다 준다.
- 무의식적인 습관을 변화시키려면, 스스로 그렇게 하겠다는 결심이 우선되어야 한다.

1) 척추측만증에서 균형 잡힌 식이요법의 필요성

- 균형 잡힌 영양 섭취는 척추측만 진행을 지연하는 긍정적 효과가 있다.
- 건강유해식품 섭취와 영양소와 미네랄이 부족한 식생활은 호르몬과 신경전달물질의 불균형을 야기한다.
- 신경 호르몬에 의한 대뇌의 신경 정보 전달은 자세에 영향을 미친다.
- 잘못된 신경계 소통, 영양 부족, 특정 운동의 노출은 측만증 진행을 가속화한다.

한 가정의학과 박사는 영양과 질병 예방은 바늘과 실이라 말한다.

음식은 인간의 건강에 지대한 영향을 미친다. 개인이 건강한 식생활을 하는 것은 가족, 사회 그리고 국가 전체에 큰 파급 효과가 있다. 따라서 올바른 식품의 선택은 건강한 삶을 유지하는 데 중요한 역할을 한다. 그러나 우리가 먹는 음식이 어떻게 소화·흡수되는지, 어떻게 작용하는지, 어떻게 우리 신체를 건강하게 유지하는지에 대해 관심이 부족한 것이 사실이다.

매일 섭취하는 식품이 각종 성인병을 유발할 수 있다는 사실이 밝혀지면서 올바른 식품 섭취 방법을 통해 질병 예방과 건강을 유지하려는 흐름이 커지고 있다. 현대인의 건강한 삶을 위해 다양한 건강 기능성 식품과 영양이 건강을 위한 하나의 대안으로 각광받고 있다.

2) 척추측만증 예방을 위한 척추 건강 추천 식품

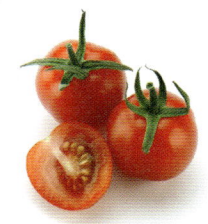

토마토
토마토의 플라보노이드와 카로티노이드 성분은 무릎과 허리 통증을 완화시키는 효과가 있다.

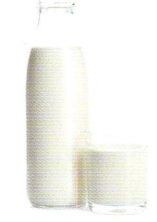

우유
풍부한 단백질과 비타민을 함유하여 해독작용, 근육증진, 골다공증 예방, 불면증 개선에 도움을 준다.

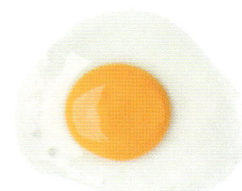

달걀
달걀 노른자에 함유된 비타민 D는 면역력 강화와 척추 건강에 좋다. 비타민 D가 결핍되면 체내의 칼슘과 인산 부족으로 인해 디스크의 원인이 되기도 한다.

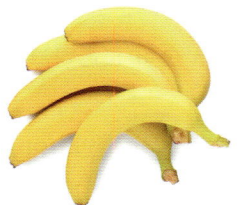

바나나
바나나에 있는 풍부한 섬유질은 장운동을 촉진하고, 무기력감과 피로 완화에 효과적인 칼륨도 많이 함유되어 있다.

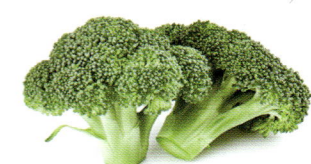

브로콜리
브로콜리에는 시금치보다 많은 칼슘이 있다. 적절한 칼슘 섭취는 관절 질환 예방과 건강한 척추를 유지하는 데 효과적이다.

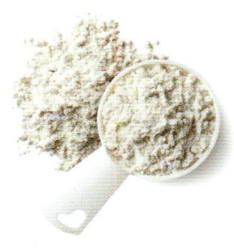

단백질 파우더
단백질은 근육을 성장시키고 골다공증을 예방하며 면역력 향상에 효과적이다.

3) 척추측만 관리 영양섭취 프로그램의 기대 효과

	해당 영양소	기대 효과
1	생강과 심황 같은 아유르베 허브와 레몬, 비타민 C	통증 완화
2	척추측만증으로 인한 소화 장애를 개선하는 소화 효소	소화 기능 개선
3	오메가-3 지방산	뇌 기능 강화
4	건강한 결합조직을 지원하는 아미노산, 미네랄 등	자세 개선
5	신체의 칼슘을 흡수하도록 돕는 비타민 D	칼슘 흡수와 뼈 밀도 강화
6	비타민, 칼슘, 아미노산	간과 부신 기능 향상

4) 아미노산의 6가지 효능

	해당 아미노산	효능
1	티로신, 트립토판, 히스티딘, 글루타민산, 아이소류신	신경 기능 향상
2	아르기닌, 라이신, 트레오닌, 발린	성장 촉진, 성장 호르몬 합성
3	BCAA(아이소류신, 류신, 발린)	근육 강화
4	류신, 알라닌	간 기능 향상, 간 에너지원
5	글루타민, 아르기닌	체지방 대사 촉진, 다이어트
6	아스파라긴산, 글루타민산	피로 회복

5) 필요가 곧 동기

우리가 무엇인가 원하는 것은 필요가 있기 때문이다. 욕구가 있음은 건강하다는 증거이다. 스스로 잘생겨 보이고 싶어 하는 욕구, 건강하게 오래 살고 싶은 욕구, 가능한 한 최상의 몸매를 유지하고 싶어 하는 욕구는 본능이 그것을 원하기 때문이다. 매일 이러한 욕구를 충족하기 위한 목표를 세우고 한 발짝씩 나아가기 위해서는 동기를 갖는 것이 중요하다. 매일 잠자리에서 일어나 자기 자신에 대해 만족감을 느끼며 성취하려는 것은 우리 안에 내재하고 있는 동기가 바로 그 원료이다. 동기는 마음의 용과 같아서 내가 느끼고 혹은 무엇인가를 시작하고자 할 때, 내 안에 존재하는 용이 불을 뿜어내면서 그 힘으로 무엇인가 계속 해나갈 수 있다. 그리고 작은 것부터 습관을 바꾸도록 해야 한다.

우리의 삶에서 무관심한 것들로 인해 결국 후회하게 되는 일들이 있다. 건강이 그런 것 중의 하나이다. 신체적 문제 상황은 작은 것에서 시작하지만, 결국 나중에는 관리하기가 점점 어려워지곤 한다. 그렇기에 젊어서, 혹은 나의 문제 상황을 알게 된 그 시점부터 이러한 것들을 예방하려는 행위를 하는 것이 중요하다.

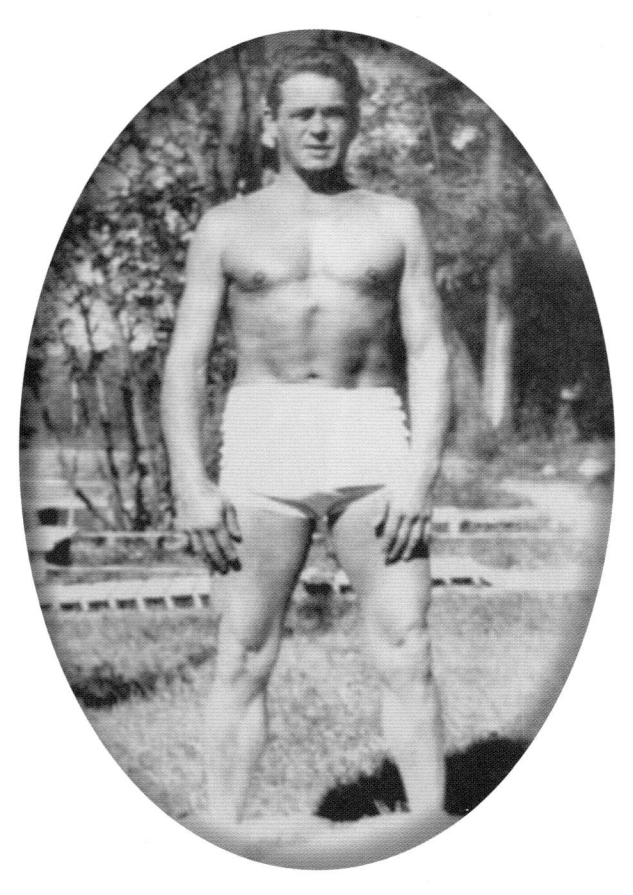

It is the mind itself which builds the body.

신체를 만드는 것은 바로 마음이다.

III. 근막을 통한 필라테스 동작 분석

01　근막의 이해
02　근막의 종류
03　근막과 필라테스
04　근막의 작용에 대한 동작별 해석

01 근막의 이해

근막이란 뭘까? 일단 우리의 몸이 움직일 때를 생각해보자. 팔꿈치를 구부렸을 때 작용하는 근육으로 이두근(biceps brachii) 수축을 알 수 있다. 하지만 이 하나의 근육만 작용하지는 않을 것이다. 시야를 조금 넓혀 주변의 근육들을 살펴보면, 뒤쪽의 삼두근이 잘 늘어나야 움직임이 원활히 일어날 수 있다는 걸 알 것이다. 여기서 '주동근(agonist)', '협력근(synergist)', '길항근(antagonist)'의 개념까지 확장시켜 생각해볼 수 있다(정확히는 팔꿈치의 굽힘에서 이두근은 협력근이며, 주동근은 상완근이다).

하나의 관절에서 주변 관절까지 생각을 넓혀보면 각 관절마다 담당하고 있는 안정성(stability)과 가동성(mobility)의 개념을 알 수 있을 것이다. 예를 들어 어깨는 상대적으로 가동성이 큰 관절이고, 팔꿈치는 안정성을, 손목은 가동성을 담당하고 있다는 가설(joint by joint approach)로 각 관절의 연관성을 이해할 수 있다. 이제 시야를 더욱 확장시켜 전신 움직임을 바라보면, '근막'이라는 조직이 눈에 띌 것이다.

예전에는 근막이라는 개념은 단순히 근육을 싸고 있는 막으로서 크게 중요하지 않은 요소였다. 하지만 많은 연구들이 진행되면서 최근 근막의 역할이 재조명되기 시작했다.

좁은 의미에서의 근막은 근육을 싸고 있는 막으로, 근육과 관련된 결합조직을 의미한다. 〈그림 3-1〉에서 볼 수 있듯이 근육의 여러 층을 겹겹이 싸고 있는 이 막들(endomysium/perimysium/epimysium)은 1차적으로 근육을 보호하는 기능이 있다. 근막은 근육 사이

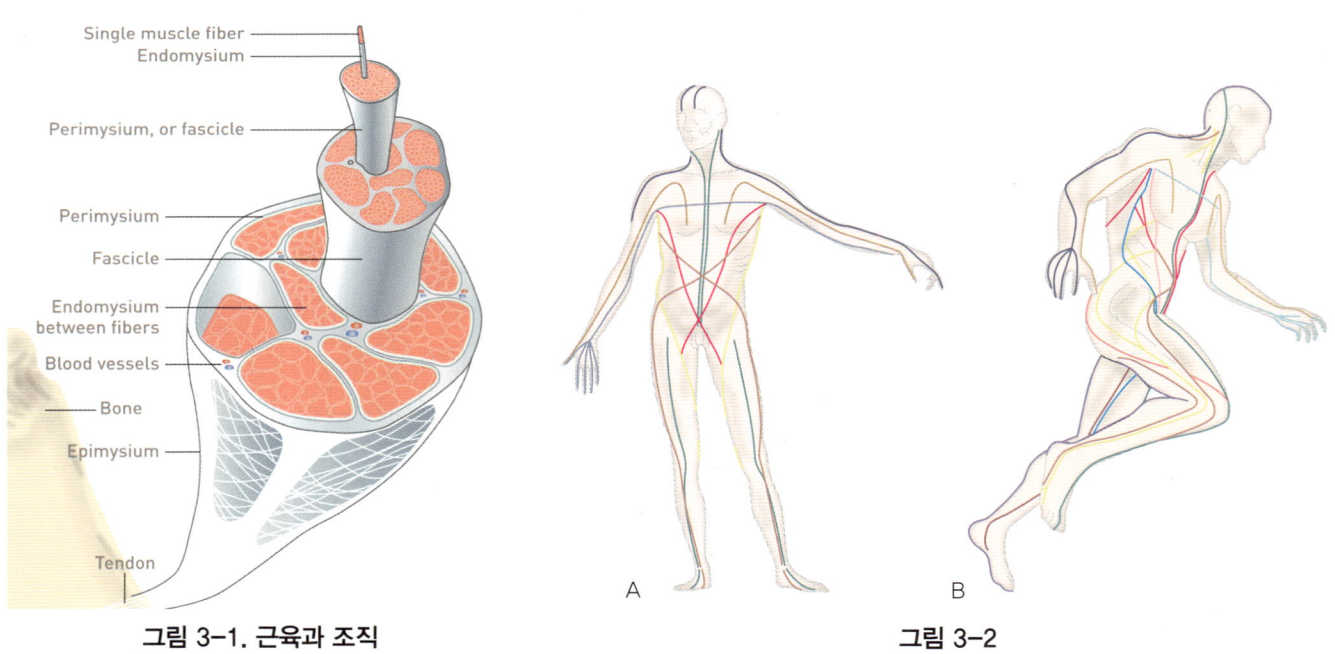

그림 3-1. 근육과 조직　　　　　　　　　　　　　　그림 3-2

의 마찰을 최소화시켜 그사이를 지나가는 신경과 혈관을 보호하기도 한다. 또한 근육에서 발생한 힘과 에너지가 잘 전달될 수 있도록 근육의 기능을 도와 긴장을 같이 전달하는 역할을 한다.

넓은 의미에서의 근막은 단순히 근육을 싸고 있는 막뿐만 아니라 인대, 뼈, 힘줄, 내장기관 등 전신의 많은 조직을 연결하는 모든 구조물을 의미한다. 몸 전체에 걸쳐 있는 이 조직을 통해 전신의 구조적·기능적 연속성을 가진다고 할 수 있다.

* 근막의 정의에 대한 여러 견해

- **Gray's Anatomy (Standring 2016)**
  근막은 육안으로 충분히 볼 수 있는 결합조직 덩어리를 말한다. 그 구조는 굉장히 다양한 형태지만, 일반적으로 근막에 있는 콜라겐 섬유는 힘줄에서 보여지는 평행하고 압축된 배열이 아니라 엮여 있다(interwoven)고 한다.

- **Fascia Research Congress (Findley & Schleip 2007)**
  근막은 전신의 3차원적 연속성의 구조적 지지를 형성하는, 인체에 퍼져 있는 결합조직 시스템의 연부조직이다. 모든 기관, 근육, 뼈, 신경들을 둘러싸고 서로 관통하고 있으며, 인체가 기능적일 수 있는 유일한 환경을 만들어준다(지방세포, 인대, 힘줄, 관절낭, 기관, 혈관막, 신경초, 수막, 뼈막, 근육의 막들을 포함하는 모든 결합조직을 포함하고 있음).

- **Fascia Nomenclature Committee (Adstrum 2017)**
  근막 시스템은 몸 전체에 퍼져 있는 결합조직들로 이루어진 3차원적 연속성 구조물이다. 근육 내, 근육 사이 결합조직인 근내막(endomysium), 근다발막(perimysium), 근외막(epimysium)뿐만 아니라 인대, 힘줄, 관절낭, 그리고 지방세포, 내장기막, 뇌척수막까지 포함하고 있다. 근막 시스템은 모든 근육, 뼈, 신경섬유, 장기들을 둘러싸고 있으며 서로 엮여 관통하고 있어 인체가 기능적인 구조일 수 있게 함과 동시에 모든 인체 시스템들이 잘 기능할 수 있는 환경을 제공한다.

* 텐세그리티(Tensegrity)

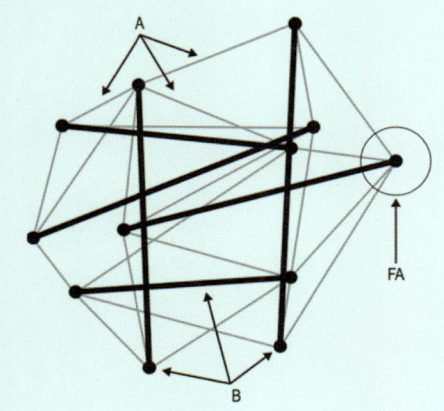

텐세그리티란 왼쪽 그림처럼 압력과 장력에 대해 단단한 구조와 유연한 조직들이 이루고 있는 구조적 안정성을 의미한다. 즉, 여러 지지점과 그사이의 긴장이 균형을 이루어서 쉽게 무너지지 않는 안정성이 생겨나는 상태를 의미한다. 인체에서는 뼈 같은 단단한 구조물과 근막 같은 유연한 결합조직들에 걸려 있는 긴장을 통해 전신에 구조적인 안정성이 생긴다는 것을 확인했고, 이를 '바이오텐세그리티(bio-tensegrity)'라고 한다. 즉, 근막은 인체에서 긴장을 통해 전신의 구조적인 안정성을 만들 수 있는 중요한 조직이라고 할 수 있다.

* 근막의 특징

근막에서 가장 중요한 개념은 인체의 모든 조직과 연결되어 있는 3차원적인 연속적 구조물이라는 것이다. 즉 몸 전체에 걸쳐 이어져 있는 조직으로, 움직임과 관련된 긴장과 부하를 전달하는 동적인(dynamic) 구조물이라는 게 가장 큰 특징이다. 그렇기에 근막을 늘이거나 이완시킨다는 수동적인 개념보다는 움직일 때 근육의 작용에서 힘이나 부하가 연결될 수 있도록 유도하는 게 운동을 지도하는 데 핵심일 것이다. 이렇게 움직임과 관련된 동적인 조직이기에 힘줄과 유사하게 근육의 에너지를 저장하고 전달하는 역할을 하기도 한다.

또한 근막 내부에는 수많은 고유수용성 감각과 내부 수용 감각이 분포되어 있어서 자세에 대한 인지와 조절에도 크게 작용한다. 고유수용성 감각과 내부 수용 감각의 특징과 차이는 다음과 같다.

■ 고유수용성 감각 (Proprioception)

고유수용성 감각이란 관절의 위치, 힘줄의 부하, 인대의 긴장, 근긴장 상태 등 인체의 여러 기계적 자극들을 지속적으로 확인하고 감시할 수 있는 수용기들을 말한다. 무릎이 어느 정도로 구부러져 있는지, 이 조직에 힘이 얼마나 실려 있는지, 근육에 힘을 얼마나 쓰고 있는지 등을 인지할 수 있는 감각을 의미하는데, 여기에 작용하는 대표적인 구조물은 골지건기관(GTO)과 근방추(muscle spindle)가 있다. 근막에서의 고유수용성 감각은 주로 근막 구조 내에 위치해 있는 여러 수용기들에 의해 정보를 받아들인다.

■ 내부 수용 감각 (Interception)

근막에는 수많은 내부 감각 수용기(interoceptor, interstitial mechanoreceptor)들이 존재한다고 한다. 내부 수용 감각이란 체내에서 일어나는 변화나 자극을 감지하는 감각으로, 아래와 같이 생리적인 감각들뿐만 아니라 심리적인 상태에 대한 감각들도 포함한다.

- 따뜻함이나 차가움
- 배고픔이나 목마름
- 통증, 따가움, 가려움
- 근육의 활성
- 심박

고유수용성 감각과는 엄연히 다른 것으로, 고유수용성 감각의 경우 뇌에서 활성화되는 부위가 1차 체감각 피질(primary somatosensory cortex)인 반면, 내부 수용 감각은 섬 피질(insula cortex)이 활성화된다.

02 근막의 종류

근막은 총 7가지로 나누어볼 수 있다. 여기에서는 토머스 마이어스(Thomas Myers)가 《근막경선 해부학(Anatomy Trains)》에서 분류한 7가지 근막경선을 간략하게 설명해보고자 한다.

각 경선은 기차 레일처럼 이어져 있는 선을 의미하며, 여러 조직이 전신에 걸쳐 이어져 있는 형태를 말한다. 하나의 일관된 방향으로 이어져 있고, 심부와 표면의 경선은 각각의 깊이에 따른 주행을 하는 게 특징이다.

'근막경선'이라는 개념에서 유의해야 할 부분은 이 모든 개념이 과학적으로 입증된 이론은 아니라는 것이다. 시체 해부 연구를 근거로 하는 체계적 문헌 고찰(systematic review)에 따르면, 표면 후방선(14개의 연구), 후방 기능선(8개의 연구), 전방 기능선(6개의 연구)의 존재에 대해서는 강력하게 증명할 근거가 있다. 하지만 나선선과 외측선에 대해서는 근거가 모호하며, 표면 전방선에 대한 근거는 부족하다고 한다(Wilke et al., 2016).

하지만 치료 환경에서나 움직임을 확인하고 가르치는 환경에서 이 개념은 유용하게 사용될 수 있는 가설이기에 소개해보고자 한다.

1) 표면 후방선 Superficial Back Line

표면 후방선은 족저근막부터 햄스트링, 기립근 그리고 후두하근을 지나 앞쪽 이마까지 길게 몸통의 뒷면을 주행한다. 말그대로 머리부터 발끝까지 이어져 있는 근막으로, 이 근막에 해당하는 근육들이 작용한다면 몸통에서는 척추의 신전이 발생한다.

척추의 굴곡을 제한하여 신전을 통해 직립을 도와주는 선이며, 신전에 해당하는 대부분의 운동에 작용한다.

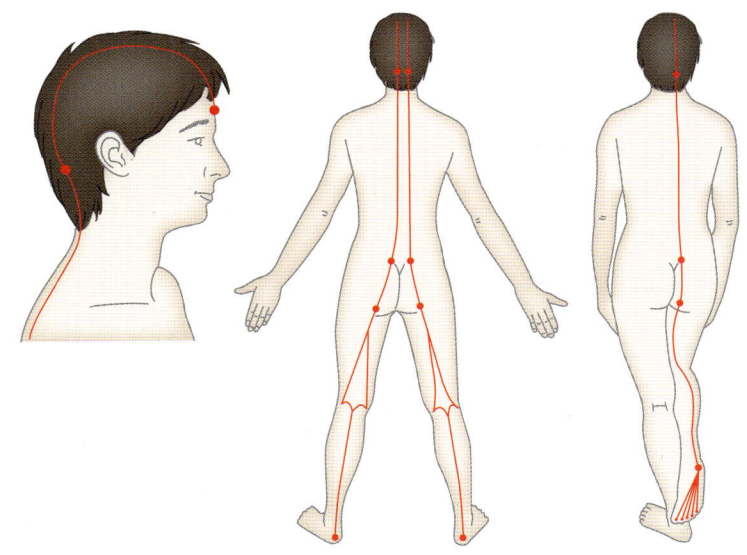

표면 후방선이 활성화되는 동작들은 다음과 같다.

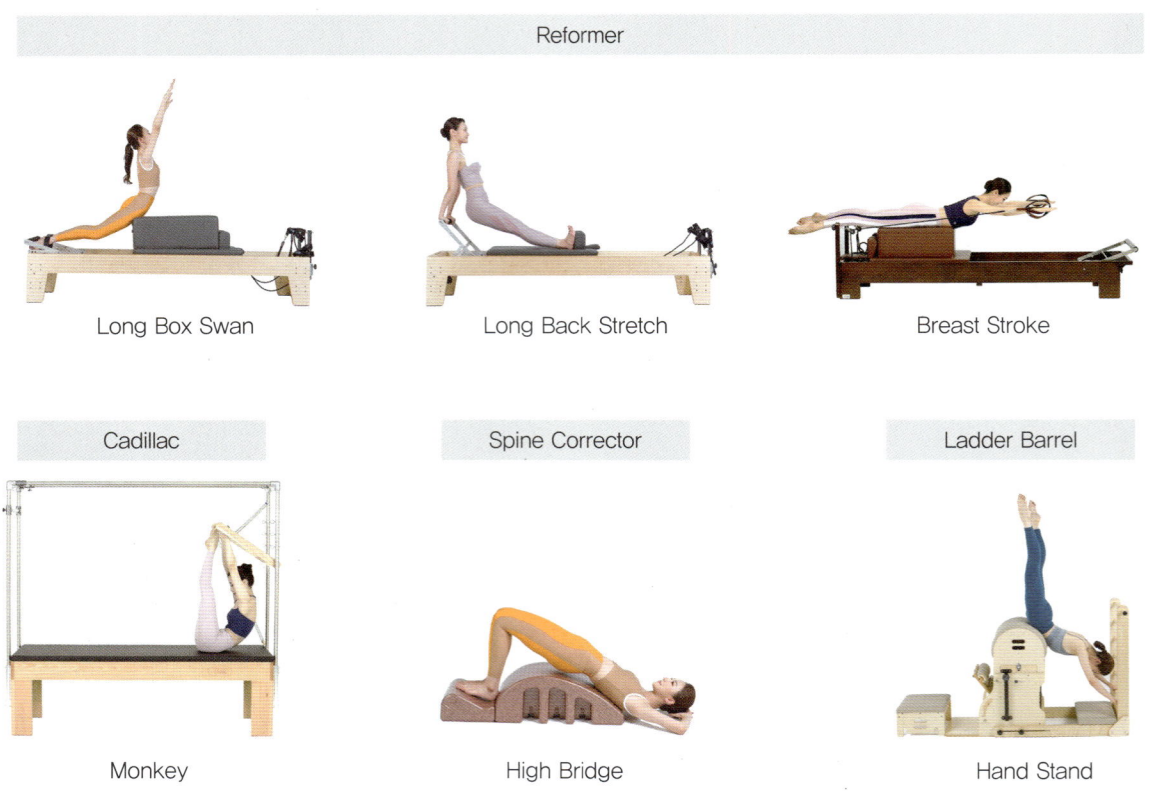

근육이 수축하면서 작용하는 척추의 신전이 보여지는 동작과 근육이 길어지면서 작용하는 신장성 수축 또는 이완을 필요로 하는 동작을 소개하고자 한다.

▶ **스완다이브(Swan Dive)**

스완다이브는 척추를 신전시키는 대표적인 동작으로, 뒤 표면에 위치한 근육들인 기립근, 햄스트링 등이 수축하여 움직임을 만들어낸다. 주의해야 할 점은 표면 후방선의 일방적 수축이 아닌 심부·표면 전방선과의 상호작용을 통해 척추의 신장(elongation) 및 신전을 유도해야 한다는 것이다. 표면 후방선만 우세하게 작용하여 신전이 일어나는 경우 척추의 후면 조직에 과한 압박으로 불편감이 유발될 수 있으니 조심해야 한다.

또한 척추의 신전이 척추 전체에서 균형감 있게 나타나는지도 확인해야 할 것이다. 일상생활에서 장시간 앉아서 지내는 경우 자연스럽게 흉추의 가동성이 떨어질 수 있는데, 그렇게 되면 흉추에서의 신전 움직임(thoracic extension)이 잘 나오지 않을 것이다. 흉추의 움직임을 유도하기 위해서는 다음과 같은 동작을 한다.

- 정수리가 길어지게, 척추 전체를 길게 신장하여 동작한다.
- 흉골(sternum)을 바닥으로 누르면서 앞으로 보낸다는 느낌으로 흉추를 젖혀준다.

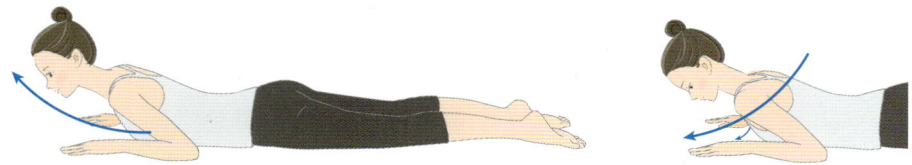

▶ **몽키(Monkey)**

몽키는 표면 후방선의 신장 및 이완이 두드러지는 동작이다. 머리부터 발끝까지 붙어있는 표면 후방선의 이완을 관절별로 나누어보면 ① 족저근막에서 종아리 근육으로 이어지는 발목 관절에서의 가동성(dorsiflexion), ② 햄스트링에서 종아리 근육으로 이어지는 무릎 관절에서의 가동성(knee extension), ③ 햄스트링에서 기립근으로 이어지는 고관절의 가동성(hip flexion), ④ 후두하근이 이완되는 고개의 끄덕임(atlanto-occipital joint flexion)이 있을 것이다.

몽키 동작에서는 특히 발목 관절과 무릎 관절에서의 스트레칭이 가장 많이 나타날 것이다. 몽키와 매트의 롤업(roll up) 동작은 형태가 유사하다는 것을 알 수 있다. 몽키에서 표면 후방선의 이완이 잘 보인다면, 롤업 동작을 수행하는 데 표면 후방선의 신장성 수축이 가능할 것이라 예상할 수 있다.

2) 심부 전방선 Deep Frontal Line

심부 전방선은 인체에서 가장 깊이 위치한 경선으로 서 있을 때 중력에 대해 인체를 지지하는 역할을 담당한다.

① 골반기저근과 횡격막이 여기에 포함되어 있으며, 앞쪽에서 요추를 지지함과 동시에 복부와 골반 사이 공간을 형성하고 있다. 또한 호흡에 관여하여 전반적인 체간의 안정성을 담당한다.
② 설골 상·하근(infrahyoid/suprahyoid)과 경장근(longus coli), 두장근(longus capitis), 사각근(scalene) 등의 연결로 이어지는 심부 전방선은 경추의 안정성을 담당하고 있으며 머리의 무게에 대해 끊임없이 균형을 잡아주고 있다.
③ 요방형근/장요근-골반기저근-내전근에서 발끝까지 이어지는 연결선은 중력에 대항하여 체간을 단단하게 지지해주는 역할을 한다.

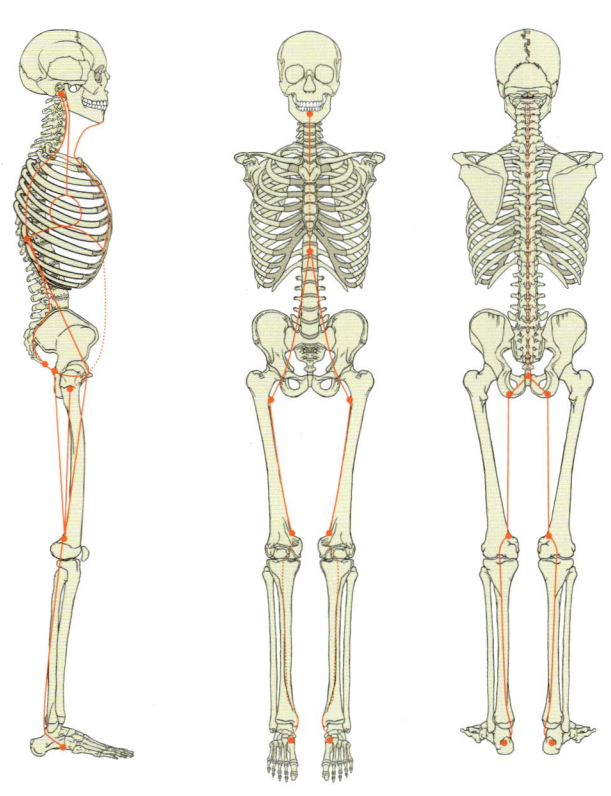

다음은 심부 전방선의 활성을 볼 수 있는 동작들이다.

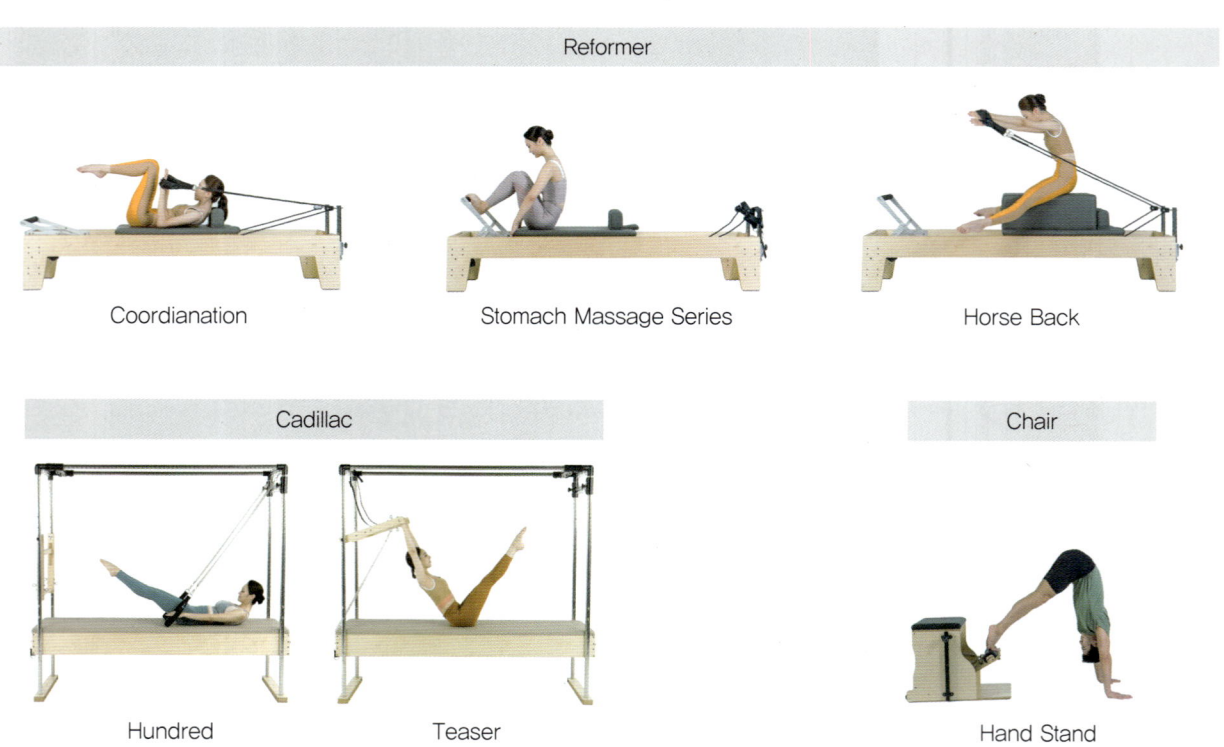

▶ 헌드레드(Hundred)

헌드레드나 롤업, 넥컬(neck curl) 등 경추부터 척추의 굴곡을 만드는 동작을 한번 살펴보자. 고개를 끄덕이는 동작(head nods)를 통해 고리뒤통수관절(atlas-occipital joint)의 움직임을 만드는 과정에서 경장근(longus colli)과 두장근(longus capitis)이 활성화된다. 넥컬(neck curl)을 하는 과정에서 활성화된 근육의 긴장을 흉막과 흉횡근(transverse thoracis)으로 이어받아 전후 횡격막으로 연결해야 한다.

그렇기 때문에 머리부터 체간을 드는 과정에서 **흉골을 바닥으로 누르는 느낌**을 이어가며 몸통으로 이어지도록 유도해야 할 것이다.

- 고개를 가볍게 끄덕이며 준비 동작을 한다.
- 흉골을 바닥으로 누르면서 연결하여 컬을 만들어본다.

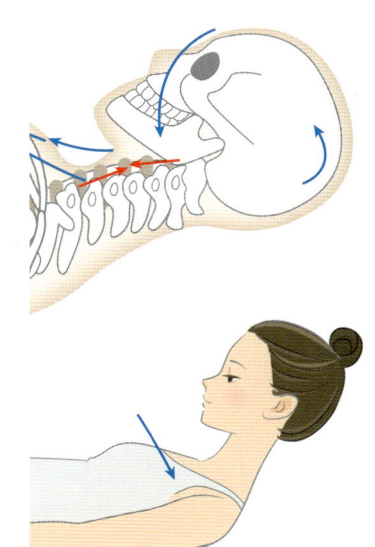

3) 기능선 Functional Line

기능선은 다른 경선보다 몸통의 표면에 위치한 근육들로 이루어져 있다. 일반적으로 심부, 즉 몸통 깊이 있는 근육들은 자세를 유지하는 안정성을 담당하는 근육들이며, 몸통 표면에 위치한 근육들은 좀 더 움직이는 데 힘을 쓰는 운동성을 담당하는 근육들이다. 기능선은 표면에 위치한 근육군들로 구성되어 있어 자세 조절에는 거의 관여하지 않고, 움직임을 담당하는 근육들로 이루어져 있기에 기능을 담당한다는 의미에서 '기능선'이라고 한다.

뒤쪽에서는 크게 '광배근-요천추근막-대둔근'으로 이어지며, 앞쪽에서는 '대흉근-복직근-장내전근' 등 힘을 쓰는 큰 근육들로 이어져 있다. 앞뒤 기능선 모두 몸통을 사선으로 가로질러 연결되어 있어 항상 나선 방향(helical pattern)의 움직임을 만들어낸다.

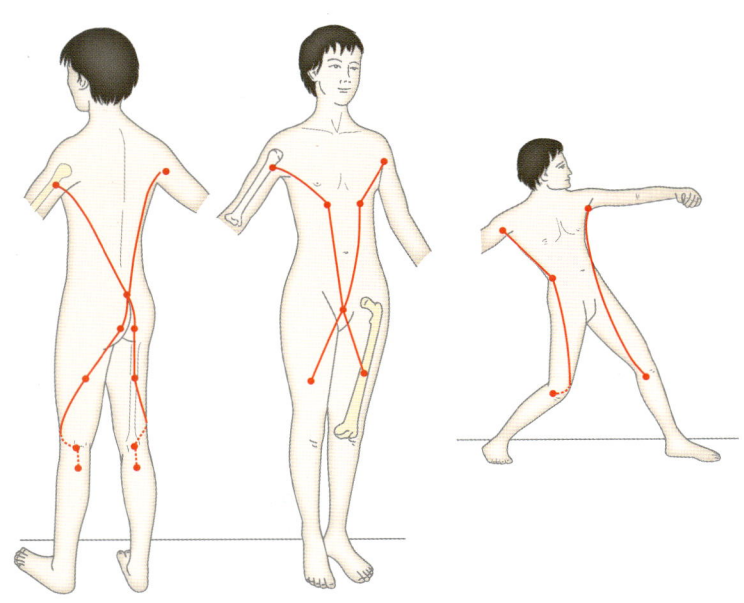

기능선이 활성화되는 동작들은 다음과 같다.

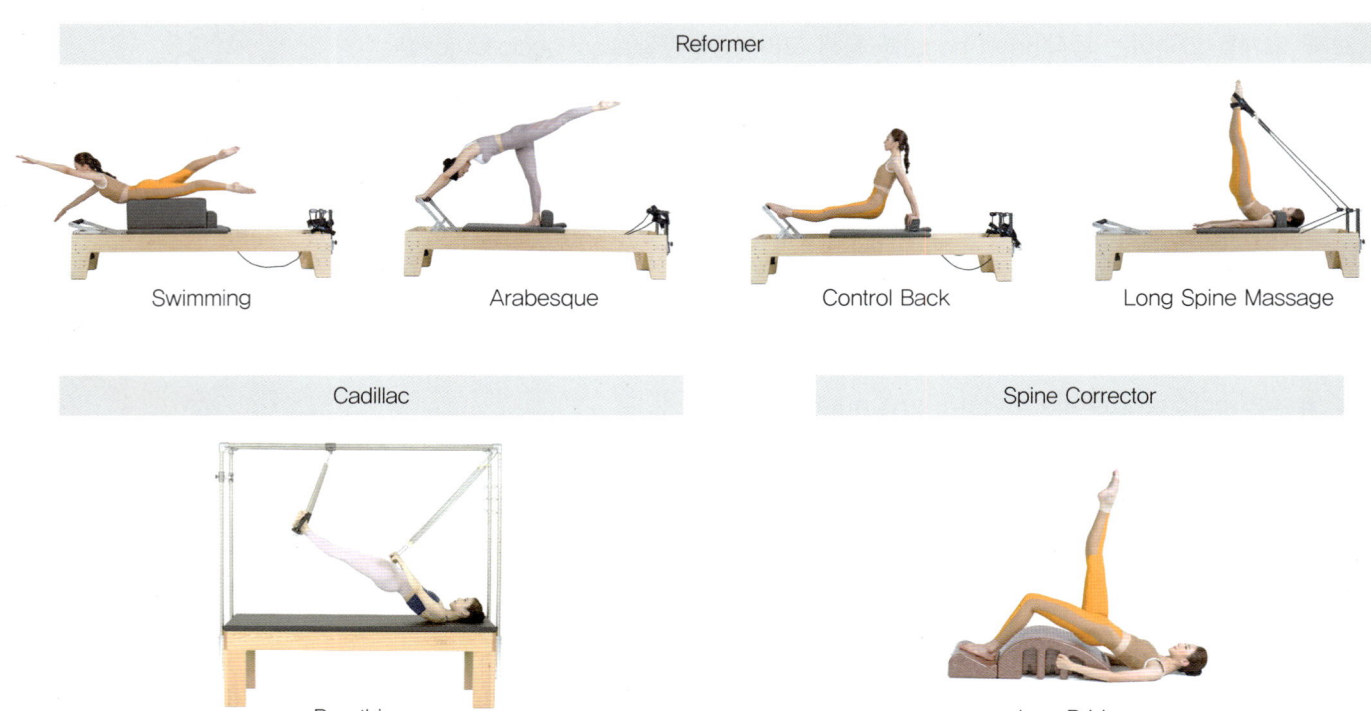

▶ 호흡(Breathing)

캐딜락(cadillac)에서 진행하는 호흡에서 후면 기능선의 역할을 살펴보자. 광배근-요천추 근막-대둔근으로 이어지는 라인이 함께 활성화가 일어나야 할 것이다.

광배근의 기능은 팔(정확히는 위팔뼈)을 몸 쪽으로 가까이 가져올 때 작용하므로 팔꿈치나 손목에서의 굽힘이나 꺾임 없이 팔 전체를 몸 가까이 당기는 게 중요하다.

기립근이 아닌 대둔근의 활성도를 높이기 위해서는 고관절의 폄(hip extension)이 일어나도록 하는 게 중요하다.

- 팔 전체를 바닥으로 끌어당긴다.
- 고관절 앞부분의 바지 주름을 편다는 느낌으로, 다리를 아래로 누르면서 엉덩이를 들어준다.

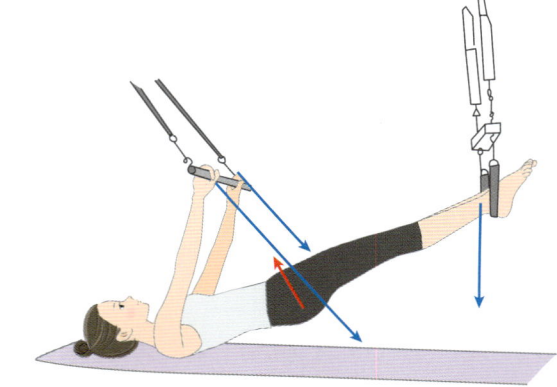

4) 상지선 Arm Line

어깨는 운동성이 크고 자유도가 높은 관절로, 여러 개의 라인으로 이루어진 상지선이 어깨의 안정성과 운동 조절을 담당하고 있다. 어깨는 운동적 측면에서 보면 상체를 사용하는 밀고 당기는 동작들에서 큰 운동성이 요구되며, 손으로 지지하거나 매달리는 동작에서는 안정성이 좀 더 크게 요구된다.

자세적 측면에서 보면 직립 자세에서는 팔이 체간에 매달려 있기에 상지선의 자세적 기능이 크지 않다고 생각할 수 있다. 하지만 어깨와 팔의 위치가 갈비뼈, 목, 허리, 그리고 호흡 기능까지 영향을 미칠 수 있고, 일상생활의 모든 동작에서 팔은 계속 사용되기에 자세적 기능도 어느 정도 가지고 있다.

상지선은 심부와 표면, 앞과 뒤로 크게 네 가지로 나눌 수 있으며, 나선 패턴(helical pattern)으로 작용하는 기능선, 나선선, 외측선 등 여러 다른 경선들과 연결성을 가진다는 특징이 있다.

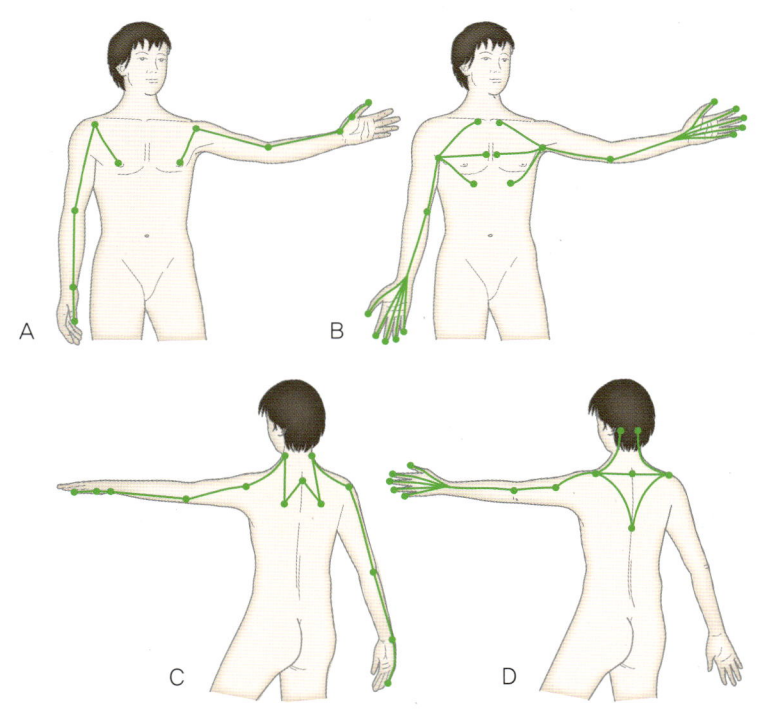

A. **심부 전방 상지선**: 소흉근–상완이두근–엄지두덩근
B. **표면 전방 상지선**: 대흉근–외측근간격막(medial intermuscular septum)–굴곡근군
C. **심부 후방 상지선**: 능형근, 견갑거근–회전근개–상완삼두근–엄지두덩근
D. **표면 후방 상지선**: 승모근–삼각근–신전근군

상지선이 활성화되는 동작들은 다음과 같다.

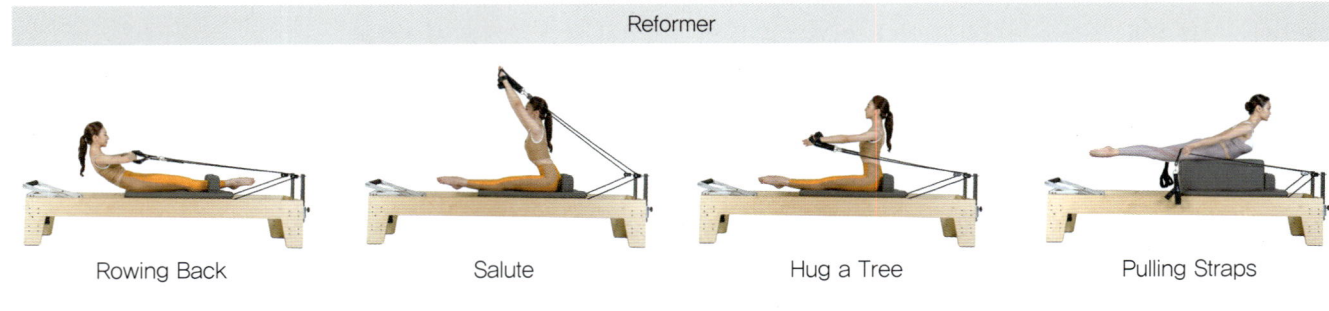

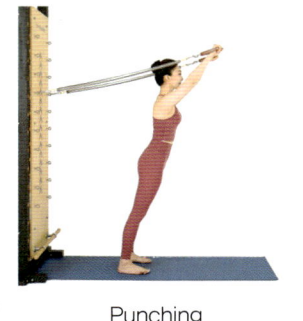
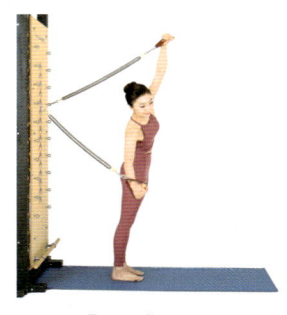

▶ 풀링 스트랩스(Pulling Straps) 1, 2

상지선의 열린사슬운동을 보는 동작으로 각각 정중면(sagittal plane)과 관상면(coronal plane)에서의 움직임을 확인한다. 정중면에서 어깨의 움직임은 어깨 굴곡과 신전(shoulder flexion & extension), 관상면에서 어깨의 움직임은 외전과 내전(abduction & adduction)이 나타난다.

동작들에서 견갑골의 안정성이 강하게 요구되는데, '전거근-능형근'으로 이어지는 나선선의 일부가 이때 중요하게 작용할 것이다.

▶ 롱 스트레칭(Long Stretch)

롱 스트레칭은 상지선의 닫힌사슬운동(closed kinetic chain)을 볼 수 있는 동작으로 모든 상지선이 활성화되겠지만, 그중에서도 특히 돌아오는 동작에서 '능형근/견갑거근-회전근개-상완삼두근'으로 이어지는 심부 후면 상지선의 활성을 유도한다.

앞서 설명했듯 상지선은 다른 경선들과 함께 작용하는 경우가 많고, 여기서는 기능선과의 협력을 통해 광배근의 활성이 함께 이루어져 움직임이 완성된다.

- 팔을 몸 쪽으로 당겨서 팔로 끌어온다.

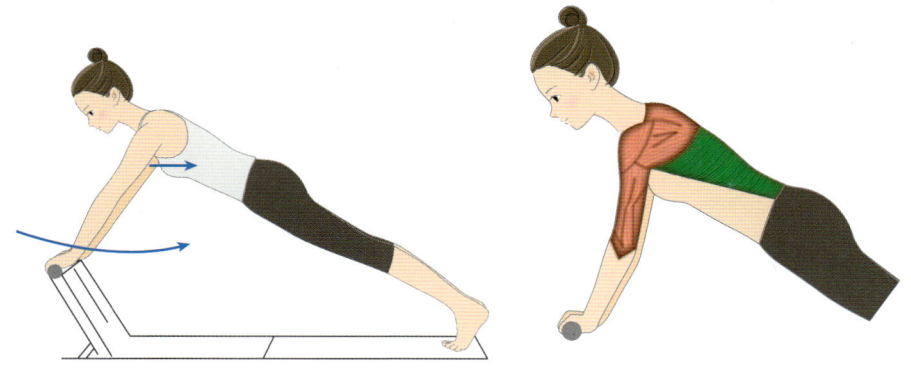

5) 나선선 Spiral Line

나선선은 몸 전체를 이중으로 사선 방향으로 감싸고 있는 경선이다. 간략하게 보면 상체에서는 '두판상근-능형근-전거근-내/외복사근'으로 연결되어 있으며, 하체에서는 '대퇴근막장근-장요인대-전경골근-장비골근-대퇴이두근'으로 발을 감싸서 이어진다.

몸 전체를 감싸고 있어 모든 면에서의 균형을 유지하는 데 작용한다. 특히 날개뼈의 안정성과 조절 능력에 크게 영향을 미치고, 발의 아치와 골반 경사와도 관련이 크다.

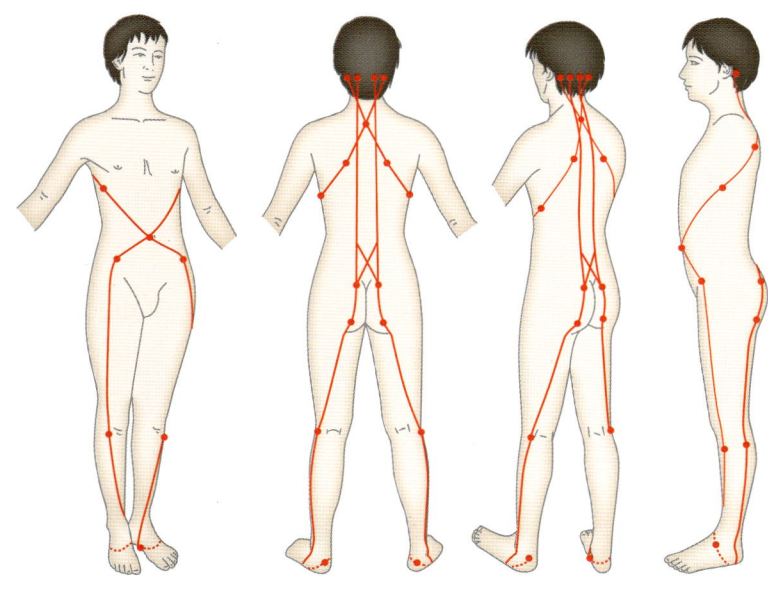

나선선이 활성화되는 동작들은 다음과 같다.

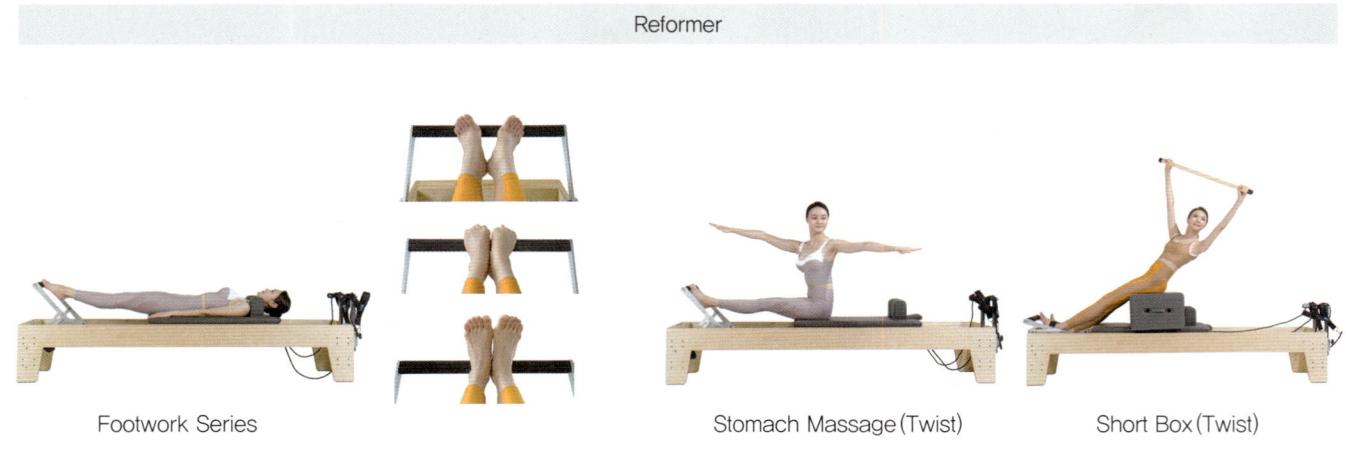

Reformer		
Footwork Series	Stomach Massage (Twist)	Short Box (Twist)

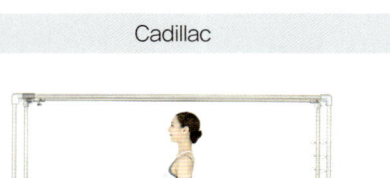

Cadillac — Chest Expansion

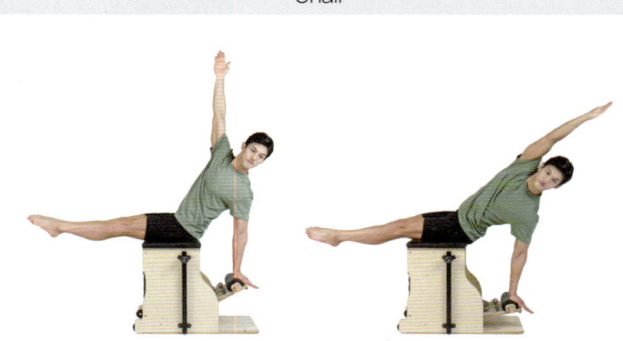

Chair — Side Arm Twist

▶ 풋워크 시리즈(Footwork Series)

풋워크 시리즈는 발가락(toes), 아치(arches), 발뒤꿈치(heels)로 구성되어 있다. 이 동작의 목적은 발의 반사에 대한 자극도 있지만, 기능적으로 보면 파워하우스의 활성화, 체간과 다리의 분리된 움직임이 특징일 것이다. 또한 발의 기능을 살리고 움직임에 따른 다리의 정렬을 확인할 수 있는 좋은 동작이다.

기능선 측면에서 보면 발의 내/외전, 즉 전경골근-장비골근 사이의 균형을 유지한 채로 움직일 수 있는지, 대퇴이두근을 우세하게 사용할 수 있는지, 또는 무릎보다 고관절을 우세하게 사용할 수 있는지 등을 확인할 수 있다.

지지하는 발을 중점적으로 보면 다음과 같다.

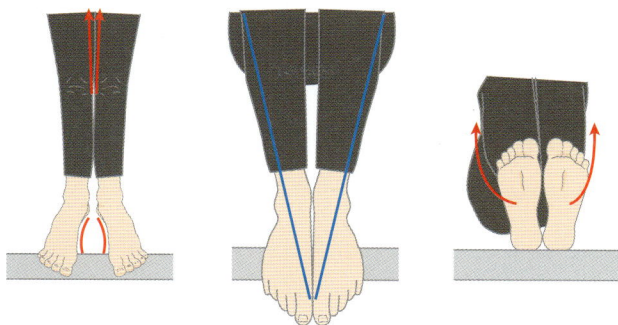

또한 (발의 위치에 따라) 다리의 정렬을 확인할 수 있는데, 이때 '대퇴근막장근-전경골근-장비골근-대퇴이두근'으로 이어져 있는 기능선의 활성화 정도를 살펴볼 수 있을 것이다.

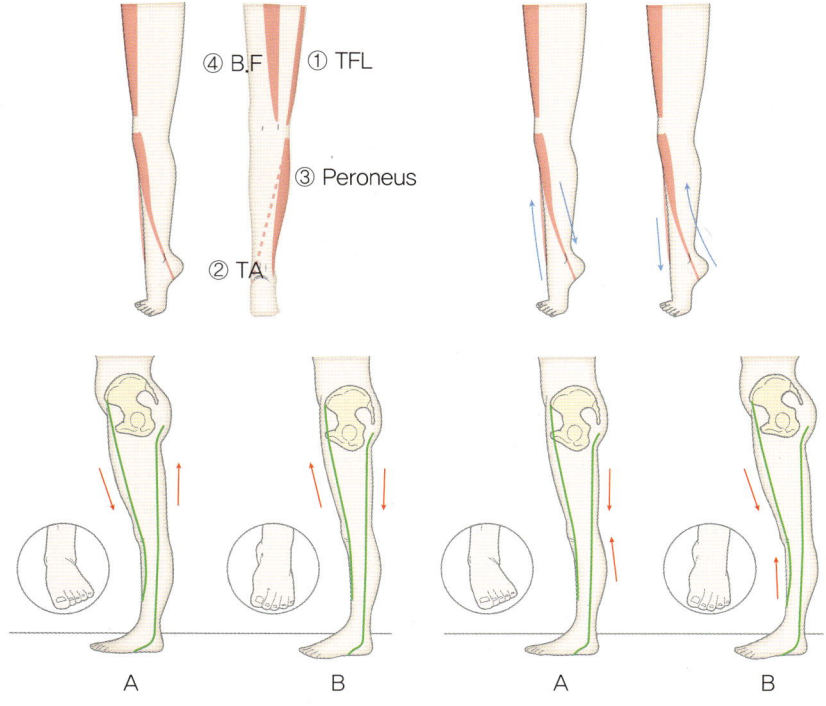

▶ 체스트 익스펜션(Chest Expansion)

체스트 익스펜션은 어깨 신전을 통해 견갑대의 안정성을 잡고, 고개의 회전을 통해 흉곽과 횡격막에 약간의 자극을 유도하는 동작이다. 고개 회전 시 전거근-능형근에서 반대쪽 두판상근으로 연결된 나선선이 작용할 것이다.

그 과정에서 능형근, 견갑거근-회전근개-상완삼두근으로 이어지는 후방 심부 상지선이 함께 활성화된다.

6) 외측선 Lateral Line

외측선은 몸통의 옆쪽에 붙어 있는 경선으로, 늑간근-복사근-대둔근, 대퇴근막장근, 장경인대-비골근으로 이어져 있다. 움직임 측면에서 살펴보면, 외측선의 가장 큰 기능은 척추의 외측 굴곡이며 고관절의 외전이나 발의 외반에도 작용한다.

심부 전방선이 안쪽에서 안정성을 담당하는 경선이라면, 외측선은 바깥쪽에서 안정성을 담당하고 있다. 다른 경선들 사이의 힘을 조절하여 균형을 잡아주는 역할로 안정성을 몸통의 앞뒤, 좌우의 균형을 맞출 수 있게 하는 경선이다.

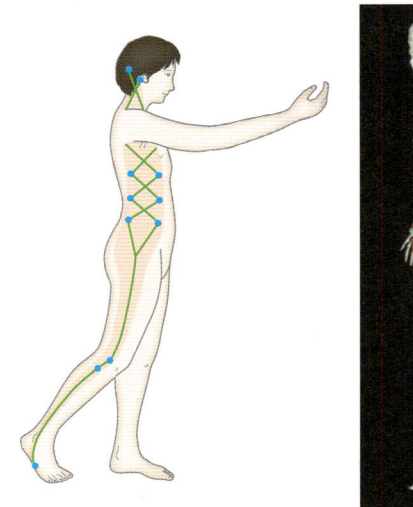
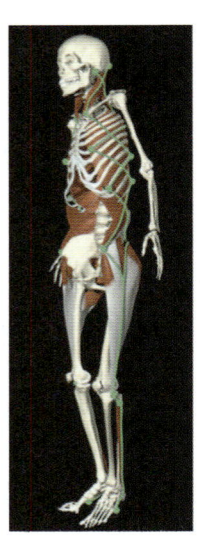

외측선이 활성화되는 동작은 다음과 같다.

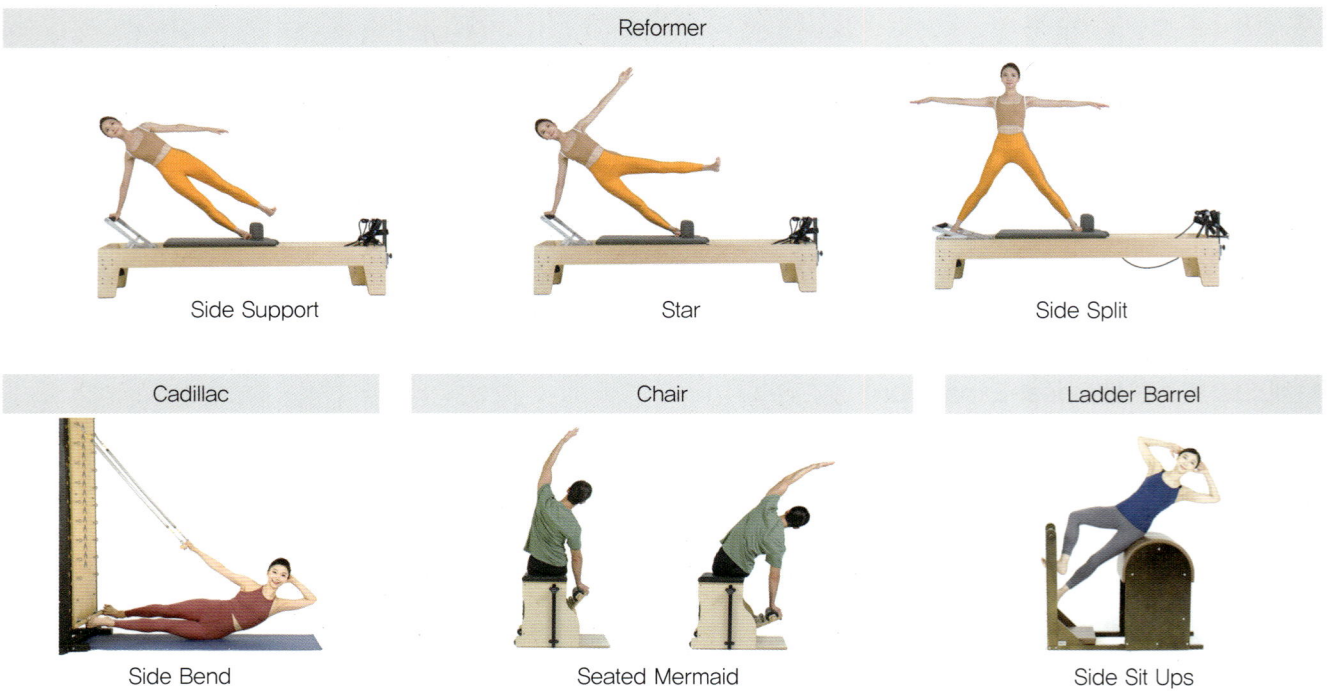

Reformer — Side Support, Star, Side Split

Cadillac — Side Bend

Chair — Seated Mermaid

Ladder Barrel — Side Sit Ups

▶ 옆구리 스트레칭(Seated Mermaid)
▶ 사이드 싯업(Side Sit Ups)

7) 표면 전방선 Superficial Frontal Line

표면 전방선은 앞쪽에서의 큰 힘을 담당하는 표면 근육들로 이루어져 있다. 흉쇄유돌근-복직근, 대퇴사두근-전경골근 및 발가락 신전근으로 이어지는 선으로 큰 힘이 필요할 때 주로 작용한다.

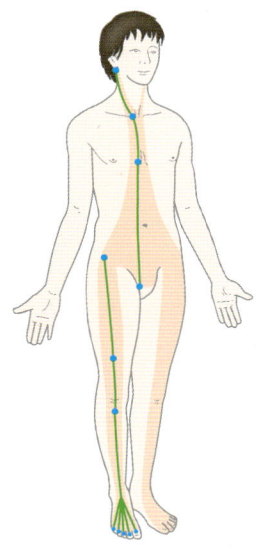

표면 전방선이 활성화되는 동작은 다음과 같다.

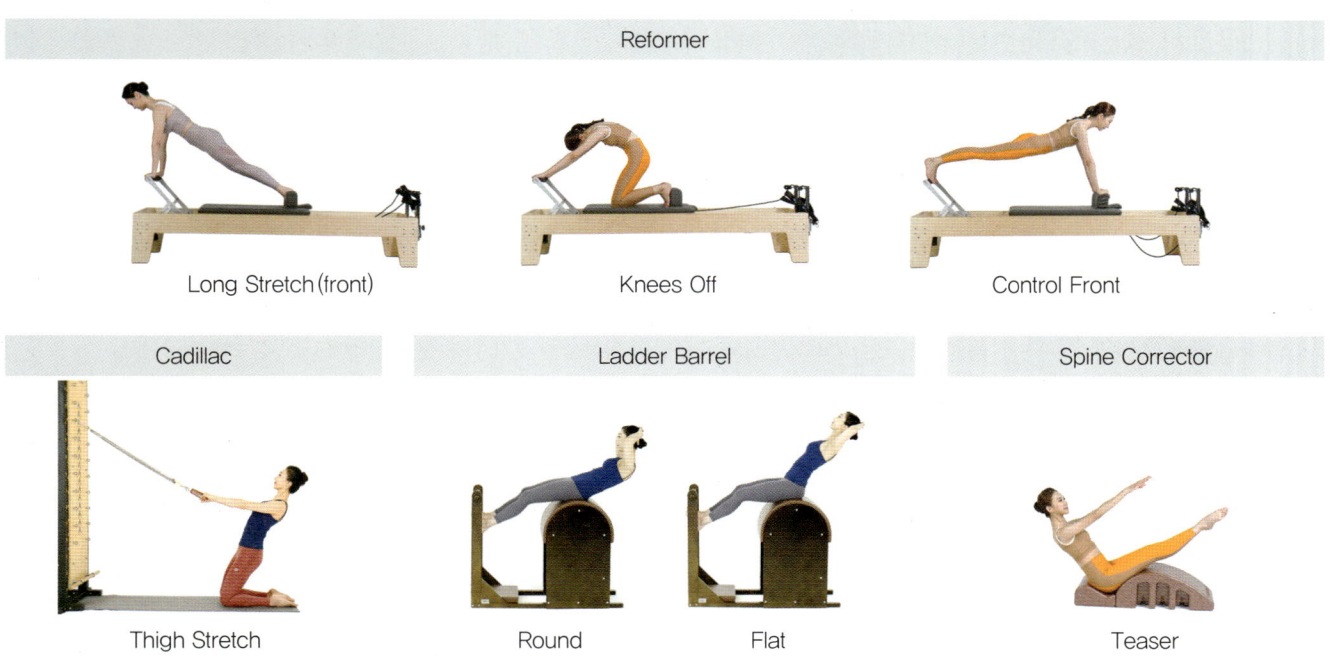

▶ 롱 스트레칭(Long Stretch, 앞)

롱 스트레칭 동작에서 표면 전방선의 기능을 중점적으로 보면 항굴곡근(anti-flexion)이다. 몸통이 중력에 대해 무너지지 않게 대항하여 버티는 힘은 표면 전방선에서 강력하게 맡고 있다.

▶ 니 오프(Knees Off)

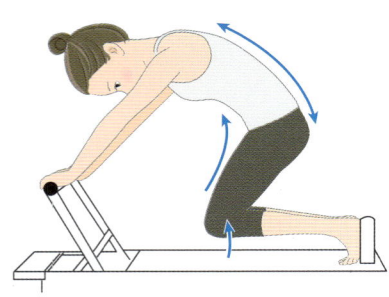

니 오프는 네발 기기 자세에서 무릎을 바닥에서 떼어 준비 자세를 만든다. 이때도 다리를 몸 쪽으로 끌어당긴다는 느낌으로 전방선을 활성화시킨다. 밀어서 나갔다가 들어오는 순간에는 다리를 당겨올 때 복부 전체로 끌어오는 강력한 힘이 필요하다.

- 다리를 몸 쪽으로 끌어당겨서 무릎을 떼준다.
- (들어올 때) 복부 전체로 강하게 끌어와서 당긴다.

03 근막과 필라테스

엘리자베스 라캄(Elizabeth Larkam)은 자신의 저서 『근막 필라테스(Fascia in motion)』에서 근막에 중점을 둔 필라테스(fascia-focused pilates)의 동작 기준들과 필라테스 철학의 관련성을 이야기하고 있다.

필라테스 원리	근막에 중점을 둔 필라테스
전신운동 (Whole body movement)	**전신의 연속성** • 몸통에서 사지로, 사지에서 몸통으로 전신의 연속적인 연결 • 심층에서 표층으로, 표층에서 심층으로 전신의 연속적인 연결
중심화(Centering)	**움직임 시작** • 근위부 구조물을 원위부 구조물에 연결하고, 원위부 구조물을 근위부 구조물에 연결한다.
집중(Concentration)	**내부 수용 감각(interception)** 근막 내 사이질 신경은 고유수용성 감각 또는 통각 대신에 내부 수용 감각을 제공한다. 이러한 자율신경 종말의 자극은 생리적 필요와 관련하여 항상성을 찾기 위해 신체 상태에 대한 정보를 제공한다. 내부 수용 감각 신호는 온감, 메스꺼움, 배고픔, 통증, 노력, 무거움 또는 가벼움 같은 느낌과 관련이 있다. 내부 체성 감각에 대한 인식은 감정, 느낌과 관련이 있다(Schleip & Baker, 2015).
조절(Control)	**고유수용성 감각** 고유수용성 감각은 자세나 힘줄 및 근육의 감각과 연결된다.
호흡(Breathing)	흐르는 듯 이어지는 동작의 연결
정확성(Precision)	운동감각에 대한 명민함 운동감각(동적 고유수용 감각), 팔다리와 몸통의 움직임과 위치에 대한 적절한 감각

다음은 필라테스 철학은 아니지만, 근막에 중점을 둔 필라테스를 통해 얻을 수 있는 장점들이다.

- 힘과 부하의 긴장, 연속성을 통해 몸 전체의 연결성을 강화시킬 수 있다.
- 조직에 수분 공급 및 순환을 촉진시킬 수 있다.
- 근막 사이 조직의 미끄러짐(glide)을 발달시킬 수 있다.
- 긴장에 대한 탄성력을 발달시킬 수 있다.
- 콜라겐 섬유를 발달시켜 규칙적인 격자 모양의 생성을 돕는다.
- 동작은 생체 강도 모델(biotensegrity model)의 인식과 구현을 촉진한다.

04 근막의 작용에 대한 동작별 해석

척추의 움직임에 따라 매트 동작들을 분류해보면 다음과 같다.

	Flexion	Extension	Rotation	Side bending
Bicycle		○		
Shoulder bridge		○		
Spine twist			○	
Jack-knife	○			
Side kick				○
Teaser	○			
Hip circle				
Swimming		○		
Leg pull front	○			
Leg pull		○		
Kneeling side kick				○
Side bend				○
Boomerang	○			
Seal	○			
Crab	○			
Rocking on stomach		○		
Control balance	○			
Push up	○			

	Flexion	Extension	Rotation	Side bending
Hundred	○			
Roll up	○			
Rollover	○			
Single leg circles				
Rolling like a ball	○			
Single leg stretch	○			
Double leg stretch	○			
Single straight leg stretch/scissors	○			
Double straight leg stretch/Lower lift	○			
Criss cross	○		○	
Spine stretch	○			
Open leg rocker	○			
Corkscrew	○			
Saw	○		○	
Swan dive		○		
Single leg kick		○		
Double leg kick		○		
Neck pull	○			
Scissors		○		
Bicycle		○		
Shoulder bridge		○		

여기서 척추의 굴곡을 좀 더 세분화해서 나누어보면 아래와 같다.

① **심부 전방선의 활성화 1**

다음 동작들은 심부 전방선의 활성화를 확인하기에 좋은 동작들이다. 머리로부터 시작되는 척추의 굴곡을 유지한 채로 버티거나 사지의 움직임을 통해 체간의 안정성에 대한 훈련을 유도한다.

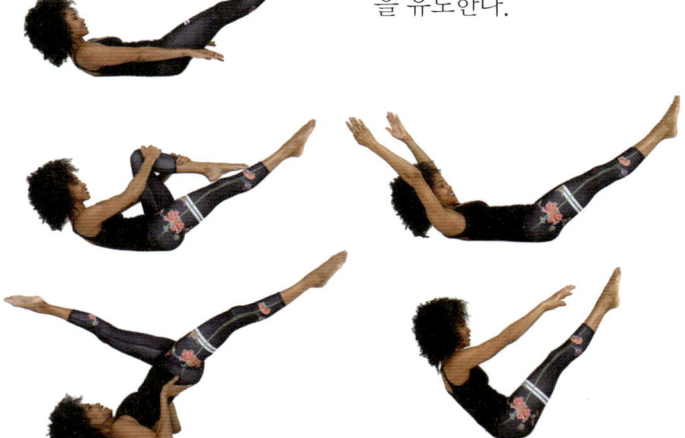

- 헌드레드(Hundred)
- 싱글 레그 스트레칭(Single Leg Stretch)
- 더블 레그 스트레칭(Double Leg Stretch)
- 시저스(Scissors)
- 로워 앤 리프트(Lower and Lift)
- 티저(Teaser)

② **심부 전방선의 활성화 2**

다음은 균형과 구르기가 특징인 동작들이다. 균형을 잡는 과정에서 골반기저근이 활성화되며, 구르는 동안 몸통의 굴곡을 유지하기 위해서는 지속적인 심부 전방선의 작용이 필요할 것이다.

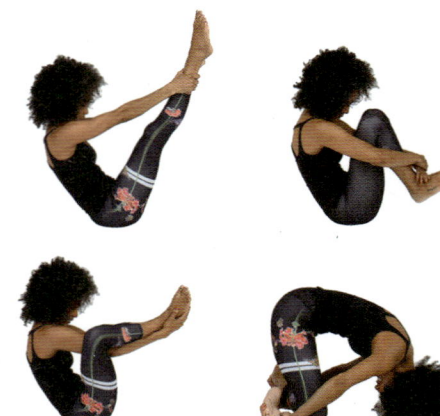

- 오픈 레그 로커(Open Leg Rocker)
- 롤링 백(Rolling Back, Rolling Like a Ball)
- 실(Seal)
- 크랩(Crab)
- 부메랑(Boomerang)

③ **심부·표면 전방선과 표면 후방선의 조화**

다음 동작들은 몸을 앞으로 숙이는, 경추부터 굴곡이 시작되어 척추 전체로 이어지는 동작들이다. 여기서는 후방선의 적절한 이완과 신장성 수축이 가장 필요하다.

- 롤업(Roll Up)
- 넥풀(Neck Pull)
- 스파인 스트레칭 포워드(Spine Stretch Forward)
- 소우(Saw)

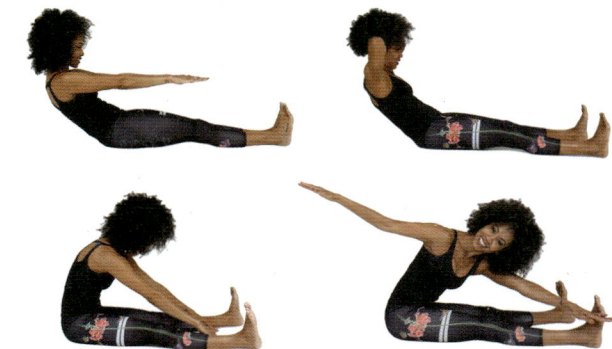

④ 전방선과 표면 후방선의 협력

상부 흉추와 머리로 체간을 지지하는 동작들로, 심부·표면 전방선과 후방선의 협력이 두드러지게 필요하다. 이때 표면 후방선과 후방 기능선의 역할이 중요할 것이다.

- 롤오버(Rollover)
- 잭나이프(Jack-knife)
- 컨트롤 밸런스(Control Balance)

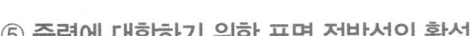

⑤ 중력에 대항하기 위한 표면 전방선의 활성

- 레그 풀 프런트(Leg Pull Front)
- 푸시업(Push Up)

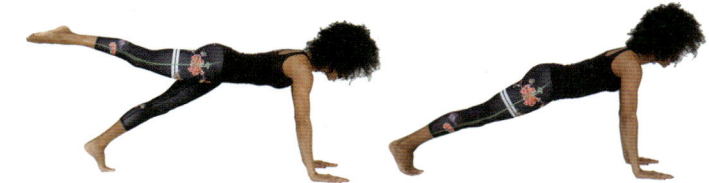

다음은 다른 근막들의 활성화에 따른 동작 분류다.

⑥ 표면 후방선과 심부 전방선의 협력 효과 강조

- 스완다이브(Swan Dive)
- 원 레그 킥(One Leg Kick)
- 더블 레그 킥(Double Leg Kick)
- 스위밍(Swimming)

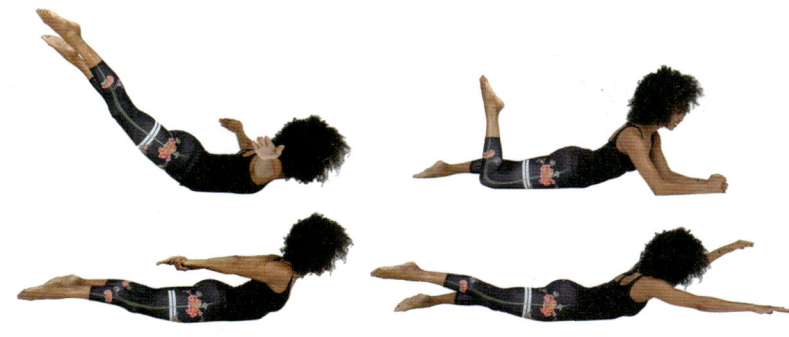

⑦ 표면 후방선 및 기능선의 협력

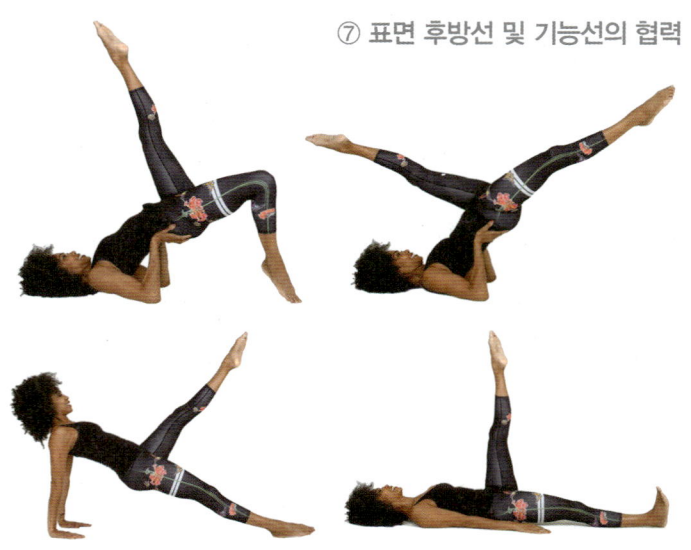

- 숄더브리지(Shoulder Bridge)
- 시저(Scissor)
- 레그풀(Leg Pull)
- 원레그서클(One Leg Circle)

⑧ 외측선의 활성화 강조

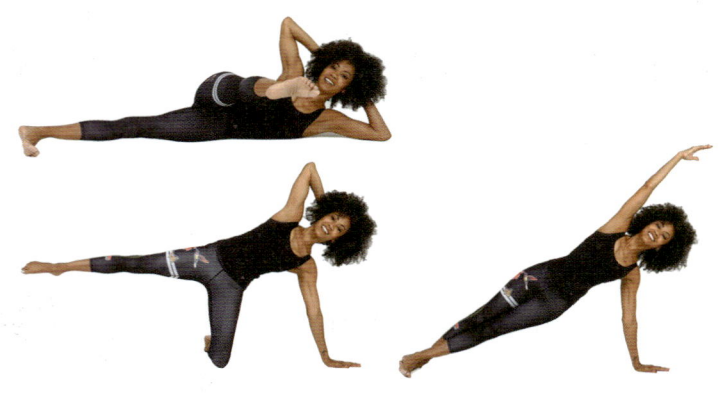

- 사이드 킥(Side Kick)
- 닐링 사이드 킥(Kneeling Side Kick)
- 사이드 벤드(Side Bend)

⑨ 나선선의 활성화

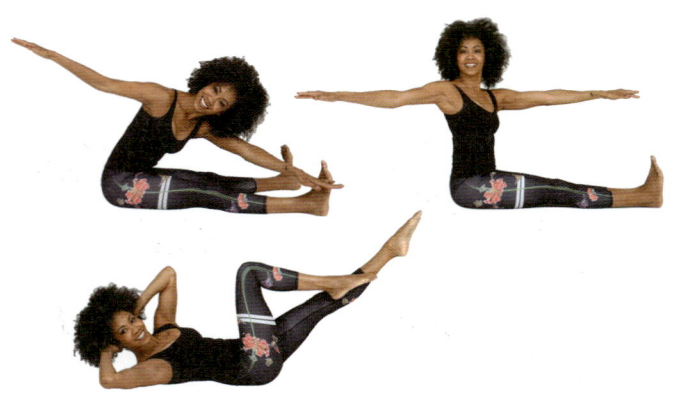

- 소우(Saw)
- 트위스트(Twist)
- 크리스 크로스(Criss Cross)

IV. 필라테스를 위한 병리학

01   약물치료요법
02   물리치료요법
03   허리 통증
04   목 통증
05   어깨 통증
06   무릎 통증

허리, 목, 어깨, 무릎 그리고 다른 부위까지 포함한 다양한 부위에서 동반되는 통증은 개인의 삶의 질을 떨어뜨리는 한편, 관련한 의료비 지출의 증가로 인한 사회적 부담을 증가시킨다. 건강보험심사평가원의 보고서에 따르면, 1년간(2019년) 근골격계 질환 진료 횟수는 1,761만 명이고 관련한 진료비는 7조 4,599억 원으로 전체 건강보험 의료기관에서 사용된 총 진료비의 10.9%라는 높은 관련성이 확인되었다.

성별로 보면, 여성이 남성보다 약 1.3배로 더 높은 비율이 확인되면서, 연령별로 분류하면 50대가 전체의 23%로 가장 높은 연령대이며, 그다음은 '40대-60대-70대 이상-30대-20대-10대 미만'의 순서를 보였다. 근골격계 질환에 관련해서 가장 많은 진료 횟수를 보인 질환을 보면, '등통증(경추통 및 요통 포함)-무릎관절증-달리 분류되지 않은 기타 연조직장애(근막통증증후군 등 포함)-어깨병변(오십견, 회전근개증후군 등 포함)-기타 추간판장애(허리 디스크)' 순으로 확인되며, 관련한 수술 건수로 분류하면, '척추수술(기타 추간판장애, 12만 명)-인공관절치환술(무릎관절증, 8만 명)-견봉성형술(어깨병변, 7만 명)-반월판연골절제술(무릎 내부장애 및 무릎관절증, 5만 명)' 순으로 확인되었다.

바로 앞서 확인한 것처럼, 근골격계 질환으로 병원치료가 필요한 관절 및 근육은 허리, 목, 어깨 그리고 무릎 부위가 많은 것으로 확인되기 때문에 이 장에서도 4가지 대관절과 관련하여 병원에서 진료 및 치료하는 방법에 대해 간략하게 확인해보도록 하겠다. 이는 재활 필라테스를 준비하는 필라테스 전문가로서 고객이 운동센터에서 재활 필라테스를 받기 전, 병원에서 치료받았던 내용을 필라테스 전문가가 숙지하는 것이 고객에게 필요한 재활 운동을 제공하는 데 재활과정의 연속성을 담보하여 근골격계 질환 예방 및 치료 후 관리가 필요한 고객들에게 더욱 효과적인 운동을 제공할 수 있다. 또한 유산소, 스트레칭, 올바른 자세 유지 및 적절한 근력 운동을 제공하여 더욱 건강한 몸과 정신 상태를 유지하며 생활습관 개선을 통해 근골격계 질환에 의한 삶의 질 하락 및 의료비용 증가를 억제할 수 있다. 여기서 언급하는 근골격계 질환은 반복적인 동작, 부적절한 생활 및 작업 자세, 무리한 힘의 사용, 외부환경과의 신체접촉, 부적절한 진동 및 온도에 노출 등의 요인에 의해 주로 허리, 목, 어깨, 무릎, 그리고 상·하지의 신경과 근육 및 연부조직 등에 나타나는 질병으로 정의된다.

세계보건기구(World Health Organizaiton, WHO)의 2021년 연구 결과에 따르면, 근골격계 질환은 전 인류의 47%가 경험하며, 20~33%는 3개월 이상 장기간 동안 근골격계 통증에 의한 여러 다양하고 심각한 문제를 호소하고 있다. 이러한 만성 근골격계 질환에 대한 적절한 관리 및 예방은 재활 필라테스를 준비하는 필라테스 전문가들에게 매우 중요한 부분이다. 왜냐하면, 만성 통증의 주요한 문제로는 일상생활의 기능 저하, 약 복용 및 의료비용 증가, 직업 및 사회 활동 제약 및 감소, 의료비용 증가 그리고 삶의 질 감소 등의 문제를 야기하고 있어 심각한 사회적 문제로 대두되고 있기 때문이다.

이러한 근골격계 통증에 장기간 노출되면, 다친 부위의 문제(physical)뿐만 아니라 심리적(psychological) 그리고 사회-경제적 문제(socio-economic impact)가 심각해지기 때문에 병원에서 적용하는 수술, 약물 및 물리치료 같은 치료요법보다는 몸-정신(body-mind) 관리를 메인 운동 콘셉트로 하고 있는 필라테스 운동으로 대표되는 치료적 운동으로 꾸준히 관리하는 것이 만성 근골격계 질환에 대한 최상의 치료법이 될 수 있기 때문이다. 현재 병원에서 제공되고 있는 치료법이 만성 근골격계 질환에 대해 적절한 대처가 잘 안되는 이유는 과도한 방사선적 검진법의 사용, 과도한 약물(진통제)의 사용, 과도한 수술법 사용, 환자에 대한 근골격계 통증에 대한 교육 부족 등이 있다. 이러한 병원에서의 치료법과 함께 적절한 운동 및 생활 습관과 통증에 대한 교육이 동반되어야 만성 근골격계 통증을 줄일 수 있다.

근골격계 질환에 대한 문제를 해결하기 위해 병원의 전문가(의사 및 물리치료사)들이 1차적인 치료행위를 하게 된다. 치료 과정을 간략하게 정의하면, 의사에 의한 간단한 문진과 함께 신체 진찰[시진→촉진→운동 범위의 측정(능동 운동 및 수동 운동)→질환별 특수 진찰]을 하고 나서 방사선적 평가로 대표되는 검사를 통해 근골격계의 생물학적(구조적 또는 병리적) 문제를 찾은 후, 비약물적 치료법(자가관리법에 대한 교육, 운동요법, 도수치료, 침치료 등)과 약물적 요법(비스테로이드 항염증제 또는 마약성 진통제 등)으로 1차적 치료를 하고 나서 치료 효과가 기대한 만큼 나타나지 않는다면 수술 같은 더욱 강력한 치료법으로 진행되는 치료 가이드라인이 가장 일반적이다. 하지만 이렇게 병원에서 1차적인 치료를 받고도 제대로 통증관리 및 기능회복이 힘든 만성 환자들이 점점 많아지는 것은 정부에서 아주 고민이 많은 부분이다.

이렇게 병원에서 치료를 3개월 이상 받아도 근골격계 통증을 지속적으로 호소하는 사람들을 앞서 언급했던 만성 근골격계 통증 환자라고 한다. 여러 연구 결과에 따르면, 만성 근골격계 통증 환자는 12~42% 정도 존재한다. 이런 만성 근골격계 통증 환자의 경우는 병원에서의 일반적인 치료 외에 치료적 운동(therapeutic exercise)을 많이 하고 있으며, 그 효과 또한 좋은 것으로 보고되고 있다. 특히, 필라테스 운동은 치료적 운동법으로 주목받고 있는 대표적인 운동법이다.

우선, 병원에서 근골격계 통증을 호소하는 환자들에게 의사가 일반적으로 수행하는 진단 및 치료법과 물리치료사의 재활치료법, 대표적인 근골격계 병리학적 정보에 대해 알아보도록 하자.

01 약물치료요법

병원에서 의사가 근골격계 통증을 치료하는 가장 흔한 방법은 약물을 이용한 치료법이기 때문에 재활 필라테스 전문가는 기본적인 약물에 대한 정보를 숙지해야 한다. 그래야 만성 통증 환자가 필라테스 프로그램을 받을 때 더욱 효과적인 재활 운동 프로그램을 적용할 수 있다.

다양한 치료 약제를 선택할 때, 반드시 환자의 개인적인 특성에 맞게 부작용의 위험 정도, 현재 다른 질병 때문에 복용 중인 약물 리스트, 통증 정도와 증상 발현 기간 및 복용 시의 장점과 단점을 고려하여 가능하면 가장 효과적인 적은 양의 약을 최단 기간 복용하는 것을 목표로 치료가 이루어져야 한다. 가장 많이 사용하고 있는 약을 확인해보면 다음과 같다.

① **아세트아미노펜(Acetaminophen)**: 요통환자의 약물치료에 있어 부작용이 적고 경제적이며 효과가 우수하여 많이 사용되는 약이다.
② **비스테로이드성 진통소염제(Non-steroidal anti-inflammatory drugs, NSAIDs)**: NSAIDs는 장기간 복용하면 소화기계 및 심혈관계에서 부작용이 있을 가능성이 있으나 병명에 상관없이 근골격계 질환에 널리 사용되는 진통제이다.
③ **근육이완제(Muscle relaxant)**: 근육이완제는 무기력하고 졸음이 쏟아지는 부작용이 나타날 수 있으나, 급성 요통환자에게 단기간 처방하면 진통효과를 기대할 수 있다.
④ **마약성 진통제(Opioid & tramadol)**: opioid는 변비 및 무기력 같은 부작용부터 중독까지 초래할 수 있기 때문에 사용량 및 복용 시기를 주의 깊게 고려해야 한다.
⑤ **경막외 스테로이드 주입술(Lumbar epidural steroid injection)**: 요추의 신경근 자극으로 인해 생기는 요통과 하지 방사통에 사용되는 효과적인 치료법으로 요추간공 부위에 스테로이드를 주입하여 신경근 주변부의 염증을 가라앉혀 통증을 완화시킨다.
⑥ **내측 신경차단술 또는 후관절강내 주사시술(Facet medial nerve branch blocks and facet neurotomy)**: 후관절(zygapophyseal joint)이 요통의 원인이라고 판단되는 경우에 적용되나 요통환자에 대한 치료 결과가 아직은 명백히 결론나지 못한 상황이다.
⑦ **관절 스테로이드 주사**: 천장관절에서 야기되는 요통을 치료하기 위해 영상증폭장치 등의 영상유도하에 국소마취제와 함께 스테로이드제가 주사된다.
⑧ **추간판 내 스테로이드 주사**: 글루코콜티코이드제를 영상증폭장치나 그 외 영상장치의 유도하에 요추 간판 내에 주사하는 방법을 추간판내 스테로이드 주사(intradiscal steroids)라 한다.

02 물리치료요법

약물요법과 함께 많이 적용하고 있는 물리치료요법은 다음과 같다.

1) 표층열 치료

① 온습포

온습포(hot pack), 온열 덮개(heat wrap), 온방포(heat blanket) 등을 이용하는 치료 방법은 근골격계 환자에게 적용될 수 있는 표층열 치료 중 가장 대표적인 치료법으로 널리 사용되고 있다.

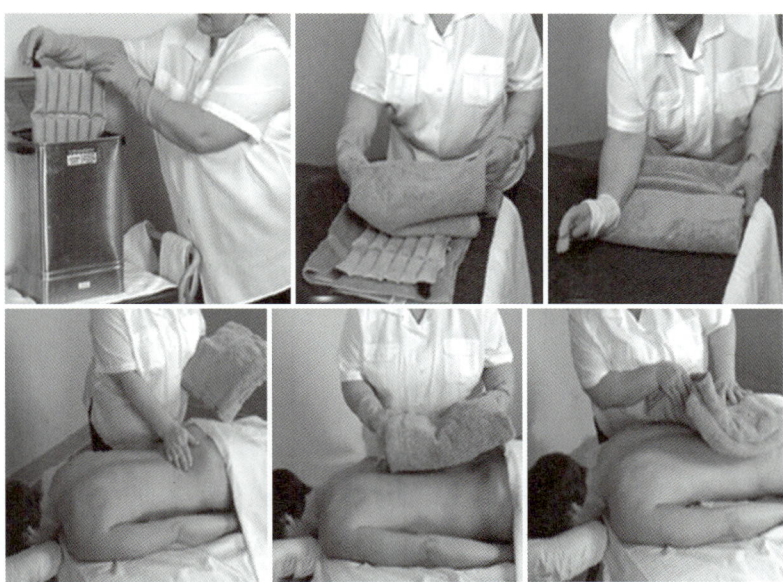

② 적외선

적외선 치료는 표층열 치료의 하나로 온습포에 비해 안전하고 간편하게 사용할 수 있어서 임상에서 손가락, 발가락 및 온습포로 덮을 수 없는 부위에 흔히 사용되는 치료법에 속한다.

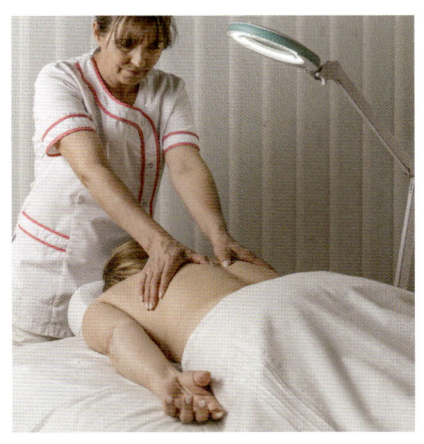

2) 심부열 치료

① 초음파

초음파치료(therapeutic ultrasound)는 대표적인 심부열 치료방법의 하나로서 초음파가 인체 조직을 통과할 때 발생하는 에너지를 이용하여 온열효과를 얻게 되며 근골격계 환자에게 널리 사용되고 있다.

② 단파·초단파 투열치료

단파치료(shortwave)나 초단파치료(microwave) 같은 투열치료(diathermy)는 치료하고자 하는 부위에 열반응을 유도하여 치료효과를 기대하며 비교적 심부 조직을 치료하기 위해 사용된다. 비침습적이고 부작용도 별로 없어 안전한 방법이기는 하나 고가의 장비가 필요하여 비용의 문제가 있다.

3) 한랭치료

고대로부터 경험적으로 사용되는 통증 치료 방법의 하나로 여러 가지 용기나 수건 등에 얼음이나 냉각수를 담아서 사용하기도 하고 스프레이나 겔 형태로 사용하기도 한다. 주로 급성기 근골격계 손상이나 관절염 같은 질병에 일차적으로 사용되어왔다.

4) 전기치료

① 경피적 전기신경자극치료(Transcutaneous electrical nerve stimulation, TENS)

전기자극치료 중에서 통증 환자들에게 가장 널리 사용되고 있는 방법으로 비침습적이고 안전하며 경제적이라는 장점이 있다. 최근 통증의 병태생리가 하나씩 밝혀지면서 치료 기전에 대해 이해 폭이 넓어지고 있다.

② 간섭파치료(Interferential current therapy, ICT)

통증 완화를 위한 전기자극치료의 한 방법으로, 주파수가 차이 나는 2개의 교류전류를 사용하며 경피적 전기자극치료보다 빠른 진통효과를 보이는 것으로 알려진다.

5) 견인치료

견인치료는 경추나 요추 부위에 적용될 수 있으며, 추간판탈출증 환자에서 주로 사용되고 있다.

6) 도수치료

도수교정(Manipulation)과 관절가동술(mobilization)은 도수의학의 종류로서 관련한 해석에 있어서는 다양한 이견이 있으나, 대부분 관절가동술은 저강도·저속도의 움직임을 의미하며, 도수교정은 고강도, 고속도, 고에너지를 목표로 하는 부위에 가하는 방식을 의미한다. 경추 및 요추부의 도수교정, 특히 회전동작 이후에 척추뇌저동맥(vertebrobasilar) 혈관 사고나 디스크탈출증 혹은 마미총증후군(cauda equine syndrome), 사망 같은 치명적인 결과를 일으킬 위험이 있어 주의해야 한다.

7) 마사지

가정이나 병원을 포함해 다양한 장소에서 널리 적용되고 있는 방법이다. 마사지는 근육과 정신을 이완시켜주고, 이로써 엔도르핀의 분비에 의해 통증의 역치를 올려준다는 가설을 가지고 있다. 다른 가설로는 마사지는 국소적으로 혈액의 흐름을 증가시켜 화학적인 통증 유발 물질을 빨리 배출시켜주거나, 큰 직경의 신경섬유(척추의 T 세포에 대한 억제작용을 하는)를 자극하여 통증을 줄여준다는 것이다.

8) 레이저

요통을 비롯한 근골격계 환자에게 치료 목적으로 사용되는 레이저 치료는 치료 부위에 유의한 열반응을 초래하지 않을 정도의 저에너지 레이저를 주로 사용한다. 그 기전은 산화반응의 광활성화를 통해 효과를 나타내는 것으로 알려져 있다.

9) 침상안정

과거에는 일반적으로 통증이 발생하였을 경우, 통증의 정도에 따라 다르나 일정기간의 침상 안정 및 활동의 제한을 권유하였다. 그러나 최근에는 이와 다른 연구 결과들이 발표되고 있으며, 질병의 양상이나 진단에 따라 다른 처방의 필요성이 대두되고 있다.

10) 운동치료

전문가의 지도하에 이루어지거나, 정해진 순서나 형식을 갖춘 가정운동 프로그램으로 전신의 신체적 건강의 향상이나 유산소 운동 프로그램에서부터 근육강화 운동, 유연성 운동, 스트레칭 운동, 또는 이들의 조합으로 이루어진 프로그램을 말한다. 운동 처방은 치료 목표를 정해야 하며 한시적으로 더 이상 치료 목적이 아닌 건강증진 운동 프로그램으로 전환할 때까지 적용한다. 의사의 지도하에 수행되는 운동 요법의 목적은 증상 완화, 기능적 향상 및 환자 스스로 운동 프로그램을 독립적으로 수행할 수 있게 교육하는 데 있다.

일반적으로 근골격계 통증을 크게 4개(급성: $X<4$주 / 아급성: $4<X<12$주 / 만성: $X>12$주 / 수술 후)로 분류하여 전기치료, 마사지, 치료적 운동 등 다양한 물리치료 요법들의 치료 효과를 비교한 내용 중에서 필라테스와 가장 많은 관계성을 가지고 있는 치료적 운동에 관한 치료법을 확인해보면 다음과 같다. 초기 통증에서는 약간 효과가 있지만, 아급성기, 만성기, 그리고 수술 후 물리치료로서 치료적 운동법은 상당히 좋은 효과가 있다.

03 허리 통증

허리 통증(요통, low back pain)은 병원에 가장 많이 찾아가는 5번째 이내에 드는 발병률이 아주 높은 질환으로서, 근골격계에서는 가장 높은 발병률을 보이는 질병이다. 많은 연구에서 약 70~90%의 성인이 일생에 적어도 한 번 이상은 허리 통증을 경험한다고 보고될 정도이다. 주된 이유로는 요통, 하지통, 신경학적 이상 및 척추변형에 의해 영향을 받는다. 1년에 2주 이상의 요통을 경험하는 유병율을 약 10% 정도이며, 추간판 탈출증으로 진단되는 경우는 약 1~3%로 매우 경미하다. 그렇기 때문에 요통의 경우에는 적절한 운동을 통해 개선될 수 있다.

병원을 처음 방문하게 되면, 의사의 진단 후 그에 맞는 치료를 하게 된다(그림 4-1).

요통의 감별 진단은 매우 광범위하기 때문에 많은 요소[기계적 병변(퇴행적 변화, 추간판탈출증, 척추관협착증, 척추전방전위증), 전이성 암, 심각한 감염, 척추관절병변, 척추를 침범하지 않는 내장 질환(신결석증, 자궁내막증식증, 대동맥류)]를 고려해야 한다. 이 중에서 모든 요통 환자의 90% 이상은 기계적 병변에 기인하는 것으로 추정되고 있다. 이러한 기계적 요통은 척추와 척추 지지 구조에서 발생하며, 주로 위쪽 넓적다리와 엉덩이 등에서 욱신거리는 통증(throbbing) 또는 쑤시는 통증(aching)의 느낌으로 아프다. 운동이나 심한 신체 활동 때 악화되고 휴식을 취하면 완화되는 경향이 있으며, 신경병성 요통은 신경근 자극에 의해 야기되면 무릎 아래 한쪽 또는 양쪽 다리에 방사되는 쿡쿡 쑤시는 통증(shooting) 또는 욱신거리는 통증(throbbing)으로 많이 느껴지는 통증이 장시간 앉아 있거나 허리를 굽히거나 뒤로 펼 때 악화되고 보행 시 절뚝거림이 확인되는 특징이 있다.

허리 통증의 60~90%는 3개월 후 더 이상 치료가 필요하지 않은 급성 요통(통증 발생 후 4주 이내)이며, 그중에서 30%는 만성 요통(요통 발생 후 12주 이상)으로 진행되는 경우가 많다. 의사의 신체 진찰에 의해 대략적인 질병에 대한 가설이 형성되면, 영상진단을 통해 다시 한번 더 정확하게 검사를 실시하게 된다. 다른 질환과 동일하게 일반 엑스레이부터 시작하여 신경계 병변이 의심된다면, CT나 MRI를 이용하여 검사하게 된다. 하지만 요통이 없는 성인이 MRI 검사를 하게 되어도 약 30%의 추간판탈출증, 50%에서는 추간판 팽륜 또는 디스크 퇴행성 변화 그리고 25%에서는 디스크 섬유륜 균열 같은 심각한 신경계 병변이 관찰되기 때문에 반드시 신체 진찰, 심리-사회적 요소 검사, 특별 검사(special test)와 함께 확인하여 판단해야 좀 더 정확한 치료 방법을 설계할 수 있다. 그렇기 때문에 특별한 신경근 증상이나 심각한 질병이 예상되는 경우가 아니라면, 요통을 가진 초기 환자의 경우는 반드시 요추에 대한 엑스레이, MRI 및 다른 영상 검사들이 반드시 필요한 것은 아니다.

심각하거나 급박한 문제가 예상되지 않는 비특이성 요통(non-specific low back pain)의 경우는 대부분 2~4주 안에 통증이 많이 완화되기 때문에 지속적인 침상 활동보다는 통증이 심각하지 않은 범위 안에서 최대한 일상생활 활동량 유지를 조언해주고, 약물치료 및 통증 교육을 해주는 것이 효과적이다(표 4-1). 하지만 4주가 넘어서도 지속되는 요통의 경우에는 약물치료, 통증 교육과 함께 치료적 운동이 효과적이다. 특히, 만성 요통은 막대한 사회적·경제적 비용을 유발하는 문제로서, 80% 정도의 의료비가 사용되는 것에 비해 낮은 치료율과 함께 높은 재발률을 보이기 때문에 병원에서 적용하는 많은 치료법을 받아도 원하는 결과를 얻지 못하는 요통 환자들이 재활 운동 서비스를 많이 요구하고 있어 재활 필라테스를 공부하는 필라테스 전문가의 역할이 더욱 중요하다(표 4-2).

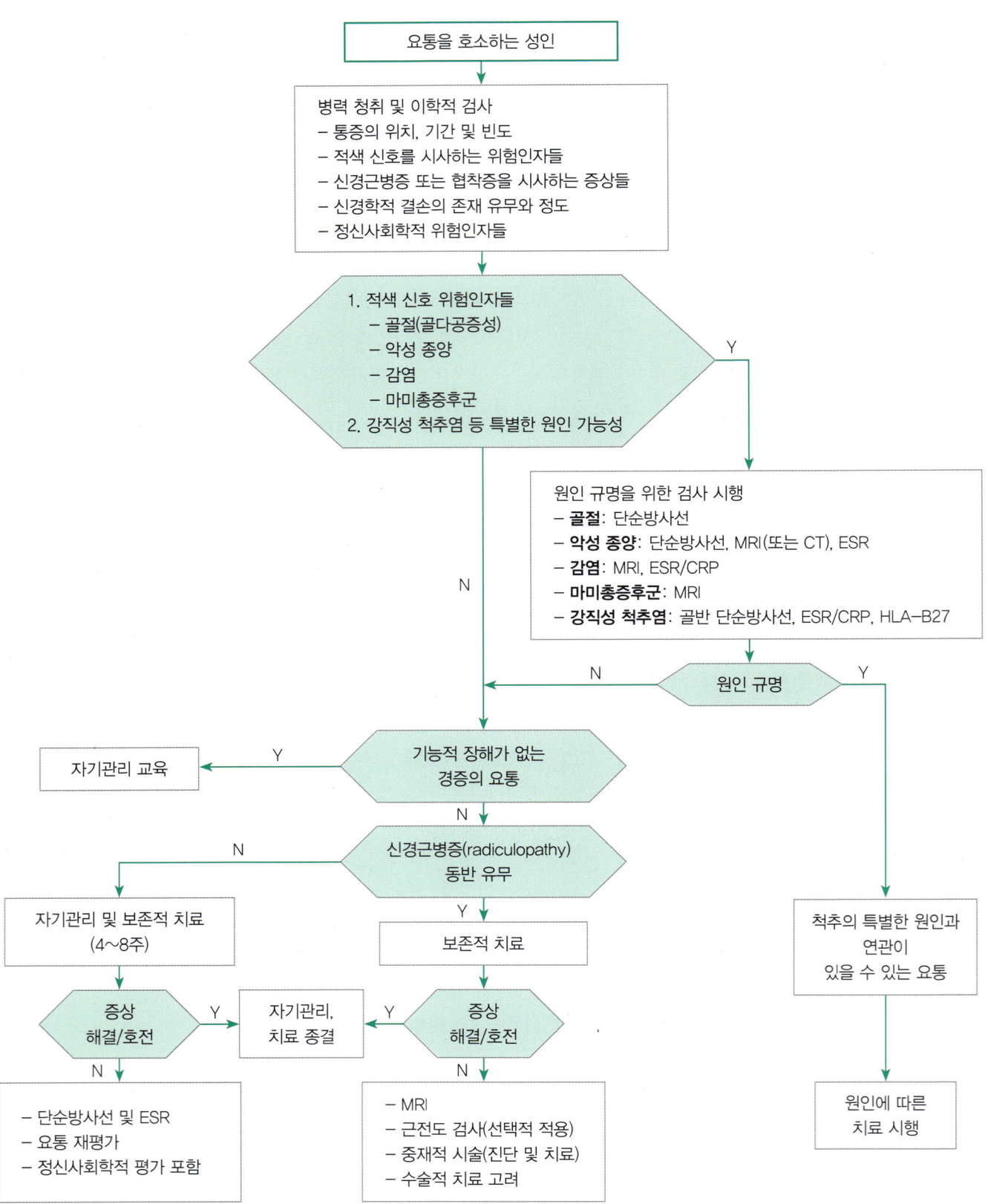

그림 4-1. 허리 통증의 진단 및 치료·진료 지침 (출처: 고현윤, 2011)

표 4-1. 요통에 대한 재활치료법의 효과 비교

	Acute LBP	Subacute LBP	Chronic LBP	Post-surgery LBP
치료적 운동	✓ C, I	✓ A, I	✓ A, I	✓ A, I
일상생활 강도 유지	✓ A, I	ID	ID	ID
견인 치료	✓ C, I	✓ C, I	✓ C, I	nd
치료용 초음파	✓ C, II	nd	✓ C, II	nd
전기 치료	✓ C, I	nd	✓ C, I	nd
마사지	ID	nd	ID	nd
온열 치료	nd	nd	nd	nd

EMG=electromyographic, nd=no data, ID=insufficient data, A=benefit demonstrated, C=no benefit demonstrated, level I=randomized controlled trial evidence, level II=evidence from controlled clinical trials.

※ EMG: 근전도 검사, nd: 데이터 없음, ID: 데이터 불충분
 A: 충분한 근거 있음, C: 충분한 근거 없음

표 4-2. 요통에 대한 치료 운동의 효과

Guideline	Recommendation	Outcomes	Relative Difference	Study Design
초기 요통(4주 이내)에서 일상생활 강도 유지와 침대 생활 유지 비교 아급성기 요통(4~12주)에서 치료적 운동의 효과 만성기 요통(12주 이상)에서 치료적 운동의 효과 수술 후 치료적 운동 효과	Grade A, I	Sick leave, 12 wk	3.5 d(49% difference)	RCT (N=186)
	Grade C	Function, 3, 12 wk	10%	
	Grade C	Pain	10%	
	Grade A	Pain	10~57%	3 RCTs (N=405)
	Grade A	Function	11~15%	
	Grade A	Patient global assessment	17~24%	
	Grade A	Pain	18~60%	6 RCTs (N=563)
	Grade A	Function	7~47%	
	Grade A	Function	51~56%	1 RCT (N=200)

※ Grade A: 충분한 근거 있음, Grade C: 충분한 근거 없음
 Sick leave: 요통으로 인한 직업생활 제한, Function: 기능 회복
 Pain: 통증 회복, Patient global assessment: 환자에 대한 전반적 회복평가

04 목 통증

목 통증은 약 70%의 성인이 일생에 한 번 이상은 경험하는 근골격계 질환으로서 허리 통증(low back pain)에 이어 두 번째로 높게 발생하는 주된 질환이다. 신체적 요인(바르지 않은 자세, 반복적인 움직임 등)과 함께 심리·사회적 요인(스트레스, 우울, 통증에 의한 사회활동 제약 등)에 의해 발생하며, 주로 발생하는 목 통증에 연관된 질병으로는 비특이적 목 통증(nonspecific neck pain), 신경뿌리병증(cervical radiculopathy; 추간판탈출증, 척추관협착증, 척추전방전위증, 및 척추불안정증 등), 편타성 손상 장애(whiplash injury) 및 긴장성 두통(tension type heaache) 등이 있다. 경추 비특이적 목 통증이란 골절, 염증 그리고 감염 등의 심각하고 즉각적인 의료처치가 필요한 병리적 현상(red flag; 고열, 식은 땀, 면역 억제, 급격한 체중 감소 같은 응급한 질병이 의심되는 상황) 및 경추에 관련한 신경학적 증상이 없으면서 목 부위의 통증을 호소하는 경우이다. 경추 신경뿌리병증은 한쪽 또는 양쪽의 어깨와 팔까지 통증이 느껴지는 신경학적 증상이 보이는 목 통증이며, 경추 편타성 손상 장애는 교통사고처럼 외부의 충격에 의해 두부가 순간적이며 강하게 가속손상(acceleration injury)에 의해 연부조직의 손상이 야기되는 질병이다. 그리고 긴장성 두통은 아직 정확하게 원인이 정의되지는 않았지만, 증상이 수 시간 지속되면서, 양측성으로 압박감이 느껴지는 두통으로 정의되고 있다.

또한 목 통증의 지속 기간을 통해서도 목 통증에 대한 구분이 많이 적용된다. 목 통증은 초기 목 통증(X＜4주)과 만성 통증(X＞12주)으로 치료 시기에 따라서도 구분되는데, 초기 목 통증은 교통사고나 외상에 의한 사고 및 질병에 의해 많이 야기되며, 만성 통증은 반복적인 동작 반복, 불균형한 체형 같은 비외상적인 손상에 의해 많이 발생하며, 만성 통증의 경우에는 신경뿌리병증 및 비특이적 목 통증에 의해 많이 발생한다. 의사는 목 통증 환자를 대상으로 시진과 문진 등을 통해 관련한 평가를 하면서 임상적 결과를 확인하여 심각한 질병의 문제가 있는지 확인한 후, 목 통증의 근본적 원인에 대한 조사를 검증된 자기보고식(self-reported) 설문 도구를 이용하여 환자의 문제점과 함께 통증 정도, 기능 장애 그리고 심리·사회적 기능에 관한 상태를 확인하면서 치료를 시작하게 된다. 그리고 더욱 확실하게 진단명을 적용하기 위해 많이 사용되는 평가로서 영상진단(imaging)법이 아주 많이 적용되고 있다. 이 영상진단법을 이용해서 앞서 언급한 문진에 의해 예상되는 질병에 대한 기존의 지침 내용(guidelines)과 적합성 기준들을 적용하여 목 통증에 대한 종류 및 급성 또는 만성 단계 등에 대한 판단을 내리게 된다(그림 4-2).

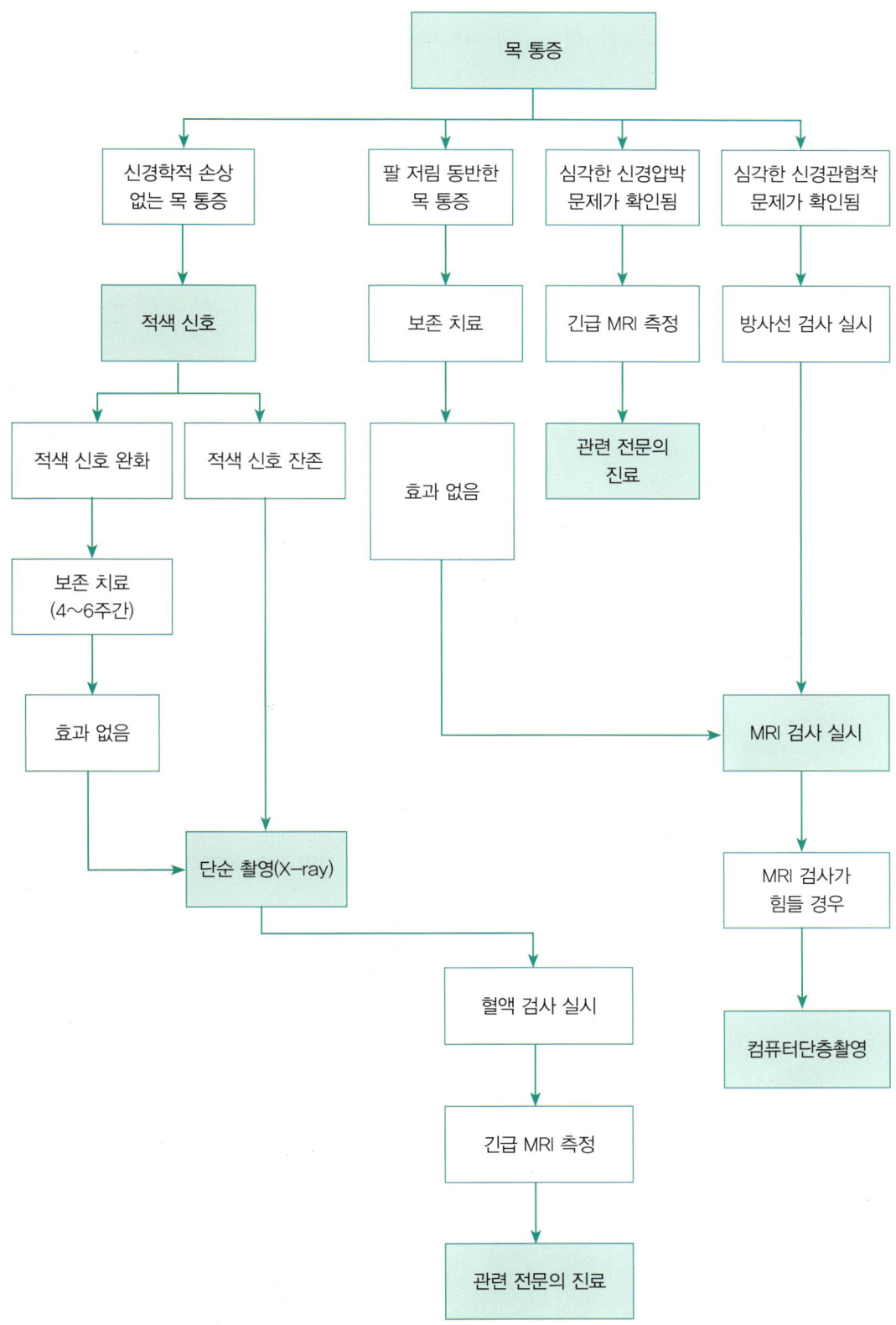

그림 4-2. 목 통증의 진단 및 치료·진료 지침

이렇게 기본적인 검사 및 평가를 통해 1차적인 질병에 대한 진단이 마무리되면, 물리치료사에 의해 목 통증에 관련해서 다양한 기능 검사장비(EMG, 근력 평가 장비 등) 등을 사용하여 환자의 기능 수준을 평가한 후 기능성 검사를 하게 되는데, 크게 4가지 분류에 의해 실행된다.

① 운동성 부족을 수반하는 목 통증[목의 능동적인 가동범위(active ROM test), 목 굽힘-회전 테스트(cervical flexion-rotation test), 목과 가슴분절의 운동성 테스트(cervical and thoracic segmental mobility test)] (그림 4-3)

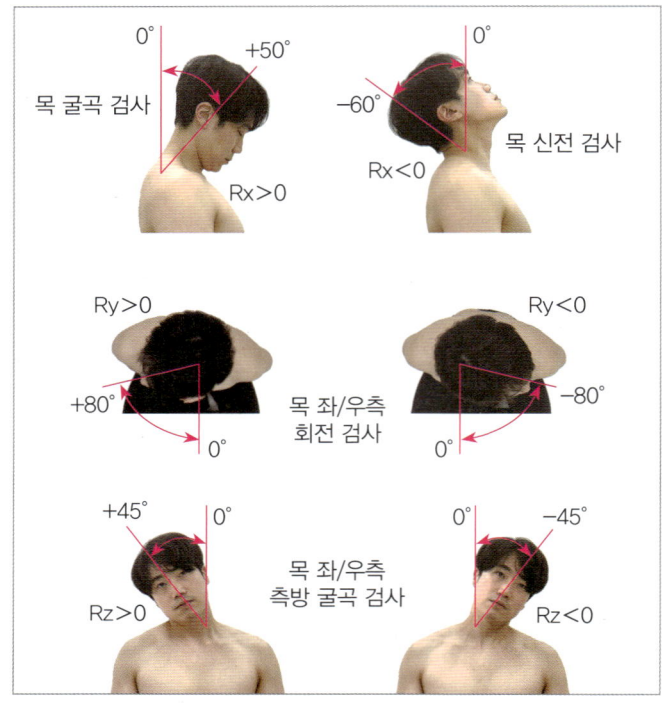
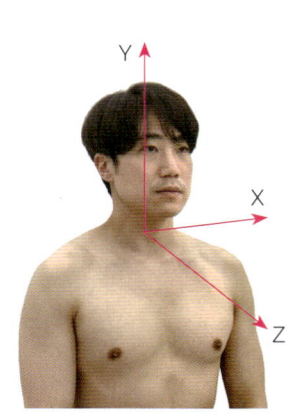

그림 4-3. 목과 가슴분절의 운동성 검사

② 두통을 동반하는 목 통증[목의 능동적인 가동범위(Active ROM test), 목 굽힘-회전 테스트(Cervical flexion-rotation test)] (그림 4-4)

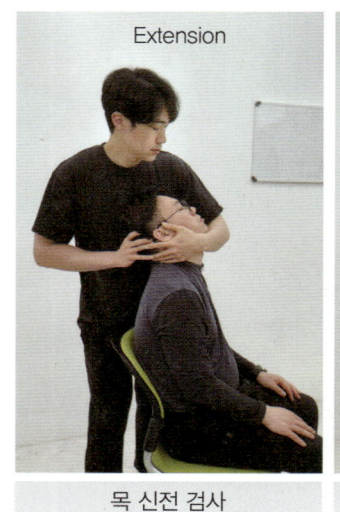
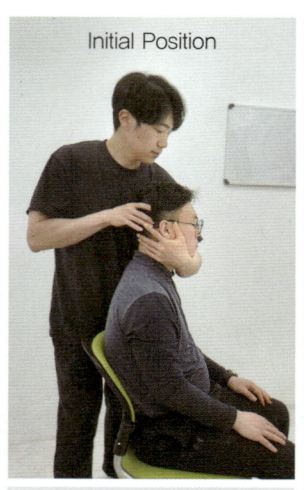
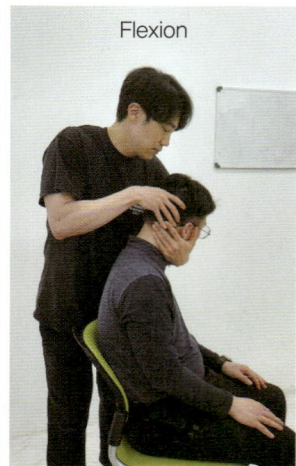

그림 4-4. 목 굽힘-회전 검사

③ 방사통증(radiculopathy)을 동반하는 목 통증[신경 동역학적 테스트(neurodynamic test), 스펄링 테스트(Spurling test), 신연 테스트(distraction test, 발살바 테스트(Valsalva test)] (그림 4-5)
④ 운동협응력을 동반한 목 통증[머리-목 굽힘 및 목 굽힘근에 대한 지구력 테스트(cranial-cervical flexion and neck flexor muscle endurance test)]에 대해 관련한 신체 기능 손상 평가와 함께 압통 측정 같은 통각 측정 평가를 통해 통증의 강도와 종류를 분류한다.

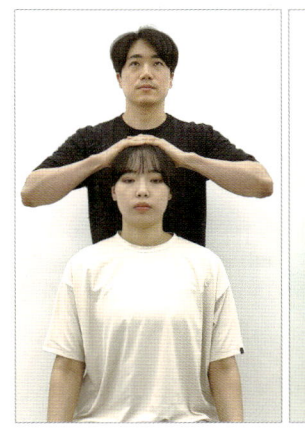
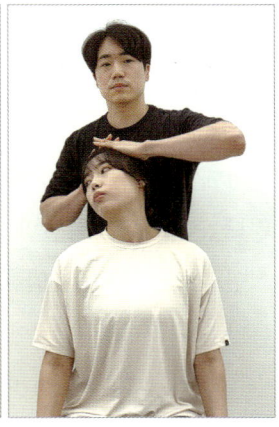

그림 4-5. 스펄링 검사

이렇게 기능과 통증 평가가 완료되면, 목 통증에 대한 진단 및 분류는 크게 ① 운동성 부족을 동반한 목 통증 ② 운동협응력 손상을 동반한 목 통증[편타성 손상 장애(whiplash-associated disorder)] ③ 두통을 동반한 목 통증[경추성 두통(cervicogenic headache)] ④ 방사 통증을 동반한 목 통증, 이렇게 4가지로 분류되어 관련한 물리치료 기법으로 치료를 받게 된다. 이때 적용되는 대표적인 물리치료 기법으로는 물리치료사에 의해 적용되는 치료적 운동과 신경근 재교육[목과 가슴 부위에 대한 가동술(mobilization), 목에 대한 ROM 운동과 함께 가슴-어깨-팔에 대한 강화 운동, 물리치료사에 의해 적용되는 목에 대한 도수기법(manipulation)과 관절 가동술(joint mobilization with movement), 목과 팔이음뼈(shoulder girdle)에 대한 적절한 강도의 지구력 운동, 목과 어깨-가슴 부분에 대한 혼합 운동(mixed exercise), 신경근 운동(협응력, 고유감각 및 자세 훈련), 스트레칭, 근력 운동, 지구력 운동, 유산소 운동 및 인지-정서 향상 운동 및 교육], 견인 치료, 치료용 초음파, 전기 치료, 마사지, 온열 치료 등이 적용된다. 특히, 만성 목 통증 환자에게는 치료적 운동과 신경근 재교육이 가장 효과가 높은 것으로 보고되고 있기 때문에 재활 필라테스 전문가의 관련한 준비가 더욱 필요하다(표 4-3).

표 4-3. 목 통증에 대한 재활 치료법의 효과 비교

	Acute	Chronic
치료적 운동 / 신경근 재교육	nd	✓ A, I
견인 치료	✓ C, I	✓ C, II
치료용 초음파	nd	✓ C, I
전기 치료	✓ C, I	ID
마사지	nd	ID
온열 치료	nd	nd

[a]TENS=transcutaneous electrical nerve stimulation, EMG=electromyographic, nd=no data, ID=insufficient data, A=benefit demonstrated, C=no benefit demonstrated, level I=randomized controlled trial evidence, level II=evidence from controlled clinical trials.

※ EMG: 근전도 검사, nd: 데이터 없음, ID: 데이터 불충분
　A: 충분한 근거 있음, C: 충분한 근거 없음

05 어깨 통증

어깨 통증은 근골격계 증상 중 허리-목 다음으로 세 번째 또는 네 번째로 많이 발생하는 질환으로서 유병률은 16~26% 정도이다. 매년, 성인의 약 1%가 어깨 통증이 새롭게 발생되어 병원을 방문하며, 그중에서 60% 정도는 1년 이상의 만성적인 어깨 통증으로 인해 고통을 받고 있다. 어깨 통증은 질병 종류와 시기에 맞게 적절한 치료를 받지 않으면, 일상생활뿐만 아니라 사회 활동에서도 많은 장애가 발생하기 때문에 반드시 정확한 진단과 그에 따른 치료법의 실행은 매우 중요하다. 그렇기 때문에 병원에서 의사와 물리치료사에 의해 수행되는 어깨 통증의 원인 분석과 진단법 그리고 재활치료법에 대해 알아보고자 한다. 우선 어깨 통증이 발생하는 원인에 대해 알아본다. 어깨관절과 엉덩관절은 대표적인 절구관절(ball and socket joint)이다. 체중을 지탱하는 것이 주 목적인 하체에 위치한 엉덩관절과는 다르게 팔을 자유자재로 움직이는 기능에 맞게 진화되어 엉덩관절보다 움직임이 다양하다. 어깨관절은 더욱 불안정한 구조를 가지고 있다. 결과적으로 어깨

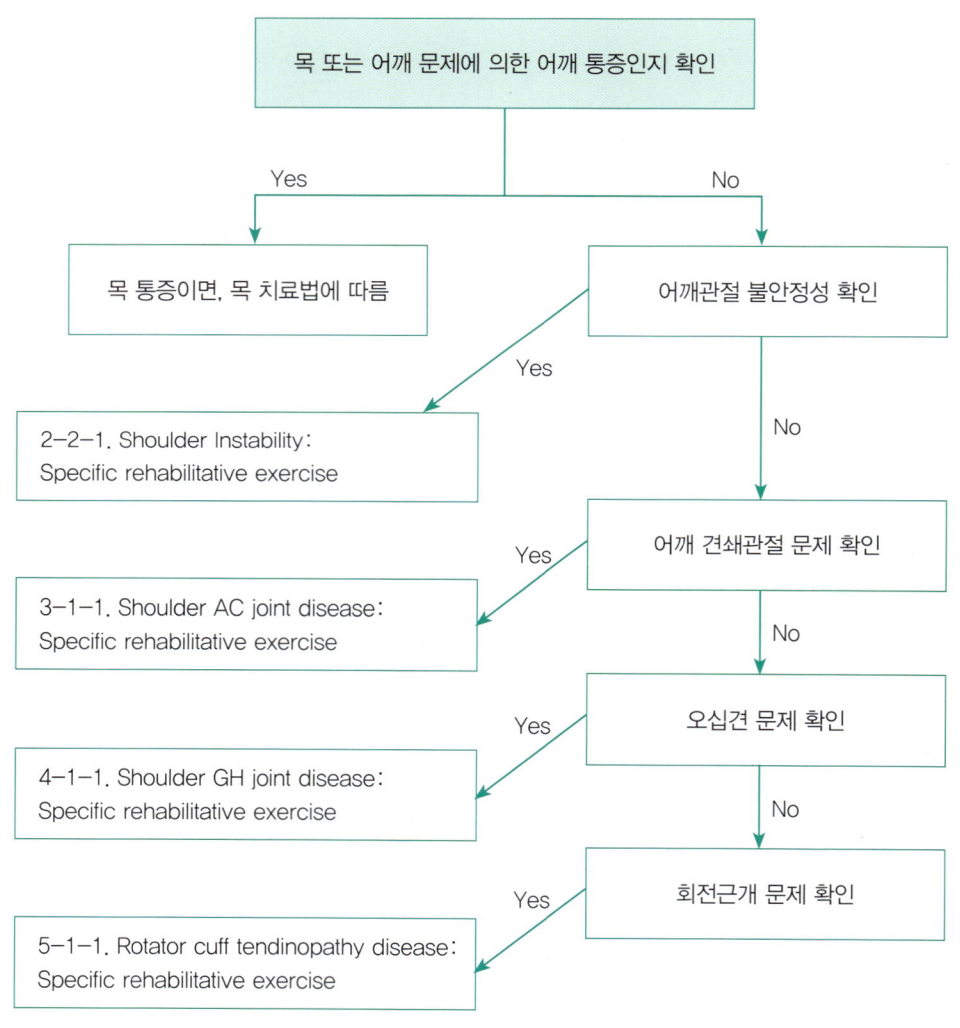

그림 4-6. 어깨통증 1차 검사 및 평가

관절의 안정성은 관절 자체의 형태보다는 회전근개, 근육, 인대 등과 같은 다양한 연부조직들에 의해 유지되기에 다양한 연부조직들이 어깨 통증의 주요 원인이 될 수 있다. 또한, 어깨관절과 인접한 부위의 문제[경추 신경병증(cervical radiculopathy), 신경통성 근 위축(neuralgic amyotrophy) 및 심장질환 등]에 의해서도 유발될 가능성이 있다. 그렇기 때문에 의사에 의해 1차적인 검사 및 평가에 따른 적절한 진단이 확인되고나서 질병의 종류 및 시기에 따른 효과적인 치료법이 적용되어야 한다(그림 4-6).

어깨관절(shoulder joint)로 많이 알려진, 어깨 복합체(shoulder complex)에서 발생하는 통증은 크게 견관절 불안정성, 견쇄관절 손상, 오십견으로 대표되는 골관절염, 회전근개 손상 및 충돌증후군의 4가지로 구분될 수 있다. 어깨 통증도 높은 질병발생률을 보고하는 대표적인 근골격계 질환으로서 약 50%의 어깨 통증 환자는 1차적인 의사의 진료에서 어깨 건염을 진단을 받고 물리치료 처방 및 휴식을 처방받는다.

초기 어깨 손상(acute shoulder injury)의 경우는 교통사고나 낙상 같은 직접적인 충격이나 스포츠 활동에 의한 어깨 탈구 및 견쇄 손상 같은 질환이 많이 발생하며(acute shoulder injuries in adults), 만성 어깨 손상은 오십견 같은 골관절염과 회전근개 및 이두근장두의 파열 같은 질환이 많이 발생한다. 이와 관련하여 의사에 의해 적용되는 검사 및 평가법은 다음과 같다. 첫 번째로, 어깨와 관련한 질환명을 대략적으로 파악하기 위해 간단한 신체 검사 및 문진을 하게 된다. 그로 인해 목 또는 위험인자 등을 분류한 후 순수하게 어깨관절의 문제인지를 통증이 범발성(diffuse)인지, 아니면 어깨관절에 국한된 국소통(localized)인지, 결국 방사통을 동반하는지를 검사하여 경추부 병변과 구별해야 한다(spurling test) (그림 4-7).

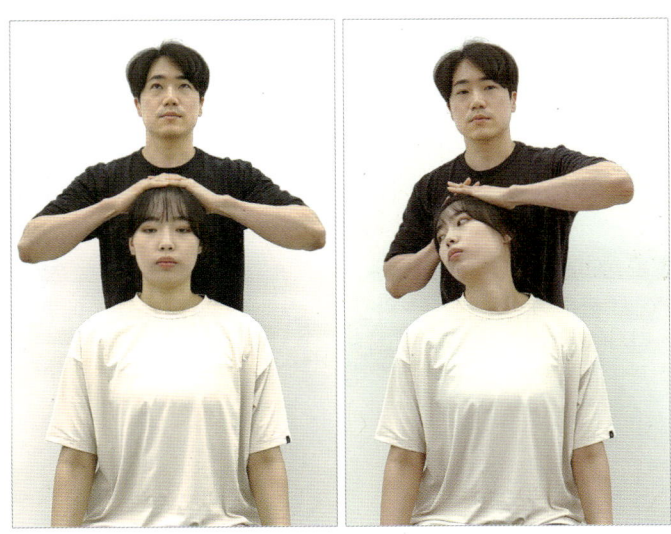

그림 4-7. 스펄링 검사

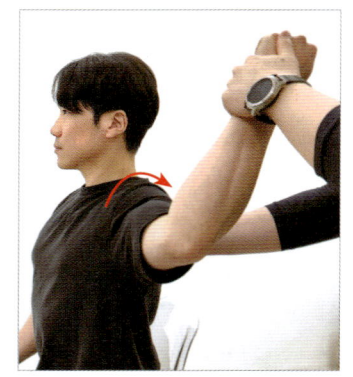

그림 4-8

두 번째로, Spurling 테스트에서 음성 반응(경추부 병변이 아닌 것으로 판명)이 나온다면, 어깨관절의 불안정성에 의한 관절 질환으로 분류한다(apprehension test) (그림 4-8).

세 번째로, Apprehension 테스트에서 음성 반응(어깨관절의 불안정성 병변이 아닌 것으로 판명)이 나온다면, 견봉쇄골관절(acroclavicular joint)의 인대 손상 및 골절로 분류하면 된다(cross-arm adduction test) (그림 4-9).

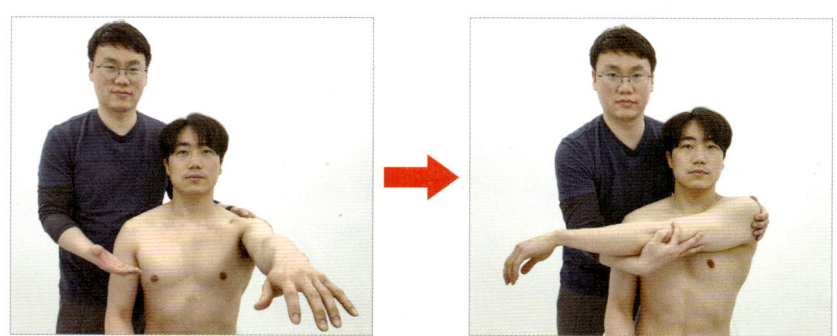

그림 4-9. 크로스 암 어덕션 검사

네 번째로, 상완와관절(glenohumeral joint)의 골관절염 문제[예: 유착성 관절낭염(동결견, adhesive capsulitis) 등]를 검사한다(A/P forward test 또는 Apley scratch test) (그림 4-10, 그림 4-11).

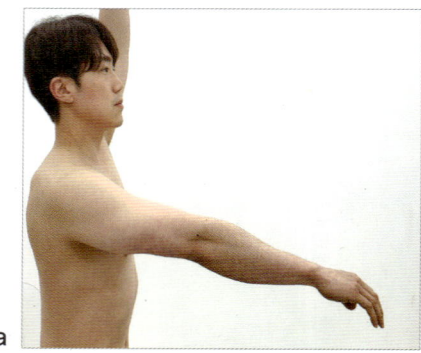

그림 4-10. a. 능동적 팔 굴곡 검사(오른팔은 85°에서 굴곡 제한 / 왼팔은 완전 굴곡 가능) b. 견갑대 안정화 하 수동적 팔 굴곡 검사(치료사가 견갑대를 고정 후 오른팔 굴곡할 때, 90°에서 제한)

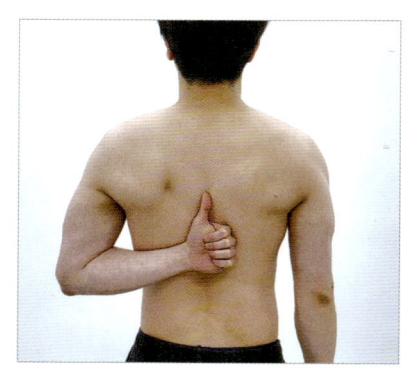

그림 4-11. 애플리 스크래치 검사

마지막으로 회전근개 및 관련한 근육 손상을 확인하는 검사를 진행하게 된다 (Neer test) (그림 4-12).

이와 함께, 일반 방사선검사(x-ray), 초음파(ultrasonography) 및 자기공명영상(magnetic resonsnce imaging, MRI) 등의 방사선적 검사를 통해 좀 더 정확한 질병명을 판단하게 된다. 이에 따라 약물 요법과 물리치료 같은 보존적 치료를 적용할지, 아니면 심각하거나 급성 회전근개 파열, 관절와순 병변 및 골절 같은 빠른 수술적 치료를 선택적으로 적용해야 한다.

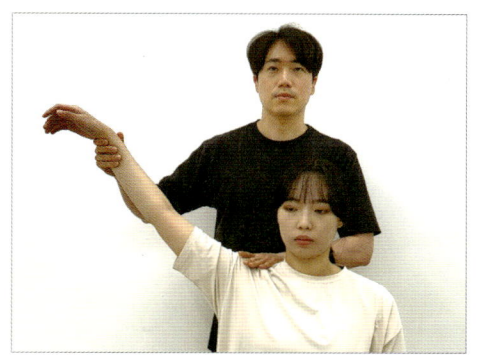

그림 4-12. 니어 검사(Neer test)

좀 더 자세히 어깨질병 분류법과 관련한 물리치료 방법에 대해 설명하면 다음과 같다.

▶ **견관절 불안정성(glenohumeral instability)**

주로 20~30대의 젊은 연령대에서 많이 발생하며, 어깨관절의 특성상 가장 운동범위가 크고, 그에 걸맞지 않게 관절의 안정성은 높지 않은 해부학적 구조를 가지고 있기 때문에 자연스럽게 불안정성에 의한 질병이 많이 발생하게 된다. 이처럼 어깨 움직임이 과도하게 병적으로 발생하면 불안정성 또는 재발성 탈구라고 정의한다. 방향에 따라 단방향성과 다방향성으로, 정도에 따라 탈구와 아탈구로 분류되며, 원인에 따라 외상성과 비외상성으로 구분할 수 있다. 이렇게 견관절 불안정성이 의심 및 확인되면, 통증 감소와 견갑부 관절 운동의 회복을 목적으로, 보존적 치료 또는 수술적 치료법에 따라 관련한 치료를 수행하게 된다.

(1) 보존적 치료

통증이 어느 정도 감소될 때까지 대증치료와 7~10일간 팔걸이(sling)로 팔을 고정 후 관절 운동을 적용하는데, 보통 1~3주 이후에는 관절 운동 범위가 회복되면서 통증이 감소되는 경향을 보인다.

(2) 수술적 치료

견봉쇄골인대는 재접합이나 재건으로 완벽한 복원은 힘들기 때문에 오구쇄골인대의 복원을 위한 수술기법들이 많이 적용된다. 많이 적용하는 대표적인 수술법은 다음과 같다.

① **견봉쇄골관절 내 고정술(acromioclavicular joint fixation)**
② **오구쇄골간 고정술(coracoclavicular fixation)**
③ **동적 근 이전술(dynamic muscle transfer)**
④ **여러 형태의 재건술(reconstructive procedure)**

▶ **견쇄관절 손상(acromioclavicular joint injury)**

젊은 연령대에서 주로 스포츠 활동 중에 흔히 발병하며, 견과절 손상의 10% 정도의 발병률이 확인된다. 팔이 내전된 상태에서 넘어지면서 견관절 부위가 지면에 직접적으로 부딪혀 견봉의 후내측으로 외력이 발생하여 손상이 야기되는 질병이다. 관련한 물리치료의 목적은 통증 감소와 견갑부 관절 운동의 회복으로서, 손상 정도에 따라 보존적 치료와 수술적 치료를 적용하게 된다.

(1) 보존적 치료

통증이 어느 정도 감소될 때까지 대증치료와 7~10일간 팔걸이(sling)로 팔을 고정 후 관절 운동을 적용하는데, 보통 1~3주 이후에는 관절 운동 범위가 회복되면서 통증이 감소되는 경향을 보인다.

(2) 수술적 치료

견봉쇄골인대는 재접합이나 재건으로 완벽한 복원은 힘들기 때문에 오구쇄골인대의 복원을 위한 수술기법들이 많이 적용된다. 많이 적용하는 대표적인 수술법은 다음과 같다.

① 견봉쇄골관절 내 고정술(acromioclavicular joint fixation)
② 오구쇄골간 고정술(coracoclavicular fixation)
③ 동적 근 이전술(dynamic muscle transfer)
④ 여러 형태의 재건술(reconstructive procedure)

▶ **오십견으로 대표되는 골관절염(frozen shoulder)**

유착성 관절염(adhesive capsulitis)은 보통 50대 여성에서 흔히 나타나며, 어깨 관절낭의 비후, 구축 및 유착이 야기되어 어깨관절이 욱신거리고 아리는 통증과 함께 모든 방향의 능동과 수동적 움직임 범위가 제한되는 것이 가장 큰 특징이다. 유착성 관절낭염은 통증기-유착기-회복기의 3단계로 임상적 경과 과정이 생기면, 질병 발생 후 1~2년 안에 자연적으로 회복된다. 오십견 치료의 목적은 통증 조절과 함께 수동적 및 능동적인 팔의 움직임 향상이다. 관련한 치료 방법은 다음과 같다.

① 코르티코스테로이드 주사(Intervention-Corticosteroid Injections)

어깨 가동술(mobilization)및 스트레칭만 수행하는 것보다 관절 내 코르티코스테로이드 주사(intra-articular corticosteroid injections)와 운동을 병행하는 것이 단기적(4~6주)인 통증 완화와 기능 향상에 더욱 효과적이다[강한 증거 기반의 권고 사항(recommendation based on strong evidence)].

② 환자 교육(Intervention-Patient Education)

임상전문가들은 질환의 자연적인 진행 과정을 설명하고, 통증이 수반되지 않는 기능적 ROM을 촉구할 수 있는 활동 교정(activity modification)을 증진하며, 환자의 과민도(irritability)에 맞는 강도의 스트레칭을 설명하는 환자 교육을 활용해야 한다[적당한 증거 기반의 권고 사항(recommendation based on moderate evidence)].

③ 전기치료(Intervention-Modalities)

임상전문가들은 유착관절낭염(adhesive capsulitis) 환자들의 통증 감소와 어깨 ROM 향상을 위해 단파투과열요법(shortwave diathermy)이나 초음파, 전기자극법(electrical stimulation)과 운동 및 스트레칭의 병행을 활용할 수 있다[약한 증거 기반의 권고 사항(recommendation based on weak evidence)].

④ 관절 운동(Intervention-Joint Mobilization)

임상전문가들은 유착관절낭염(adhesive capsulitis) 환자들의 통증 감소와 운동 및 기능 증진을 위해 주로 위팔어깨관절(glenohumeral joint) 운동이 중점이 되는 관절 운동 절차들을 활용할 수 있다[약한 증거 기반의 권고 사항(recommendation based on weak evidence)].

⑤ 병진적 도수기법(Intervention-Translational Manipulation)

유착관절낭염(adhesive capsulitis) 환자들이 일반 중재법(conservative interventions)에 반응하지 않는 경우, 마취 상태에서 환자들의 위팔어깨관절(glenohumeral joint)을 중점으로 하는 병진 도수기법(translational manipulation)를 수행할 수 있다[약한 증거 기반의 권고 사항(recommendation based on weak evidence)].

⑥ 스트레칭(Intervention-Stretching Exercises)

임상전문가들은 유착관절낭염(adhesive capsulitis) 환자들에게 스트레칭들을 처방할 수 있다. 운동의 강도는 환자의 조직 과민도(irritability)에 따라 결정되어야 한다[적당한 증거 기반의 권고사항(recommendation based on moderate evidence)].

▶ **회전근개 손상 및 충돌증후군(rotator cuff tear & impingement syndrome)**

팔을 많이 사용하는 직업(예: 조경업, 미용업, 건설업, 스포츠 선수)이나 생활 특성을 장기간 유지하게 되면, 회전근개 근육들이 오훼견봉인대(coracoacromial ligament) 아래 부위의 병리적으로 협소해진 공간에서 마찰에 의해 염증 및 찢어짐이 야기되는 질환으로서, 힘줄이 붓는 건증(tendinosis)부터 힘줄 단면이 찢어지는 파열(thickness tear)까지 진행될 수 있다. 충돌증후군은 앞서 언급한 회전근개 염증 및 파열뿐만 아니라, 어깨 윤활낭염(bursitis)까지 포함하여 팔을 위로 들 때 팔에 염발음이 동반된 어깨 통증이 있는 증후군을 말한다. 회전근개 병변 치료의 목적은 통증 조절과 팔을 능동적으로 움직이는 기능 회복이다. 관련한 치료 방법은 크게 보존적 치료법과 수술적 치료법으로 보존적 치료법으로는 휴식, 비스테로이드 항염제(non-steroidal anti-inflammatory drugs, NSAIDs), 관절강 내 스테로이드 주사(intra-articular steroid injection), 관절강 내 하이알루론산 주사(intra-articular hyaluronic acid injection), 증식치료(prolotherapy) 등 의사에 의해 진행되는 약물 및 주사 요법이 있고, 물리치료사에 의해 제공되는 운동치료, 열치료, 냉치료, 초음파치료, 전기치료, 레이저치료, 도수치료 및 체외충격파 치료 등이 있다.

수술법은 개방적 유리술(open capsular release)과 관절경적 유리술(arthroscopic capsular release)로 분류할 수 있으며, 좀 더 구체적으로 수술법을 나열하면, 변연 절제술(debridement), 결절 성형술(tuberoplasty), 개방 또는 관절경적 회전근개 봉합술(open or arthroscopin rotator cuff repair), 건 이전술(tendon transfer), 역행성 인공관절 치환술(reverse total shoulder arthroplasty), 합성 이식물(synthetic graft) 등이 있다.

06 무릎 통증

허리, 목 그리고 어깨와 함께 근골격계 질환의 유병률에서 항상 높은 순위에 오르는 관절은 바로 무릎이다. 그만큼 흔하게 무릎 통증이 나타나는 만큼 그 원인도 다양해서 원인 질환을 제대로 파악하지 못하고 단순히 통증을 줄이기 위해 신체활동을 줄이고 진통제 및 주사치료로 약물요법에만 의존하다 보면 자칫 더 악화될 가능성이 있다. 그렇기 때문에 통증의 원인을 파악하고 그에 맞는 적절한 치료를 하는 것이 무엇보다 중요하다. 무릎 통증을 진단하는 가장 효과적인 방법은 병력에 대한 신체 진찰이다. 또한 방사선이나 병리 검사는 우리가 생각하는 것보다 필요없는 경우가 많다. 실제로 방사선학적 골관절염 대상자의 53%는 무릎 통증이 존재하지 않았으며, 반대로 무릎 통증을 호소한 대상자들 중에서 오직

15%의 소수만이 무릎에서 방사선학적 골관절염 소견을 보였다. 결과적으로 무릎 통증은 무릎의 방사선학적 소견과 매우 긴밀한 연관성을 보이지 않는다. 그렇기 때문에 무릎 통증은 병리적·구조적 문제에 국한되지 않으며, 환자의 개인적인 통증에 대한 감수성 및 특이성 요인들(여성, 고령, 방사선학적 골관절염, 비만, 무릎 손상 경험, 심리적 요인, 사회적 요소 등)에 의한 변수까지 깊게 고려해야 한다. 관련한 병력 청취 및 신체 진찰에 대해 간단히 요약하면 다음과 같다.

▶ 병력 청취

병력 청취를 통해 (1) 통증 내용 (2) 기계적 증상 (3) 관절 삼출액 (4) 손상 기전을 확인할 수 있다.

(1) 통증 내용

무릎 통증에 대한 발생 시기(급성 또는 만성), 부위(앞, 뒤, 내측, 외측), 통증 지속시간, 통증 정도, 통증 종류(둔한 통증 또는 날카로운 통증 등)를 청취하면 병명 진단에 매우 도움이 된다. 만약 무릎 통증이 외부 손상에 의해 생겼다면 반월상 연골, 인대, 건 손상 또는 골절 등을 예상할 수 있다. 반대로 외상 없이 오랜 시간 동안 발생한 무릎 통증의 경우는 손상에 의한 염증 및 골관절염 등을 의심할 수 있다. 또한 급성 외상성 통증의 경우는 주로 한쪽 무릎을 많이 다치며, 어떻게 다쳤는지 그 상황에 대한 정보를 알 수 있다면 진단에 많은 도움이 된다. 반대로 양쪽이 다 아프다면 대부분 비외상성 문제일 가능성이 크다.

(2) 기계적 증상

첫 번째, 무릎에서 파열음이 느껴진다고 특정 질환을 의심할 필요는 없다. 외상에 의한 무릎 통증이 생기면서 동시에 파열음이 동반된다면 보통 인대 손상, 그중에서 완전 파열 같은 심각한 문제를 의심할 수 있다. 둘째, 무릎에 갑자기 힘이 빠지면서 과신전 또는 굴곡이 생기는 무력감(giving way)이 자주 나타난다면 대퇴사두근의 근력 약화를 우선 의심해야 한다. 그리고 관절이 빠졌다 들어가는 느낌이 나면서 갑자기 푹 주저앉을 때는 전방십자인대 파열이나 슬개골 불안정성을 의심할 수 있다. 이러한 경우, 계단을 오르내릴 때 갑자기 힘이 빠진다거나 자동차에 타고 내릴 때 힘이 빠진다고 호소하는 경우가 많다.

(3) 관절 삼출액(joint effusion)

급성 손상이 의심되는 경우에 관절 삼출액이 언제 일어났는지는 질병 판단에서 중요한 요인이다. 손상 발생 후 1~2시간 내에 무릎이 부었다면, 관절내 출혈을 의심해야 하며 동시에 심각한 연부 조직의 손상(십자인대 손상, 슬개골 탈구, 골연골 골절, 내측 반열판 연골 파열, 급성 지방 패드 증후군 등) 가능성을 강하게 의심해야 한다. 반대로 다친 후 몇 시간이 지난 후에 또는 다음 날에 무릎이 부었다면 반열상 연골 손상을 의심할 수 있으며 삼출액과 큰 연관성이 없는 질병은 측부인대손상을 생각할 수 있다.

(4) 손상 기전

무릎이 다친 상황을 알게 된다면 질병 판단에 도움이 된다. 무릎의 직접적인 외력이 무릎이 구부러진 채 경골 근위부에 부상이 야기되었다면, 후방십자인대 손상이 의심될 수 있다. 무릎 외측에서 힘이 가해질 때 손상이 있었다면 내측부 인대 손상이 가능하다. 그리고 직접적인 외력에 의해 다치지 않은 경우 중에서 달리다가 갑자기 방향을 틀거나 멈출 때 다쳤다면 전방십자인대가, 무릎이 과신전되면서 다쳤다면 전방 및 후방 십자인대 손상 모두 의심이 가능하다. 그리고 경골이 갑자기 비틀리는 경우에는 반월상 연골에 충격이 가해졌을 수 있다.

▶ 무릎 진찰

진찰 시에는 아픈 무릎과 그렇지 않은 무릎을 서로 비교 관찰해야 한다. 그리고 허리, 고관절 및 발목관절까지 허리 부위 증상으로 무릎 통증이 생길 수 있으므로 허리 이하 다리 전체를 같이 진찰해야 한다.

(1) 관찰

아픈 무릎 쪽 발을 절지 않는지, 팔자걸음이나 무릎을 붙이면서 걷는지, 환자가 보행하면서 들어오는 모습을 확인해야 한다.

(2) 능동운동

환자 스스로 다리를 구부리거나(굴곡: 0~135°) 펴도록(신전: 0~15°) 하면서 무릎 통증이나 증상이 발생하는지 확인한다.

(3) 수동운동

만약 능동운동 범위의 제한이 확인된다면, 의료전문가가 직접 환자 발을 잡고 무릎을 굴곡 및 신전시키면서 해부학적 운동 제한을 검사하게 된다.

(4) 저항운동

의료전문가가 무릎의 굴곡과 신전의 반대 방향으로 힘을 가해서 환자에게 반대의 동작을 요구하여 무릎 근육의 힘과 통증 유발 여부를 확인한다.

(5) 특수 진찰

▶ 인대 문제 검사법(내측부 인대, 외측부 인대, 전방십자인대, 후방십자인대)

이러한 다양한 검사에 의해 판단한 질병명[예: 무릎 골관절염, 슬개대퇴통증증후군, (반월판/건/인대)손상]에 맞는 치료법은 다음과 같다. (표 4-4)

표 4-4. 무릎 통증에 대한 재활치료법의 효과 비교

	Patello-femoral Pain Syndrome	Post-surgery	Osteoarthritis	Knee Tendinitis
치료적 운동	ID	✓ C	✓ A	ID
마사지	nd	nd	nd	✓ C
온열 치료	nd	✓ C	✓ C	nd
치료용 초음파	✓ C	nd	✓ C	nd
전기 치료	nd	✓ C	✓ A	nd

ªTENS=transcutaneous electrical nerve stimulation, EMG=electromyographic, nd=no data, ID=insufficient data, A=benefit demonstrated, C=no benefit demonstrated, level I=randomized controlled trial evidence, level II=evidence from controlled clinical trials.

※ EMG: 근전도 검사, nd: 데이터 없음, ID: 데이터 불충분
 A: 충분한 근거 있음, C: 충분한 근거 없음
 Patello-femoral Pain Syndrome: 슬개대퇴통증증후군
 Post-surgery: 무릎 수술 후, Osteoarthritis: 무릎 골관절염
 Knee Tendinitis: 무릎 건염

(1) 무릎 골관절염

① **물리치료와 체중 감소:** 무릎관절을 위한 유산소 운동과 근력 및 밸런스 운동을 추천하며, 물리치료사의 지도하에 수행하는 치료적 운동만큼 집에서 환자 혼자 하는 운동도 효과가 입증되었다. 만약에 BMI가 25kg/m^2(세계보건기구: 과체중 기준) 이상인 경우는 체중 감소 추천, 냉각치료는 관절운동범위와 근력 향상, 무릎 테이핑과 치료적 초음파는 무릎 기능성 향상과 통증 완화에 도움이 된다.

② **약물요법:** 아세트아미노펜은 무릎 통증 완화에 도움이 된다는 연구 논문이 있지만, 아직 확정적이진 않다. 글루코사민과 콘드로이틴(glucosamine/chontroitin) 섭취의 효과는 아직 결정되지 못했다. 아편계 진통제(opioid analgesics)는 일반적인 치료에서 효과를 못 본 경우에만 제한적으로 사용하는 것을 추천한다. 비스테로이드 소염제(non-steroidal anti-inflammatory drugs, NSAIDs)는 다른 약물에 비해 더 효과적이다.

③ **주사요법:** 코르티코스테로이드 주사(corticosteroid ingections)는 통증과 기능에 단기간의 효과가 있다. 히알루론산 주사(hyaluronic acid injections)는 통증과 기능에 대한 효과가 확실히 검증되어 있지는 못하다.

(2) 슬개대퇴통증증후군

① **물리치료:** 6~8주간 3회 이상(1주) 수행한 허벅지와 고관절 근육들에 대한 근력 운동(대퇴사두근, 햄스트링, 고관절 굴곡근, 장경인대)은 통증 감소와 기능 향상에 효과적이다. 치료적 초음파와 테이핑 요법은 아직 결과가 확정되지는 않았지만, 적용하는 것을 추천한다.

② **약물요법:** 비스테로이드 소염제(non-steroidal anti-inflammatory drugs, NSAIDs)는 단기적으로는 효과적이다.

(3) 반월판, 건 그리고 인대 병변

① **물리치료:** 능동 재활 운동은 관절경 수술만큼 통증 감소와 기능 향상에 효과적이다. 특히, 원심성 운동(eccentric training)은 매우 효과적이며, 재활 초기 마사지 역시 추천된다.

② **약물요법:** 비스테로이드 소염제(non-steroidal anti-inflammatory drugs, NSAIDs)는 인대 손상에는 도움이 되지만, 건 치료에 대한 효과검증은 연구가 더 필요하다.

③ **주사요법:** 코르티코스테로이드 주사(corticosteroid ingections)는 장경인대증후군의 통증 감소에 효과적이다.

※ 참고문헌

고현윤(2011).「허리 통증의 진단 및 치료·진료 지침」

김재화(2008).「견관절 불안정성에 대한 이학적 검사」.『대한견주관절학회지』11(1), 1-5.

이시욱(2019).「어깨 통증의 진단 및 비수술적 치료」.『대한의사협회지』62(12), 629-635.

이호준(2014).「흔히 발생하는 어깨통증의 감별진단」.『대한의사협회지』57(8), 653-660.

Babatunde, O. O., Jordan, J. L., Van der Windt, D. A., Hill, J. C., Foster, N. E., & Protheroe, J. (2017). Effective treatment options for musculoskeletal pain in primary care: A systematic overview of current evidence. PloS one, 12(6), e0178621. https://doi.org/10.1371/journal.pone.0178621

Blanpied, P. R., Gross, A. R., Elliott, J. M., Devaney, L. L., Clewley, D., Walton, D. M., Sparks, C., & Robertson, E. K. (2017). Neck Pain: Revision 2017. The Journal of orthopaedic and sports physical therapy, 47(7), A1-A83. https://doi.org/10.2519/jospt.2017.0302

Bussières, A. E., Stewart, G., Al-Zoubi, F., Decina, P., Descarreaux, M., Hayden, J., Hendrickson, B., Hincapiè, C., Pagè, I., Passmore, S., Srbely, J., Stupar, M., Weisberg, J., & Ornelas, J. (2016). The Treatment of Neck Pain-Associated Disorders and Whiplash-Associated Disorders: A Clinical Practice Guideline. Journal of manipulative and physiological therapeutics, 39(8), 523-564.e27. https://doi.org/10.1016/j.jmpt.2016.08.007

El-Tallawy, S. N., Nalamasu, R., Salem, G. I., LeQuang, J. A. K., Pergolizzi, J. V., & Christo, P. J. (2021). Management of Musculoskeletal Pain: An Update with Emphasis on Chronic Musculoskeletal Pain. Pain and therapy, 10(1), 181-209. https://doi.org/10.1007/s40122-021-00235-2

Gaitonde, D. Y., Ericksen, A., & Robbins, R. C. (2019). Patellofemoral Pain Syndrome. American family physician, 99(2), 88-94.

Hidalgo B. (2016). Evidence based orthopaedic manual therapy for patients with nonspecific low back pain: An integrative approach. Journal of back and musculoskeletal rehabilitation, 29(2), 231-239. https://doi.org/10.3233/BMR-150619

Jones, B. Q., Covey, C. J., & Sineath, M. H., Jr (2015). Nonsurgical Management of Knee Pain in Adults. American family physician, 92(10),

875-883.

Kim G., Lee C.S., Lee K. Study of Work-Related Musculoskeletal Pain and Health-related Quality of Life among Hospital Workers. J Kor Phys Ther 2019;31:304 310. https://doi.org/10.18857/jkpt.2019.31.5.304

Ladeira C. E. (2011). Evidence based practice guidelines for management of low back pain: physical therapy implications. Revista brasileira de fisioterapia (Sao Carlos (Sao Paulo, Brazil)), 15(3), 190-199. https://doi.org/10.1590/s1413-35552011000300004

Lee H., Song J. Functioning Characteristics of Patients with Neck Pain: ICF Concept Based. J Kor Phys Ther 2019;31:242-247. https://doi.org/10.18857/jkpt.2019.31.4.242

LeVasseur, M. R., Mancini, M. R., Berthold, D. P., Cusano, A., McCann, G. P., Cote, M. P., Gomlinski, G., & Mazzocca, A. D. (2021). Acromioclavicular Joint Injuries: Effective Rehabilitation. Open access journal of sports medicine, 12, 73-85. https://doi.org/10.2147/OAJSM.S244283

Park, G. W., An, J., Kim, S. W., & Lee, B. H. (2021). Effects of Sling-Based Thoracic Active Exercise on Pain and Function and Quality of Life in Female Patients with Neck Pain: A Randomized Controlled Trial. Healthcare (Basel, Switzerland), 9(11), 1514. https://doi.org/10.3390/healthcare9111514

Petersen, W., Ellermann, A., Gösele-Koppenburg, A., Best, R., Rembitzki, I. V., Brüggemann, G. P., & Liebau, C. (2014). Patellofemoral pain syndrome. Knee surgery, sports traumatology, arthroscopy: official journal of the ESSKA, 22(10), 2264-2274. https://doi.org/10.1007/s00167-013-2759-6

Philadelphia Panel (2001). Philadelphia Panel evidence-based clinical practice guidelines on selected rehabilitation interventions for low back pain. Physical therapy, 81(10), 1641-1674.

Philadelphia Panel (2001). Philadelphia Panel evidence-based clinical practice guidelines on selected rehabilitation interventions for knee pain. Physical therapy, 81(10), 1675-1700.

Philadelphia Panel (2001). Philadelphia Panel evidence-based clinical practice guidelines on selected rehabilitation interventions for shoulder pain. Physical therapy, 81(10), 1719-1730.

Reid, S. A., Rivett, D. A., Katekar, M. G., & Callister, R. (2014). Comparison of mulligan sustained natural apophyseal glides and maitland mobilizations for treatment of cervicogenic dizziness: a randomized controlled trial. Physical therapy, 94(4), 466–476. https://doi.org/10.2522/ptj.20120483

Roe, Y., Soberg, H. L., Bautz-Holter, E., & Ostensjo, S. (2013). A systematic review of measures of shoulder pain and functioning using the International classification of functioning, disability and health (ICF). BMC musculoskeletal disorders, 14, 73. https://doi.org/10.1186/1471-2474-14-73

Rossi, R., Dettoni, F., Bruzzone, M., Cottino, U., D'Elicio, D. G., & Bonasia, D. E. (2011). Clinical examination of the knee: know your tools for diagnosis of knee injuries. Sports medicine, arthroscopy, rehabilitation, therapy & technology: SMARTT, 3, 25. https://doi.org/10.1186/1758-2555-3-25

Santiesteban, C. S. (2018). Cohort Studies in the Understanding of Chronic Musculoskeletal Pain. Cohort Studies in Health Sciences.

Suso-Martí, L., León-Hernández, J. V., La Touche, R., Paris-Alemany, A., & Cuenca-Martínez, F. (2019). Motor Imagery and Action Observation of Specific Neck Therapeutic Exercises Induced Hypoalgesia in Patients with Chronic Neck Pain: A Randomized Single-Blind Placebo Trial. Journal of clinical medicine, 8(7), 1019. https://doi.org/10.3390/jcm8071019

Teichtahl, A. J., & McColl, G. (2013). An approach to neck pain for the family physician. Australian family physician, 42(11), 774–777.

V. 아로마테라피 필라테스

01	필라테스에 향기와 컬러를 입히다
02	아로마테라피란?
03	에센셜오일이란?
04	아로마테라피의 효과
05	역사서에 나오는 오래된 요법
06	추출법
07	후각을 통한 흡수
08	피부를 통한 흡수
09	구강을 통한 흡수
10	직장이나 질을 통한 흡수
11	좋은 오일을 고르는 방법
12	에센셜오일의 추출 부위별 효능
13	에센셜오일 사용에 필요한 희석
14	주의해야 하는 오일
15	필라테스에서 에센셜오일 적용
16	아로마테라피와 컬러테라피
17	필라테스인을 위한 다양한 블렌드
18	필라테스에서 아로마테라피 DIY
19	필라테스에서 아로마테라피 적용 방법
20	클래스 적용 사례
21	그룹수업 & 홈케어 림프순환 동작
22	필라테스에서 아로마테라피 적용 시 주의할 점

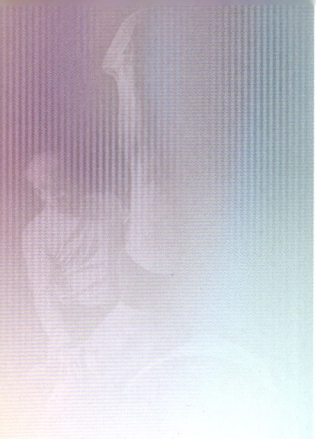

01 필라테스에 향기와 컬러를 입히다

필라테스를 배우기 위해 찾아오는 사람들의 유형은 다양하다. 체형교정, 다이어트, 재활, 체력 등 저마다 각기 다른 이유에서 오지만 결국은 아프지 않고 건강한 삶을 위해서다. 이러한 고객의 욕구를 만족시키는 강사들은 매 수업 최선을 다하며 증상이 호전되고 회차가 지날수록 발전되어가는 모습에 함께 만족을 느낀다.

그러나 많은 지도자들이 느끼는 바는 운동만으로는 해결할 수 없는 무언가가 있다는 것이다. 처음에는 몸이 아파서 왔지만 사실 마음에 힘듦이 있는 경우도 있다. 그것을 어찌해야 할지 몰라 손을 쓰지 않는 것뿐이다.

마음의 여유가 없고, 항상 바쁘게 그리고 경쟁하며 치열하게 살아가는 우리를 돌아보면 알 수 있을 듯하다. 더군다나 코로나는 우리의 삶을 너무도 많이 바꿔놓았다. 행동도 제한적이며 소득에 대한 불안감도 한몫하다 보니 우울감과 근심 걱정이 실로 더 커져가고 있다.

그래도 필라테스를 배우기 위해 찾아왔다면 뜻대로 되지 않는 것들도 있지만 내가 노력한 만큼 내 몸은 분명히 변할 것이고 스스로를 사랑하는 마음이 있는 사람이다.

최근 아로마테라피에 대한 관심이 커지면서 일상에서 겪을 수 있는 다양한 건강상의 문제를 집에서도 쉽게 해결할 수 있어 인기다. 집에서 머무는 시간이 늘어나고 면역에 대한 관심이 예전보다 더 커지다 보니 사회적 현상과 함께 천연을 찾고, 천연으로 된 제품을 선호하며, 자연스레 자연에서 얻은 에센셜오일을 찾게 된다. 연예인들도 일상생활에 쉽게 접목해 사용하는 모습이 자주 공개되며 관심은 더욱 증폭되고 있다.

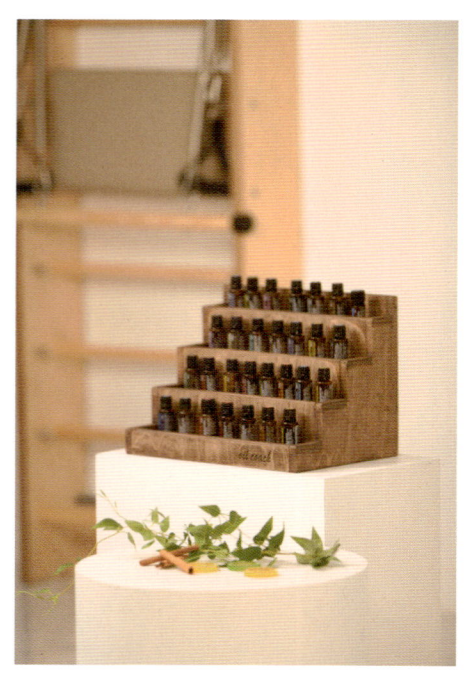

웰빙(well-being: 육체적·정신적 건강의 조화를 통해 행복한 삶을 추구하는 삶의 유형이나 문화)과 노케미라이프(화학물질이 들어간 제품을 거부하는 사람들. 'No Chemical'의 줄임말로 화학물질이 들어간 제품을 거부하는 사람들을 이르는 신조어)를 지나 제로웨이스트(모든 제품이 재사용될 수 있도록 장려하며 폐기물을 방지하는 데 초점을 맞춘 세계적인 움직임)를 지향하는 사람들이 많아지면서 천연으로 된 제품들을 선호하는 사람들이 늘어나고 있다.

아로마테라피는 예부터 자연치유 방법으로 쓰이며 우리 삶에 항상 함께하고 있었다. 향으로 즐기기에도 너무 좋지만 향기만이 아닌 식물의 강인한 생명력이 담긴 것을 이해한다면 자연이 우리에게 주는 최고의 선물이 아닌가 싶다.

조셉 필라테스가 조절학을 "자신이 생각한 대로 신체를 올바르게 움직일 수 있는 운동"으로 정의한 것처럼 정신건강과 신체는 하나로 연결되어 있다. 조절학의 정의는 전인치료를 추구하는 아로마테라피와 일맥상통하는 바가 있다.

지금부터는 몸과 마음의 건강을 함께 추구하는 방법으로 필라테스에 향기를 입히는 방법을 알아보려고 한다.

02 아로마테라피란?

아로마테라피(Aromatherapy)란 'Aroma(향기, 방향)'와 'Therapy(치료법)'라는 뜻을 가진 그리스에서 유래된 합성어다. 식물의 꽃, 열매, 잎, 줄기, 수지 등에서 추출한 휘발성 정유(에센셜오일)를 코와 피부 등으로 흡수되게 하여 몸과 마음을 평온하게 하고, 뇌와 신체 내부 장기에 흡수되어 체내 자가 면역력을 증강시키며, 치료 효과를 가져오는 자연요법 또는 대체의학을 말한다. 아로마테라피는 향기로 즐기는 것뿐만 아니라 정신적·신체적 다양한 건강상의 이로움을 위해 사용되고 있다.

03 에센셜오일이란?

에센셜오일은 아로마테라피의 바탕이 되는 물질이며, 에센셜오일로 인체에 적용할 수 있는 식물은 200여 종이다. 향기가 나는 식물의 꽃, 잎이나 줄기, 수지, 뿌리 등에서 추출한 휘발성 정유를 뜻한다. 작은 병에 담긴 오일은 식물이 가지고 있는 생명력을 그대로 담고 있는 물질이라고 할 수 있다. 다리가 묶인 채 그 자리에서 자신을 지켜야 하는 식물에게 에센셜오일은 생존을 위한 결과물이다. 자신을 성장시키고 번식해야 하며, 외부의 기생충과 벌레로부터 보호해야 했다. 어떤 경우에는 다른 식물이 자라는 것을 억제해야만 살아남을 수 있었다. 이처럼 에센셜오일은 각 오일마다 식물의 생명력과 치유력을 가지고 있다. 이는 사람의 몸에서도 똑같이 작용해 약에 의존하지 않고 자가치유력을 높여주며, 하나의 증상만을 다루는 것이 아닌 병의 근간이 되는 감정의 불균형한 상태와 신체적·영적 차원에서 여러 가지를 동시다발적으로 치유할 수 있는 전인(holistic) 치료요법이다.

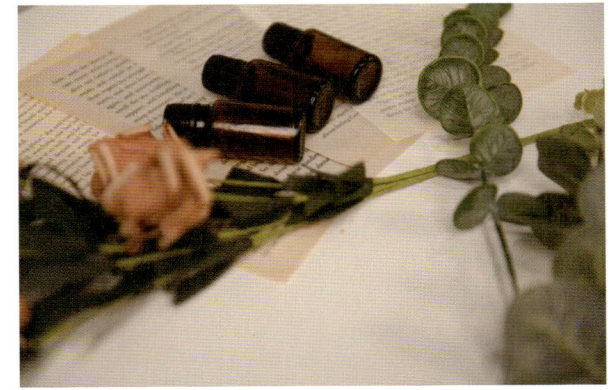

에센셜오일은 재배지의 토양과 기후, 수확 시기에 따라 화학구

조가 다르며 효과 또한 달라질 수 있다. 추출법 또한 매우 까다롭고 세심한 주의가 필요하기에 희소가치가 높으며, 오일마다 독특한 특성을 가지고 있다.

04 아로마테라피의 효과

아로마테라피를 적절하게 사용하면 마음의 진정과 안정에 도움을 주며, 마음에 활력을 줄 수 있다. 특히 호흡을 통해 들어온 향기는 감정에 영향을 주어 스트레스를 관리하고 명상에 다양하게 사용되며 슬픔, 불안, 우울, 공포, 분노 등의 감정을 누그러뜨리는 데 도움을 준다.

식물이 가지고 있는 농축된 향에는 항염, 항균 효과가 뛰어나 곰팡이균, 박테리아, 바이러스에 대한 저항력을 높여줄 수 있다. 그래서 감기와 비염 같은 호흡기 질환에 효과적이며 두통이나 소화장애, 식욕부진, 다양한 통증을 완화시키는 데 도움을 준다. 호르몬 균형에 도움을 주어 원활한 성생활과 생리통, 피부염, 피부질환, 여성질환, 아토피, 임신과 출산에도 적용하여 사용할 수 있다.

우리가 사용하는 인공향료로 만든 향수, 화장품을 대신해서 사용할 수도 있어서 인공향료로부터 오는 다양한 질병과 경피독으로부터 안전하게 사용할 수 있다.

05 역사서에 나오는 오래된 요법

아로마테라피의 역사는 최소한 6천 년 이상 되었을 것이라 여긴다. 식물을 이용한 역사의 흔적을 따라가 보면 원시 시대에는 땔감이나 음식으로 사용하는 정도로 보여졌으나 구석기 시대의 동굴벽화에서 식물을 의학적·주술적인 목적으로 사용한 내용이 발견되었다. 인도의 『아유르베다』에서는 체질에 맞는 식물을 처방하는 방법과 식물에서 추출한 성분들을 분류하는 법을 가르치며 약용식물로서의 사용과 의학적·종교적으로 다양하게 식물을 사용한 기록이 남아 있다. 고고학 자료나 다양한 문헌에서 식물을 사용하여 오늘날 사용되고 있는 아로마테라피와 유사한 방법으로 치료한 방법이 발견되었다. 2천 년 전 쓰인 것으로 추측하는 중국의 『황제내경』과 『신농본초경』에도 약용으로 사용되는 식물의 효능과 몸을 이롭게 하는 데 사용되는 식물에 대해 다루고 있다. 의학의 아버지 히포크라테스는 "건강을 유지하는 최상의 방법은 향기로운 목욕과 향유를 바르는 것이다"라고 말했으며, 에센셜오일 사용법을 그의 저서에 기록했다. 우리나라에 한의학이 있듯이 아로마테라피는 유럽의 전통의학이라 할 수 있다. 현재도 식물이 주는 강력한 힘을 밝혀내기 위해 많은 의학적 연구가 이루어지고 있다. 인체에 침투한 에센셜오일은 필요로 하는 곳에 작용하고 100% 몸 밖으로 배출되기에 기본 공식만 적용한다면 쉽고 재미있게 즐길 수 있는 분야지만, 욕심내어 많은 양을 사용하지 않도록 주의해야 한다.

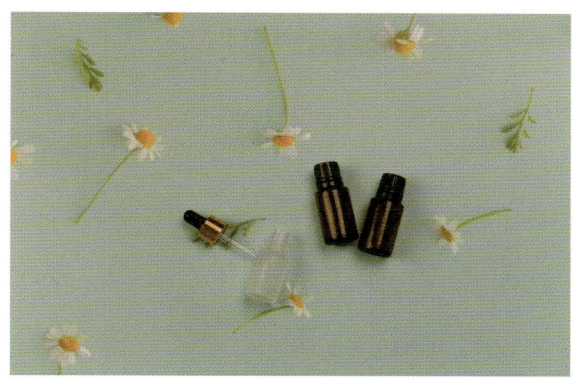

현대 아로마테라피의 3대 주요 인물은 르네 모리스 가트포세(Rene-Maurice Gattefosse), 장 발레(Jean Valnet), 마가렛 모리(Marguerite Maury)가 있다.

- **르네 모리스 가트포세**: 실험 중 손에 화상을 입어 우연히 라벤더 에센셜오일에 손을 담갔는데, 상처가 빨리 아물고 통증이 사라지는 것을 알아냈다. 이것을 계기로 가트포세는 아로마테라피에 대한 연구를 활발히 했고, 1937년 그의 저서 『아로마테라피』가 프랑스에서 출판되었다. 가트포세는 '아로마테라피의 아버지'라 불리며 '아로마테라피'라는 용어는 그를 통해 유래되었다.

- **장 발레**: 프랑스의 의사인 장 발레는 제2차 세계대전 중에 부상 당한 병사들을 치료하는 데 에센셜오일을 적극 사용했다. 그러면서 에센셜오일의 효과를 입증했고, 정신병원 환자들의 심리치료에도 에센셜오일을 사용하여 수많은 임상경험을 만들어 1964년 『아로마테라피』를 출간했다. 그로 인해 프랑스와 벨기에 등에서 아로마테라피가 크게 발전했다.

- **마가렛 모리**: 프랑스의 생화학자인 모리는 오늘날 실용화된 아로마테라피 발전에 크게 기여했다. 향기와 미용을 접목하여 심신의 불균형과 건강을 유지하는 데 접목할 수 있는 마사지에 기초를 둔 아로마테라피를 연구했다. 1961년 출간된 『생명과 젊음의 비결(Le Capital Jeunesse)』에서 에센셜오일은 마사지와 더불어 사람의 마음에 변화를 줄 수 있는 물질이라고 그 중요성을 강조했다.

06 추출법

같은 과일이라도 수확한 해, 기후, 산지에 따라 맛이 다르다. 이것은 에센셜오일도 마찬가지다. 토양의 질, 일조 조건, 기온, 환경 등이 영향을 주어 향기가 미묘하게 다르기 때문에 차이가 크게 난다면 다른 종으로 구분한다. 이를 '화학종' 또는 '케모타입'이라고 부른다. 어느 시기에 수확하여 증류했는지, 재배한 것인지 야생인지에 따라 그 향기도 아주 다르다.

▶ **수증기 추출법**

가장 많이 사용되는 추출법으로 증기를 이용해 가열하여 식물의 에센셜오일을 방출하는 방법이다. 최종단계에서 물보다 가벼운 에센셜오일은 물 위에 떠 있기 때문에 분리하고 남은 증류액은 플로럴워터(하이드로졸)로 사용한다. 간단하지만 숙련된 기술이 필요한 추출법이다.

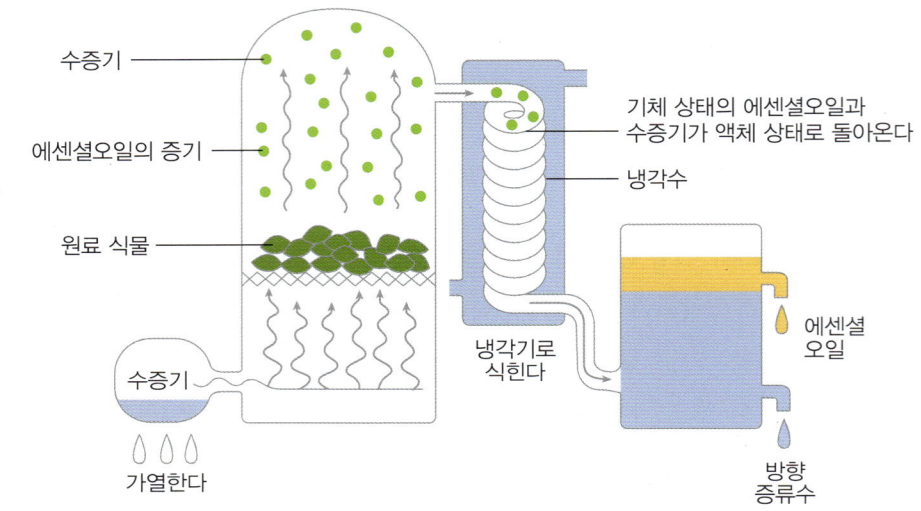

▶ **압착법**

시트러스 계열은 열을 사용하지 않고 압착하여 에센셜오일을 추출한다. 과피와 과육을 분리하여 껍질만 가지고 압착하면 과즙 위로 오일이 분리되어 뜬다.

▶ **냉침법**

최근에는 많이 쓰지 않는 전통적인 추출법이다. 유리판에 동물성 지방을 바르고 꽃잎을 깔아 지방에 오일이 흡수되도록 한다. 반복되는 과정을 거치며, 꽃이 시들면 새로 다시 스며들게 한다. 알코올과 섞어 방향성분을 추출한다.

▶ 온침법

냉침법과는 반대로 큰 병에 식물성오일과 식물을 담고 1~2주 햇빛이 잘 드는 곳에 둔다. 식물을 걸러내고 다시 담는 과정을 반복하면 식물의 에센셜오일을 얻을 수 있는데, 아로마테라피의 베이스오일로 사용한다.

▶ 휘발성 유기용매 추출법

석유 에테르나 헥산 같은 유기용매제를 이용하여 방향성분을 추출하는 것이다. 이 방법으로 '콘크리트'라는 물질이 남는데, 알코올에 섞어 방향성분만 추출한 후 알코올을 제거하고 정제시킨 것이 앱솔루트다. 무거운 분자들이 증발하지 못하고 남아 있어 불순물에 대한 염려로 아로마테라피에는 적합하지 않다. 주로 향기를 얻으려고 하는 화장품, 향수 업계에서 사용하고 있다.

07 후각을 통한 흡수

우리는 후각을 통해 위험을 직감적으로 판단할 수 있다. 음식이 타거나 상하는 경우, 악취가 난다거나 가스가 새는 것 같은 위험한 상황을 냄새로 알아차릴 수 있다. 후각은 생각이 들어가지 않은 본능이기 때문이다. 요즘 마스크가 생활화되어 우리의 후각을 자극할 일들이 분명히 줄어들고 있다. 그러나 아로마테라피는 자연에서 얻은 에센셜오일을 이용해 후각을 발달시키므로 건강한 감정을 가질 수 있다.

어떤 향기를 맡았을 때 기분이 고양된다거나 군침이 도는 경험을 해보았을 것이다. 그리고 옛 기억이 떠오르기도 하며 불쾌한 감정을 갖기도 한다. 후각을 통해 콧속으로 전달된 향기는 즉각적으로 뇌에 빠르게 전해져 후각신경세포에 전달된다. 그 자극은 전기신호로 변환되어 대뇌변연계의 편도체와 해마를 자극하여 우리가 본능으로 여기는 수면, 배고픔, 성욕, 기억, 감정의 영향을 받게 된다. 이렇게 전달된 에센셜오일은 면역과 자율신경계에 긍정적인 영향을 주어 정신과 신체에 치료적인 도움을 주게 된다. 기억력, 학습능력, 창조력, 성기능, 면역계, 신경계, 내분비계 등에도 영향을 주어 신체적인 증상에도 효과적이다. 또한 공기와 함께 우리 몸속으로 들어온 에센셜오일은 코, 기관지, 폐의 점막 또는 모세혈관을 통해 혈액을 타고 온몸에 전달된다.

08 피부를 통한 흡수

에센셜오일은 미세한 분자구조를 가지고 있어 우리의 진피층까지 침투하여 모세혈관과 림프관을 통해 전신을 순환하게 된다. 에센셜오일이 순환하며 노폐물 배출 촉진, 혈액순환, 림프를 개선시킨다. 근육 통증이 있다면 마사지가 좋은 영향을 준다. 마사지에 적절한 오일을 선택하여 통증이 있는 부위에 적용한다면 통증 완화에도 더욱 긍정적이며, 후각을 통한 흡입으로도 심신의 안정과 정신적인 피로감을 함께 해소할 수 있다.

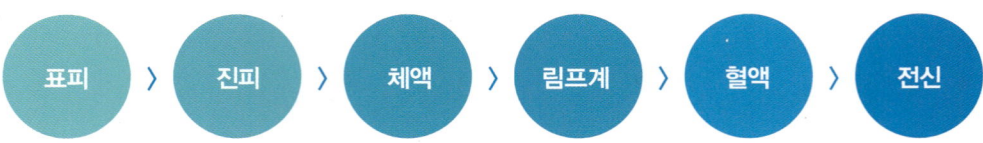

09 구강을 통한 흡수

구강으로 섭취 시 반드시 식용 가능한 오일로 표기되어 있는지 확인해야 하며, 의사나 전문가의 지시를 따라야 한다. 드레싱이나 차, 꿀이나 음료에 섞어 섭취하는 방법이 있다.

10 직장이나 질을 통한 흡수

알약 형태로 에센셜오일을 만들어 직장이나 질의 점막을 통해 흡수시키는 방법이 있다. 이 방법은 점막에 자극을 줄 수 있으니 의사나 전문가의 지시를 따르도록 한다.

도포나 흡입을 통해 우리 몸속에 들어온 에센셜오일은 해독과 대사 과정을 통해 소변이나 땀, 내쉬는 호흡 등의 형태를 거쳐 몸 밖으로 배출된다. 자신의 기능을 다 마친 에센셜오일이 몸 안에 남아 있지 않고 배출된다는 것은 흡수시키는 것보다 중요하다. 운동이나 족욕 등을 통해 땀을 내거나 물을 충분히 마시는 것이 좋다.

11 좋은 오일을 고르는 방법

에센셜오일의 순수성은 오일이 가진 가장 중요한 특성 중의 하나다. 순수하지 않은 오일을 사용한다는 것은 다른 유해한 물질을 우리 몸속에 집어넣는 것과 같은 의미다.

좋은 품질의 에센셜오일을 쓰는 것은 아로마테라피에서 가장 먼저 중요하게 고려해야 할 부분 중의 하나다. 전 세계에서 생산되는 에센셜오일 중 아로마테라피에 사용되는 오일은 단 5% 정도에 불과하다고 할 만큼 적지만, 시중에는 너무나 많은 아로마오일이 있다. 하지만 모든 오일이 우리가 원하는 결과를 내기는 어렵다. 그 이유는 같은 에센셜오일이라고 해도 등급이 다르기 때문이다.

화장품업체, 식품 향료업체, 향수업체, 제약회사 등에서 향을 사용하려면 향의 일관성과 마진을 고려해 천연향보다는 합성향을 더 선호한다. 인공적으로 재구성된 향료는 아로마테라피 측면에서는 바람직하지 못하다.

몸, 마음, 영혼의 조화를 지향하는 전인치료를 위해 바람직한 에센셜오일을 고르는 방법은 다음과 같다.

첫째, 정확한 식물학상의 학명을 확인한다. 학명이 적혀 있지 않다면 합성이거나 천연 에센셜오일이 아닐 가능성이 크다.

둘째, 원산지를 확인한다. 에센셜오일은 토양, 기후, 유전적 요소에 따라 화학적 구성이 다를 수 있다.

셋째, 추출 부위를 확인한다. 같은 식물이라도 어디에서 추출했느냐에 따라 향, 가격, 효능이 다르다.

넷째, 화학적 구성을 확인할 수 있는 에센셜오일을 선택해야 한다. 에센셜오일은 순수해야 하고, 품질과 화학적 구성이 굉장히 중요하기 때문에 화학적 구성을 투명하게 공개하는 제품을 선택해야 한다.

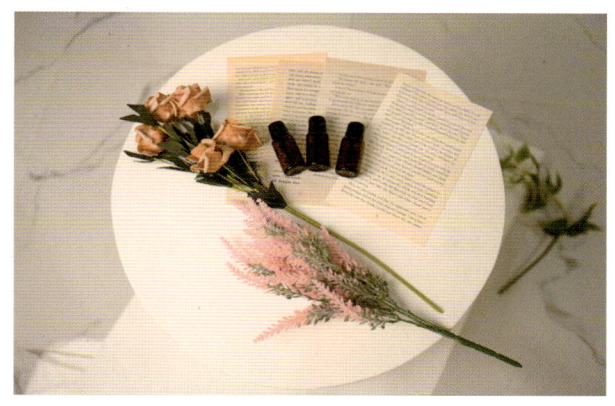

다섯째, 유효기간과 사용기간을 확인한다.

여섯째, 차광이 되는 유리병에 담아 판매하는 것을 고른다.

일곱째, 가격이 너무 저렴하지 않은지 확인한다. 너무 저렴하다면 순수하지 않은 오일일 확률이 높다.

오일 가격이나 원산지가 같을 경우에는 흰 종이에 떨어뜨렸을 때 증발하지 않고, 물에 떨어뜨렸을 때 뜨지 않고 혼합되는 오일은 피해야 한다.

12 에센셜오일의 추출 부위별 효능

1) 꽃

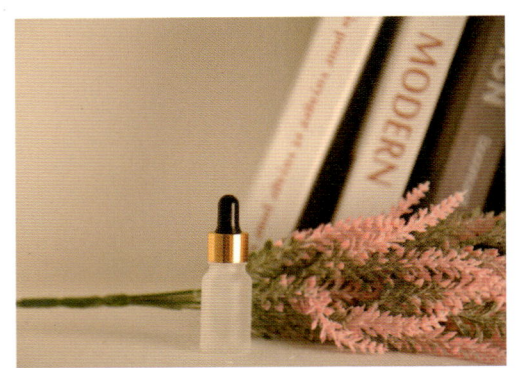

식물은 번식하기 위해 암술과 수술이 만나야 한다. 그러려면 곤충의 도움이 필요한데, 이때 꽃이 향기를 내어 벌과 나비 같은 곤충들을 유혹한다. 그래서 일부 꽃 계열 오일들이 최음 효과가 있는 것으로 알려져 있다. 에스테르 성분 함량이 높은 꽃오일은 향기로우며 신경계를 안정시키는 효과가 뛰어나 진정에 탁월하다. 로즈, 재스민, 네롤리, 일랑일랑, 캐머마일, 라벤더, 클라리세이지 등이 있으며 호르몬과 항우울 작용, 성기능 강화에 효능이 있다.

2) 잎, 줄기

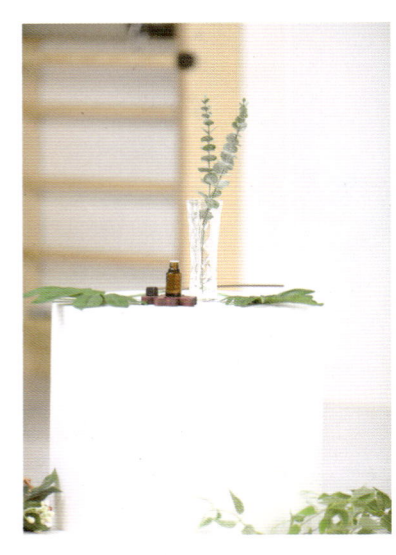

식물에서 잎의 역할은 광합성을 하고 숨을 쉬는 기관이다. 잎이 식물에서 호흡을 담당하는 것처럼 잎오일은 우리 몸속에서 기관지와 호흡계, 폐에 이롭게 작용한다.

나무가 성장을 위해 줄기를 뻗어나가게 하는 것처럼 줄기에서 추출한 오일은 성장력과 인내력, 힘을 가지고 있다. 그렇기에 흔들림 없이 높은 곳까지 도달하는 데 도움을 주어 내면에 강인함을 잃지 않도록 한다.

잎과 줄기에서 추출되는 오일이 많이 있으며 호흡기에 탁월한 효능과 근육통, 해독 작용에도 이롭다.

대표적으로 페퍼민트, 티트리, 유칼립투스, 바질, 로즈메리 등이 있다.

3) 열매, 씨

식물에서 열매와 씨앗은 번식 역할을 하며 독소 배출과 이뇨작용, 해독작용에 효능이 있다. 혈액순환을 촉진시켜 몸을 따뜻하게 해주는 기능을 한다. 대표적으로 블랙페퍼, 주니퍼베리, 캐롯씨드, 펜넬 등이 있다. 이 중 펜넬은 펜촌(fenchone) 성분이 있어 신경독성을 일으킬 수 있기 때문에 간질환자나 어린이 그리고 임산부 및 수유부는 사용하지 않는 것이 좋다.

4) 과피

귤의 껍질을 까다 보면 껍질에서 수분 같은 것이 튀거나 머금고 있다는 것을 느꼈을 것이다. 시트러스 계열의 오일은 주로 감귤류의 껍질에서 추출한 오일을 말한다. 과피에서 추출한 오일에는 '리모넨'이라는 성분 함량이 높다. 리모넨은 분자가 가벼워 빠르게 휘발하고 쉽게 산화될 수 있어 보관에 주의가 필요하다. 소화 계통에서 일어나는 불편함에 효과적으로 반응한다. 시트러스 계열의 오일은 대부분 광독성 성분이 있기 때문에 피부가 자외선에 노출될 때는 사용에 유의해야 한다. 기분을 좋게 하고, 스트레스 해소에 탁월하며, 소화기에 도움을 준다. 대표적으로 레몬, 오렌지, 만다린, 자몽, 라임, 베르가모트 등이 있다.

5) 수지

나무는 스스로 지키기 위해 상처가 나면 진액을 만들어낸다. 나무가 치유를 위해 상처 치유력이 있는 강한 진액을 만들어내는 것처럼 수지에서 얻은 오일은 우리 몸속에서 재생, 상처치료, 소독, 살균작용을 한다. 그뿐만 아니라 호흡기 질환과 이완작용에도 뛰어나다. 프랑킨센스, 미르, 벤조인 등의 오일은 정서적으로 진정, 안정, 활력, 강화 효과가 있는 것으로 알려져 종교 행사나 제사에 광범위하게 사용되었다.

6) 나무

병충해로부터 강한 나무들은 크고 울창하게 자랄 수 있다. 이처럼 나무에서 추출한 오일은 방부와 살균 효과를 가지고 있다. 진통, 진정, 수렴, 비뇨, 스트레스, 생식기관에 효능이 있으며 최음 효과도 가지고 있다. 종교적 의식이나 명상에 주로 쓰였다고 알려져 있으며 대표적으로 샌들우드, 시더우드, 로즈우드 등이 있다. 이러한 진정 효과와 마음을 가라앉히는 효과 때문에 샌들우드오일은 심한 우울증의 경우 사용을 권하지 않는다.

7) 뿌리

식물에서 뿌리의 역할은 보통 땅속에서 영양분과 물을 흡수하여 성장에 관여하고, 쓰러지지 않도록 하는 지지 역할과 잎에서 만든 영양분을 저장하기도 한다. 따뜻한 성질의 뿌리에서 추출한 오일은 심신의 안정과 강화에 도움을 준다. 혈액순환과 소화에 관련된 불편함에 작용하여 효과를 볼 수 있고 관절염과 통증, 신경계 질환에 도움을 받을 수 있다. 대표적으로 진저, 베티버, 안젤리카 루트 등이 있다.

13 에센셜오일 사용에 필요한 희석

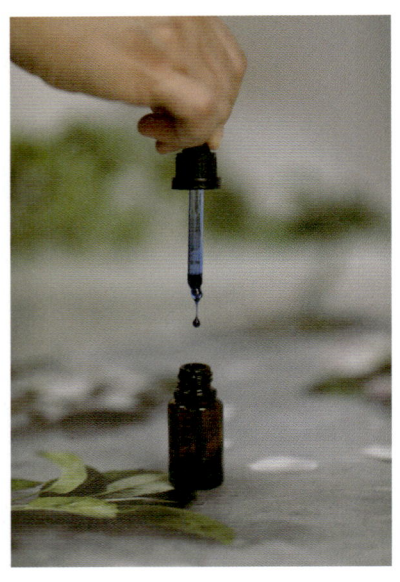

에센셜오일은 고농축 상태이기 때문에 원액을 그대로 사용하는 것은 드물다. 이것을 희석하기 위해 캐리어오일(식물성오일)을 사용한다. 캐리어오일을 사용하면 에센셜오일이 발향되는 것보다 피부에 스며드는 비중을 높이고, 피부 속 깊이 에센셜오일을 흡수시키는 데 도움을 준다. 또한 넓게 도포할 수 있으며 피부에 자극을 주지 않는다. 캐리어오일은 피부 유형이나 사용 목적에 맞게 고르며, 다른 향료나 첨가물이 들어있지 않는 것을 고른다. 산화된 오일은 피부를 자극하여 알레르기를 일으킬 수 있으므로 신선한 것을 사용하고, 에센셜오일이 잘 녹아야 하며, 침투성이 좋아야 한다. 천연소금에 섞어 배쓰솔트를 만들거나 증류수에 섞어 방향스프레이를 만들 수 있다. 이 밖에 무향료 크림, 꿀, 젤, 우유, 하이드로졸 등이 있다.

- 희석률

희석할 때 사용하는 에센셜오일을 방울 수로 계산한다. 나라마다 기준이 다르지만 미국, 영국, 호주 등에서는 1ml를 20방울로 정의한다.

에센셜오일의 양

1ml	20 drops	
5ml	100 drops	1 teaspoon
10ml	200 drops	2 teaspoon
15ml	300 drops	1 tablespoon

- 식물성오일 50ml를 2%의 비율로 블렌딩할 경우

  50(ml)×0.02(2%)=1(ml)

1ml는 20방울이므로 50ml의 캐리어오일에 20방울의 에센셜오일을 넣으면 2%의 희석률이라고 계산할 수 있다. (캐리어오일의 양×희석률)×(1ml=20방울)

캐리어오일, 에센셜오일의 희석률

carrier oil(ml)	essential oil 1%	essential oil 2%	essential oil 3%	essential oil 4%	essential oil 5%
10ml	2 drops	4 drops	6 drops	8 drops	10 drops
20ml	4 drops	8 drops	12 drops	16 drops	20 drops
50ml	10 drops	20 drops	30 drops	40 drops	50 drops

에센셜오일은 증상과 개인 특성에 따라 2개 이상의 오일을 사용할 때 시너지 효과를 얻을 수 있다. 증상만 고려하기보다는 신체(body), 마음(mind), 정신(soul)을 조화롭게 하는 데 중점을 두고 블렌딩하도록 한다. 대상과 목적에 따라 희석 농도를 적당히 조절해야 하며 피부 민감도가 높거나 어린아이, 애완동물, 질병이 있다면 에센셜오일의 양을 더 연하게 하도록 한다.

- **얼굴 마사지**
  캐리어오일에 약 1% 희석. 장기간 사용 시에는 약 0.25~0.5%

- **보디 마사지**
  캐리어오일, 크림, 연고 등에 1~2% 희석해서 사용

- **국소도포**
  캐리어오일에 약 3~5% 희석해서 사용

- **특정 목적으로 강하게 사용 시 5~25%**

- **반신욕, 족욕, 수욕**
  물에 베이스오일이나 목욕용 소금, 꿀, 우유 등에 희석해서 5방울 이내로 사용

- **증기 흡입**
  70℃ 정도의 물에 2~3방울을 떨어뜨려 김이 새어나가지 않게 큰 수건으로 덮은 후 2분 정도 코로 흡입하고 입으로 내뱉는다.

- **습포**
  온습포, 냉습포에 맞게 물을 준비하고 물에 직접 2~3방울을 떨어뜨려 수건을 이용해 부위를 덮는다.

14 주의해야 하는 오일

- **고혈압**
  히솝, 로즈메리, 타임.
  전통적인 아로마테라피에서는 고혈압에 히솝, 로즈메리, 타임 오일은 금기하라고 하지만 일부 학자들은 오일이 혈압을 악화시킬 가능성이 미약하다고 말한다.

- **저혈압**
  라벤더, 멜리사, 일랑일랑, 클래리세이지, 마조람

- **신장질환**
  주니퍼베리, 블랙페퍼, 진저

- **음주**
  클래리세이지(최면, 환각작용을 일으킬 수 있다)

- **임신 초기**
  임신 초기에는 에센셜오일 사용을 금하고 있다.

- **임신 중·후기**
  가르바남, 캐롯씨드, 클래리세이지, 재스민, 주니퍼베리, 제라늄, 페퍼민트, 마조람, 멜리사, 로즈메리, 월계수.
  3개월 이후에는 적은 농도의 라벤더, 오렌지, 레몬, 베르가모트, 캐머마일 등은 사용할 수 있다.

- **아기(1세 미만)**
  유아부터 어린이까지 오일 사용이 가능하지만 어른의 절반으로 줄여 사용하고 자극이 적은 오일을 소량 사용한다. 라벤더, 캐머마일 가능

- **유아(7세까지)**
  티트리, 라벤더, 캐머마일 가능

* 아로마테라피는 전문가마다 견해가 다르기 때문에 안전수칙 안에서 직접 향을 경험하며 어느 것이 나와 잘 맞는지 알아가는 과정이 필요하다.

15 필라테스에서 에센셜오일 적용

　필라테스 입문에서 가장 어려워하는 부분과 계속해서 언급되는 부분 중 하나는 바로 호흡이다. 반대로 가만히 누워서 또는 앉아서 호흡만 바르게 해도 코어가 활성화된다. 그렇기에 특별한 동작 없이 필라테스 호흡만으로도 언제 어디서든 머리부터 발끝까지 산소를 가득 채워 에너지를 중심으로 모아 나 자신에게 집중할 수 있는 시간을 만들 수 있다.

　스트레스가 많거나 심리적 우울감, 무기력이 있다면 필라테스 호흡에 어려움을 겪을 확률이 높다. 긴장하거나 어깨가 뭉치면 호흡이 얕아지고 우리가 느끼지 못하는 사이에 근육들도 경직된다. 마스크를 착용하면 숨쉬기가 불편하고 답답한데, 호흡기에 관련된 에센셜오일을 사용하면 편안하고 깊게 호흡할 수 있다.

　마스크를 디퓨저로 이용할 수 있다. 아주 간단한 방법으로 호흡기에 좋은 오일을 마스크 안쪽에 한 방울 떨어뜨리는 방법이다. 피부가 닿지 않는 부분에 떨어뜨린다면 아주 쉽고 간단하게 호흡을 편안하게 할 수 있다. 실제로 대부분 사람들이 호흡하기가 편하고 코가 뚫리는 느낌을 받는다고 하며, 자연 속에 있는 기분이라고 말한다.

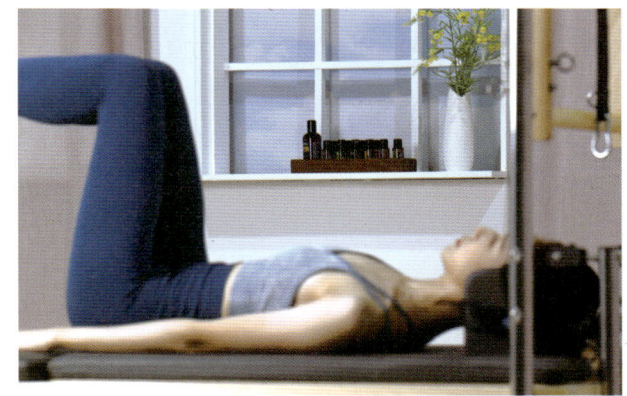

　한쪽 손바닥에 떨어뜨린 오일을 가볍게 비빈 후 동그랗게 모아 코에 대고 깊게 호흡하는 것도 운동 전후로 쉽게 아로마테라피를 접목하는 방법이다. 반드시 호흡기에 관련된 에센셜오일이 아니더라도 그날 끌리는 향을 선택해 호흡하며, 명상 시간을 갖고 긍정적인 기분을 끌어올릴 수 있는 잠깐의 시간으로 수업의 질과 만족도를 높일 수 있다.

1) 흡입법

　코와 기관지에 직접적인 역할을 한다. 호흡기에 도움을 주는 잎 계열 오일을 원액 그대로 사용하여 쉽고 간단하게 사용할 수 있는 방법이다. 향을 맡으면 감정을 조절하는 변연계에서 긍정적 반응을 일으키기 때문에 좋아하는 향을 선택해 운동에 시너지를 가져올 수 있다.

- **건식 흡입법**
가장 쉽게 할 수 있는 방법으로 손수건이나 티슈 마스크 등에 떨어뜨려 확산되는 향을 흡입한다. 숙면에 도움을 받고 싶다면 베개에 떨어뜨려도 좋다. 언제 어디서든 증상이 나타나거나 완화시키고 싶을 때 사용할 수 있고, 에센셜오일의 향균작용으로 공기 중 바이러스 감염을 예방하는 데 도움을 준다. 특히 두통과 코막힘에 효과적이다.

- **증기 흡입법**
60℃ 내외의 뜨거운 물을 용기의 2/3 정도 넣고 에센셜오일을 3~5방울 넣는다. 큰 수건을 이용해 더운 김이 밖으로 빠져나가는 것을 방지하여 입과 코를 이용해 스팀을 흡입한다. 이때 너무 뜨겁지 않게 거리를 조절하고 눈은 감은 상태로 5~10분 정도 한다. 피부 보습 효과와 호흡기나 순환기계에 도움을 주며 축농증, 비염 같은 호흡기 질환이 있거나 두통, 스트레스, 코막힘에 즉각적으로 효과를 볼 수 있다. 천식에는 사용하지 않도록 하고 유아에게는 방울 수를 줄여서 사용하거나 힘들어하면 권하지 않는다. 물이 너무 뜨거우면 일부 에센셜오일의 유효한 성분이 파괴되거나 피부와 점막에 자극을 줄 수 있으니 물의 온도를 너무 뜨겁지 않게 하는 것과 물과의 거리를 잘 유지하도록 한다.

- **확산법(발향법)**
에센셜오일이 공기 중에 쉽게 휘발되는 특성을 이용하여 디퓨저를 통해 공기 중에 발향시키는 방법이다. 실내공기 정화와 호흡기나 질병에 쉽게 아로마테라피를 적용할 수 있다. 그날의 기분에 따라 좋은 오일을 발향하여 집중력을 향상시키고 긍정적인 마음을 갖게 하여 운동 효과도 높일 수 있다.

- **스프레이 분사법**
분사시킬 수 있는 스프레이 형태로 된 용기에 증류수 또는 알코올을 넣고 에센셜오일을 떨어뜨린 후 충분히 흔들어서 뿌리는 방법이다. 운동하는 공간 또는 집에서 불쾌한 냄새를 제거하는 데 사용할 수 있고 개인이 선호하는 오일을 사용하여 옷, 침구 등에 뿌리거나 향수로 사용할 수 있다. 기분과 분위기를 전환하는 데 유용하고, 비염이나 기관지염 같은 호흡기 증상이 있다면 치료에 도움을 준다.

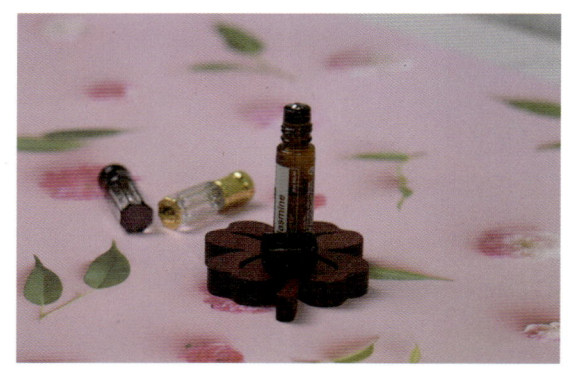

필라테스를 지도하는 큐잉 중에 터치는 운동하는 해당 부위에 긴장감과 자극을 적절하게 주어 힘을 빼야 하는지, 자세를 교정해야 하는지, 어떤 움직임을 가져가야 하는지 분명하고 직접적으로 알 수 있다. 고객은 터치를 통해 보지 못했던 본인의 자세와 습관을 바로잡고, 강사에 대한 믿음이 높아지며, 강사가 어떤 터치 큐잉을 하느냐에 따라 같은 동작이라도 다른 운동 효과를 만들 수 있다. 터치한다는 것은 보이지 않는 에너지가 전달되고 유대감이 형성되는 듯한 느낌을 준다. 그런데 필라테스 스튜디오를 찾는 고객을 보면 건강한 사람도 있지만 재활이나 통증으로 인해 오기도 하고 운동 중에 통증이 발생하기도 한다. 이때 각 상황에 맞는 오일로 마사지한다면 불필요하게 들어간 힘을 빼는 데 도움을 주고, 통증으

로부터 좀 더 편안해질 수 있다. 터치가 이루어지는 마사지는 서로가 불편하지 않은 상태여야 하며, 여의치 않다면 셀프로 하는 것도 무방하다. 미리 블렌딩해둔 에센셜오일로 목이나 어깨, 귀 뒤, 관자놀이에 바르는 것만으로도 에센셜오일 한 방울의 강력한 힘을 느낄 수 있고, 통증이 있다면 그 부위에 바르도록 한다. 마사지 기술이 있다면 이에 접목하지만, 기술 없이도 아래에서 위쪽으로 쓸어올리듯 하면 된다. 다음에 설명할 도포법은 어떠한 마사지 기법을 행하기보다 에센셜오일을 피부에 도포하여 적용하는 것을 말한다. 에센셜오일은 다양한 통증 해소와 피부재생, 항균, 항염 효과를 가지고 있어 제2차 세계대전 당시 티트리는 연합군의 필수품이었으며, 미르(몰약)오일은 로마군의 필수품이었다고 전해 내려오고 있다.

2) 도포법

에센셜오일로 마사지하는 것은 가장 효과적인 방법 중 하나이며, 치료를 위해 오래전부터 사용된 방법이다. 마사지 자체의 이완, 피로회복, 심신 안정 등의 장점과 함께 에센셜오일의 치료적 효능이 함께한다면 더욱 높은 시너지를 얻을 수 있다. 운동 전 도포는 몸을 더 빠르게 이완시킬 수 있고, 운동 후 도포는 근육의 피로도를 줄여주어 빠르게 회복할 수 있도록 해준다. 혈액이나 림프계의 순환을 도와 요산이나 젖산이 몸에서 잘 배출될 수 있도록 돕고, 마사지를 통한 이로움뿐만 아니라 향기가 주는 이점으로 심리적 안정을 가질 수 있다. 근육통, 두통, 불면, 근육의 긴장, 인대 통증, 피부재생, 관절염 등에 효능이 있고 림프의 흐름을 이해하여 적용한다면 필라테스 + 에센셜오일의 효과로 셀룰라이트와 노폐물 배출에 더욱 용이하며, 신진대사 증진과 림프순환, 혈액순환의 이점도 얻을 수 있다. 피부를 통해 흡수된 에센셜오일은 림프관을 통해 전신을 순환한다. 이는 체내에 남아 있지 않고 땀이나 소변, 호흡으로 모두 체외 배출되기 때문에 내성이 생기지 않는다. 도포했을 경우 피부를 통한 흡수와 호흡기를 통한 흡수 모두를 만족시킬 수 있다. 피부에 도포할 때는 캐리어오일에 1~3% 희석하여 사용한다.

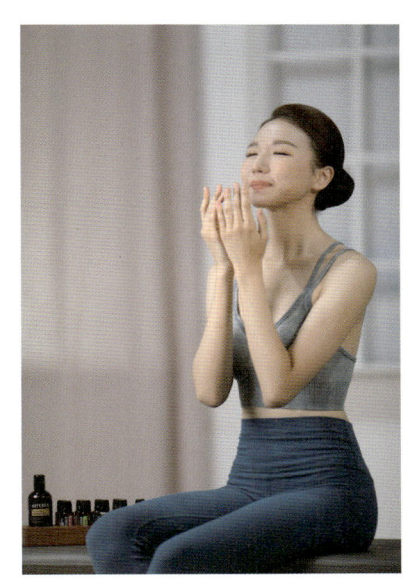

발바닥은 비교적 피부의 자극이 덜하면서 안전하게 바를 수 있는 부위이다. 불편감이 있는 부위에 직접 도포하는 경우가 아닌 하루 루틴으로서 도포하거나 건강관리와 예방 목적으로 바른다면 셀프로 발바닥에 바르는 것도 추천한다.

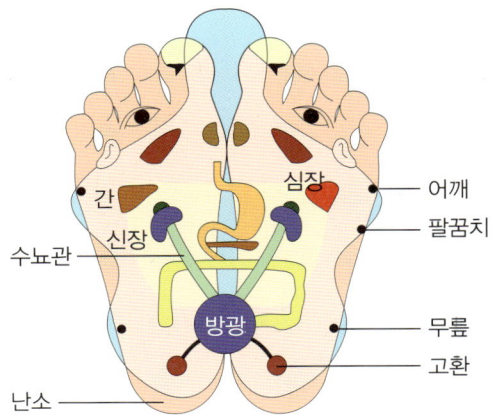

3) 가글법

목감기에 매우 효과적이며, 구취나 목의 염증에도 도움을 준다. 소금 1티스푼에 오일 1~2방울을 넣은 다음 잘 섞어 물에 용해될 수 있도록 한다. 물 150ml와 함께 섞은 후 30초가량 입안을 헹구도록 한다. 유칼립투스, 프랑킨센스, 페퍼민트, 스피아민트 등이 사용된다.

16 아로마테라피와 컬러테라피

컬러테라피는 색을 통해 심신의 균형을 맞추는 치료법의 하나로, 바라보는 색이나 선택한 색이 뇌에 자극을 주어 감정에 대한 긍정적인 힘을 얻게 된다.

아로마테라피와 컬러테라피는 서로 상승작용을 한다. 함께 적용했을 때 활력을 극대화시키고, 건강을 유지하는 데 효과를 볼 수 있다. 필라테스에 적용할 때도 원하는 색과 오일의 조화로 분위기를 연출하고 감정의 이로움과 운동 효과를 극대화시킬 수 있다. 조명의 컬러, 다양한 소도구의 컬러, 옷의 컬러 등으로 필라테스에 아로마와 함께 각각의 컬러를 적용할 수 있다. 에센셜오일에도 반영하는 색이 있어서 상황별로 원하는 색과 조합하여 신체의 부정적인 생각은 떨치고 밝은 에너지와 긍정적인 시너지 작용을 함께할 수 있다.

1) 빨간색 red

혈액과 연관된 적색은 순환 촉진과 에너지 공급에 도움을 준다. 이로 인해 활력을 주어 몸의 감각을 자극하고 운동 시 수축된 근육에 열을 내어 효과적으로 운동에 임할 수 있게 만들어준다. 정신적으로 부정적인 마음이 들거나 피로할 때, 우울할 때 열정과 승부욕을 일으키기도 하고 강한 자극제가 된다. 반대로 충동성, 공격성, 불만의 영향도 있어 예민해진 상태에서는 과하게 사용하지 않는다. 해독작용과 피로에 효과적이다.

- **에센셜오일**: 블랙페퍼, 시더우드, 미르, 재스민, 로즈, 타임

2) 주황색 orange

빨강과 노랑의 조화로 이루어진 주황은 두 색의 성향을 나누어 가지고 있다. 활발하고 개방적이며, 답답하고 무거운 느낌을 거부하는 것이 특징이다. 노을을 바라볼 때처럼 편안함을 주는 주황은 즐거움과 생명력, 보호해주고 싶은 감정을 일으키기도 한다. 복부와 신장을 각각의 색을 따로 보았을 때보다 더 강한 따뜻함과 치유 능력을 가지고 있다. 천골 부위의 요추, 내장기관에 영향을 미치며 림프와 면역기능을 강화시킨다. 즐거움과 명랑함을 주어 정신과 육체에 모두 에너지를 준다. 독단적인 성향을 가지고 있는 사람에게는 피하는 것이 좋다.

- **에센셜오일**: 베르가모트, 네놀리, 오렌지, 파촐리, 만다린, 샌들우드, 사이프러스, 파인

3) 노란색 yellow

행복감을 주는 색으로 자기인식과 행복감, 즐거움, 기쁨, 평화, 휴식 등의 반응으로 밝고 사교적인 성격을 지니고 있다. 감정과 감성을 정화시키며 마음에 활력제가 된다. 또한 빠른 판단력과 자신감을 갖고 행동할 수 있게 도와준다. 간의 독소를 제거하고 뇌를 자극하는 가장 뛰어난 색이다. 피부와 내장기관을 좋게 하여 변비에도 도움이 되며 셀룰라이트 제거에 효과적이다. 긍정적인 기분을 갖게 하여 우울증이나 피로회복에 도움을 주어 희망을 느낄 수 있게 해주고 모든 것이 잘될 거라는 기분을 들게 해준다. 과하게 사용하면 초조함과 스트레스, 긴장감을 일으킬 수 있다.

- **에센셜오일**: 베르가모트, 시트로넬라, 레몬, 레몬그라스, 그레이프프루트, 바질, 펜넬

4) 초록색 green

초록은 우리에게 가장 자연의 색이며, 휴식과 위안, 안정감을 주어 눈에도 가장 편안한 색이다. 파랑과 노랑으로 이루어진 초록은 통찰력과 직관력, 명석함과 낙관성을 가져다준다. 심장, 흉선, 가슴, 폐를 다스리고 위장질환과 습진, 설사를 완화시킨다. 초록은 게으름, 부정, 이기심, 질투를 나타내기도 한다.

- **에센셜오일**: 멜리사, 로즈우드, 파마로사, 제라늄, 타임

5) 파란색 blue

병원에서 강심제 색으로 사용될 정도로 동요되는 마음을 차분하게 진정시킬 수 있고 흥분을 가라앉혀준다. 고혈압과 스트레스를 완화시키는 데 도움을 주며, 인후 문제에 효과적이다. 식욕감퇴와 체온을 낮추는 성향이 있으며, 상냥함과 사교성을 자아낸다. 반대로 억압과 격리, 둔감을 나타내기도 한다.

- **에센셜오일**: 캐머마일, 로즈메리, 만다린, 유칼립투스, 마조람, 사이프러스

6) 보라색 purple

육체와 정신에 안정을 주며 명상하기에 좋은 색이다. 예부터 보라는 고귀한 색으로 성스러운 사람만이 취할 수 있는 색이었다. 보라는 내성적인 성향이 있기도 하고 생각의 깊이를 끌어낸다. 보라를 너무 많이 쓰면 억울한 감정이 들 수 있으니 주황색 계통과 적절히 섞는 것이 좋다. 내분비샘, 척추, 뇌하부, 눈과 비강에 도움을 준다.

- **에센셜오일**: 주니퍼베리, 라벤더, 페퍼민트, 샌들우드, 프랑킨센스, 그레이프프루트, 바질,

17 필라테스인을 위한 다양한 블렌드

아로마테라피에 익숙해지고 있다면 나만의 루틴을 만들어 새로운 즐거움을 느낄 수 있을 것이다.

▶ **호흡기**
- 호흡기에 좋은 오일을 발향하거나 호흡하면 관련 조직을 진정시키고 개방함으로써 편안하고 깊게 산소를 들이마실 수 있다. 면역기능을 활성화시키고, 염증을 억제하며, 가래 배출에 효과적이다. 공기 중 바이러스 제거에 도움을 주어 원활한 산소 공급으로 유산소 운동에도 도움을 준다.

- 페퍼민트, 유칼립투스, 티트리, 라벤더, 레몬 등

- 디퓨저에 발향하거나 손바닥에 떨어뜨려 코에 대고 깊게 호흡한다. 증기 흡입법을 실시한다.

- 레시피 10㎖ 롤온 또는 스포이트병에 희석해서 담아두고 기관지, 가슴 부위, 턱밑, 귀밑에 발라준다.

- 마스크에 원액을 한 방울 떨어뜨려도 좋지만, 너무 강하다고 느껴지면 스프레이 형태로 만들어 잘 흔들어 사용하면 된다(30㎖ 스프레이병 10~15방울).

- 목 통증이 있다면 휴대용 양치액으로 입안을 살균하고 상쾌하게 할 수 있다(유칼립투스 3방울, 레몬 3방울, 물 500㎖. 당일 다 사용하도록 한다).

- 기침이나 가래가 계속 나온다면 증기 흡입법과 가슴 부위에 발라주도록 한다. 진저, 페퍼민트, 유칼립투스, 프랑킨센스, 사이프러스

- 감기, 독감 징후가 있다면 진저, 티트리, 레몬, 유칼립투스 등이 효과가 있다.

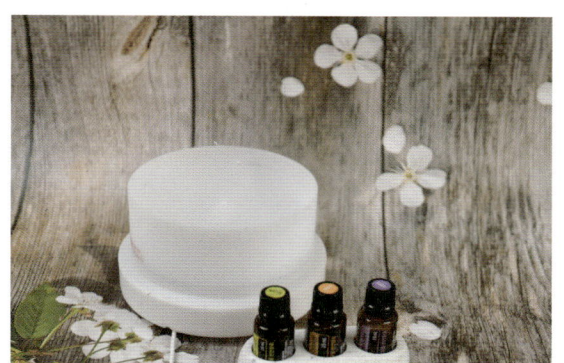

▶ **집중력**
- 운동하는 시간 동안 마음의 균형을 유지하고 집중력을 향상시키는 데 도움을 준다.

- 프랑킨센스, 오렌지, 일랑일랑, 하와이안샌들우드, 로만캐머마일, 바질 등

- 디퓨저에 발향하거나 손바닥에 떨어뜨려 두 손을 둥글게 모아 코에 대고 깊게 호흡한다. 블렌딩한 오일을 향수처럼 사용한다.

▶ **면역**
- 우리 몸의 면역계는 신체가 다양한 질병에 저항할 수 있는 힘을 길러준다. 항염·항균 효과가 뛰어난 에센셜오일은 식물이 살아남기 위해 작용했던 기능을 우리 몸속에도 똑같이 작용하여 면역계에 효능을 미친다. 오랜 스트레스는 면역세포의 활력을 저하시키고 생활이 전반적으로 무기력하거나 예민해진다. 스트레스가 가득한 상태라도 좋아하는 향으로 기분을 전환시킬 수 있고, 운동하러 왔다면 그 시간을 더욱 멋지게 만들어줄 수 있을 것이다. 긍정적인 마음은 면역기능도 강화시키고 스트레스와 긴장도 완화시킬 수 있다. 운동

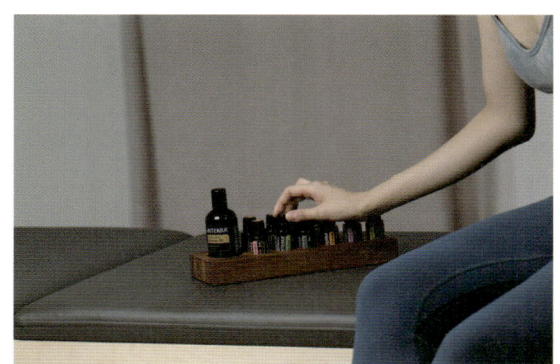

전후 에센셜오일 사용으로 신체 조직 기관에 긍정적 시너지를 줄 수 있다.

- 프랑킨센스, 티트리, 오레가노, 클로브, 시나몬, 제라늄, 레몬, 라벤더 등

- 2%의 희석률로 희석하여 면역세포가 모여있는 림프절인 척추, 발바닥에 가볍게 마사지한다.

▶ 림프순환

체중조절을 하거나 건강을 위해 다양한 방법을 적용할 때 체내 독소를 잘 배출하는 것은 우선적으로 여겨야 할 과제다. 우리 몸은 생리활동의 결과로 노폐물이 생기게 되는데 이것을 제때 제거하지 않으면 부종, 셀룰라이트가 생기게 되고 심각한 림프부종은 고통을 유발하고 여러 질병을 발병시키기 때문에 즉시 치료해야 한다.

- **셀룰라이트**
  운동 부족, 식습관, 혈액순환, 호르몬 이상, 생활습관 등으로 인해 형성된다. 이뇨 작용과 순환, 독소 배출이 원활하게 이루어질 수 있도록 사이프러스, 진저, 주니퍼베리, 자몽, 제라늄, 레몬, 만다린 등의 오일을 2%의 희석률로 희석하여 해당 부위에 마사지한다.

- **부종**
  생리 전이나 과식, 음주하여 생기는 부기가 아닌 발, 발목, 손가락, 얼굴 등이 자주 붓는다면 신장질환을 의심한다. 부종의 대부분 원인은 신장질환에서 올 확률이 높다. 이뇨작용과 독소 배출, 체액 순환에 도움이 되는 캐롯씨드, 사이프러스, 주니퍼베리, 자몽, 만다린, 오렌지, 로즈메리, 세이지, 레몬 등의 오일을 2%의 희석률로 희석하여 겨드랑이, 서혜부, 슬와부에 바른다.

▶ 식욕 조절

체중 감소를 목표로 하고 있다면 지방 연소에 도움이 되는 오일로 스트레스뿐만 아니라 식욕 조절과 지방분해에 도움이 되는 마사지 오일을 만들어 신경 쓰이는 부분에 바르도록 한다.

- 식욕이 가라앉도록 자몽, 페퍼민트, 로즈메리, 블랙페퍼 향을 수시로 맡는다.

- 로즈메리, 시더우드, 티트리, 라벤더, 자몽, 블랙페퍼, 사이프러스, 페퍼민트 등을 2%의 희석률로 희석하여 해당 부위에 마사지한다.

▶ **여성호르몬**

여성은 주기적으로 호르몬의 영향을 많이 받는다. 월경 전후, 사춘기, 갱년기 등의 단계에 따라 호르몬의 변화가 일어난다. 에센셜 오일을 통해 호르몬 변화에 따른 스트레스를 완화하고, 몸을 따뜻하게 하며, 불쾌한 증상들을 완화시킬 수 있다.

- 생리통에 좋은 마사지 오일로 통증으로 인한 불편함과 스트레스를 누그러뜨릴 수 있다. 아랫배, 허리, 통증이 있는 부위에 바른다. 로만캐머마일, 클라리세이지, 라벤더, 로즈, 네놀리, 일랑일랑, 제라늄, 주니퍼베리, 베르가모트 오일로 통증 완화, 근육 이완, 항경련 효과를 가져올 수 있다. 2%의 희석률로 희석하여 해당 부위에 마사지한다.

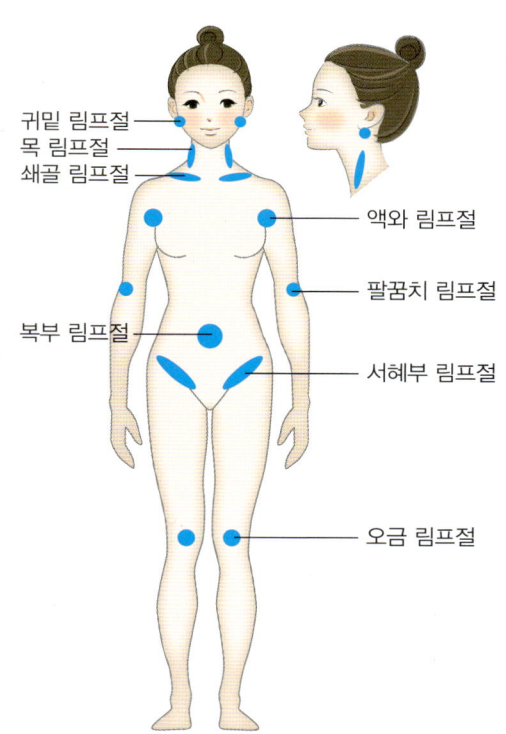

- 생리 전 짜증이 나거나 과식하는 경우 좋아하는 향을 발향시키거나 무향료 샴푸나 로션에 첨가하여 사용하도록 한다.

- 갱년기의 다양한 문제들은 호르몬 분비를 조절하는 오일들로 도움을 받을 수 있다. 좋아하는 향을 선택해 흡입하거나 발향시키며, 스트레스를 완화하는 마사지 오일을 만들어 바르거나 목욕을 해도 좋다. 일랑일랑, 로즈, 클라리세이지, 재스민, 네놀리, 베르가모트, 라벤더, 캐머마일, 사이프러스, 제라늄 등이 효과적이다.

- 방광염과 질염에 면역을 높일 수 있도록 속옷 면 부분에 라벤더, 티트리 한 방울씩 떨어뜨리는 방법과 목욕용 소금에 섞어 입욕제를 만들 수 있다.

▶ **숙면**

- 잠자는 시간보다는 수면의 질이 중요하며, 수면 부족이 생길 경우 면역력이 약화될 수 있다. 에센셜오일의 진정과 이완 작용으로 편안하게 잠들고 숙면할 수 있도록 도와준다.

- 라벤더, 마조람, 로만캐머마일, 일랑일랑, 베르가모트, 오렌지 등

- 디퓨저에 발향하거나 손바닥에 떨어뜨려 코에 대고 깊게 호흡한다.

- 손과 발의 반사구와 귀 뒤에 바른다.

- 이불이나 베갯잇에 2~3방울 떨어뜨린다.

▶ **통증(근육, 관절, 인대)**

- 근골격계의 통증은 생활에 약간의 불편함을 주기도 하지만, 일이나 생활에 큰 지장을 주기도 한다. 아로마테라피는 근육·관절의 통증과 염증을 줄여주는 역할을 하며 편안하게 진정시킬 수 있다. 급성통증에는 냉습포, 오래된 통증에는 온습포가 효과적이다.

- 통증을 줄이기 위한 소염제와 진통제는 부작용의 염려가 있지만, 아로마테라피는 안전한 전인 치료법으로서 적정량을 꾸준히 사용할 때 긍정적 효과를 볼 수 있다.

- 라벤더, 유칼립투스, 페퍼민트, 윈터그린, 레몬그라스, 사이프러스, 헬리크리섬, 마조람, 코파이바, 프랑킨센스 등

- 가벼운 근육 통증 정도라면 페퍼민트를 캐리어오일에 희석하여 도포한다.

- 근육의 과도한 사용으로 오는 통증이라면 페퍼민트, 윈터그린, 마조람, 블루탠시를 도포한다.

- 인대 통증은 레몬그라스, 프랑킨센스, 코파이바, 투메릭을 도포한다.

- 관절염은 타임, 바질, 주니퍼베리, 시나몬바크, 페퍼민트, 라벤더, 프랑킨센스, 마조람, 진저 등을 도포한다.

- 통증에 강하게 사용할 때는 5~20%의 희석률로 사용할 수 있으나 높은 희석률인 경우 장기간 사용하지 않도록 한다.

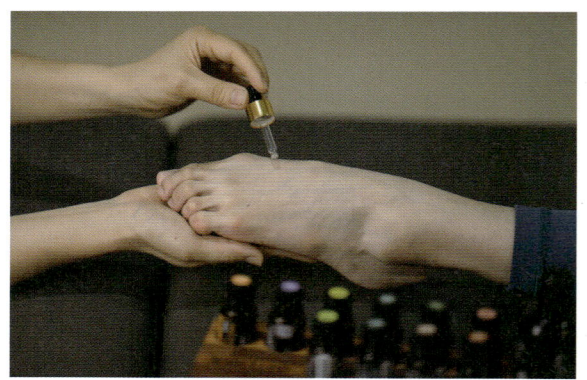

▶ **스트레스**

- 우리 마음이 너무 처지지도 들뜨지도 않은 상태로 중심점에 와 있을 때 가장 이상적이라 볼 수 있다. 그러나 스트레스, 불안, 초조, 우울 등의 심리적 요인으로 설사, 복통, 생리불순, 두통, 무기력, 피로감 등은 누구나 경험해본 적이 있을 것이다. 바쁘게 돌아가는 현대 사회와 미래에 대한 불안감, 경쟁 속에 놓여 있는 우리의 상황은 걱정의 연속이다. 하지만

휴식을 갖고 회복능력을 키운다면 떨어진 기능들을 다시 제자리로 돌려 놓을 수 있다. 이때 좋아하는 향기로 마음을 진정시키고 행복감을 채운다면 몸, 마음, 영혼의 조화를 추구하는 전인적인 아로마테라피로서, 에센셜오일이 내는 향기는 우리의 건강한 감정과 활력을 갖게 하기에 충분하다.

- 크고 웅장한 멋진 나무 한 그루를 생각하며 향기로 나무 한 그루를 만들어본다고 상상해보자. 나무(수지, 뿌리, 목질부, 가지), 잎, 꽃, 열매에서 한 가지씩 골라 나만의 향기를 만들어 발향해보자.

- 라벤더, 일랑일랑, 베르가모트, 오렌지, 프랑킨센스, 샌들우드, 로즈, 만다린, 자몽, 멜리사, 제라늄, 오스만투스, 네놀리, 멜리사 등의 오일이 스트레스 완화와 진정, 행복감을 충전하는 데 도움을 준다.

- 좋아하는 향을 발향하거나 스프레이를 이용해 공기 중에 분사시킨다.

- 발바닥, 등, 림프에 바른다.

- 두통이 온다면 페퍼민트, 라벤더, 프랑킨센스를 이용해 관자놀이, 두피, 목 뒤에 바른다.

- 좋아하는 향을 천일염이나 목욕용 소금에 섞어 반신욕을 하고 마사지해준다면 더욱 효과적이다.

▶ 수족냉증

- 주변의 온도가 따뜻한 곳일지라도 손발이 찬 증상을 말하며 호르몬 변화나 스트레스, 추간판탈출증, 손목터널증후군, 류머티즘성 질환, 혈관 질환 등 다양한 원인으로 인해 질환이 생길 수 있다. 냉증은 치유력을 떨어뜨리는 이유 중의 하나이므로 항상 몸을 따뜻하게 하여 혈액순환을 촉진시키고 냉증이 완화될 수 있도록 해야 한다.

- 진저, 사이프러스, 시나몬바크, 레몬, 샌들우드 등을 도포한다.

▶ 소화

- 짜증이 나거나 일에 몰두하거나 스트레스를 받는 심리적 상태가 소화기와 연관되어 특정 상황에 이르면 소화불량 상태가 되거나 변비나 설사 같이 배변이 불규칙해지는 것을 경험하기도 한다. 배가 차가우면 위와 장의 운동이 둔해지고, 위액이 지나치게 분비되거나

위 주변의 혈액순환이 원활하지 못하게 된다. 이럴 때 아로마테라피로 위장을 따뜻하게 하고 마음을 편안하게 갖도록 돕는다면 복통이나 변비, 설사에서 한결 편안해질 수 있을 것이다.

- 소화가 안 될 때는 페퍼민트, 진저, 오렌지, 레몬, 블랙페퍼, 레몬그라스, 라임 등을 복부나 발 반사구에 도포한다. 페퍼민트나 로즈메리를 말린 허브차가 도움이 되며, 식용으로 인증받은 에센셜오일 소량을 따뜻한 물에 타서 차로 복용한다(섭취 시 반드시 전문가의 조언을 받는다).

- 변비의 경우 오렌지, 마조람, 로즈메리, 로만캐머마일, 라벤더, 블랙페퍼 등을 캐리어오일에 2% 희석하여 시계방향으로 천천히 마사지해준다.

▶ 고혈압

고혈압은 수축기 140mmHg 이상, 이완기 90mmHg 이상일 경우를 말한다. 정상 혈압이라 할지라도 스트레스를 받거나 힘을 쓰는 경우 증가하는 것이 정상이며 건강하다면 빠르게 회복된다. 고혈압은 심부전, 심근경색, 신부전, 협심증 등의 질병으로 나타날 수 있으며 스트레스, 흡연, 음주, 비만, 약물 과다, 나트륨 섭취 등과 같은 이유들에 기인하기도 한다. 생활습관이나 식생활을 개선하는 노력과 아로마테라피로 혈압을 안정화시키도록 한다.

- 라벤더, 마조람, 일랑일랑, 베르가모트, 프랑킨센스, 네놀리 등이 혈압 강하와 진정, 해독에 도움을 준다. 잠들기 전 발향시켜 마음을 편안하게 하고 등, 발바닥, 림프에 꾸준히 도포한다.

18 필라테스에서 아로마테라피 DIY

▶ 구강 스프레이

감기 예방, 목 통증 완화, 구취 제거에 효과적이며 반드시 식품첨가물로 허가받은 에센셜오일을 사용해야 한다. 항균작용과 항바이러스 작용에 탁월한 페퍼민트, 스피아민트, 레몬, 오렌지, 유칼립투스 등의 오일을 취향에 맞게 선택한다. 같은 방법으로 만들어 마스크 스프레이로 만들어도 좋다.

20ml 스프레이, 무수에탄올 2ml, 정제수 18ml, 4방울의 에센셜오일.
잘 흔들어서 2주 안에 사용한다. 라벨지에 만든 날짜를 적어 사용하도록 한다.

▶ 공기정화 스프레이

사용하고 싶은 순간에 언제든 쉽게 스프레이 형태로 뿌려 은은하게 향기를 즐기거나 분위기 전환, 공기정화에 탁월하다. 베르가못, 오렌지, 만다린, 로즈, 캐머마일, 레몬, 일랑일랑, 샌들우드 등의 오일을 취향에 맞게 선택한다.

30ml 스프레이 용기, 무수에탄올 10ml, 정제수 20ml, 에센셜오일 12방울을 잘 흔들어서 3주 안에 사용한다. 같은 방법으로 기구, 매트 소독 스프레이(레몬, 오렌지, 만다린 등), 벌레 퇴치제(레몬그라스, 유칼립투스, 페퍼민트, 레몬 등)를 만들 수 있다.

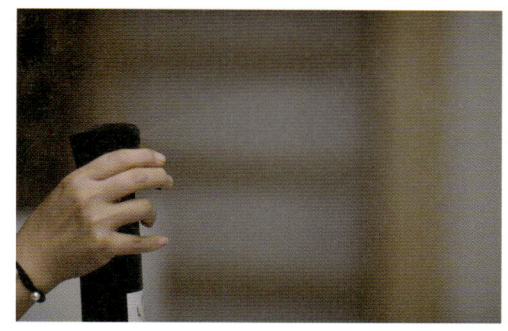

▶ 목욕용 소금

운동 후 홈케어 방법으로 사용하고 고객에게 추천해주거나 센터에서 간단하게 만들기 좋다. 반신욕, 수욕, 족욕에 사용하고 스트레스 해소, 숙면, 순환에 효과적이다.

200g의 용기, 목욕용 소금 200g, 에센셜오일 20방울
숙면: 라벤더, 오렌지
기관지: 유칼립투스, 페퍼민트, 스피아민트
근육통: 라벤더, 페퍼민트
순환: 사이프러스, 레몬, 자몽, 로즈메리

▶ 두피 쿨링 스프레이

더운 여름, 운동 후 두피에 열감이 있을 때와 두통이 있거나 머리가 복잡할 때 사용하면 머릿속이 개운해지는 것을 느낄 수 있다.
스프레이 30ml, 무수에탄올 2ml, 정제수 18ml, 페퍼민트 4방울, 라벤더 4방울, 코파이바 4방울

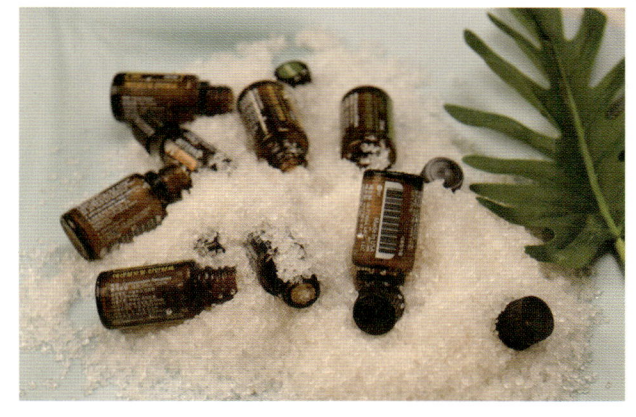

19 필라테스에서 아로마테라피 적용 방법

① 3~4가지 향을 준비한다. 한 가지 계열에서 그중 가장 좋은 것을 선택하게 해도 되고, 계열마다 한 가지 오일을 꺼내 그중 하나를 선택해도 된다. 시간적으로 좀 더 여유가 있다면 계열마다 좋은 향 한 가지씩 고른다. 고른 향을 발향할 수 있는 오일버너 또는 오일 전용 디퓨저에 넣고 발향시킨다.

예: 시트러스 계열(오렌지, 베르가모트, 레몬, 라임) → 4가지 중 가장 마음에 드는 향 한 가지를 고르고 발향시킨다.

시트러스 계열, 나무 계열, 잎 계열, 꽃 계열 오일 중 좋아하는 오일을 하나씩 골라 열매와 꽃이 달린 나무를 완성한다는 느낌으로 향을 조합하여 발향시킨다. 운동하는 공간이 고객이 선호하는 향으로 채워져 스트레스 해소와 편안함을 느끼게 한다.

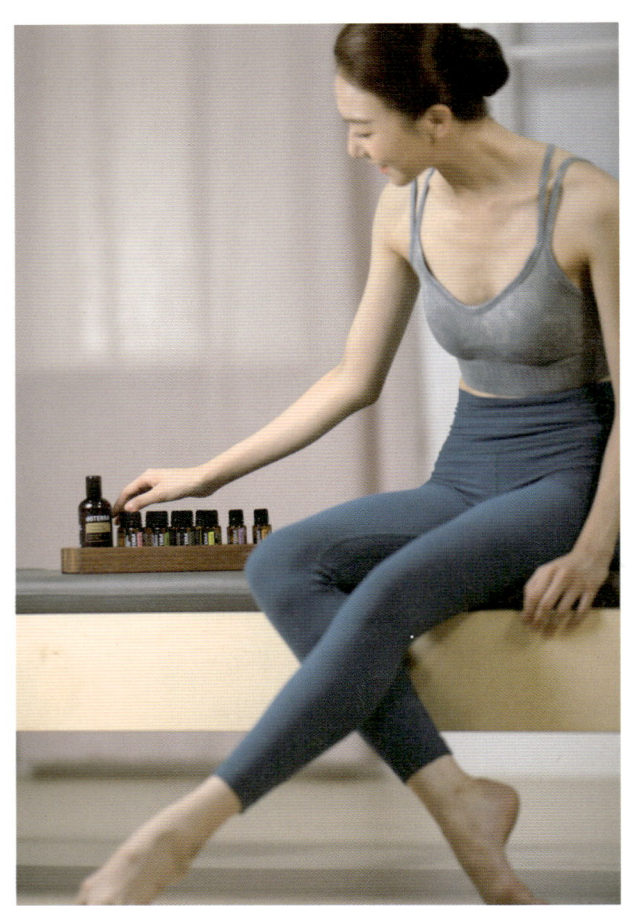

② 운동하는 목적이나 동작들에 따라 효과적인 시간이 될 수 있도록 오일을 적용한다.

- 유산소 운동으로 시작한다면 호흡기에 도움이 되는 잎 계열 오일(페퍼민트, 유칼립투스 등)을 손바닥에 한 방울 떨어뜨려 깊게 호흡하고 시작한다.

- 림프순환에 집중된 수업이라면 제라늄, 일랑일랑, 레몬 등을 오금, 겨드랑이, 귀 뒤 등 손이 닿을 수 있는 림프 부위에 캐리어오일과 함께 도포한다.

- 운동 전 인터뷰에서 근육통이나 관절염 등 통증을 동반한 고객에게 전후(페퍼민트, 마조람, 유칼립투스, 프랑킨센스 등)로 도포한다.

- 고객에 따라 운동 시작 또는 후반부에 핸들링이 필요한 경우 캐리어오일에 에센셜 오일을 희석하여 같이 시행한다(페퍼민트, 라벤더, 프랑킨센스, 티트리는 국소 부위에 원액으로 사용 가능하다. 두통이 있을 때 프랑킨센스나 페퍼민트를 관자놀이에 원액으로 찍어 발라도 좋다).

③ 운동 후 한 방울로 기분 좋은 에너지를 담아갈 수 있도록 귀 뒤에 페퍼민트를 찍어 바른다. 추위를 많이 타거나 페퍼민트의 강한 느낌을 싫어하면 스피아민트로 대체할 수 있다. 호흡기에 유용한 오일이나 좋아하는 향을 마스크에 한 방울 떨어뜨리고 마무리한다.

④ 집에서도 홈케어 할 수 있는 방법을 추천해준다. 오늘 끌렸던 오일로 목욕용 소금을 만들어 반신욕을 실행해 순환을 돕고 발향시키며, 숙면과 스트레스를 완화할 수 있도록 안내한다.

20 클래스 적용 사례

이름: 이○○ / 나이: 17세 / 성별: 여 / 직업: 탁구 선수

- **등록 사전 인터뷰**: 신체 균형, 부상 방지, 체력증진

- **수업 전 인터뷰**: 최근 컨디션은 좋으나 시합 전 긴장과 압박감이 있는 상태

- **수업 전 에센셜오일 적용**: 오렌지, 페퍼민트, 네놀리, 히노키 중 가장 끌리는 오일 선택 (오렌지 선택함)

손바닥에 한 방울 떨어뜨려 눈을 감고 1분 정도 깊게 호흡한다. 오일 전용 디퓨저에 오렌지오일 6방울을 떨어뜨리고 발향시켜 클래스룸의 분위기를 전환한다.

- **동작**: 오랜 변칙 운동으로 좌우의 밸런스를 맞추는 것에 초점을 둠
  * 숫자는 〈필라테스 올인원〉의 페이지입니다.

  310p 사이드킥(leg raising, arm exercise, T-balance)
  312p 밸런스, 폼롤러 위에서 스쿼트
  564p 롤다운 시리즈(biceps, twist roll down with biceps, roll down with extension)
  574p 힙다운 위드 암 서클
  576p 프리페어 다운 스트레칭
  592p 브리지
  584p 더블레그 풋워크

- **수업 마무리 에센셜오일 적용**: 근육의 빠른 회복을 위해 사이프러스, 페퍼민트, 레몬그라스를 어깨와 발 반사구에 마사지

- **홈케어**: 가장 끌린 오렌지오일과 두 번째로 좋았던 페퍼민트를 조합하여 취침 전부터 디퓨저에 발향시켜 스트레스를 가라앉힌다.

| 이름: 김○○ / 나이: 35세 / 성별: 여 / 직업: 직장인 |

- **등록 사전 인터뷰**: 다이어트, 보디라인

- **수업 전 인터뷰**: 최근 시작한 다이어트로 종종 민감해지는 상태, 변비

- **수업 전 에센셜오일 적용**: 평소 좋아하는 페퍼민트를 손바닥에 한 방울 떨어뜨려 눈을 감고 1분 정도 깊게 호흡한다. 유산소 운동의 호흡기에 도움이 되도록 잎 계열 오일인 스피아민트를 오일 전용 디퓨저에 떨어뜨리고 발향시켜 클래스룸의 분위기를 전환한다.

- **동작**: 유산소 + 코어, 하체
  보수 위에서 걷기, 뛰기, 앞으로 올라갔다 내려오기, 뒤로 올라갔다 내려오기

  516p 스탠딩 스쿼트
  514p 컨트롤 밸런스 런지
  524p 컨트롤 밸런스 보수
  526p 로잉
  540p 닐링 힌지 백
  542p 머메이드

- **수업 마무리 에센셜오일 적용**: 복부에 오렌지, 로즈메리 오일을 바르고 시계 방향으로 마사지한다. 마사지 볼을 이용하여 복부의 뭉친 곳을 풀어줄 수 있도록 지원한다. 불편한 복부에 마사지 볼을 대고 엎드려서 호흡해도 좋다.

- **홈케어**: 다이어트에 도움이 되는 페퍼민트와 그레이프프루트 오일의 향을 수시로 맡아 식욕 감퇴에 도움이 될 수 있도록 하기 / 사이프러스, 자몽오일로 림프와 부종이 느껴지는 곳이 있다면 마사지하기 / 오렌지, 라벤더, 로즈메리를 캐리어오일에 2% 희석하여 시계방향으로 천천히 마사지하기

| 이름: 박○○ / 나이: 49세 / 성별: 여 / 직업: 직장인 |

- **등록 전 사전 인터뷰**: 다이어트, 갱년기 초기 증상, 불면증

- **수업 전 인터뷰**: 자기 전 등에 열감이 나고 자고 일어나도 피곤한 느낌

- **수업 전 에센셜오일 적용**: 호르몬 균형에 도움이 되는 재스민오일을 권하니 굉장히 좋아하며 맥박이 뛰는 부위에 향수처럼 바르고 남은 오일을 마스크 안쪽에 바른 뒤 수업 시작

- **동작**: 코어 강화와 척추분절에 초점

    650p 롤백 다운 시리즈
    656p 사이 스트레칭 힌지 백
    682p 캣(스파인트위스트)
    678p 원 레그티저
    680p 티저 위드 암스프레드
    694p 푸시스루 포워드 스트레칭

- 수업 중반부에 미리 만들어둔 페퍼민트, 오렌지 스프레이를 고객 주변에 분사하고 잠깐 휴식을 취한다.

- **수업 마무리 에센셜오일 적용**: 로즈제라늄과 클라리세이지를 2% 희석률로 희석하여 고객의 복부와 겨드랑이 림프절에 바른다.

- **홈케어**: 라벤더오일로 목욕용 소금을 만들어 반신욕하기 / 로즈제라늄과 클라리세이지를 복부와 림프에 바르기 / 클라리세이지, 로즈제라늄, 레몬, 페퍼민트를 섞은 롤온을 열감이 올라오는 목 뒤와 등에 바르기

이름: 최○○ / 나이: / 성별: 여 / 직업: 주부

- **등록 전 사전 인터뷰**: 체형교정, 보디라인

- **수업 전 인터뷰**: 최근 머리가 복잡하고 두통이 있었음

- **수업 전 에센셜오일 적용**: 코파이바, 라벤더, 페퍼민트를 섞은 스프레이를 뒤통수 두피에 고루 분사함. 페퍼민트를 어깨와 목에 가볍게 마사지하고 수업 시작

- **동작**: 동작의 난이도는 높지 않지만 시리즈로 엮인 동작들로 운동 효과를 높이는 데 초점

706p 스프레드 이글
716p 롤 다운 시리즈
720p 암 무브먼트 시리즈
726p 체스트 익스팬션
728p 레그 스프링 시리즈
706p 스프레드 이글

- **수업 마무리 에센셜오일 적용**: 수업 전 적용했던 남은 스프레이를 두피에 골고루 분사함. 70℃의 더운물에 페퍼민트 한 방울을 떨어뜨려 훈증하며 복잡한 머릿속을 개운하게 도와줌

- **홈케어**: 두통이 느껴지거나 머리가 복잡할 때 롤온이나 스프레이 형식으로 프랑킨센스, 페퍼민트, 라벤더를 섞어 관자놀이나 목, 뒤통수에 수시로 바른다.

21 그룹수업 & 홈케어 림프순환 동작

캐롯씨드, 사이프러스, 주니퍼베리, 자몽, 만다린, 오렌지, 로즈메리, 세이지 등의 오일 중 2~3가지를 섞어 캐리어오일과 함께 림프절에 바른다. 혹시 공병이 없어 희석률을 잘 모르겠다면 손바닥에 캐리어오일을 500원 동전 크기로 짜서 오일을 총 2~3방울 떨어뜨리면 된다. 피부에 자극이 된다면 캐리어오일을 더 희석하도록 한다. 마사지 볼을 이용해 엎드린 자세로 서혜부, 복부, 겨드랑이 등에 위치하고 체중을 이용해 마사지해준다. 너무 강하게 오래 하지 않도록 주의한다. 운동 후 좋아하는 향으로 반신욕을 하고 자기 전 발향하고 잠자리에 들면 더욱 효과적이다.

284p 넥 릴리즈
285p **흉근 스트레칭, 흉추 스트레칭, 광배근 스트레칭**
286p 암 서클
287p 당겨진 팔꿈치, 가슴 스트레칭
288p 힙 서클
289p 장요근 스트레칭, 시저
291p 종아리 마사지, 정강뼈 마사지, 사두근 마사지
306p 사이트 스트레칭

308p 익스텐드 원 레그
310p 사이드 킥
326p 애로윙 트위스트
328p 스파인 익스텐션
329p 머메이드 플로
334p 워킹 리자드
341p 페이싱 다운 도그, 닐링 브리딩
358p 더블 원 레그 서클

22 아로마테라피 적용 시 주의할 점

자연에서 얻은 100% 천연 물질이라고 해서 안전하다고 단정 지을 수 없다. 70~100배 농축되어 있는 상태이기 때문에 사용하는 사람의 나이와 몸 상태, 사용 방법 등을 주의해야 하고 피부 체질에 따라 자극을 느낄 수 있다. 염증이나 가려움이 있다면 에센셜오일의 용량의 절반으로 줄여서 사용하고 같은 효능의 다른 오일로 바꾸어 사용해볼 수 있다. 그리고 사용 후에도 증상이 호전되지 않는다면 에센셜오일의 양을 차츰 늘려보거나 횟수에 변화를 줄 수 있다.

- 빛과 열로부터 안전한 곳에 보관한다.

- 휘발성의 특징이 있으므로 뚜껑을 잘 닫아서 보관한다.

- 대상과 용도에 맞게 희석해서 사용한다.

- 캐리어오일과 블렌딩했다면 1~2개월 안에 사용한다.

- 같은 오일을 장기간 사용하기보다는 효능이 있는 오일로 바꿔가면서 사용하며 권장량 이상 사용하지 않는다.

- 피부에 적용 시 패치테스트를 거친다.

- 임산부와 어린이 그리고 특정 질환이 있는 경우 전문가와 상의한다.

- 감광성 작용을 하는 오일은 자외선 노출에 주의한다(레몬, 라임, 베르가모트, 오렌지, 자몽).

- 천식은 흡입법을 사용하지 않는다.

- 실수로 눈에 들어갔다면 물로 닦아내지 말고 캐리어오일이나 우유로 용해시킨 뒤 비누로 닦아낸다.

- 어린이나 임산부가 사용할 때는 0.5~1%로 블렌딩한다.

※ 참고문헌

김용숙(2008). 「컬러 심리 커뮤니케이션」. 일진사

김인태(2003). 「계절별 아로마테라피 완벽활용법 아로마에센셜오일 12개월 핸드북」. 삼호미디어

김혜진(2016). 「SOMATIC Rehab 필라테스」. ㈜범문에듀케이션

김혜진 외 10명(2020). 「필라테스 올인원」. DH미디어

박은진 외 4명(2011). 「테라피스트를 위한 아로마테라피 입문」. 디자인허브

와다 후미오(2013). 「누구나 쉽게 배우는 아로마테라피」. 도서출판 이아소

이성재(2005). 「질병과 고통에서 해방되는 자연의학의 비밀」. 랜덤하우스중앙

SALVATORE BATTAGLIA. 권소영 외 2명 역(2008). 「살바토레의 아로마테라피 완벽가이드」. 현문사

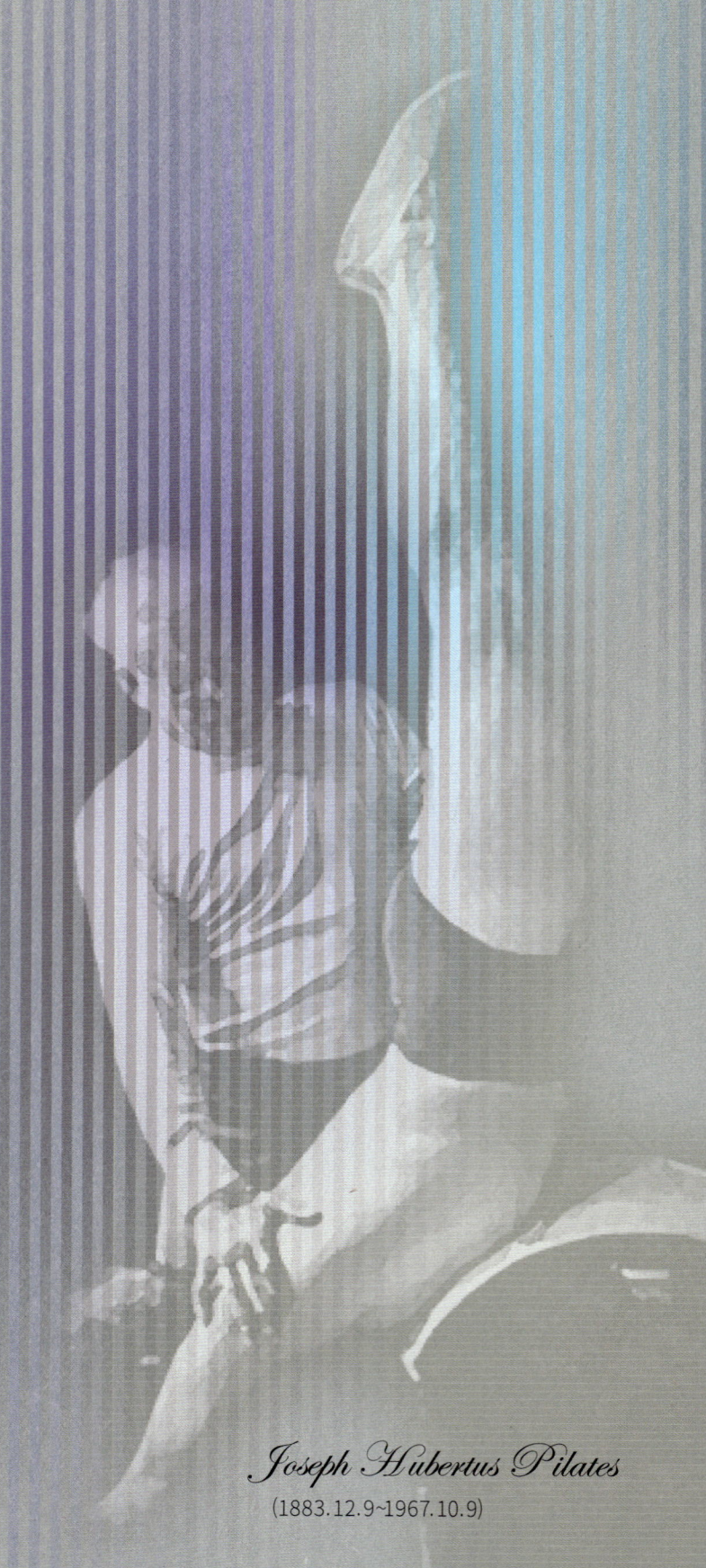

Joseph Hubertus Pilates
(1883.12.9~1967.10.9)

Choreography Flowing Pilates Sequences
필라테스 실기

- 기구필라테스 용어
- 기구필라테스 자세 용어
- Moving Wall Unit
- Dual Chair & Barrel
- Reformer
- Cadillac
- Chair
- NPCP Certification 취득을 위한 스터디

듀얼체어 앤 배럴

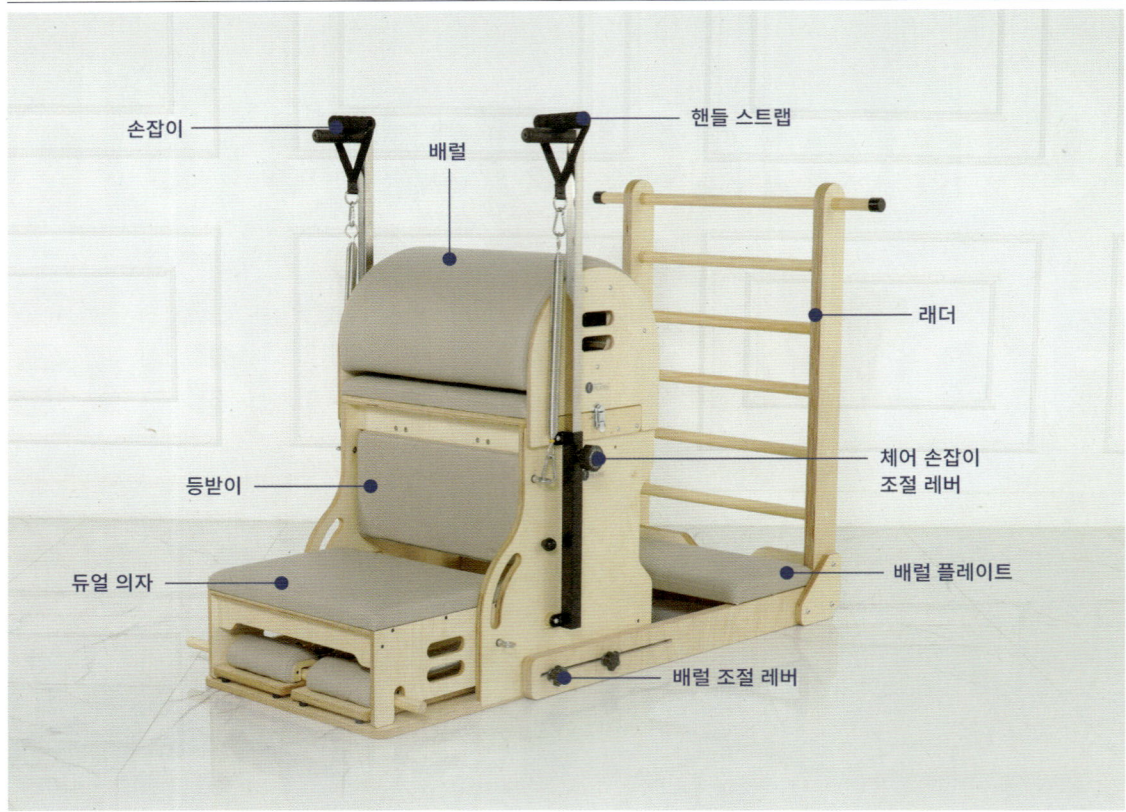

리포머

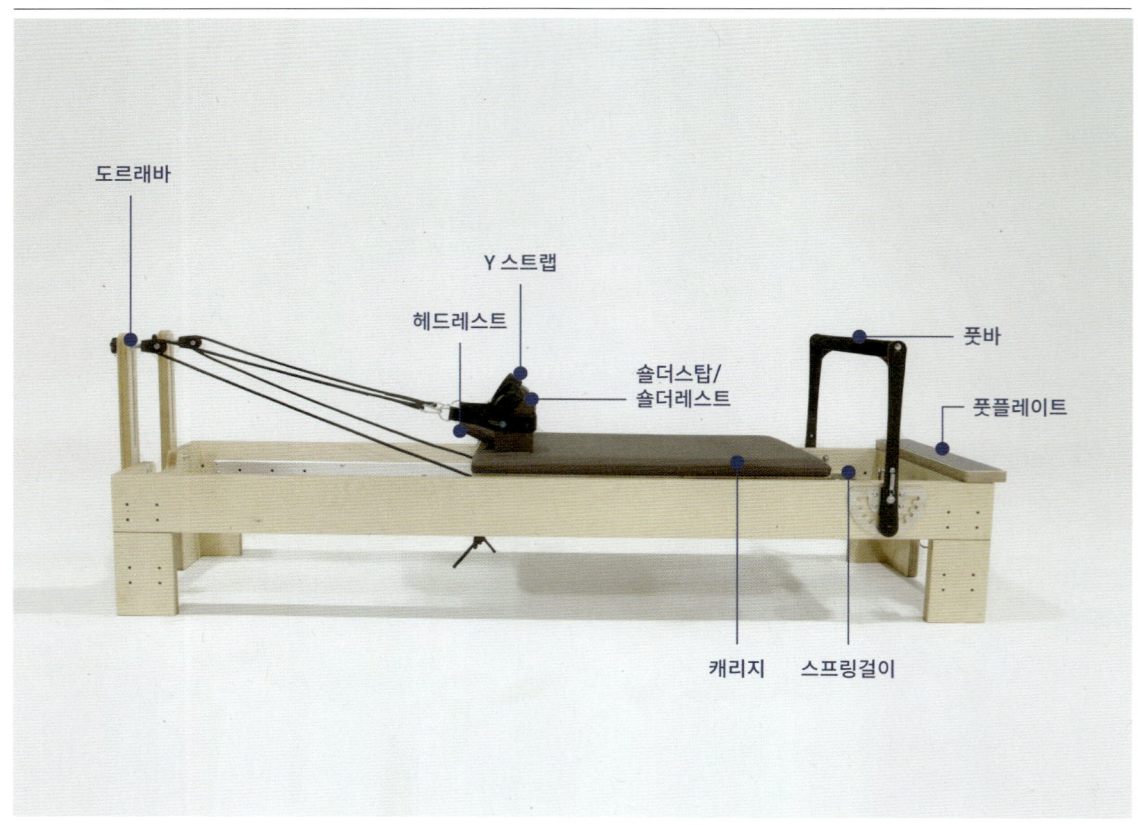

배럴

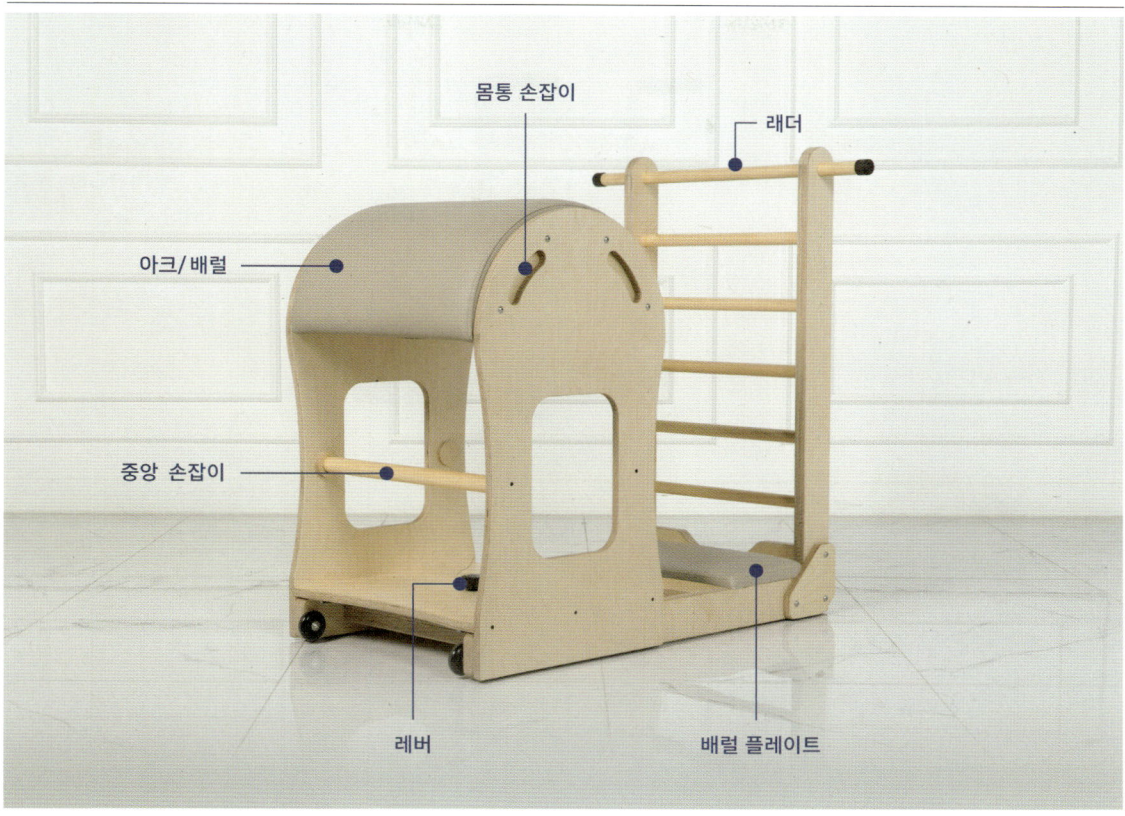

월유닛 폴딩 앳 홈

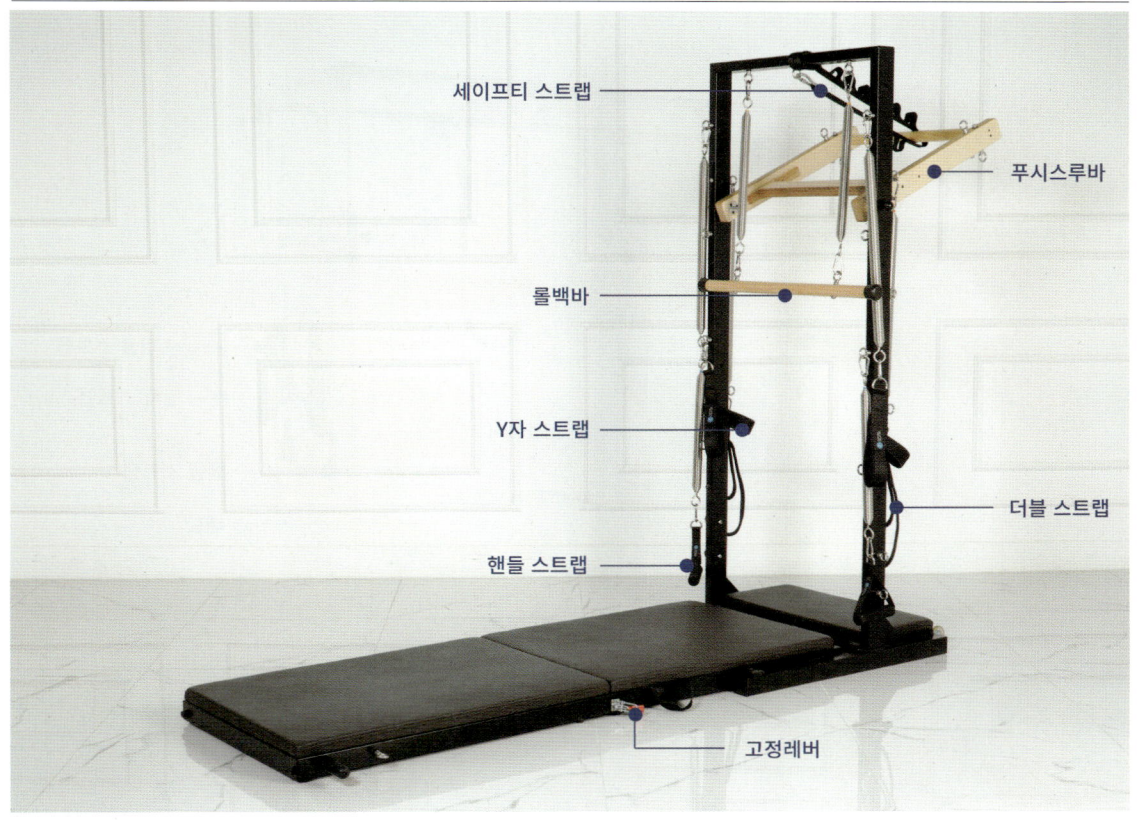

체어

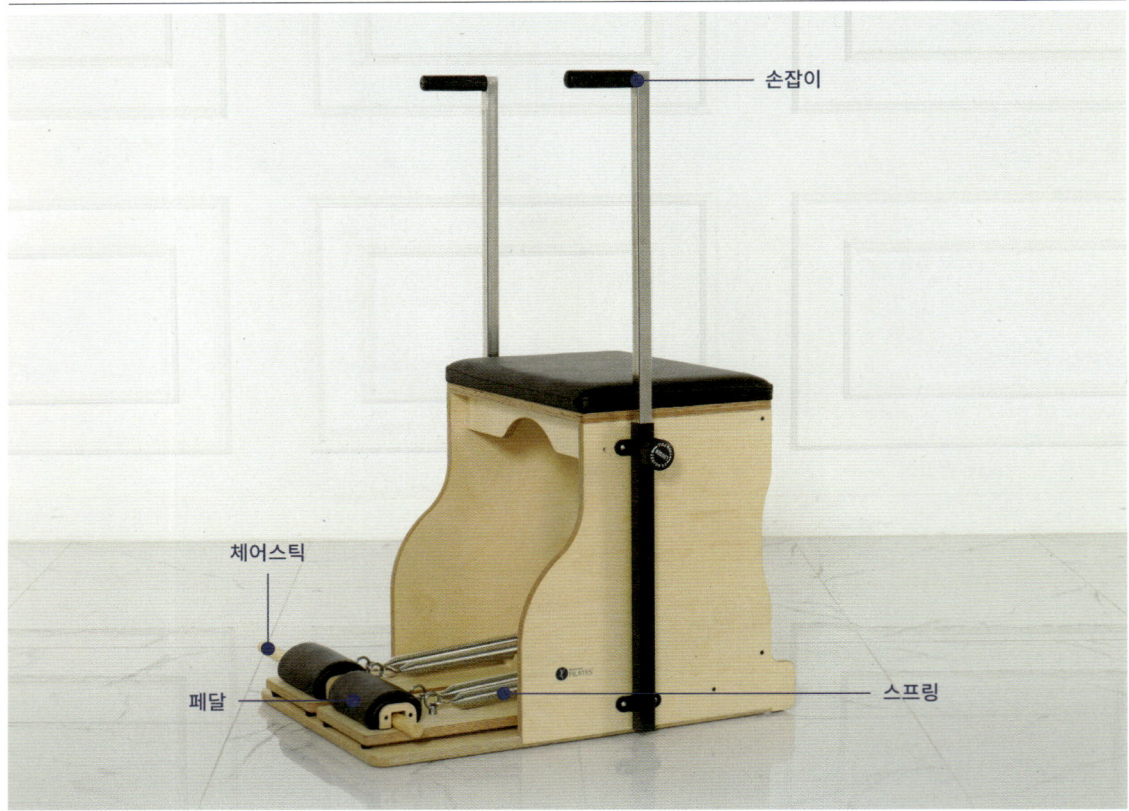

캐딜락

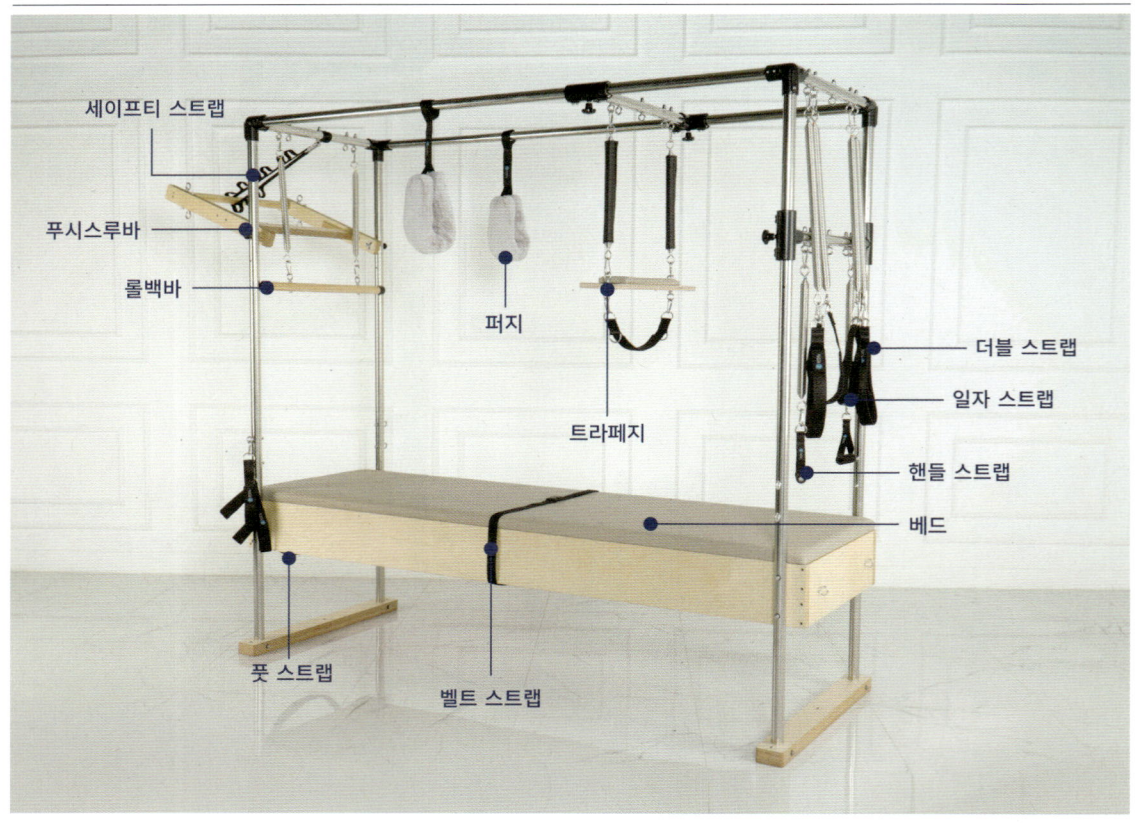

캐포머

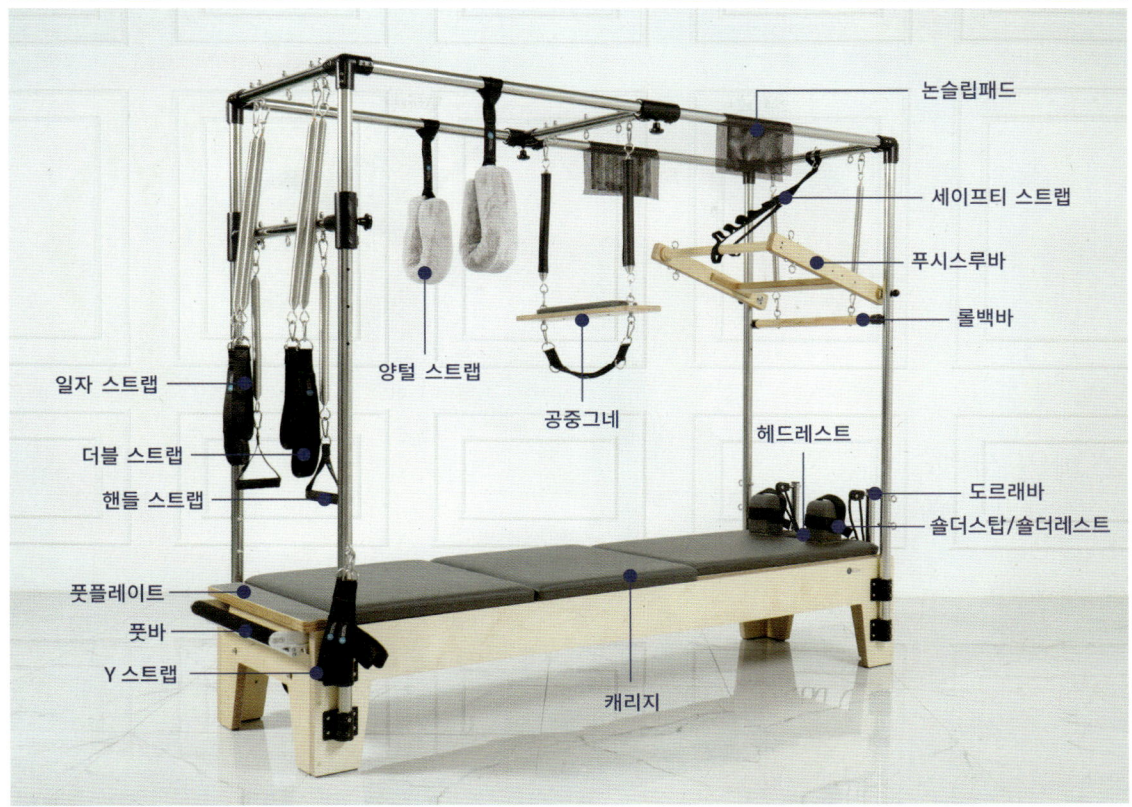

콤비 리포머

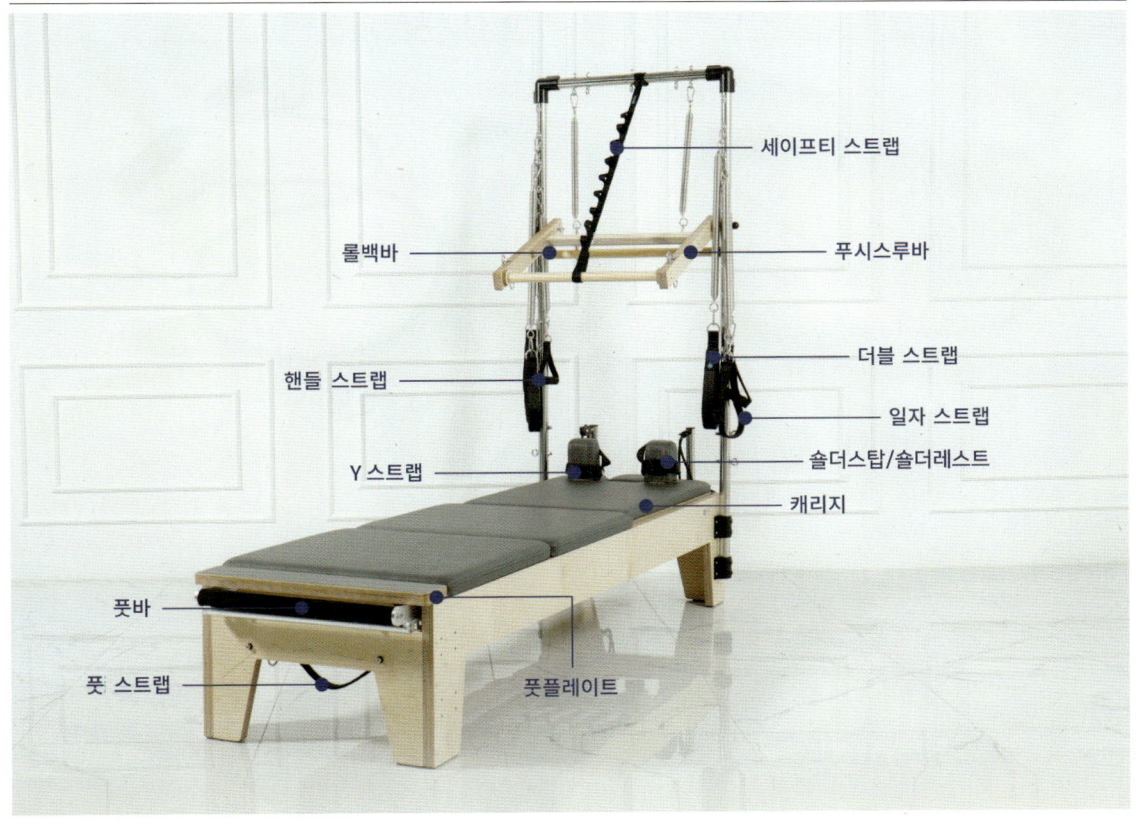

기구필라테스 용어

클라라배럴

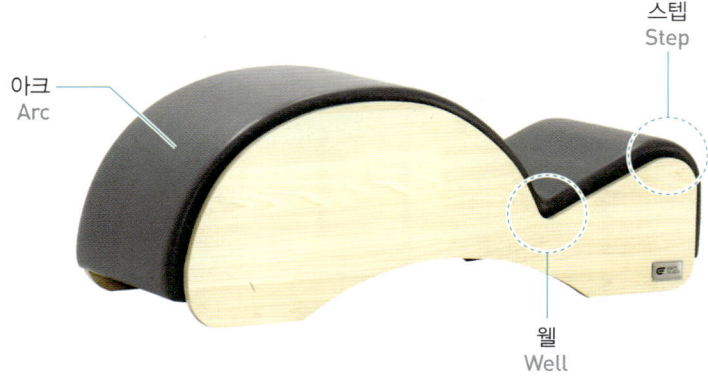

아크 Arc
스텝 Step
웰 Well

스파인 코렉터

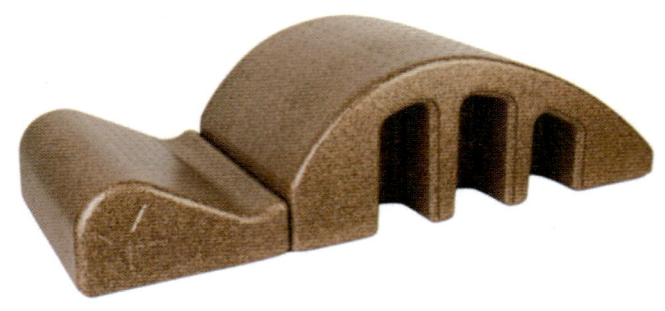

폼롤러

튜빙 밴드

매트

기구필라테스 자세 용어

씨커브 / C-curve
▶ 배꼽을 등 쪽으로 밀면서 척추를 길고 큰 'C' 자 형태로 만드는 자세이다.
▶ 복부를 중심으로 코어 근육을 활성화하여 강화하고 척추의 유연성과 안정성을 향상시킨다.

p.338 Dual Chair & Barrel. Reformer Flowing Sequence 2: Supine p.369 Long Spine Massage

롤오버 / Rollover
▶ 매트의 대표적인 동작으로 코어 근육을 사용하여 골반과 다리를 머리 위쪽으로 보내는 동작이다.
▶ 롤오버 동작은 다양한 고난이도의 매트 동작들을 수행할 수 있도록 하는 기초 동작이다.

p.277 Moving Wall Unit. Boomerang

V 포지션 / V position
▶ 두 발의 뒤꿈치를 붙이고 발끝이 바깥쪽으로 향하도록 외회전된 '발레 첫 번째 포지션'으로 알려진 기본 자세이다.
▶ V 포지션은 다리의 내부 근육을 활성화시켜, 자세 균형과 정렬을 개선하는 데 효과적이다.

p.500 Pilates V / Turnout

플레어링 립 / flaring rib
▶ 잘못된 자세에서 나타나는 갈비뼈 아래쪽이 벌어지는 현상이다.
▶ 코어 근육의 약화, 불균형한 자세 그리고 부적절한 호흡을 야기할 수 있으므로 호흡으로 갈비뼈를 모아 코어를 활성화하는 것이 중요하다.

p.374 Reformer. Shoulder External Rotation

코어 / Core
▶ 코어는 신체 중심부를 의미하며, 신체의 중심으로부터 힘이 나온다고 하여 파워하우스(Power House), 중심(Center) 그리고 몸통의 안정성(Torso Stability)이라고도 한다.
▶ 코어는 척추를 바로 세우고 신체를 기능적으로 움직일 수 있게 한다.
▶ 호흡근을 포함한 넓은 의미의 중심부 근육으로 횡격막, 복근, 골반저근, 다열근, 척추기립근 등이 있다.

p.260 Moving Wall Unit. Double Leg Stretch

플랜타플랙션 / Planta flexion
▶ 발목 관절의 움직임을 기술하는 해부학적 용어로 발끝이 아래로 향하도록 발끝을 길게 뻗는 움직임이다.

p.504 Teaser

돌시플랙션 / Dorsi flexion
▶ 발목 관절의 움직임을 기술하는 해부학적 용어로 발끝을 당겨 발등이 심장 쪽을 향하게 하는 움직임이다.

p.506 Long Back Stretch

I. Moving Wall Unit

1 / Moving Wall Unit for Mat Sequence

01. 100's
02. Roll Up
03. Rollover
04. One Leg Circle
05. Rolling Like a Ball
06. Single Leg Stretch
07. Double Leg Stretch
08. Single Straight Leg Stretch
09. Double Straight Leg Stretch / Lower Lift
10. Criss-Cross
11. Spine Stretch
12. Open Leg Rocker
13. Corkscrew
14. Saw
15. Swan Dive
16. Single Leg Kick
17. Double Leg Kick
18. Neck Pull
19. Scissors
20. Bicycle
21. Shoulder Bridge
22. Spine Twist
23. Jack-knife
24. Side Kick
25. Teaser
26. Hip Circle
27. Swimming
28. Leg Pull Front
29. Leg Pull
30. Kneeling Side Kick
31. Side Bend
32. Boomerang
33. Seal
34. Crab
35. Rocking on Stomach
36. Control Balance
37. Push Up

QR코드 스캔 방법

1. 스마트폰의 '플레이스토어' 실행
   (아이폰에서는 '앱스토어' 실행)
2. 검색어 '큐알코드' 검색하여
   'QR코드 스캐너' 다운로드
3. 앱 설치 후 실행하여 QR코드 스캔

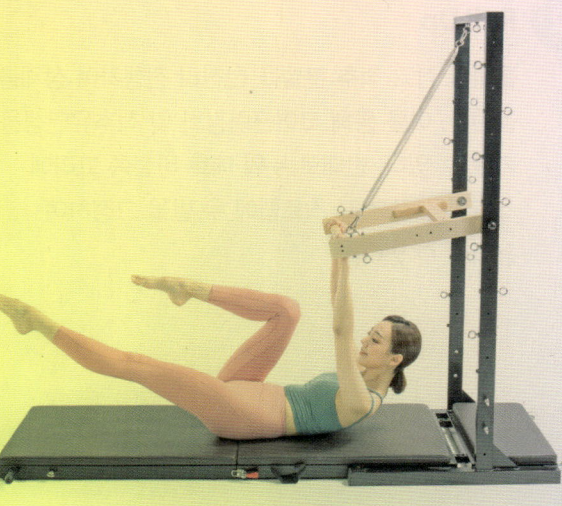

1/ Moving Wall Unit for Mat Sequence

- **01 100's** : 코어 강화, 몸통 안정성 향상, 혈액 순환 촉진
- **02 Roll Up** : 코어 강화, 척추관절 및 햄스트링 유연성 향상
- **03 Rollover** : 코어 & 고관절 강화, 척추 분절, 척추 유연성 강화, 어깨 & 골반 안정화
- **04 One Leg Circle** : 코어 및 고관절 굴곡근 강화, 고관절 유연성 향상, 요추골반 안정성 향상
- **05 Rolling Like a Ball** : 척추 분절, 중심 발달, 균형감 향상

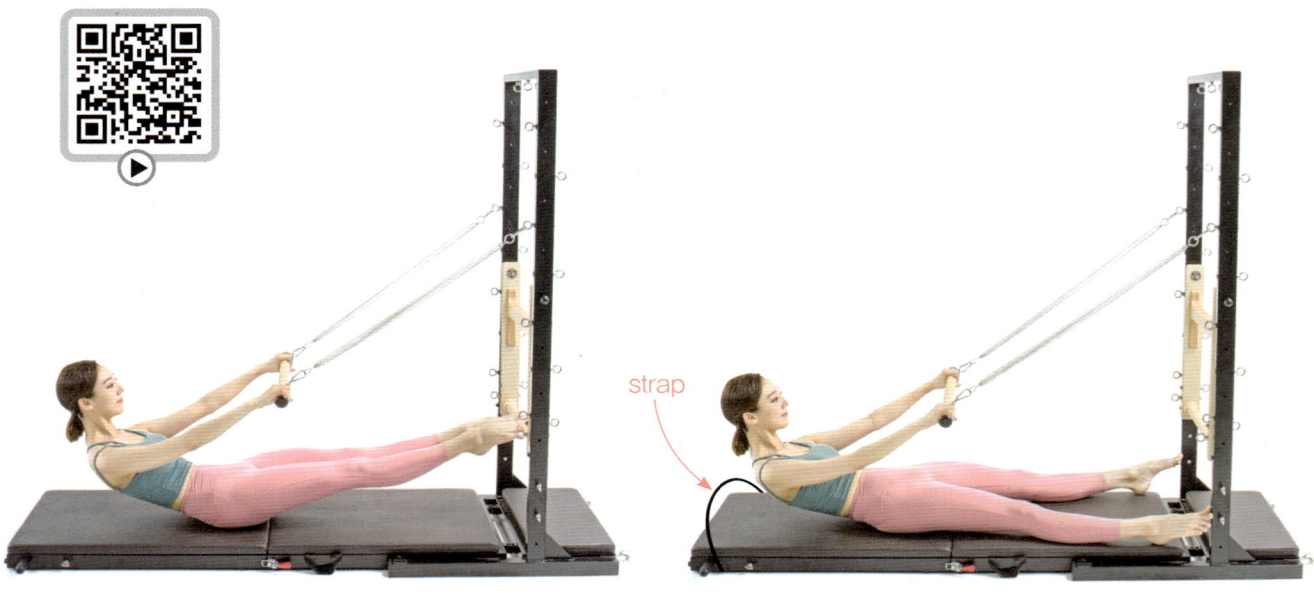

Roll Bar – Hands   Roll Bar – Hands

01 100's

롤바(roll bar, 또는 푸시바)를 이용해 상체를 들어 올려 코어 근육을 활성화하고 호흡으로 복부를 강화하는 데 집중한다.

02 Roll Up

롤바를 잡고 척추 분절을 천천히 진행하여 상체를 올린다. 이를 통해 코어근력강화 및 척추유연성을 기를 수 있다. 반대로 누워 매트 바깥쪽 고리에 스트랩을 걸고 그 스트랩에 두 발을 고정하여 동작할 수 있다.

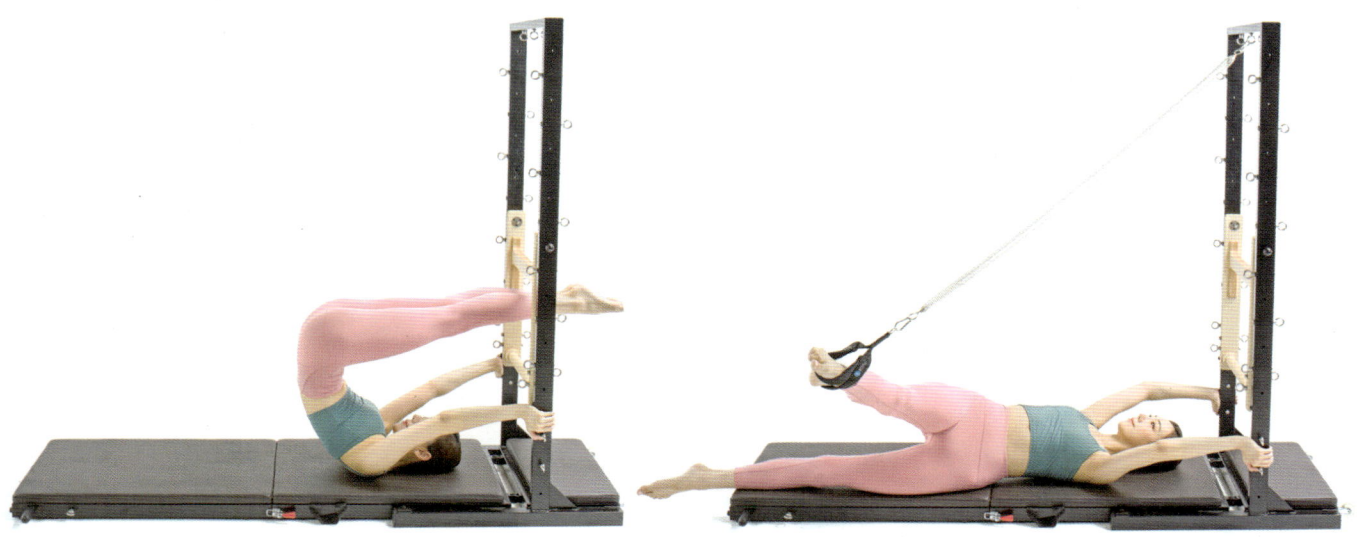

Frame – Hands

Long Spring – Foot

03 Rollover

프레임에 힘을 균등하게 주도록 잡는다. 어깨 안정성을 유지하도록 힘을 준 상태에서 척추를 분절하여 다리를 머리 위로 넘긴다. 이때 어깨보다 프레임의 위쪽을 잡아 어깨의 안정화를 취한다. 반대로 누워 매트 바깥쪽 고리에 스트랩을 걸고 그 스트랩에 두 손으로 잡고 동작할 수 있다.

04 One Leg Circle

프레임을 잡아서 어깨를 안정화시키고 하체 고관절과 허리의 움직임을 균등하게 함으로써 좌우 힘의 균등함을 유지한다.

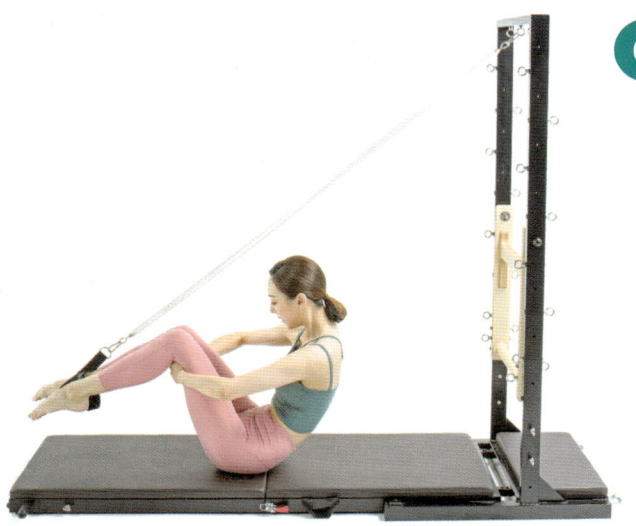

Long Spring – Foot

05 Rolling Like A Ball

한쪽 발에만 스트랩(롱스프링)을 걸어 동작을 수행하기에 더욱 강력한 균형성이 요구된다. 몸의 방향을 반대로 하여 롤바를 무릎 아래에 두고 롤바 양끝을 두 손으로 잡고 동작을 수행할 수 있다.

1 / Moving Wall Unit for Mat Sequence

1/ Moving Wall Unit for Mat Sequence

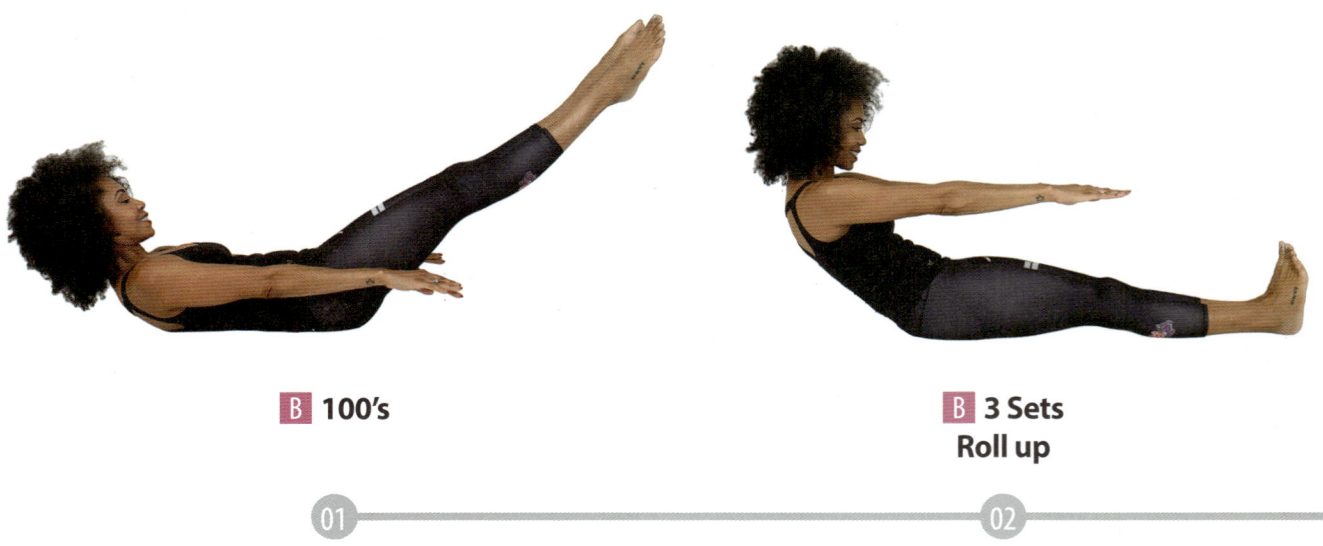

B 100's

B 3 Sets
Roll up

01 ——— 02 ———

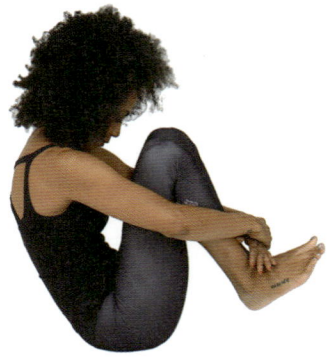

B 6 Sets
Rolling Like a Ball

05 ———

01 **100's** / 02 **Roll Up** / 03 **Rollover** / 04 **One Leg Circle** / 05 **Rolling Like a Ball**

I. MOVING WALL UNIT

B : Beginner
I : Intemediate
A : Advanced

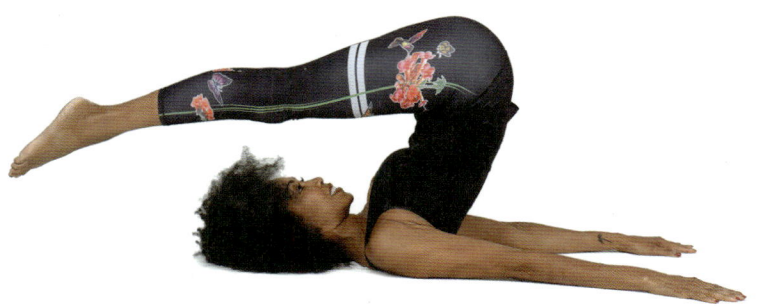

A 5 Sets
Rollover

03

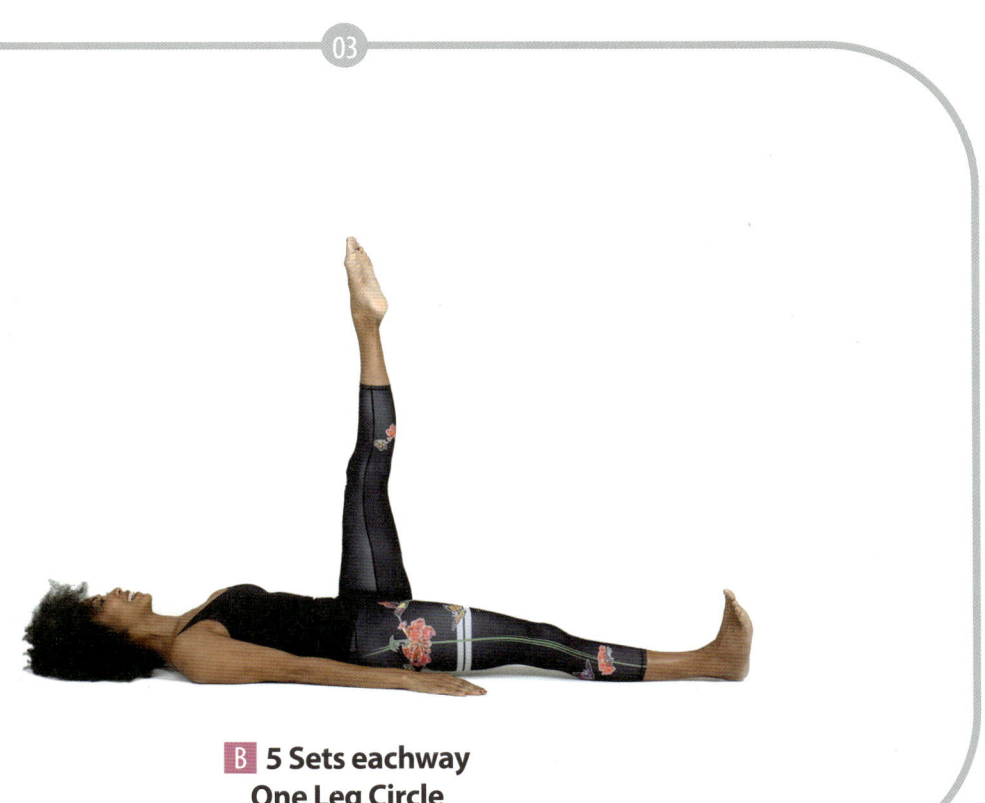

B 5 Sets eachway
One Leg Circle

04

1 / Moving Wall Unit for Mat Sequence | 259

1/ Moving Wall Unit for Mat Sequence

- **06 Single Leg Stretch** : 코어 강화, 고관절 유연성 향상, 척추·골반 안정성 향상
- **07 Double Leg Stretch** : 코어 강화, 척추 유연성 향상, 골반 안정성 향상
- **08 Single Straight Leg Stretch** : 코어 및 고관절 굴곡근 강화, 햄스트링 유연성 향상, 요추 안정성 향상
- **09 Double Straight Leg Stretch / Lower Lift** : 코어 및 고관절 굴곡근 강화, 골반 안정성 향상
- **10 Criss-Cross** : 코어 및 외복사근 강화, 골반 안정성 향상

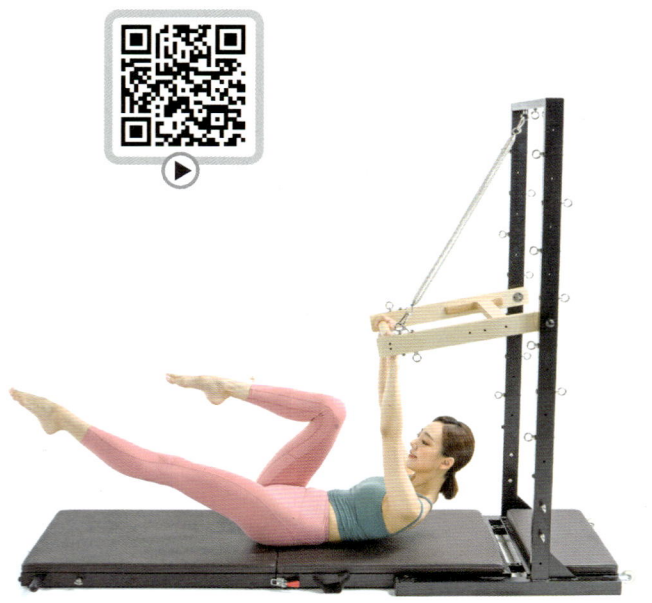

Push Bar – Hands

06 Single Leg Stretch

푸시바를 잡고 상체를 견갑골 하각까지 들어 올리며 복부를 100% 활성화한다.
한쪽 무릎씩 번갈아가며 구부려 가슴 쪽으로 가져올 때 코어를 사용한다.
동작을 수행하는 동안 몸이 흔들리지 않도록 집중한다.

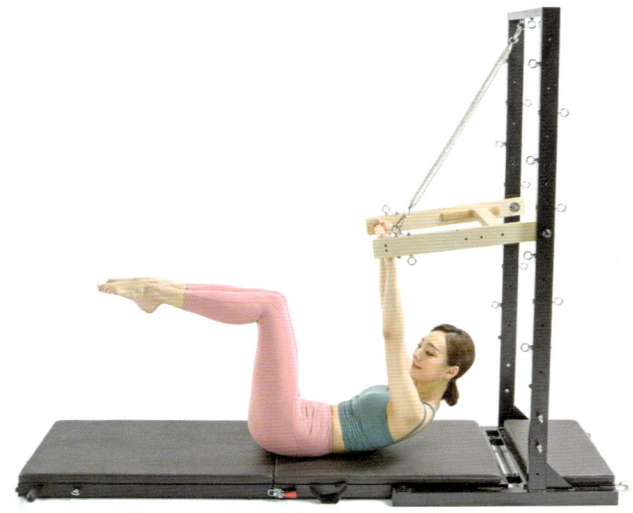

Push Bar – Hands

07 Double Leg Stretch

두 무릎을 들숨에 굽히고 날숨에 편다.
동작을 수행하는 동안 상체가 내려가지 않도록 복부에 집중한다.

> *6번부터 10번까지 동작은 푸시바의 도움을 받아 복부를 100% 활성화한 상태에서 수행하는 하지 운동의 시퀀스이다. 이 동작들을 기능적으로 수행하는 데 집중한다.

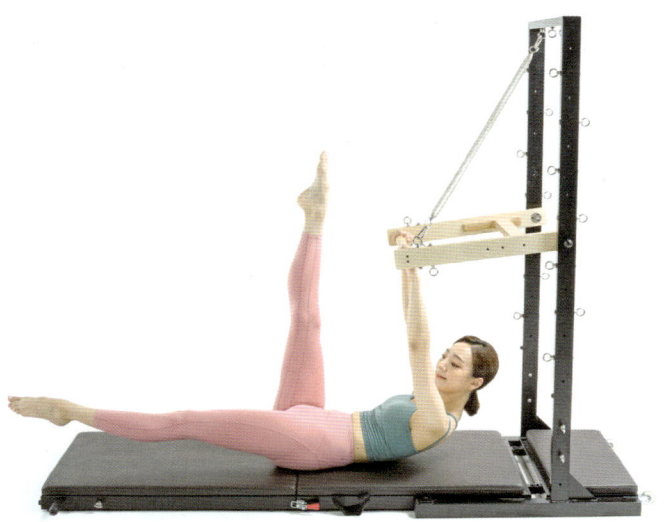

Push Bar – Hands

08 **Single Straight Leg Stretch**

두 다리를 교차해서 들어 올리고 내려 시저(Scissor) 동작을 수행한다. 어깨가 과긴장하지 않도록 한다.

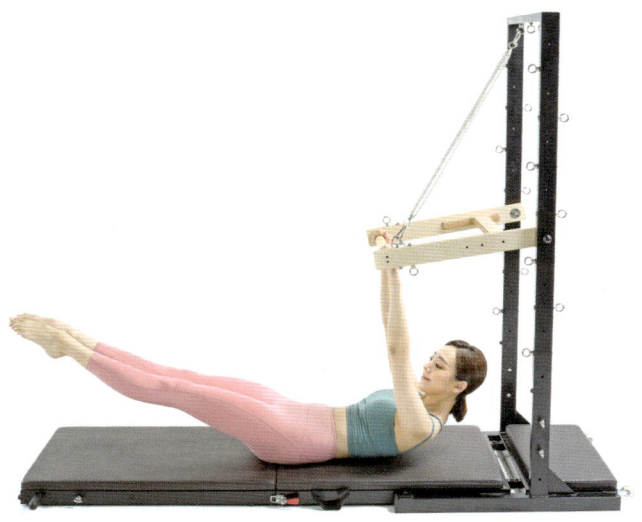

Push Bar – Hands

09 **Double Straight Leg Stretch / Lower Lift**

두 다리를 모으고, 내렸다 올린다. 동작을 하는 동안 상체가 위아래로 들썩거리지 않도록 집중한다.

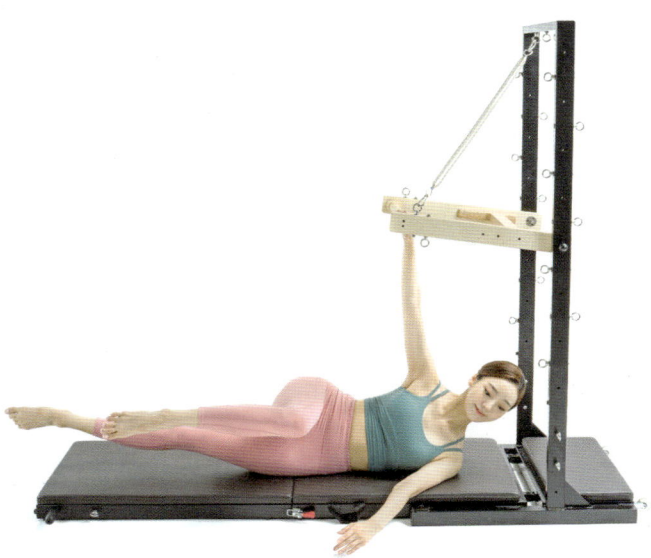

Push Bar – Hand

10 **Criss-Cross**

푸시바를 위로 밀어 올리면서 윗무릎을 굽힌다. 아래쪽 팔로 바닥을 지지하여 동작을 한다.

1/ Moving Wall Unit for Mat Sequence

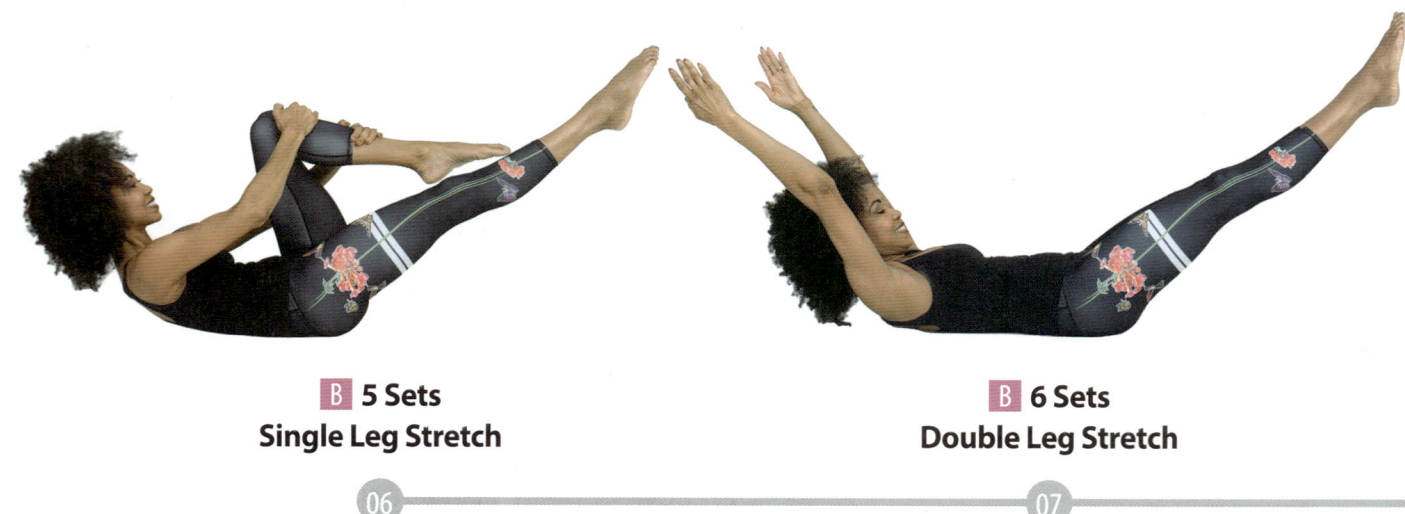

B 5 Sets
Single Leg Stretch
06

B 6 Sets
Double Leg Stretch
07

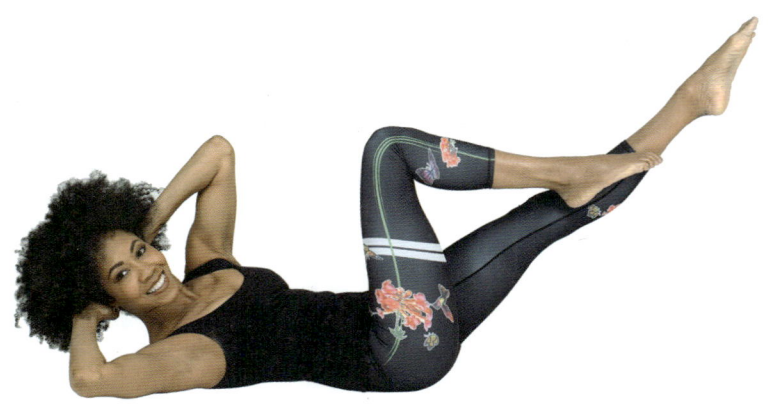

I 5 Sets
Criss-Cross
10

06 **Single Leg Stretch** / 07 **Double Leg Stretch** / 08 **Single Straight Leg Stretch** / 09 **Double Straight Leg Stretch / Lower Lift** / 10 **Criss-Cross**

B : Beginner
I : Intermediate
A : Advanced

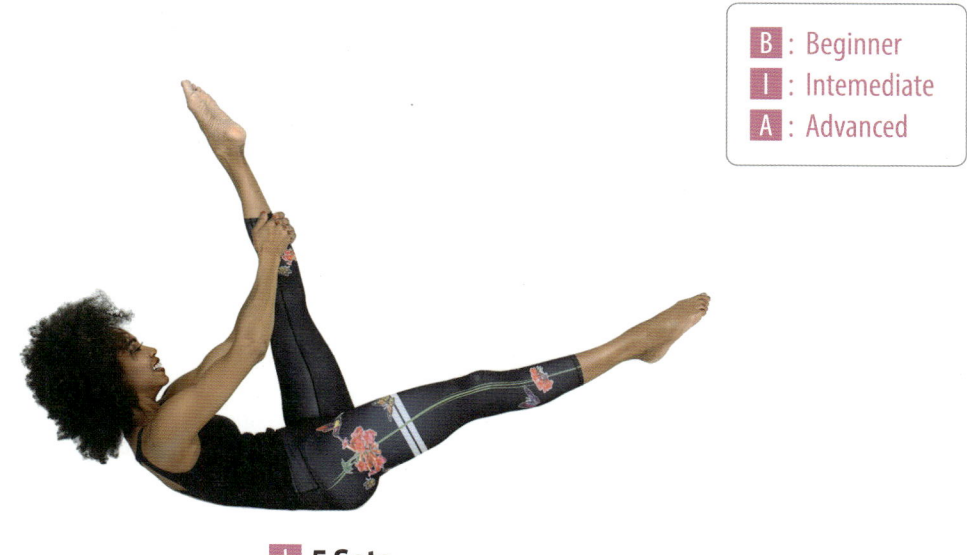

I 5 Sets
Single Straight Leg Stretch

08

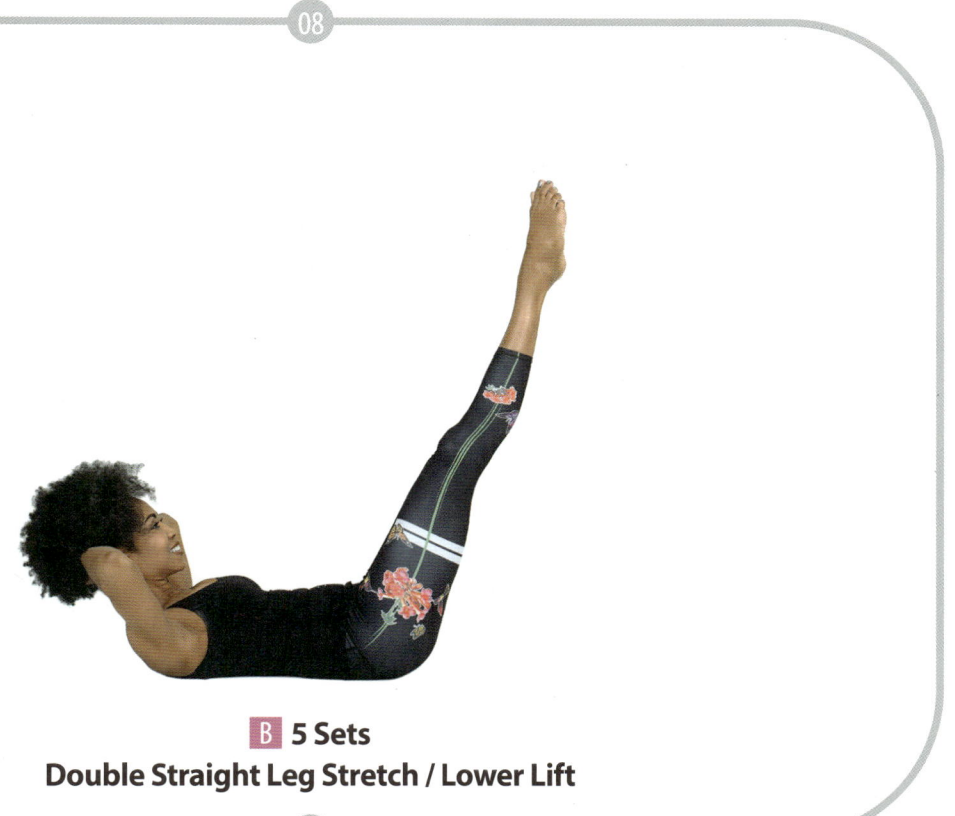

B 5 Sets
Double Straight Leg Stretch / Lower Lift

09

1 / Moving Wall Unit for Mat Sequence

1/ Moving Wall Unit for Mat Sequence

11 Spine Stretch : 척추 유연성 향상, 골반 안정화
12 Open Leg Rocker : 골반 및 코어 안정화, 균형 발달, 견갑대 안정화, 척추 분절, 햄스트링 유연성 향상
13 Corkscrew : 척추 회전 증가, 중심부 강화, 등 유연성 증가
14 Saw : 등 유연성 향상, 척추 회전 가동성 증가, 골반 안정화, 햄스트링 유연성 향상

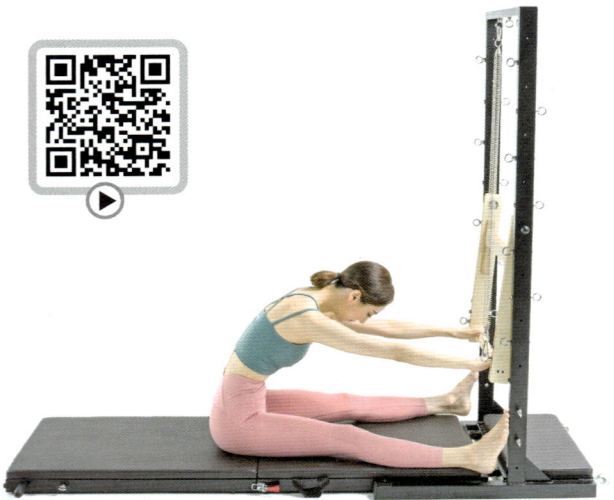

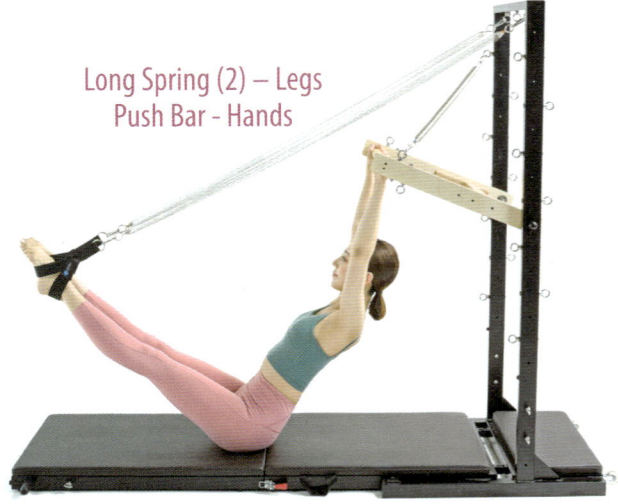

Long Spring (2) – Legs
Push Bar - Hands

11 Spine Stretch

어깨를 안정화한 상태에서 스프링의 저항을 이용해 척추를 앞쪽으로 늘리도록 한다.

12 Open Leg Rocker

근육이 불균형하게 발달한 경우 록킹을 할 때 방향이 틀어지는 것에 유의한다. 롱스프링을 이용해 동작을 수행할 때 밸런스를 잡는 데 집중한다.

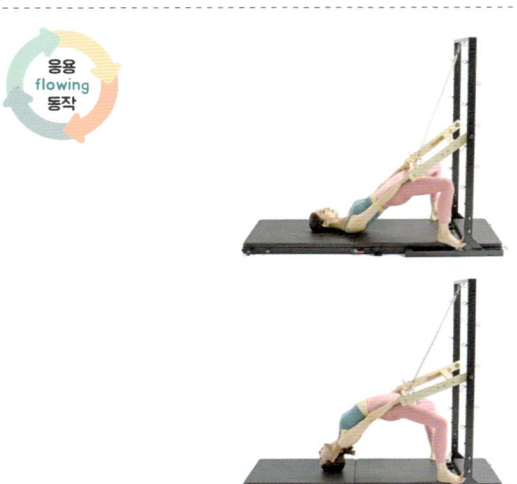

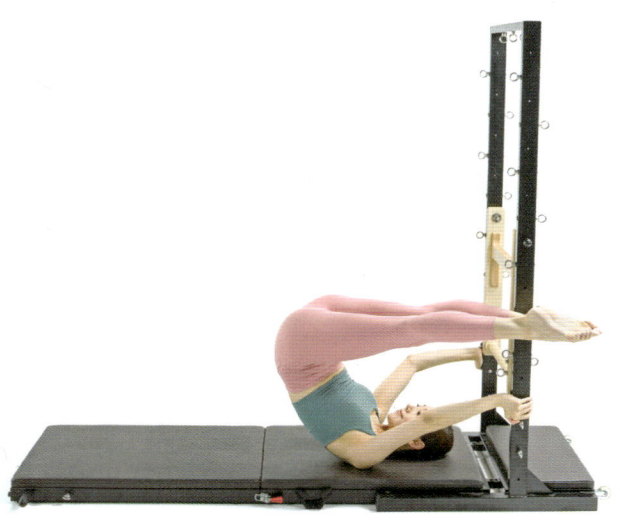
Frame – Hands

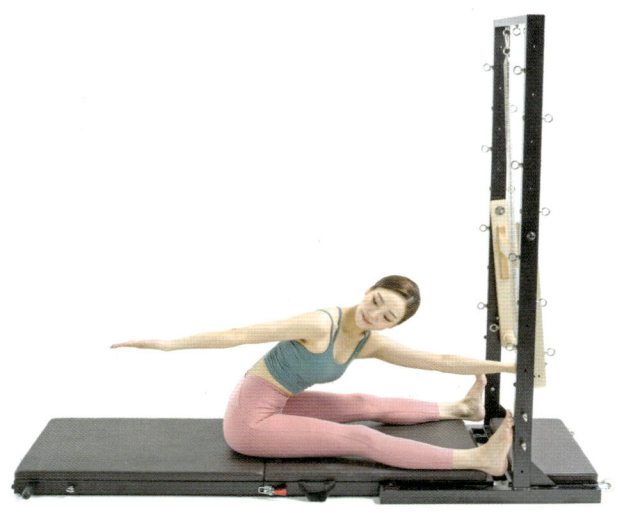
Push Bar – Hand

13 Corkscrew

두 손으로 프레임을 잡고 위로 밀거나 당기면서 발생하는 지지력과 저항력을 이용하여 척추분절과 하체의 움직임을 수행하도록 집중한다.
무빙월유닛 아래쪽에 누워 스트랩을 두 손으로 잡고 동작을 동일하게 수행할 수 있다.

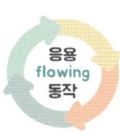

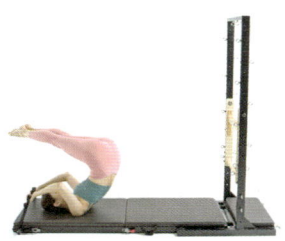

14 Saw

두 발을 프레임에 대고, 한 팔은 푸시바를 잡고 반대팔을 반대방향으로 뻗는다.
동작을 수행하는 동안 어깨를 안정화하고 척추를 분절하는 데 집중한다.

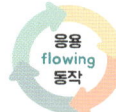

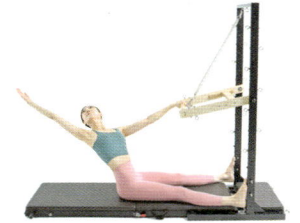

1/ Moving Wall Unit for Mat Sequence

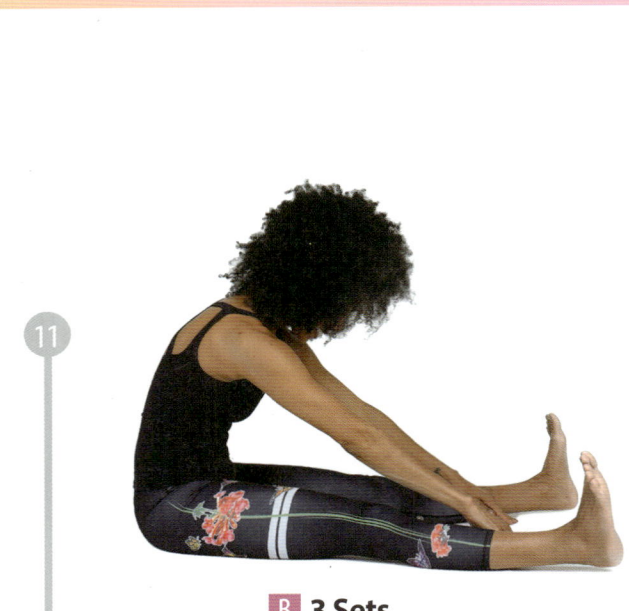

B **3 Sets**
Spine Stretch

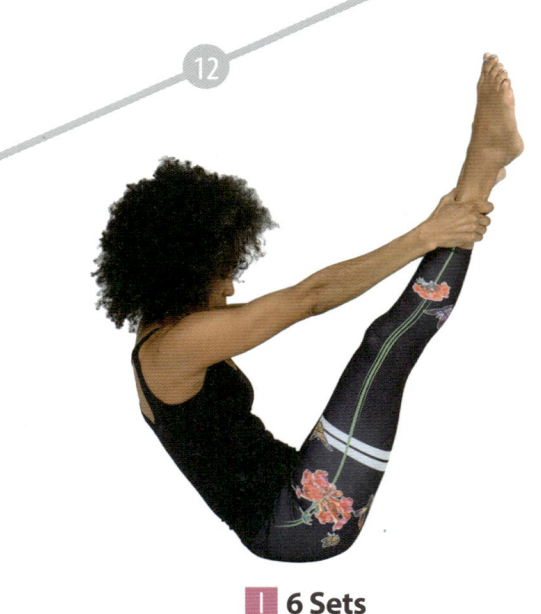

I **6 Sets**
Open Leg Rocker

11 **Spine Stretch** / 12 **Open Leg Rocker** / 13 **Corkscrew** / 14 **Saw**

B : Beginner
I : Intemediate
A : Advanced

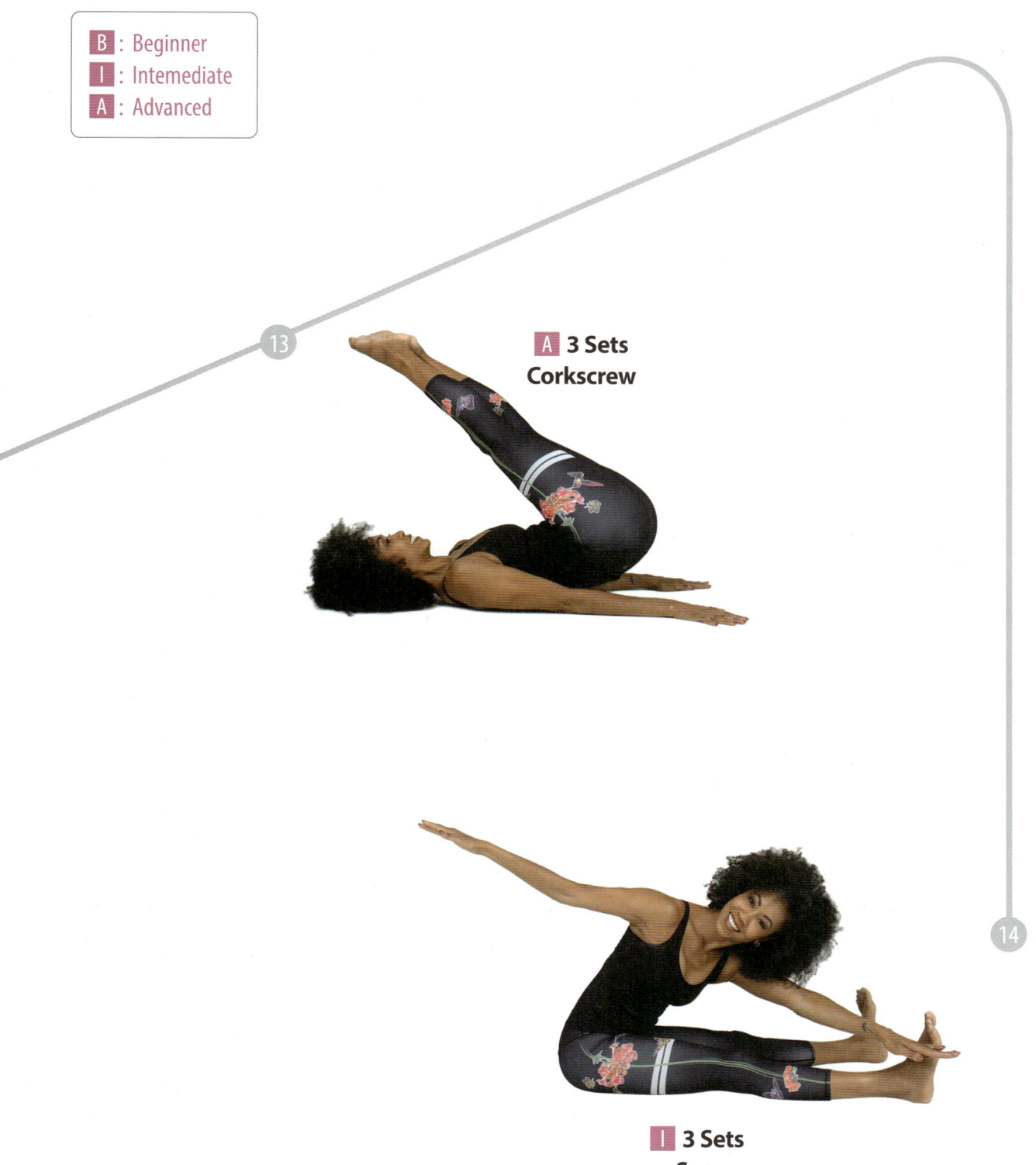

13

A **3 Sets**
Corkscrew

14

I **3 Sets**
Saw

1 / Moving Wall Unit for Mat Sequence | 267

1/ Moving Wall Unit for Mat Sequence

- **15 Swan Dive** : 등 신전근 및 둔근 강화, 햄스트링 강화, 가슴 및 복부 스트레칭 향상, 척추 신전
- **16 Single Leg Kick** : 어깨 안정화, 햄스트링 및 등 신전근 강화, 둔부 강화, 가슴과 복부 및 고관절 스트레칭 향상, 척추 신전
- **17 Double Leg Kick** : 견갑대 유연성 증가, 햄스트링 및 등 신전근 강화, 둔부 강화, 가슴과 복부 및 고관절 스트레칭
- **18 Neck Pull** : 고관절 강화, 척추 분절, 코어 강화
- **19 Scissors** : 둔근과 햄스트링 스트레칭 향상, 코어와 등 강화
- **20 Bicycle** : 둔근과 햄스트링 스트레칭 향상, 코어와 등 강화

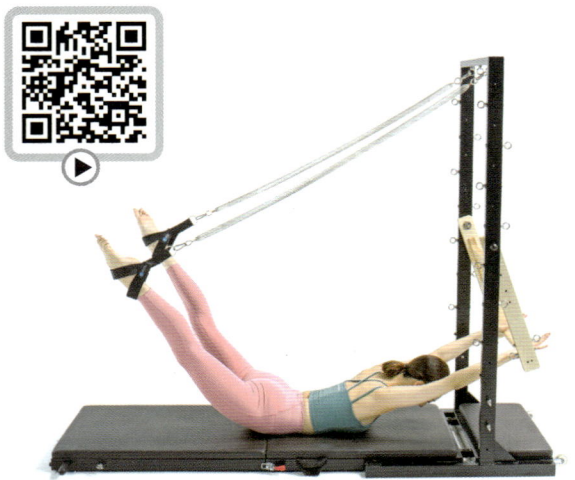

Push Bar – Hands
Long Springs(2) – Legs

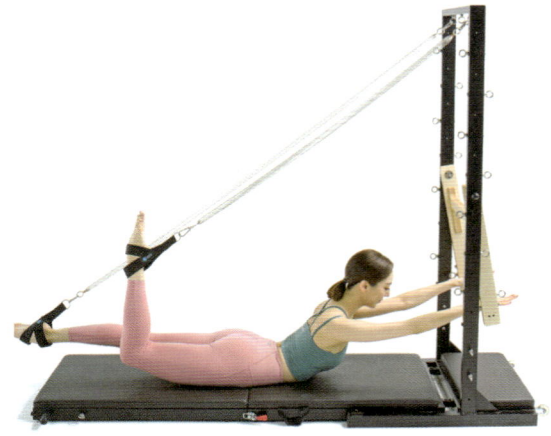

Push Bar – Hands
Long Springs (2) – Legs

15 Swan Dive

두 발에 걸어둔 스트랩은 다리가 위로 쉽게 올라가도록 도움을 준다. 이때 상체가 자연스럽게 록킹할 수 있도록 집중한다.

16 Single Leg Kick

스트랩을 두 발에 걸고, 두 손은 푸시바를 잡는다. 어깨 정렬을 한 채로 코어를 활성화하여 한 번씩 번갈아가며 차는 데 집중한다.

17 Double Leg Kick

스트랩을 두 발에 걸고, 두 손은 푸시바를 잡는다. 어깨 정렬을 한 채로 코어를 활성화하여 두 발을 동시에 차는 데 집중한다.

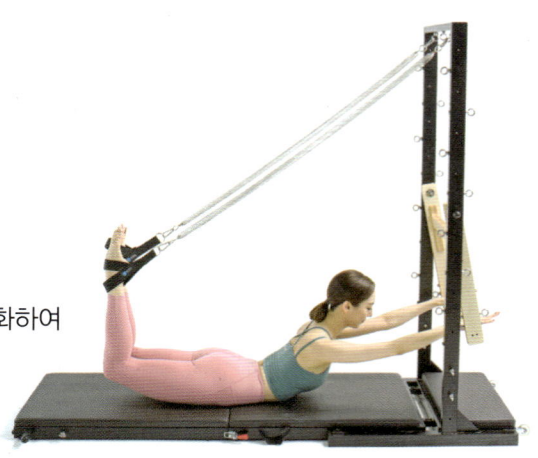

Push Bar – Hands
Long Springs (2) – Legs

18 **Neck Pull**

스트랩(롱스프링)을 두 팔꿈치에 걸고 지지를 받으면서 척추를 기능적으로 분절하는 데 집중한다.

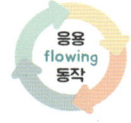
— One Leg Lift & Circles
— Knee Extension

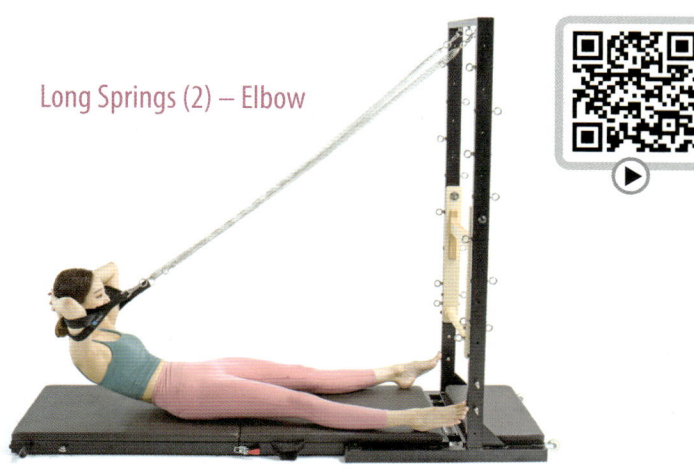
Long Springs (2) – Elbow

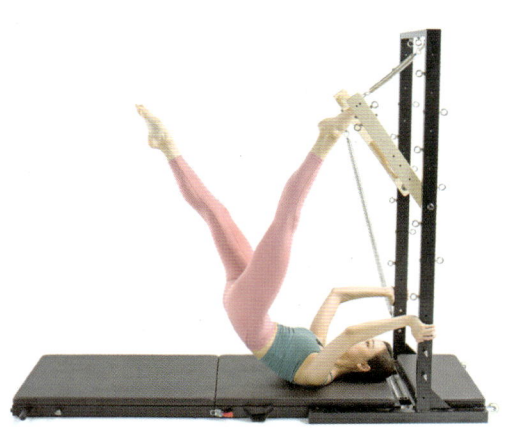

Push Bar – One Feet
Frame – Hands
Short Springs (2) / Safety Chain

Push Bar – One Feet
Frame – Hands
Short Springs (2) / Safety

19 **Scissors**

두 다리를 푸시바에 대고, 척추를 C자 커브로 유지하고 한 다리를 움직일 때 골반이 흔들리지 않도록 집중한다.

20 **Bicycle**

푸시바에서 한 발을 떼고 자전거를 타는 듯한 동작을 한다.

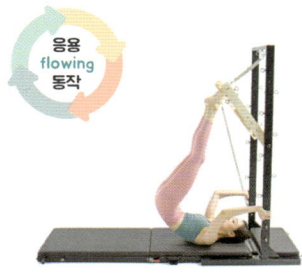

두 손으로 프레임을 잡고
두 발로 푸시바를 밀어 올린다.

1/ Moving Wall Unit for Mat Sequence

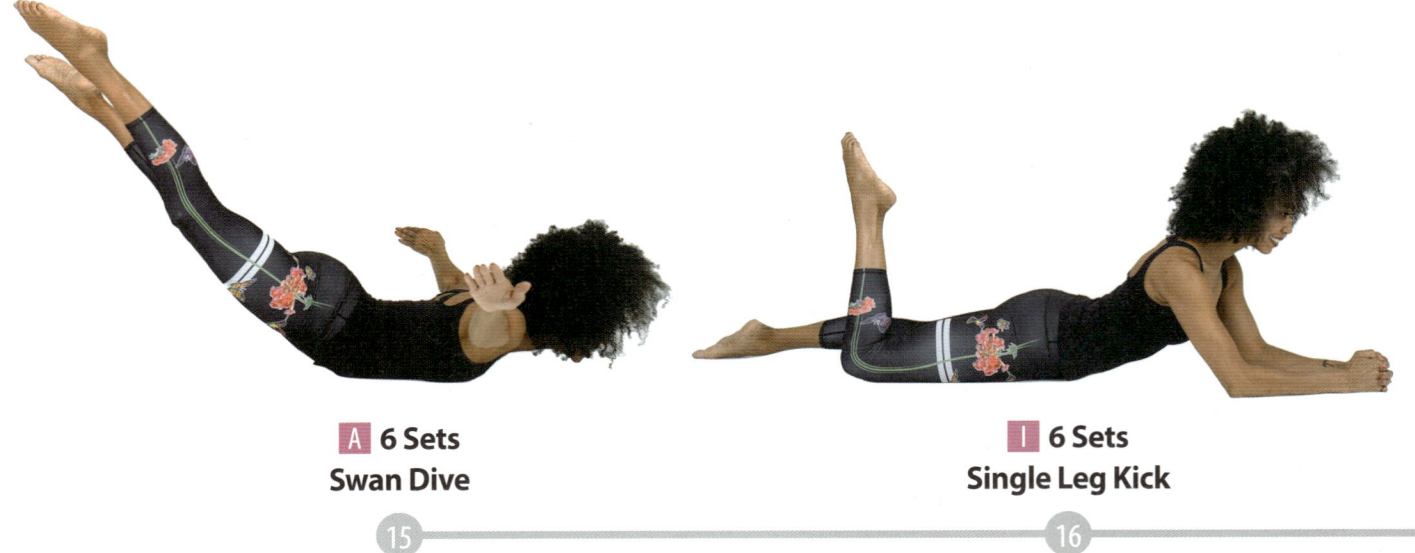

A 6 Sets
Swan Dive
15

I 6 Sets
Single Leg Kick
16

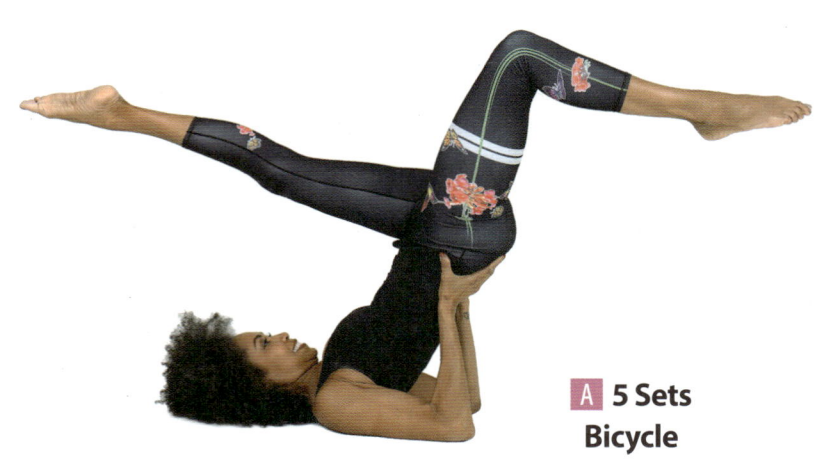

A 5 Sets
Bicycle
20

15 Swan Dive / 16 Single Leg Kick / 17 Double Leg Kick / 18 Neck Pull / 19 Scissors / 20 Bicycle

B : Beginner
I : Intemediate
A : Advanced

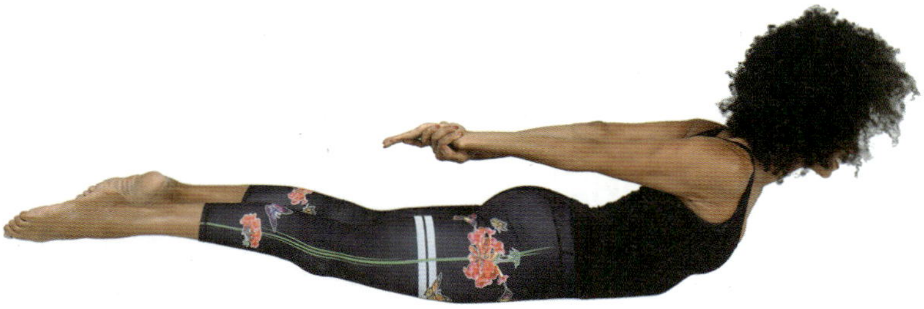

I. MOVING WALL UNIT

A 5 Sets
Double Leg Kick

⑰

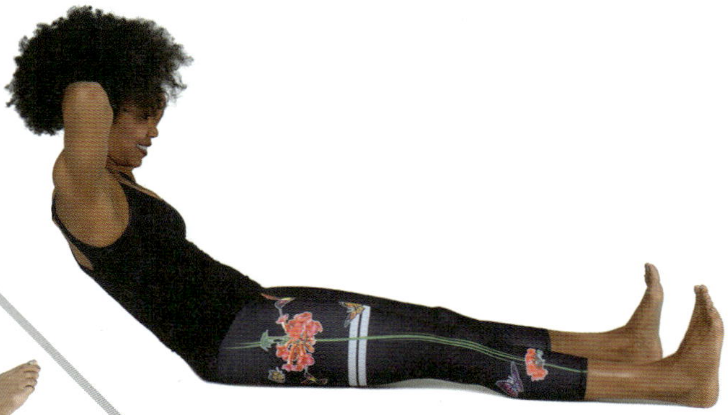

I 3 Sets
Neck Pull

⑱

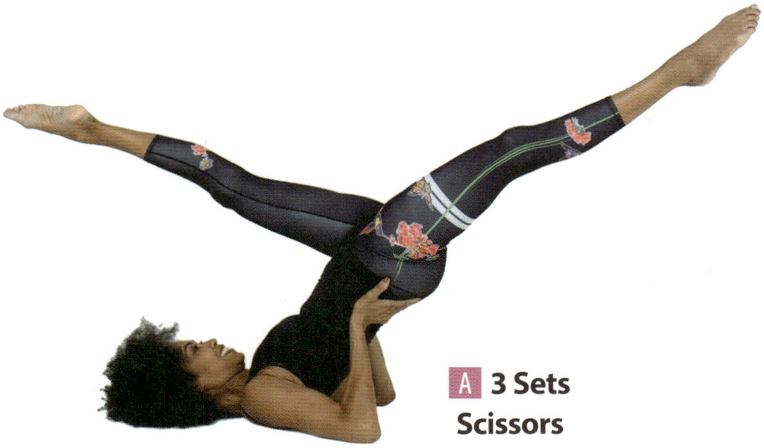

A 3 Sets
Scissors

⑲

1 / Moving Wall Unit for Mat Sequence | 271

1/ Moving Wall Unit for Mat Sequence

21 Shoulder Bridge : 코어 조절 능력 증진, 등의 굴곡 및 신전, 햄스트링 향상, 대둔근·기립근 강화
22 Spine Twist : 등 유연성 향상, 척추 회전 증가, 골반 안정화
23 Jack-knife : 복부 및 고관절 강화, 척추 스트레칭, 척추 분절 향상, 중심부 강화
24 Side Kick : 중둔근·대둔근·엉덩이굴근·햄스트링 강화, 햄스트링 스트레칭, 대퇴와 골반 분리
25 Teaser : 코어 및 고관절 강화, 균형감 향상
26 Hip Circle : 하복부 강화, 어깨 안정화

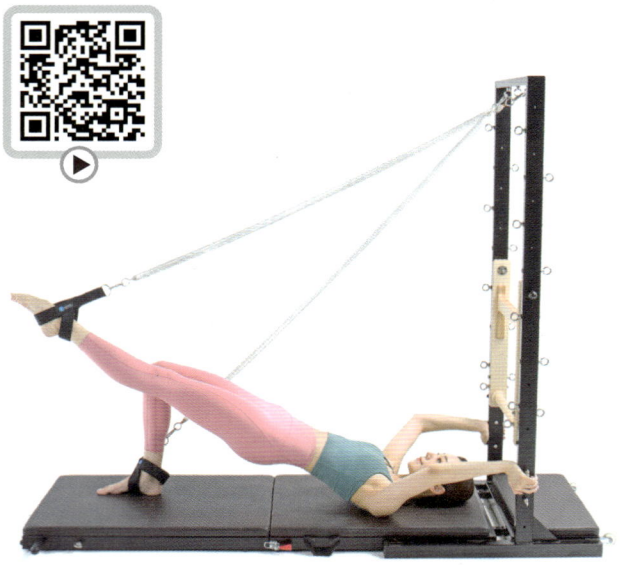

Long Spring (2) – Foot
Frame – Hands

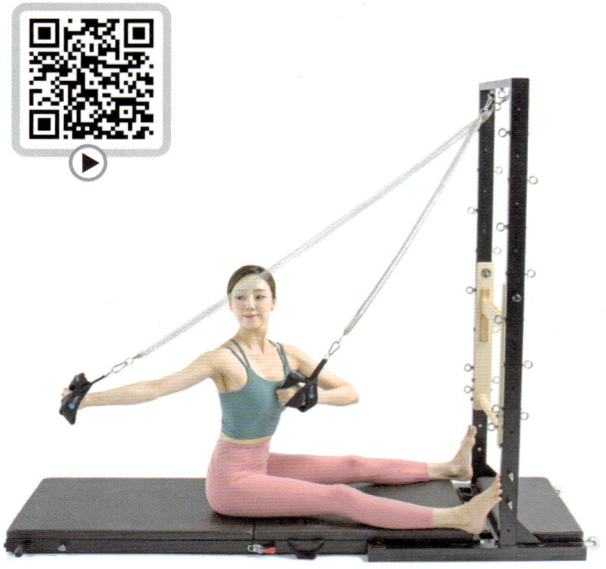

Long Spring (2) – Hands
Frame-Foo⁺

21 Shoulder Bridge

프레임과 스프링의 도움을 받아 다리를 올리고 내리는 동작을 하는 동안 골반의 높이가 유지되도록 집중한다.

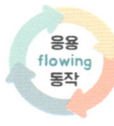

* FLOW
1. Basic Bridge
2. Shoulder Bridge
3. Hip Flexion/Extension
4. Leg Cirlees
5. Frog Leg

22 Spine Twist

두 발로 프레임을 밀어낸 지지력을 이용하여 골반을 안정화시키고, 척추를 회전하는 동작에 집중한다.

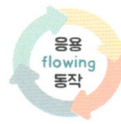

* FLOW
1. Spine twist
2. Mermaial variation

**Push Bar – Feet
Frame – Hands
Short Springs (2)**

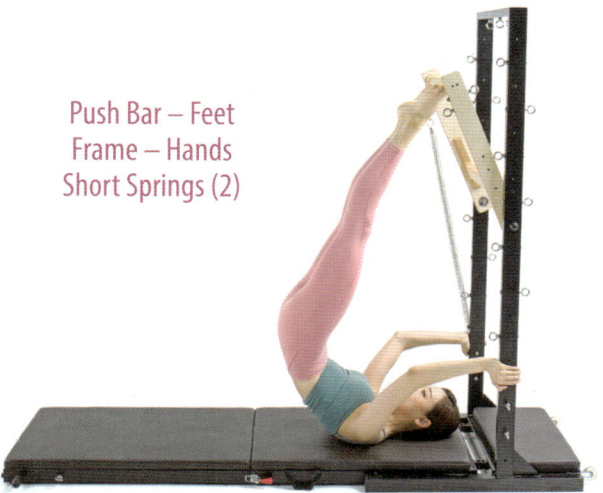

Long Spring – Foot

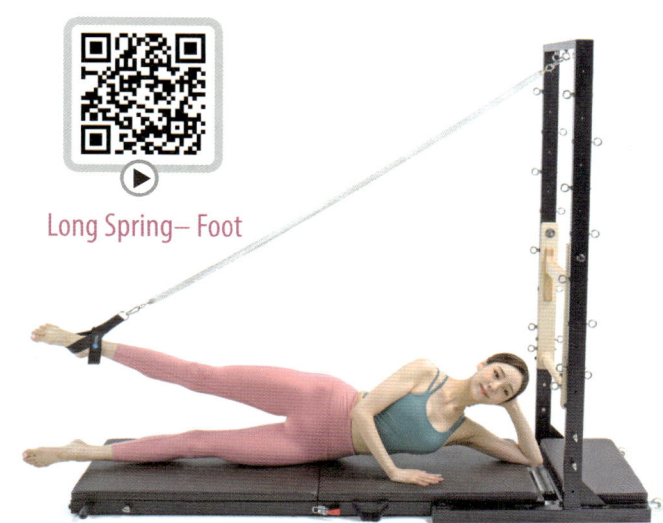

23 Jack-knife

척추 분절을 하여 척추가 C커브가 되도록 집중한다.

24 Side Kick

옆으로 누운 자세는 지지면이 작아 자세와 골반의 안정성을 요구하므로 코어를 활성화하는 데 집중한다.

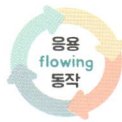 응용 flowing 동작

1. Hip Abduction/Adduction   5. Double Leg & Circles
2. Passe   6. Air Scissors
3. Flexion/Extension   7. Rotation strech
4. Developpe

**Push Bar – Hands
Short Spring (1)**

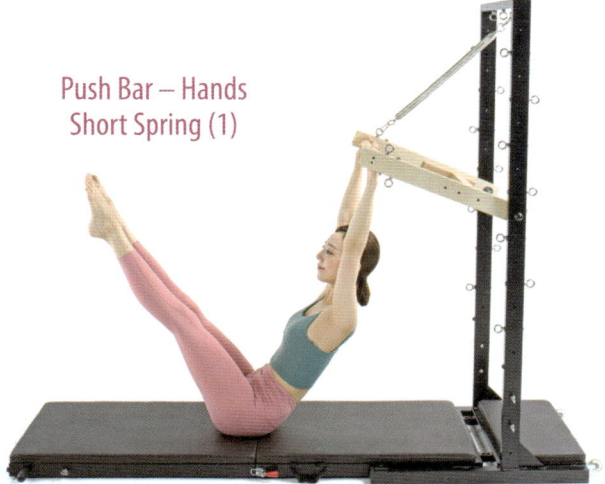

Long Springs (2) – Feet

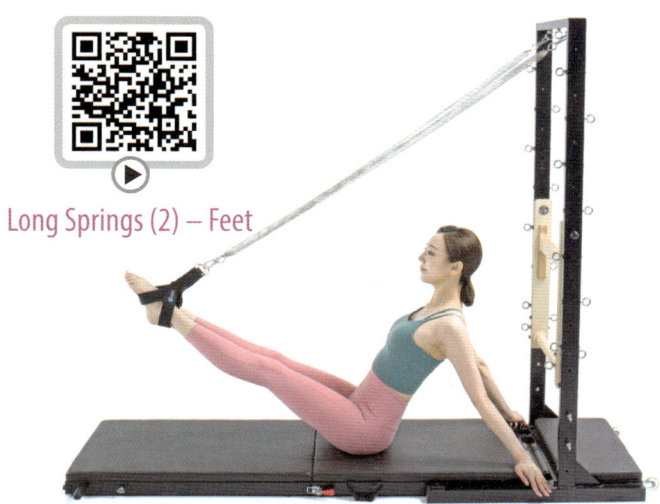

25 Teaser

푸시바를 이용하여 척추 분절을 수행할 수 있도록 집중한다.

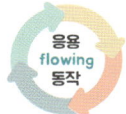 응용 flowing 동작

1. Upper Curl
2. One Leg Teaser
3. Teaser
4. Monkey

26 Hip Circle

두 팔로 신체 균형을 유지하고 발끝으로 원을 그리듯 다리를 움직인다.

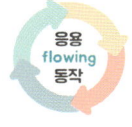 응용 flowing 동작

1. Hip Circles   4. Side Stretch Circles
2. Frog   5. Breathing
3. Legs Circles

1/ Moving Wall Unit for Mat Sequence

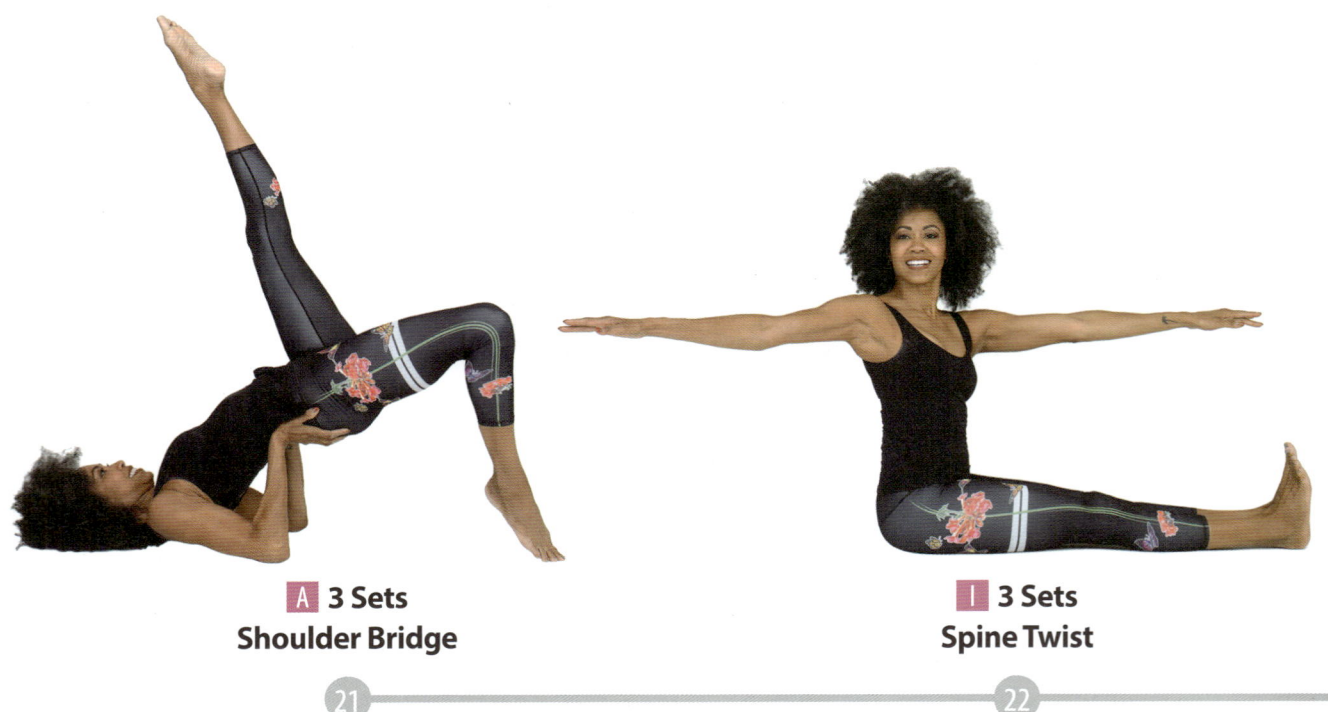

A 3 Sets
Shoulder Bridge
21

I 3 Sets
Spine Twist
22

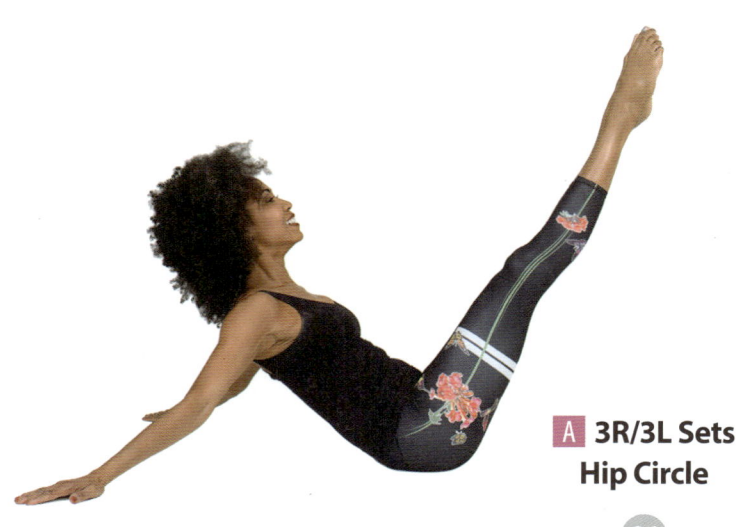

A 3R/3L Sets
Hip Circle
26

21 **Shoulder Bridge** / 22 **Spine Twist** / 23 **Jack-knife** / 24 **Side Kick** / 25 **Teaser** / 26 **Hip Circle**

I. MOVING WALL UNIT

B : Beginner
I : Intemediate
A : Advanced

R : Right
L : Left

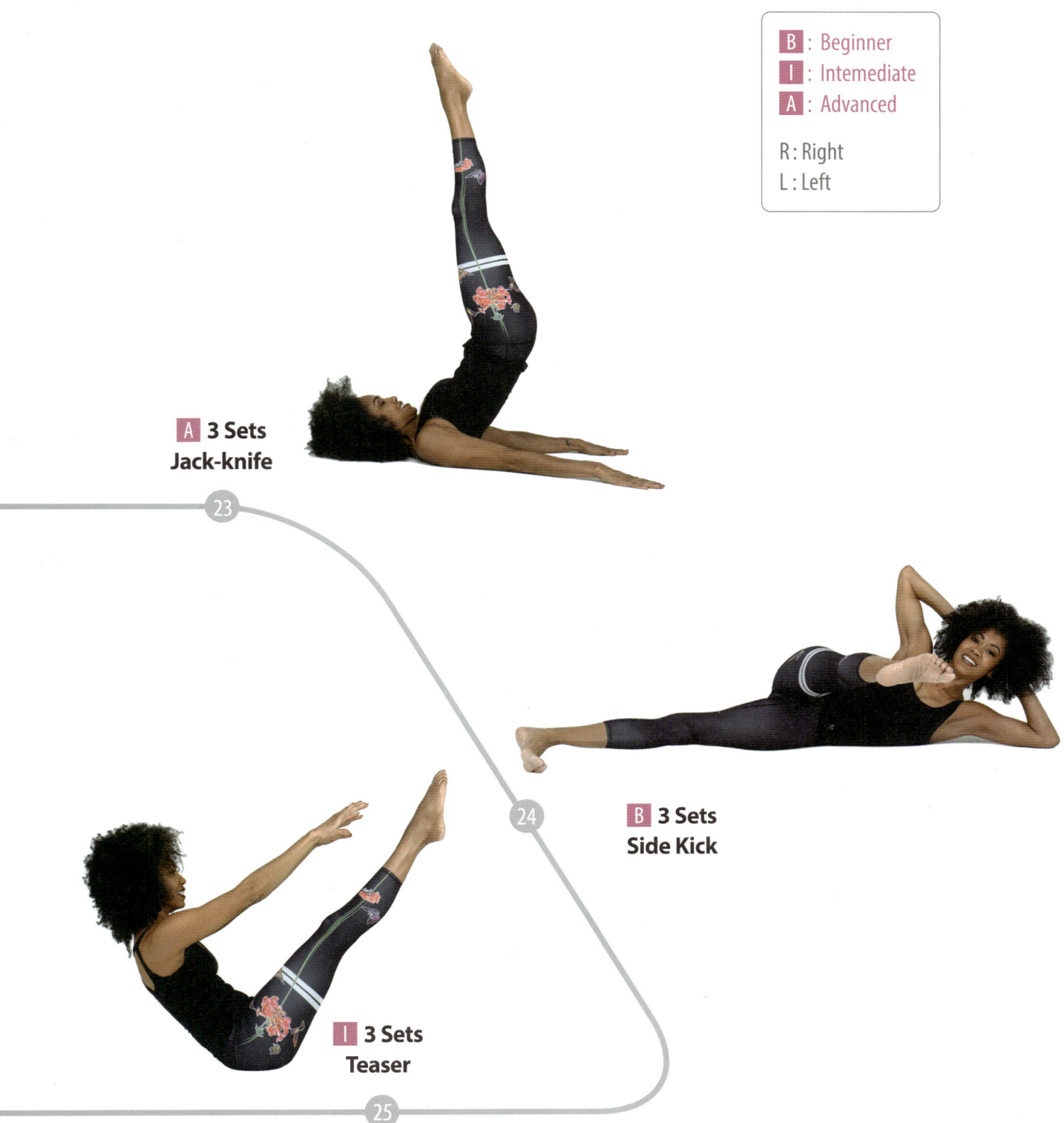

A **3 Sets**
Jack-knife

B **3 Sets**
Side Kick

I **3 Sets**
Teaser

1 / Moving Wall Unit for Mat Sequence | 275

1/ Moving Wall Unit for Mat Sequence

27 Swimming : 등·고관절 강화, 골반 안정화, 견갑골 안정화
28 Leg Pull Front : 전신·가슴·어깨 향상, 햄스트링 및 엉덩이 강화
29 Leg Pull : 전신·가슴 및 어깨 향상, 햄스트링 및 고관절 강화
30 Kneeling Side Kick : 전신·가슴 및 어깨 향상, 햄스트링 및 고관절 강화, 중둔근 및 대둔근 강화
31 Side Bend : 광배근·요방형근·코어 강화, 어깨 회전근 및 전거근 강화
32 Boomerang : 어깨 안정화, 코어·고관절·회전근개 강화, 척추와 햄스트링 이완

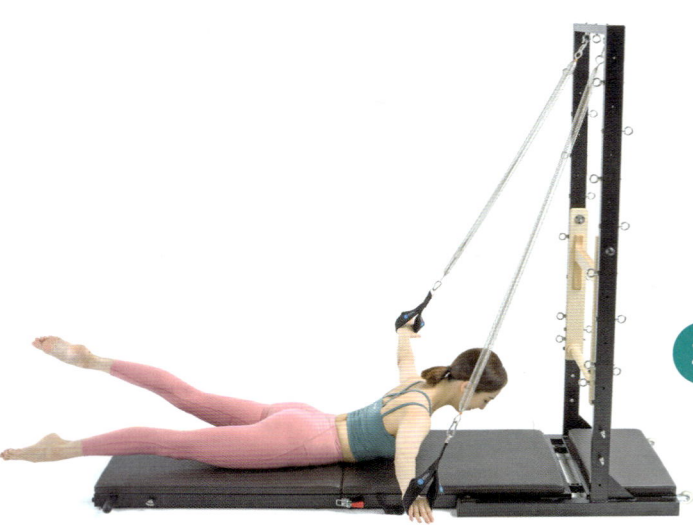

Long Springs (2) – Hands

27 Swimming

두 손으로 스프링을 잡고 상체를 올린다.
동작을 수행하는 동안 상체가 흔들리지 않도록 한다.

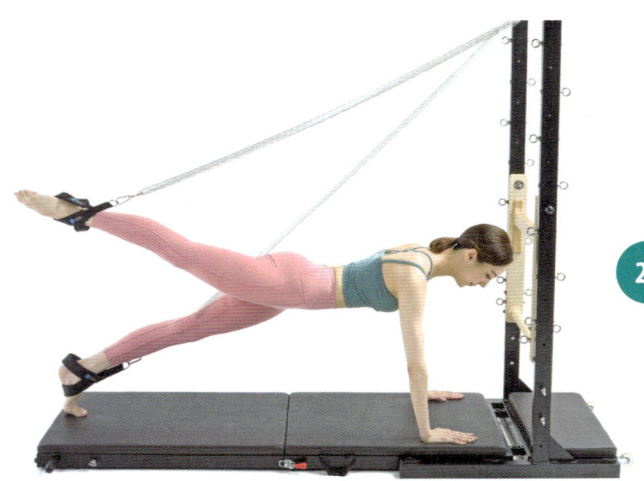

Long Springs (2) – Foot

28 Leg Pull Front

롱스프링을 이용하여 다리를 내리는 동작에 집중한다.
골반이 한쪽으로 기울어지지 않도록 주의한다.

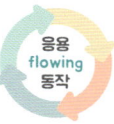 응용 flowing 동작
1. Cat with One Leg Kick
2. Cat with One Side Kick
3. Leg Pull Front

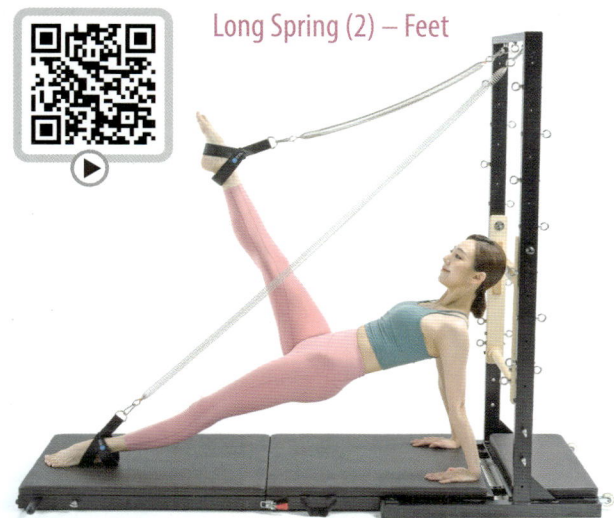

Long Spring (2) – Feet

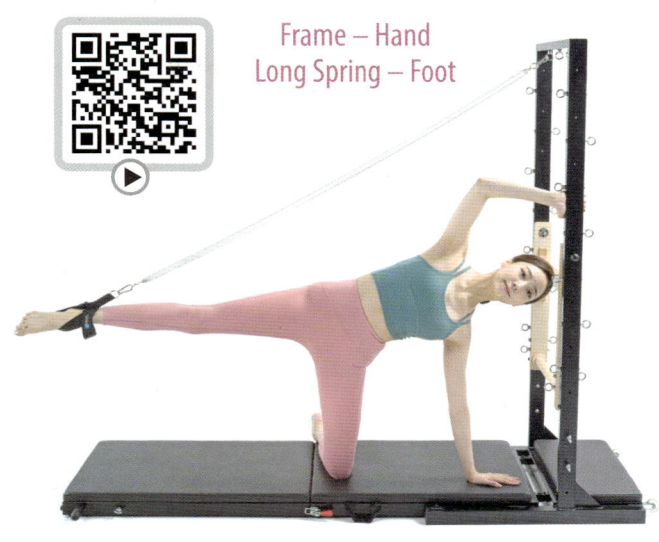

Frame – Hand
Long Spring – Foot

29 Leg Pull

롱스프링을 이용하여 다리를 아래로 내릴 때,
두 어깨가 안정되도록 자세를 유지한다.
들어 올린 골반을 유지하도록 집중한다.

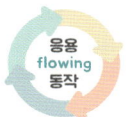
응용 flowing 동작

1. Hip Pull
2. Hip Pull with Leg Side
3. Leg Pull

30 Kneeling Side Kick

롱스프링을 이용하여 다리를 앞뒤로 천천히 찬다.
아래쪽 팔과 무릎으로 지탱하여 신체가 흔들리지
않도록 집중한다.

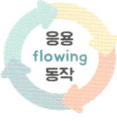
응용 flowing 동작

1. Abduction/Adduction
2. Kneeling Side Kick
3. Circles

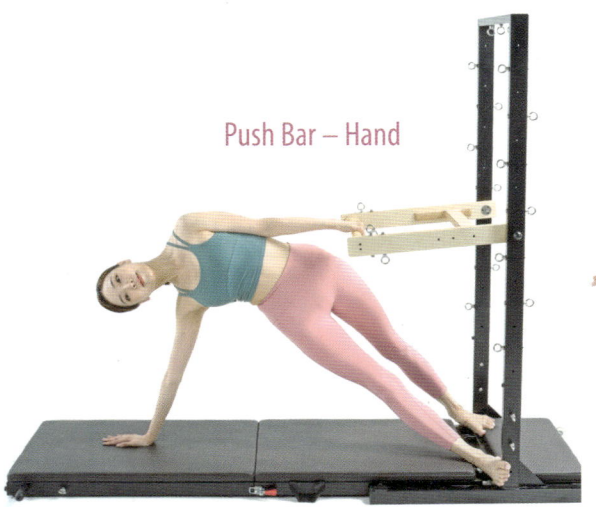

Push Bar – Hand

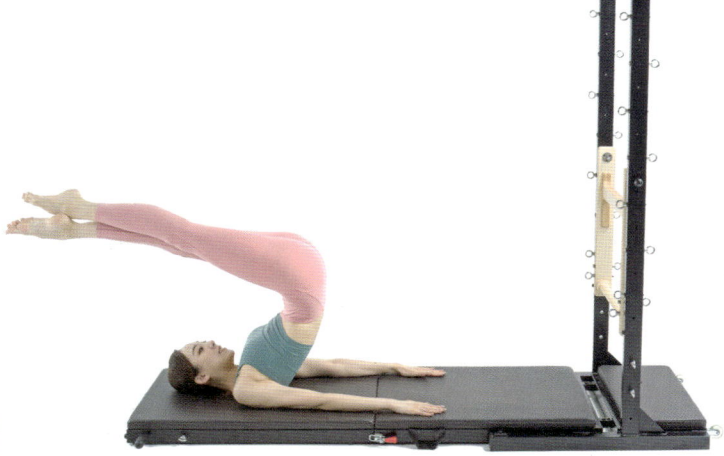

31 Side Bend

푸시바를 당기면서 골반을 위로 들어 올린다.
동작을 수행하는 동안 두 발로 프레임을 밀어
자세를 안전하게 유지한다.

32 Boomerang

두 발을 모아 머리 쪽으로 밀어 올리는 롤오버
동작 후 상체를 내릴 때 척추를 분절하는 데 집중한다.
신체 움직임이 자연스럽게 이루어지도록 한다.

1/ Moving Wall Unit for Mat Sequence

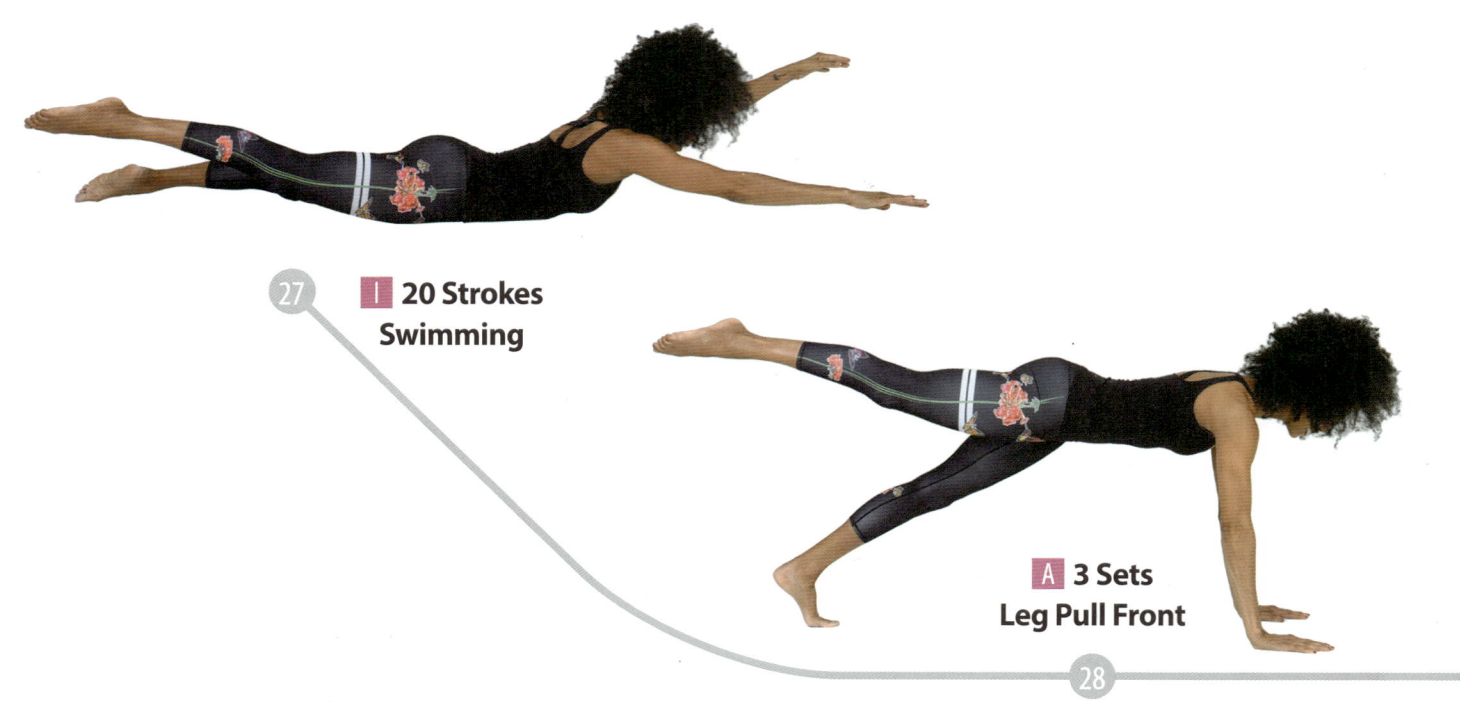

27   **I**   **20 Strokes Swimming**

28   **A**   **3 Sets Leg Pull Front**

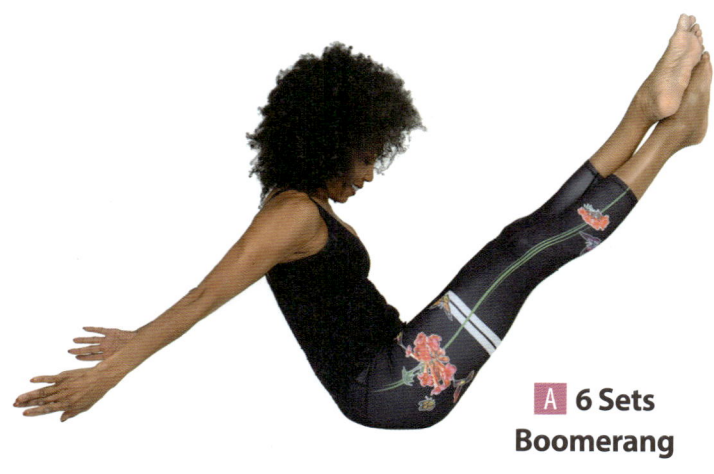

32   **A**   **6 Sets Boomerang**

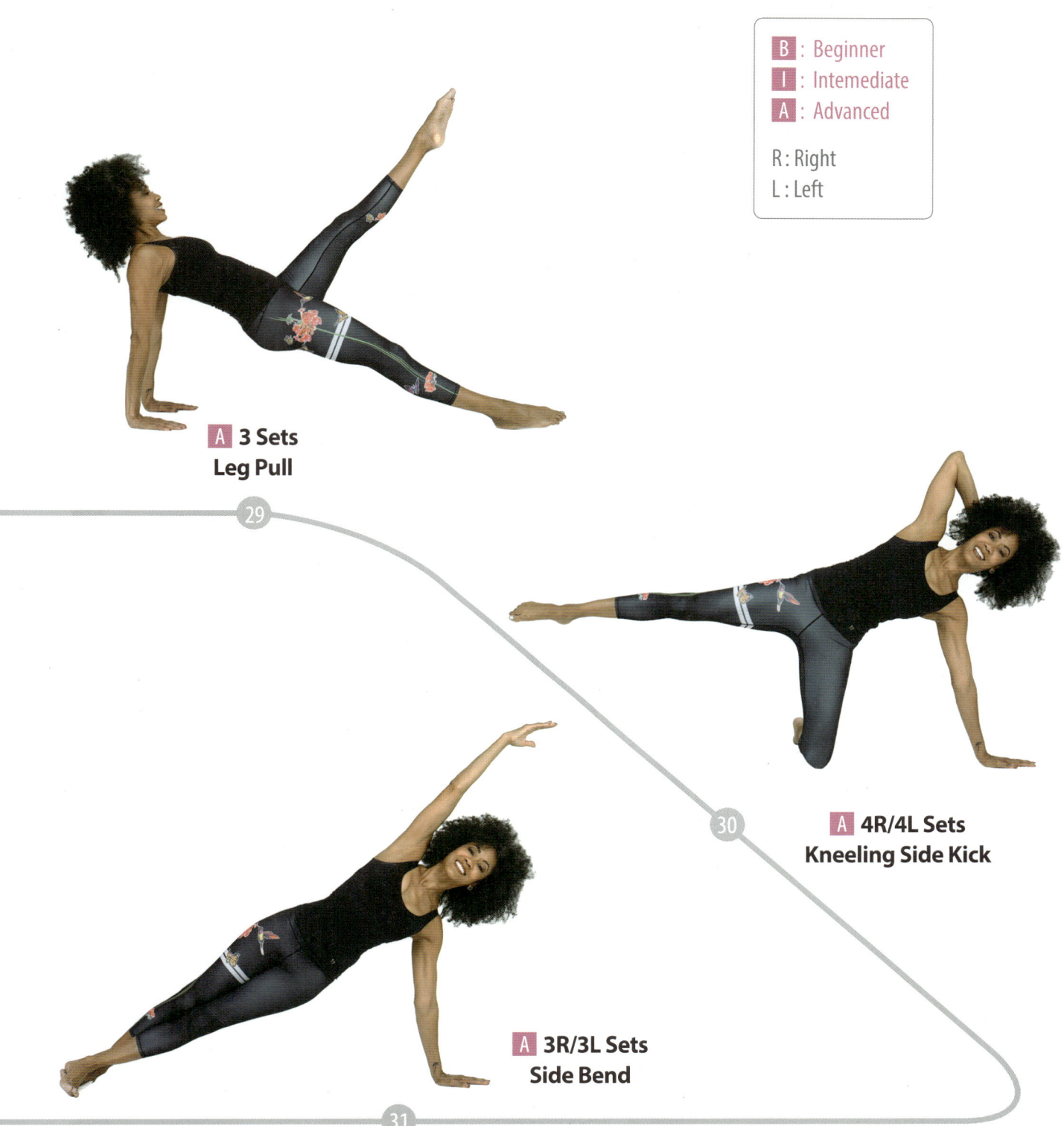

1/ Moving Wall Unit for Mat Sequence

33 Seal : 척추 분절 및 척추 스트레칭, 골반 및 코어 조절, 햄스트링 유연성 향상, 무게 중심이동 감각 향상
34 Crab : 척추 분절, 척추 스트레칭, 골반 및 코어 조절, 햄스트링 유연성 향상, 무게 중심이동 감각 향상
35 Rocking on Stomach : 코어 강화, 척추 스트레칭, 균형성 발달
36 Control Balance : 대둔근·햄스트링·엉덩이내전근·외회전근 강화
37 Push Up : 전신 및 가슴·어깨·이두근 향상

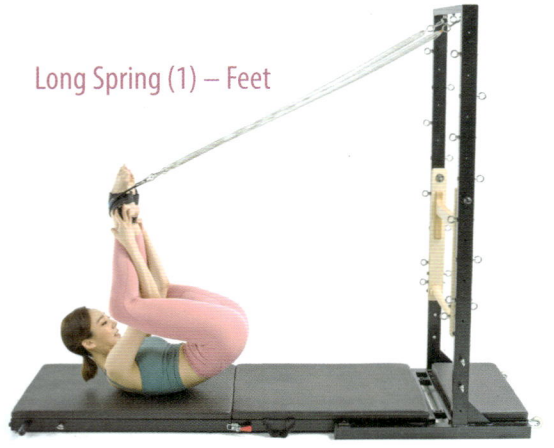

Long Spring (1) – Feet

33 Seal

롱스프링을 이용한 밸런스 동작들을 수행할 때, 몸을 앞뒤로 굴리면서 자세와 균형성을 유지하는 데 집중한다.

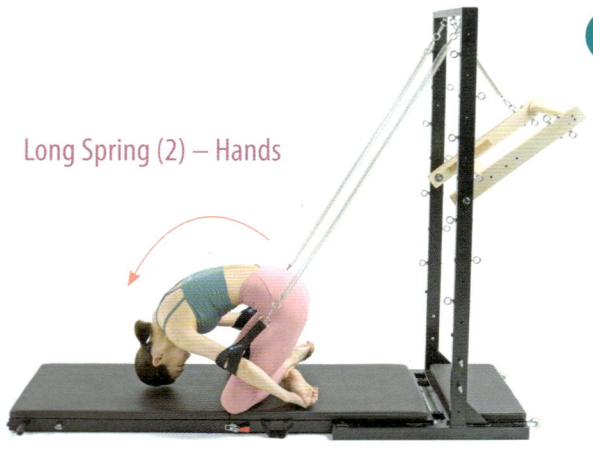

Long Spring (2) – Hands

34 Crab

프레임을 등지고 두 다리를 뻗어 앉았다가 두 다리를 양반다리 하듯이 몸쪽으로 가지고 와서 두 발을 잡는다. 몸통이 둥글게 말린 상태를 유지하며 뒤로 굴렀다가 앞으로 구른다. 자세와 균형성 유지에 집중한다.

35 Rocking on Stomach

상체를 올릴 때, 코어를 사용한 척추 신전에 집중한다.

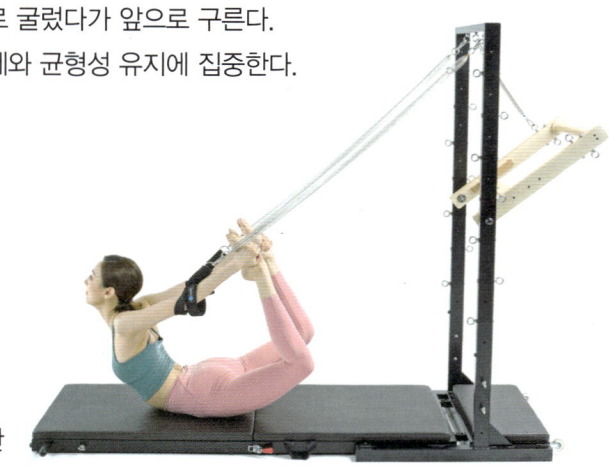

Long Springs (2) – Hands

280 | PILATES MASTER

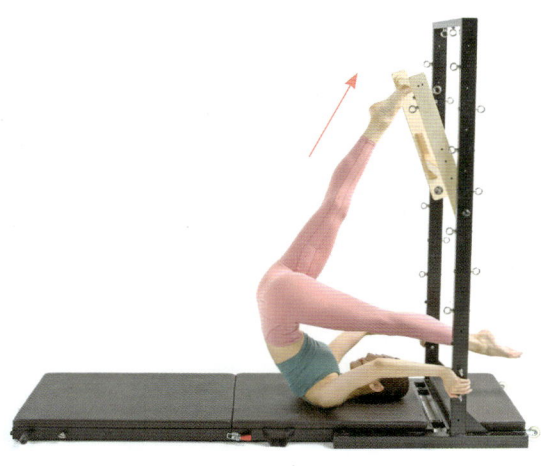

Frame – Hands
Push Bar – Feet

36 Control Balance

두 손으로 프레임을 잡고 당겨 자세를 유지한다.
두 발을 모아 머리 쪽으로 밀어 올려 한 발은 머리 쪽으로
당기고 동시에 반대 다리는 멀리 밀어낸다.

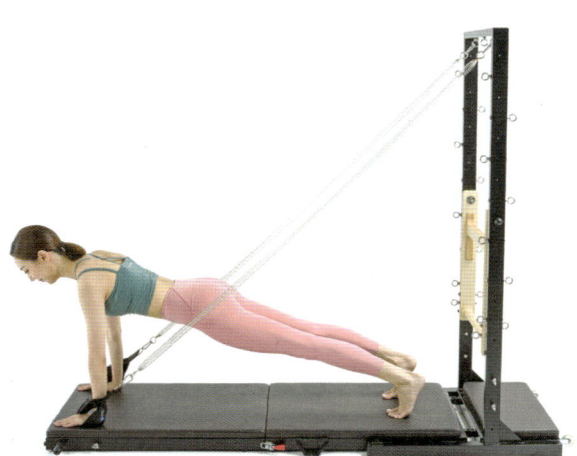

Long Spring – Hands

37 Push Up

두 팔과 복부의 힘으로 플랭크(plank) 자세를
유지하고, 한 걸음씩 팔로 이동할 때
몸의 균형을 잡는 데 집중한다.

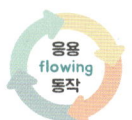
응용 flowing 동작

1. Hug a tree
2. Butterfly
3. Lunge
4. Running

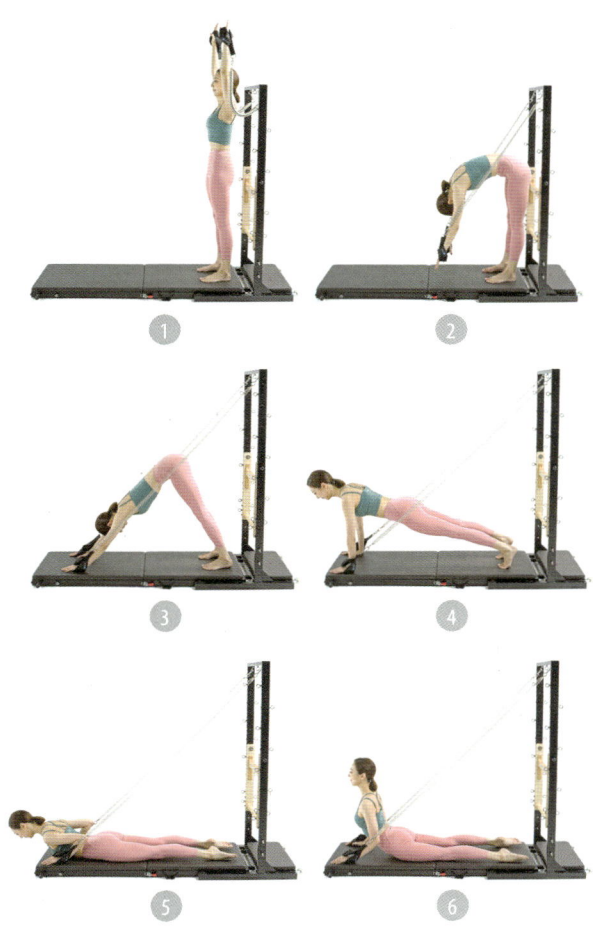

1/ Moving Wall Unit for Mat Sequence

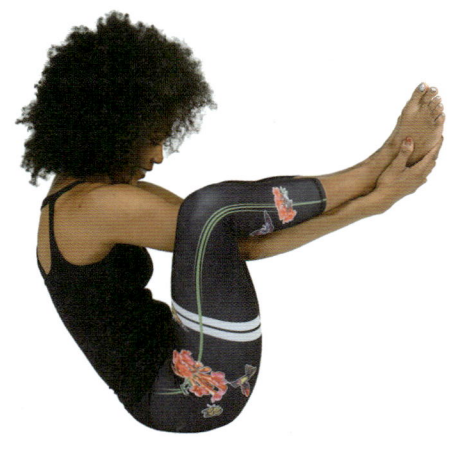

B 6 Sets
Seal

33

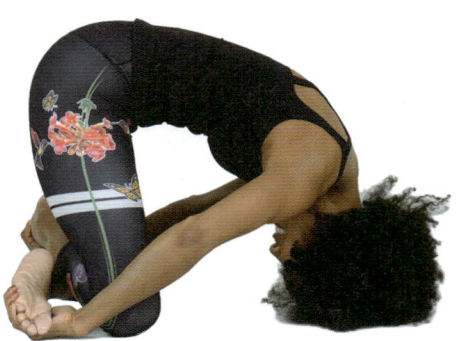

A 6 Sets
Crab

34

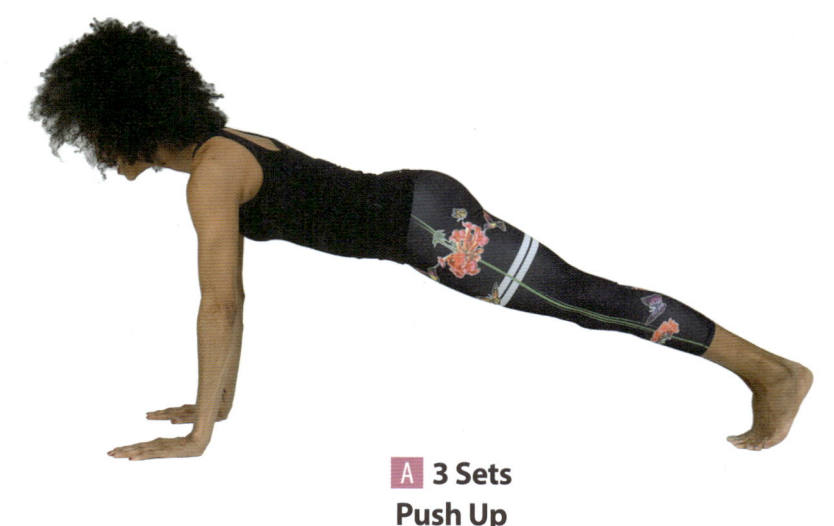

A 3 Sets
Push Up

37

33 Seal / 34 Crab / 35 **Rocking on Stomach** / 36 **Control Balance** / 37 Push Up

B : Beginner
I : Intermediate
A : Advanced

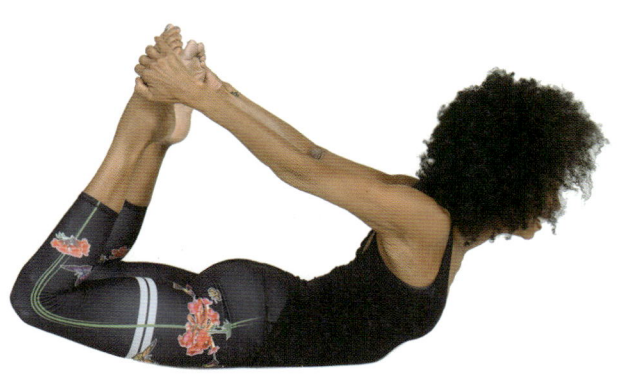

A 5 Sets
Rocking on Stomach

35

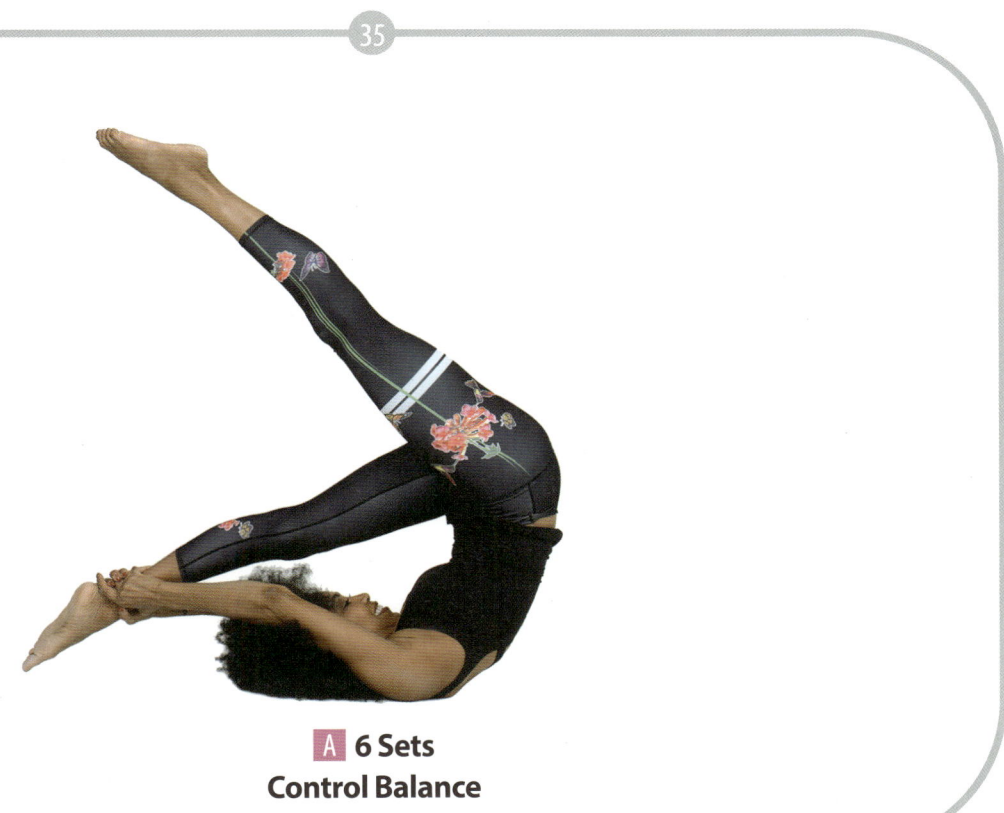

A 6 Sets
Control Balance

36

운동 시퀀스

Warm Up	
Main Exercise	
Cool Down	

Ⅰ. Moving Wall Unit

2-1 / Moving Wall Unit Setting Sequence
Long Spring : Roll Up Series

01. Roll Down & Arm Circle
02. Bicep Curl & Shoulder Flexion
03. One Leg Lift
04. Spine U Movement
05. Flat Back

2-2 / Moving Wall Unit Setting Sequence
Long Spring : Chest Expansion Series

01. Neck Rotation
02. Neck Lateral Flexion
03. Neck Extension
04. Neck Circumduction
05. Spine Contraction
06. Spine Wave

2-3 / Moving Wall Unit Setting Sequence
Long Spring : Supine Series

01. Hip Extension
02. Bicycle
03. Hip Abduction
04. Double Leg Circle
05. Leg Circle
06. 100's
07. Frog & Circle
08. Short Spine
09. Air Plane
10. Jack-knife

2-1 / Moving Wall Unit Setting Sequence
Long Spring: Roll Up Series

- **01 Roll Down & Arm Circle** : 척추·어깨 유연성 향상, 몸통의 안정성 향상, 어깨 근력 강화
- **02 Bicep Curl & Shoulder Flexion** : 어깨 안정성 향상, 어깨 근력 개선
- **03 One Leg Lift** : 코어 강화, 어깨 안정성 향상
- **04 Spine U Movement** : 골반 안정성 향상, 척추 분절 향상
- **05 Flat Back** : 코어 강화, 척추 신전근 강화

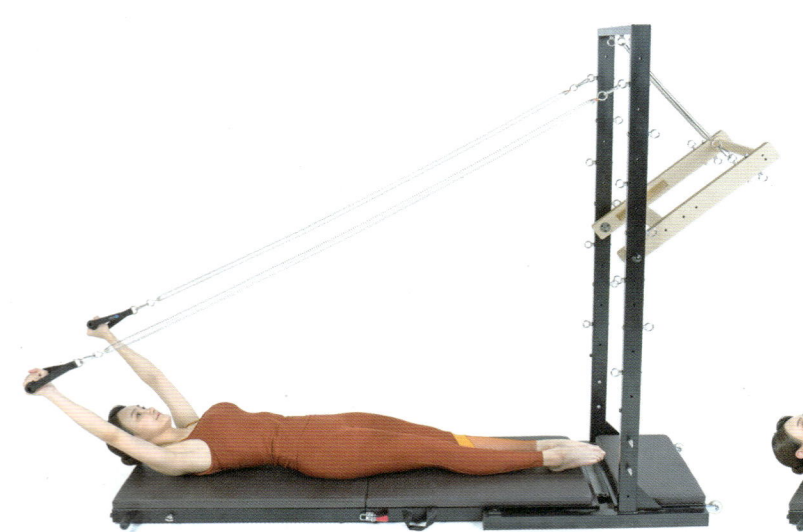

Long Spring – Hands

01 Roll Down & Arm Circle
척추 분절을 하여 상체를 내린 다음
두 팔로 균형 있게 원을 그리도록 집중한다.

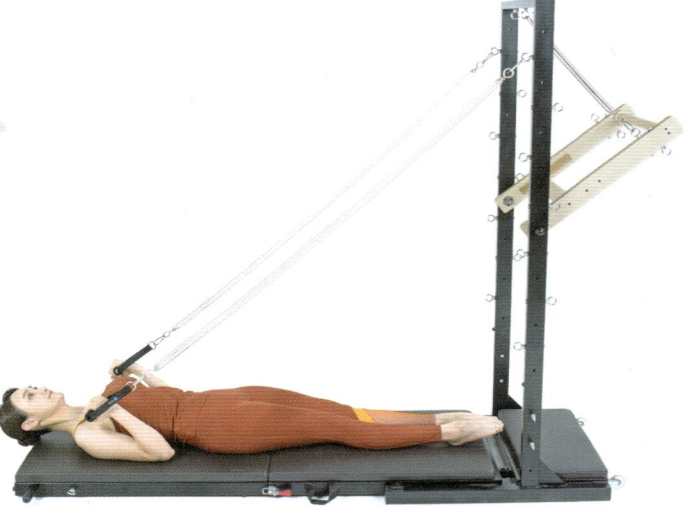

Long Spring – Hands

02 Bicep Curl & Shoulder Flexion
굽혔다 펴고 팔을 들어 올린다.
어깨를 안정화하도록 집중한다.

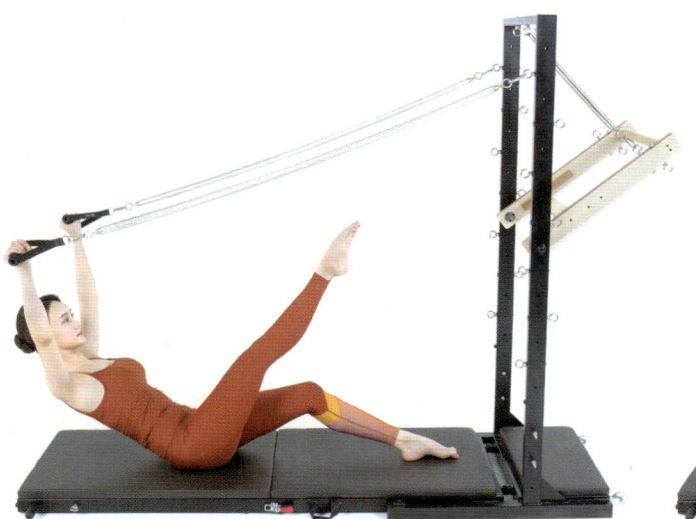

Long Spring – Hands   Long Spring – Hands

03 One Leg Lift

두 손을 머리 위로 든 상태로 상체와 한 발을 바닥에서 들어 올리는 데 집중한다.

04 Spine U Movement

척추를 회전한 상태에서 척추를 분절하는 데 집중한다.

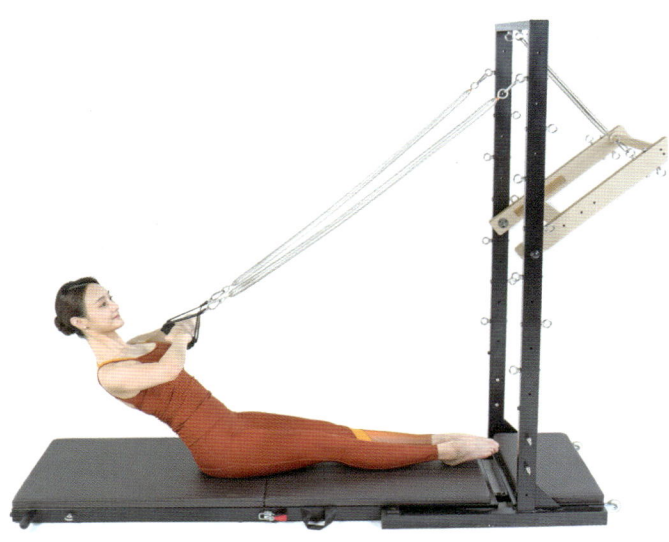

Long Spring – Hands

05 Flat Back

척추를 중립으로 유지하는 데 집중한다.

2-1 / Moving Wall Unit Setting Sequence Long Spring: Roll Up Series | 287

2-2 / Moving Wall Unit Setting Sequence
Long Spring: Chest Expansion Series

01 **Neck Rotation** : 자세 개선, 가슴 근육 이완, 어깨 안정성 향상
02 **Neck Lateral Flexion** : 목 측면 근육 이완
03 **Neck Extension** : 목 앞쪽 근육 이완
04 **Neck Circumduction** : 경추 유연성 향상
05 **Spine Contraction** : 척추 유연성 향상
06 **Spine Wave** : 척추 유연성 향상, 척추 가동범위 향상

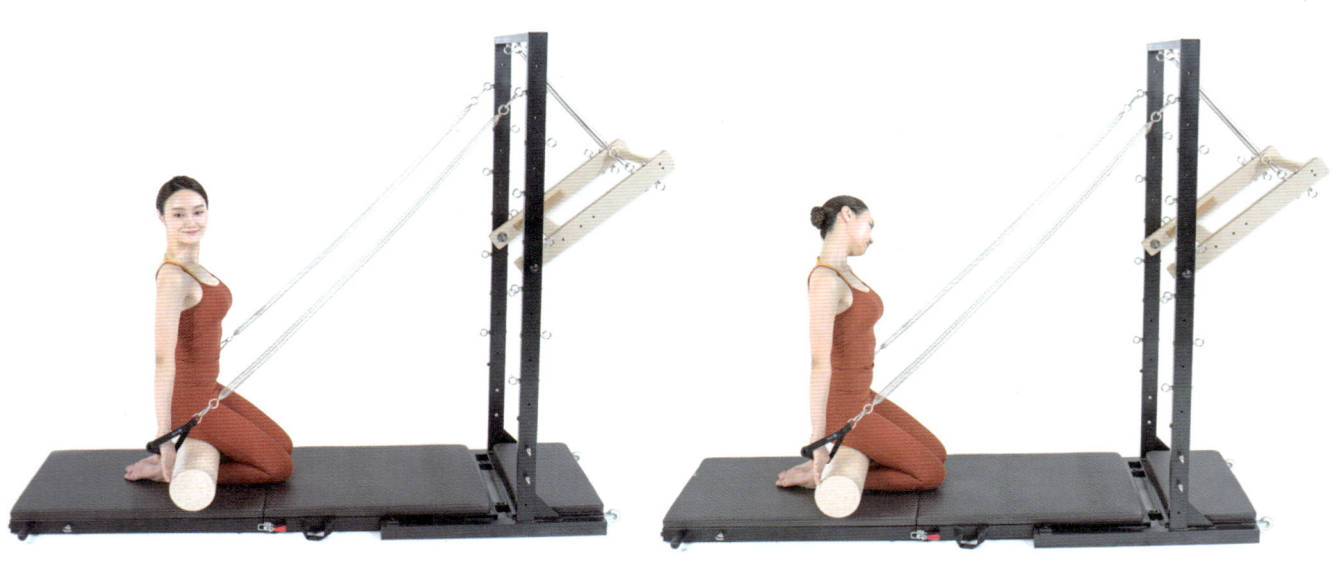

Long Spring – Hands
Foam Roller – Hamstring

01 Neck Rotation

척추를 바르게 세우고 어깨를 편 상태로 머리를 옆으로 돌린다.

Long Spring – Hands
Foam Roller – Hamstring

02 Neck Lateral Flexion

척추를 바르게 세우고 머리를 옆으로 숙인다.

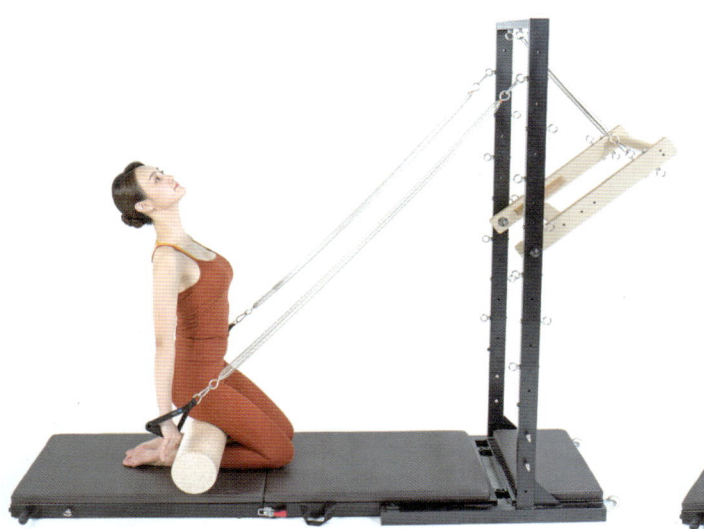

Long Spring – Hands
Foam Roller – Hamstring

03 Neck Extension

머리를 뒤로 젖힐 때 턱을 따라 목 앞쪽 근육을 늘리는 데 집중한다.

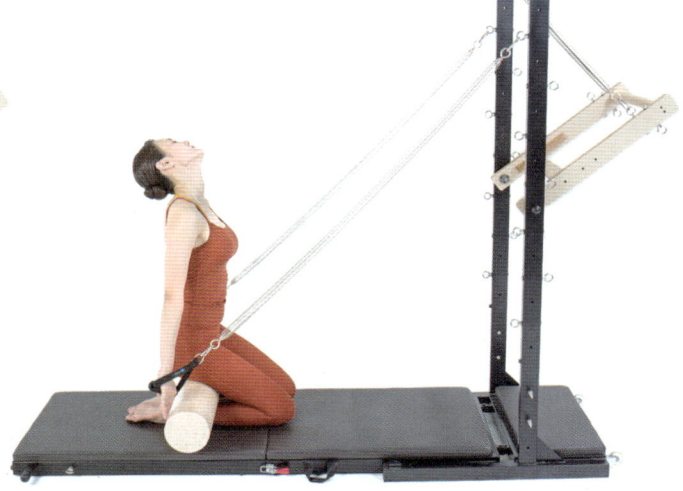

Long Spring – Hands
Foam Roller – Hamstring

04 Neck Circumduction

척추를 바로 세우고 머리를 천천히 돌린다.
목을 제외한 신체는 움직이지 않도록 한다.

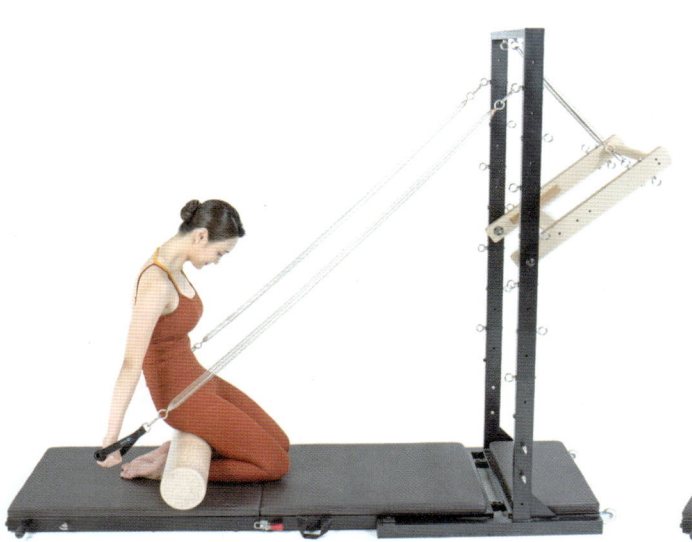

Long Spring – Hands
Foam Roller – Hamstring

05 Spine Contraction

무게중심을 뒤쪽으로 옮기면서
배를 뒤쪽으로 밀어 C-curve를 만든다.

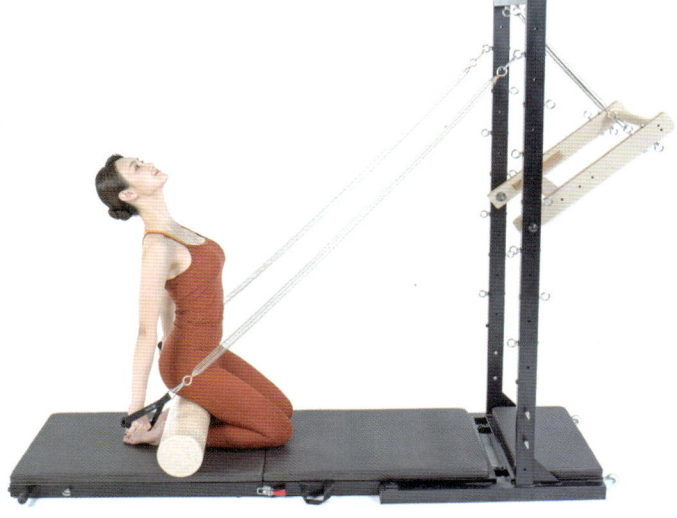

Long Spring – Hands
Foam Roller – Hamstring

06 Spine Wave

상체를 앞으로 숙였다가 허리를 펴면서 척추의 움직임이 웨이브가 되도록 한다.
움직임이 머리에서 시작되어 척추를 따라 순차적으로 꼬리뼈까지 진행되도록 한다.

2-3 / Moving Wall Unit Setting Sequence
Long Spring: Supine Series

01 **Hip Extension** : 코어 활성화, 고관절 유연성 향상
02 **Bicycle** : 코어 활성화, 하체관절 유연성 향상
03 **Hip Abduction** : 고관절 유연성 향상, 내전근 스트레칭
04 **Double Leg Circle** : 코어 강화, 척추 회전 근육 강화, 신체 조절 능력 향상
05 **Leg Circle** : 코어 활성화, 고관절 유연성 향상
06 **100's** : 호흡 능력 향상, 코어 강화, 신체 균형성 향상

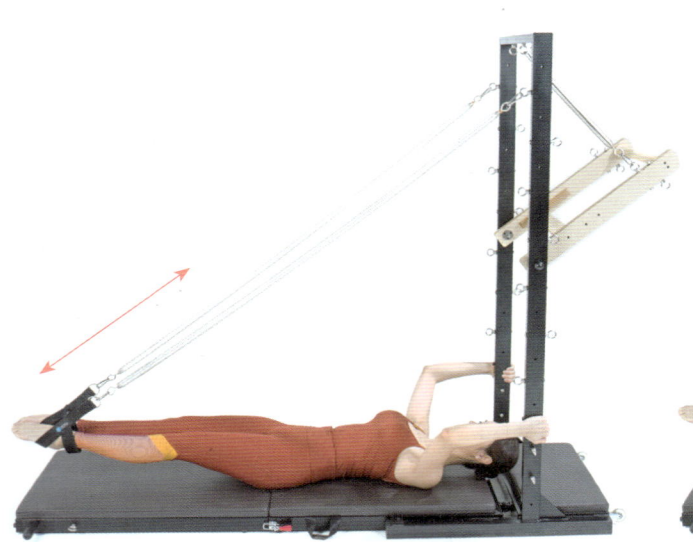

Long Spring – Feet
Frame – Hands

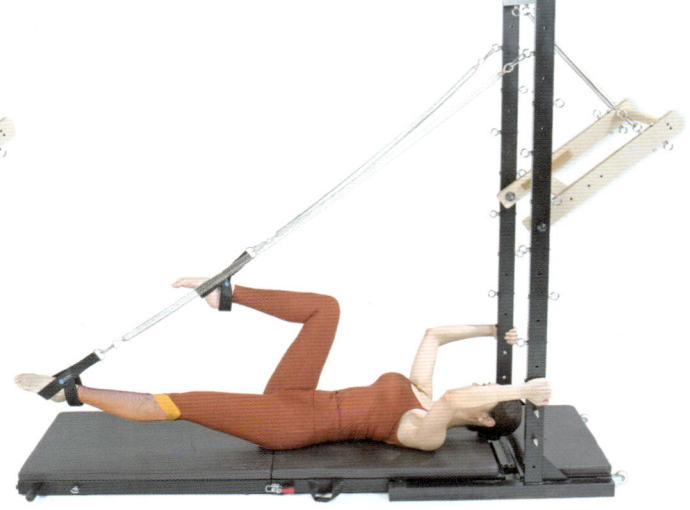

Long Spring – Feet
Frame – Hands

01 Hip Extension

두 손으로 프레임을 잡아 어깨 안정성을
유지하는 데 집중한다.
두 발을 천천히 올리고 내린다.

02 Bicycle

천천히 커다란 자전거를 타듯이 움직인다.
골반과 어깨 안정성을 유지한다.

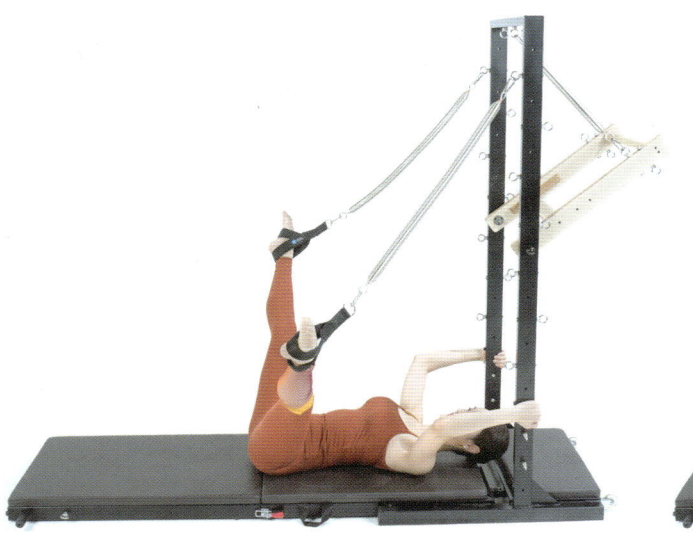

Long Spring – Feet
Frame – Hands

03 Hip Abduction

두 발을 천장 쪽으로 올린 후 천천히
양옆으로 내려 허벅지 안쪽 근육을 늘린다.
20~30초 유지한다.

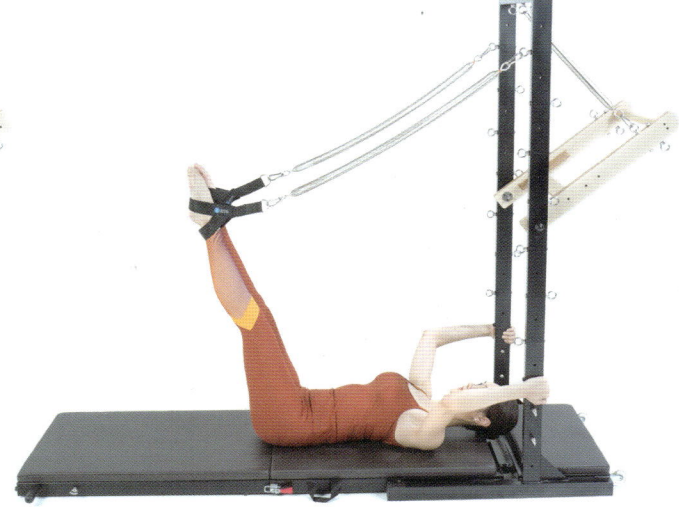

Long Spring – Feet
Frame – Hands

04 Double Leg Circle

두 다리를 모아 한쪽 방향으로 크게 돌린다.
이때 어깨가 한쪽으로 틀어지지 않도록 한다.

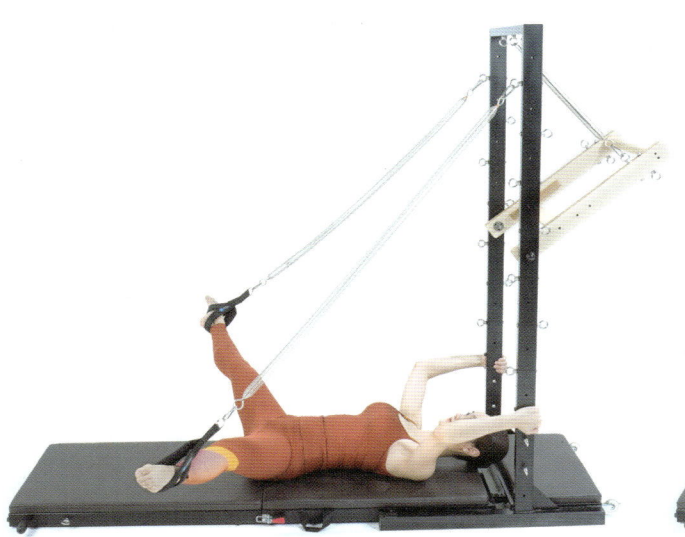

Long Spring – Feet
Frame – Hands

05 Leg Circle

두 다리를 양옆으로 열었다가 아래로 모아
원을 그리며 돌린다.

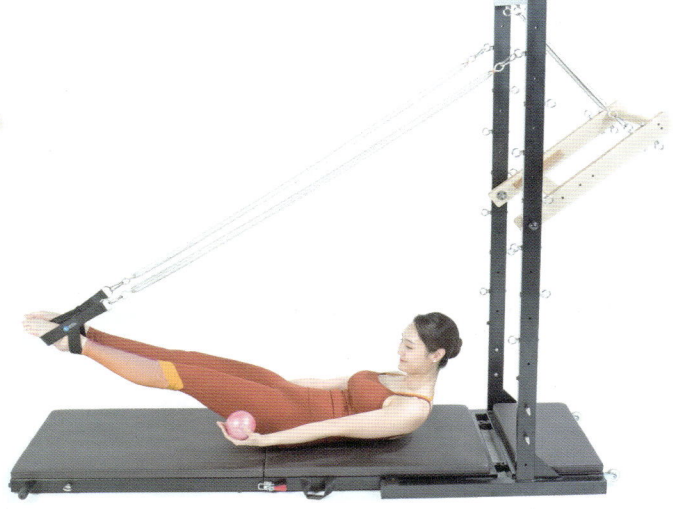

Long Spring – Feet
Weight Ball – Hands

06 100's

두 발을 스트랩에 끼우고 스프링의 도움을 받아서
코어 근육을 최대한 활성화한다.

2-3 / Moving Wall Unit Setting Sequence
Long Spring: Supine Series

- **07 Frog & Circle** : 코어 근육 활성화, 하체 관절 유연성 향상
- **08 Short Spine** : 척추 유연성 향상, 신체 조절 능력 향상
- **09 Air Plane** : 어깨 안정성 향상, 코어 강화, 어깨 및 다리 근력 강화
- **10 Jack-knife** : 코어 강화, 하체 근육 강화, 척추 유연성 향상

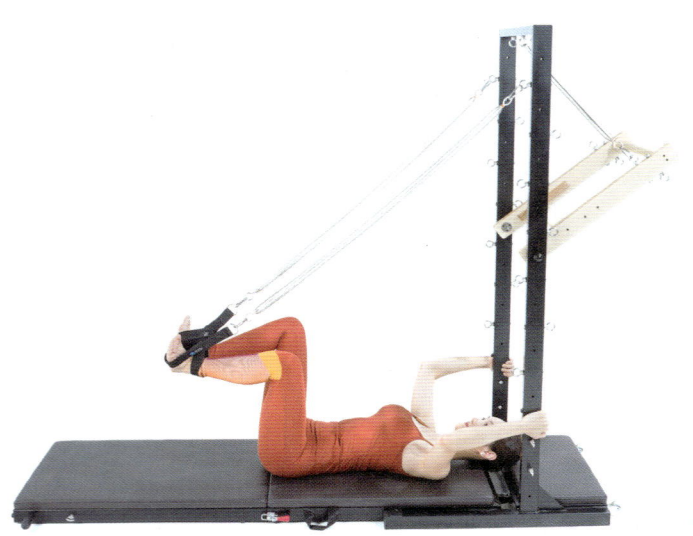

Long Spring – Feet
Frame – Hands

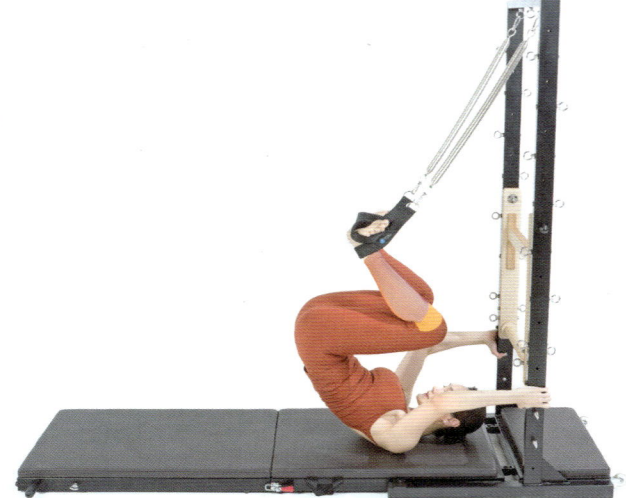

Long Spring – Feet
Frame – Hands

07 Frog & Circle

무릎을 구부렸다 편다. 두 다리를 각각 바깥으로 보내면서 커다란 원을 그린다.
두 다리를 개구리 다리 모양으로 구부린 상태에서 두 무릎을 펴고 원을 그리며 다리를 모은다.
다시 시작 자세로 돌아온다.

08 Short Spine

척추를 천천히 내려 엉덩이가 바닥에 닿으면 발의 위치는 유지하고 무릎을 편 후 두 다리를 아래로 내린다.

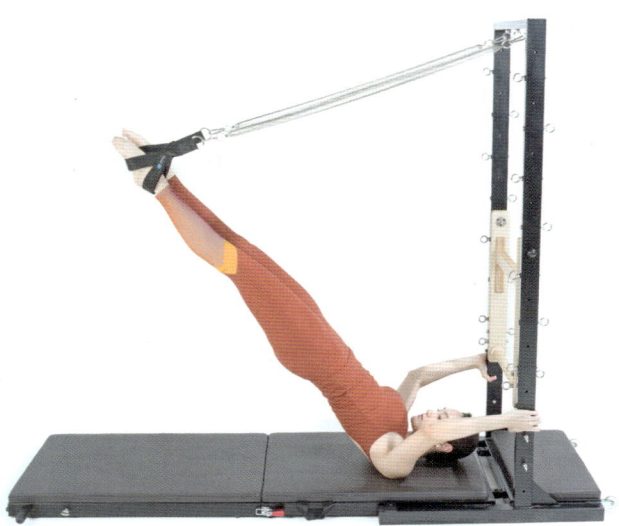

Long Spring – Feet
Frame – Hands

09 Air Plane

두 발을 밀어 올린 잭나이프(Jack-knife) 동작에서 두 발을 바닥 쪽으로 밀어 어깨부터 발끝까지 일직선이 되게 한다.

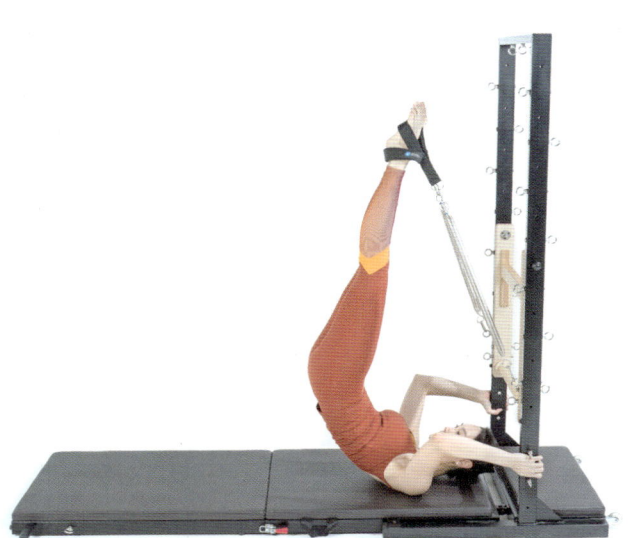

Short Spring – Feet
Frame – Hands

10 Jack-knife

짧은 스프링을 두 발에 걸어 발끝을 천장 쪽으로 밀어 올려 척추를 하나씩 바닥에서 들어 올린다.

운동 시퀀스

Warm Up	
Main Exercise	
Cool Down	

I. Moving Wall Unit

3 / Moving Wall Unit Setting Sequence
Push Bar: Thoracic Flexion Series

01. Upper Curl
02. Single Leg Lift
03. Double Leg Lift
04. Upper Curl Repitition with Holding Legs
05. Spine Rotation
06. Spine Rotation with Holding Legs
07. Spine Rotation with Scissor
08. Jack-knife
09. Jack-knife with Scissor
10. Squat
11. Back Extension
12. Spine Contraction

3/ Moving Wall Unit Setting Sequence
Push Bar: Thoracic Flexion Series

01 **Upper Curl** : 코어 활성화, 흉추 유연성 향상
02 **Single Leg Lift** : 코어 강화, 고관절 가동성 향상
03 **Double Leg Lift** : 코어 강화, 고관절 가동성 향상
04 **Upper Curl Repitition with Holding Legs** : 코어 강화, 하체 근력 강화
05 **Spine Rotation** : 척추 회전 능력 개선, 코어 근육 활성화
06 **Spine Rotation with Holding Legs** : 척추 회전 능력 개선, 코어 강화

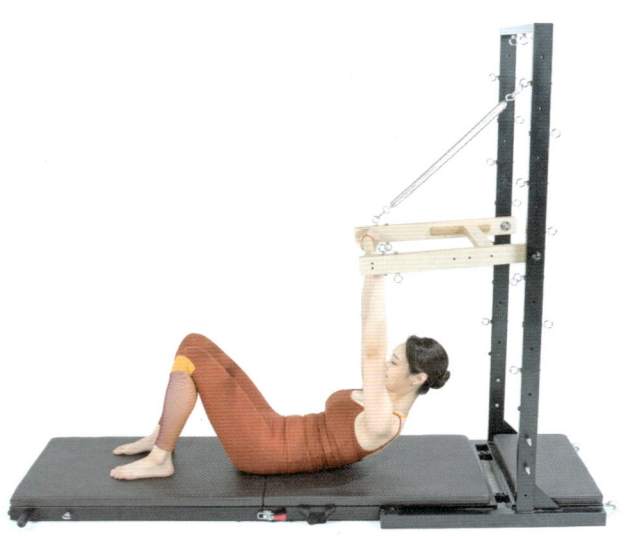

Push Bar – Hands

01 Upper Curl

두 손으로 푸시바를 밀어 올린다.
코어가 100% 활성화되는 지점까지 상체를
들어 올린다. 척추가 뒤로 밀지 않도록
유의한다.

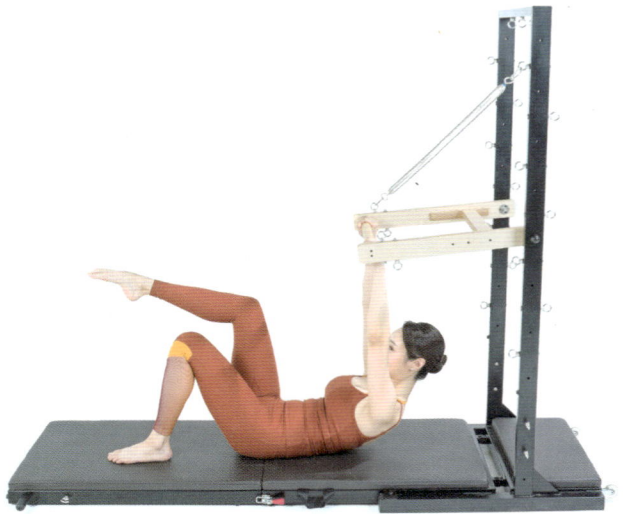

Push Bar – Hands

02 Single Leg Lift

상체가 들려 있는 상태를 유지하면서 한쪽 다리를
바닥에서 들어 올리고 내린다.

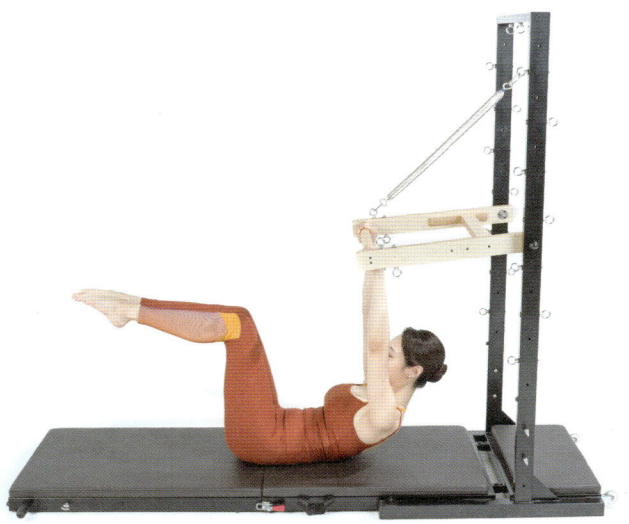

Push Bar – Hands

03 Double Leg Lift

두 발 끝으로 바닥을 찍고 다시 들어 올린다.

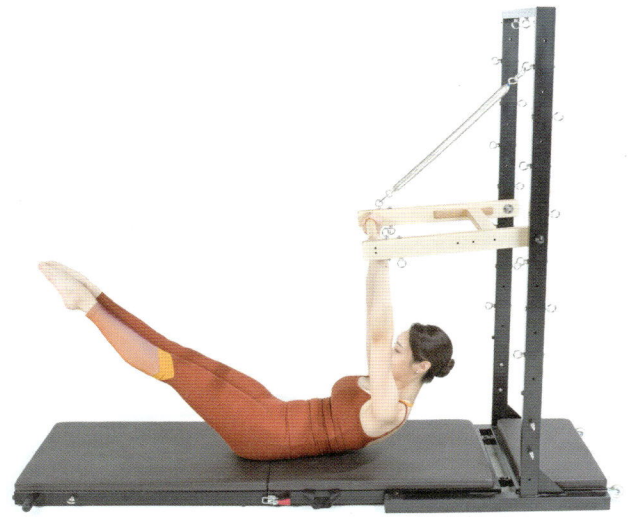

Push Bar – Hands

04 Upper Curl Repitition with Holding Legs

상체를 들어 올리면서 두 다리를 모아 함께 들어 올리고 내린다. 상체와 다리가 동시에 올려 있는 상태를 유지한다.

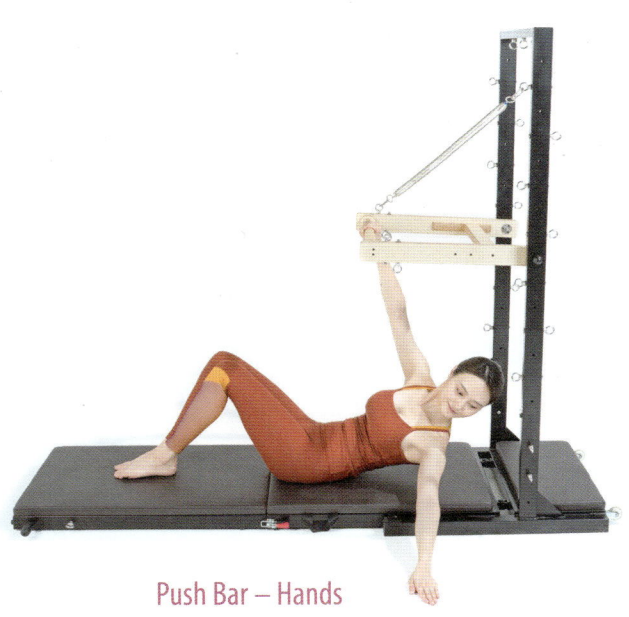

Push Bar – Hands

05 Spine Rotation

한 손으로 푸시바를 밀어 올리면서 상체를 회전하는 데 집중한다.

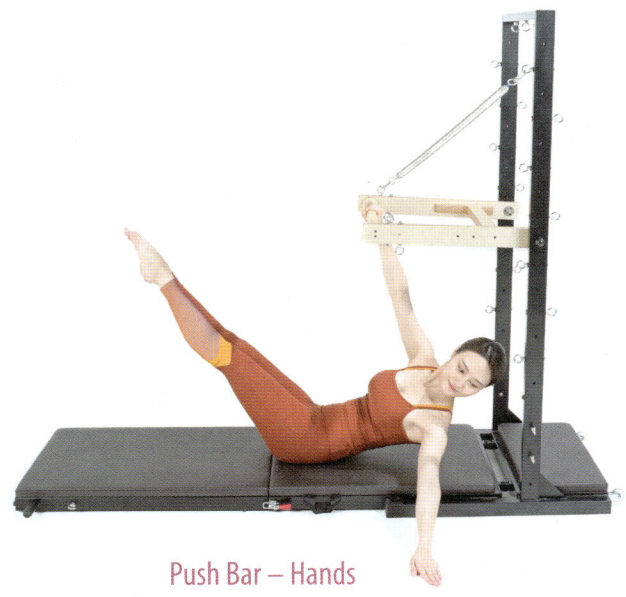

Push Bar – Hands

06 Spine Rotation with Holding Legs

두 발을 모아 들어 올리면서 상체를 들어 올리고 회전한다.

3/ Moving Wall Unit Setting Sequence
Push Bar: Thoracic Flexion Series

07 Spine Rotation with Scissor : 코어 강화, 하지 근육 강화
08 Jack-knife : 코어 강화, 척추 유연성 향상, 어깨 안정성 향상
09 Jack-knife with Scissor : 골반 안정성 향상, 코어 강화, 고관절 유연성 향상
10 Squat : 하체 근육 강화, 하체 관절 유연성 향상
11 Back Extension : 척추 굴곡근 스트레칭
12 Spine Contraction : 척추 신전근 스트레칭

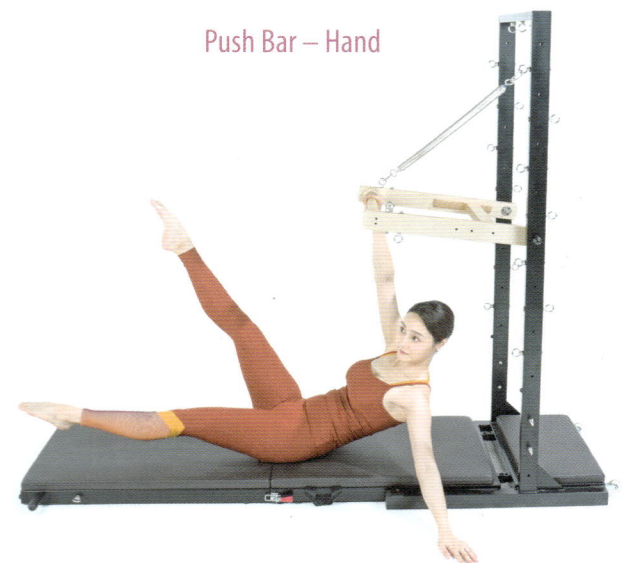

Push Bar – Hand

07 Spine Rotation with Scissor
상체가 회전된 상태에서 두 발을 엇갈려 움직인다. 어깨가 올라가지 않도록 주의한다.

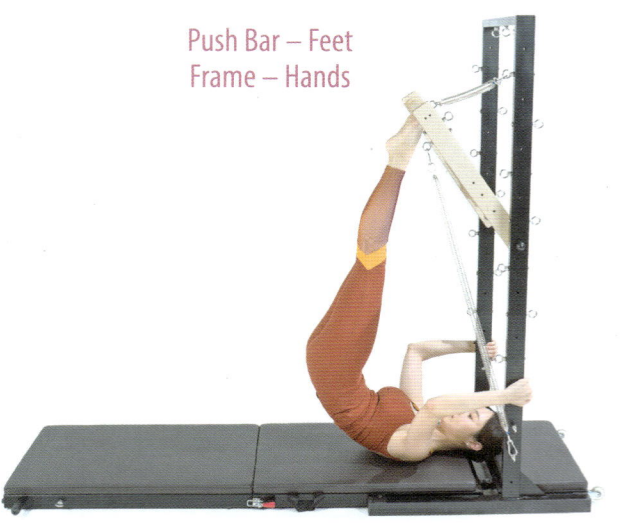

Push Bar – Feet
Frame – Hands

08 Jack-knife
두 발을 모아 푸시바를 위로 밀어 올리고 내린다. 척추 하나하나를 움직이는 데 집중한다.

Push Bar – Foot
Frame – Hands

Push Bar – Hands

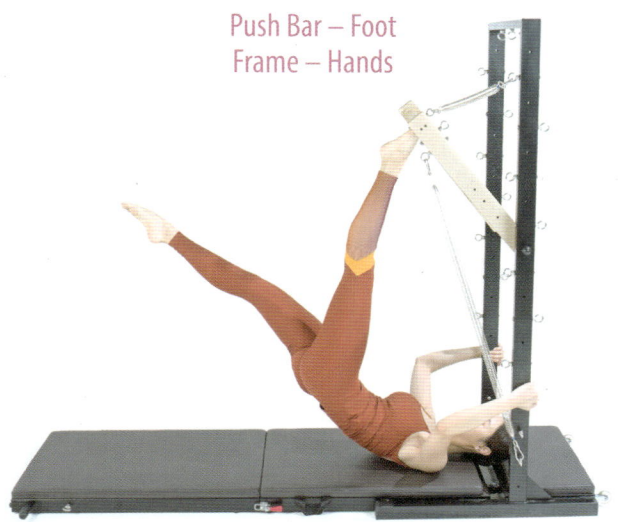
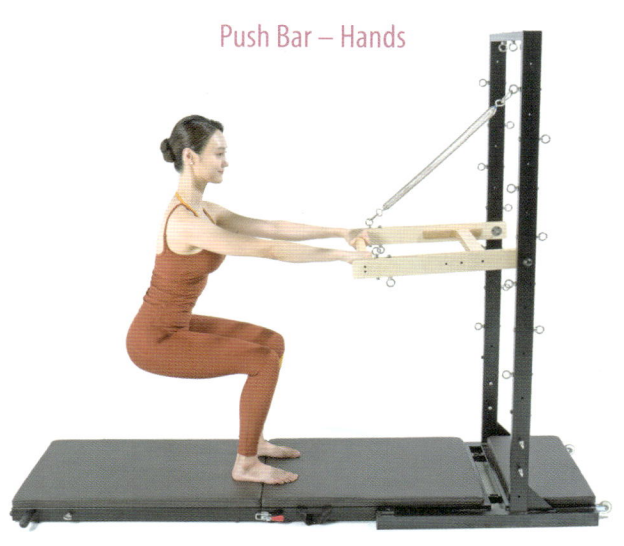

09 Jack-knife with Scissor

한 다리를 최대한 바닥 쪽으로 내리는 데 집중한다.

10 Squat

푸시바를 당기면서 뒤로 천천히 앉고 일어선다.
두 무릎이 엄지발가락을 넘지 않게 한다.

Push Bar – Hands
Gym Ball – Hip

Frame – Hands
Push Bar – Feet
Gym Ball – Hip

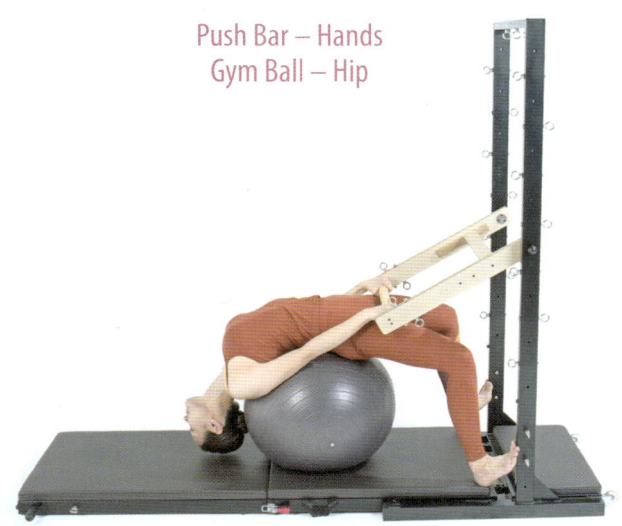
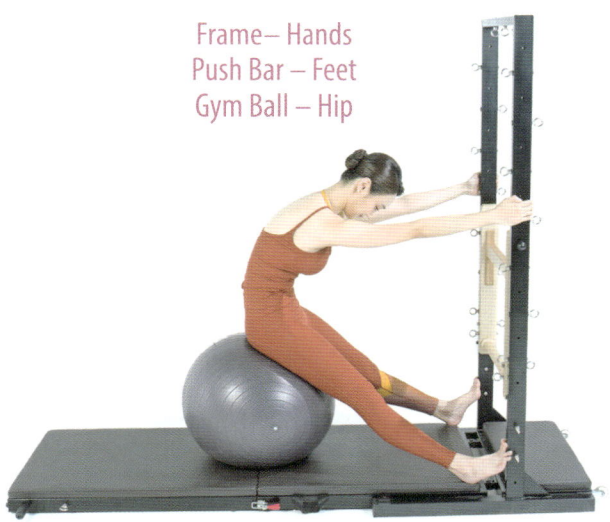

11 Back Extension

골반으로 짐볼을 천천히 굴리면서 상체를 뒤로 젖힌다.

12 Spine Contraction

두 손과 발로 프레임을 밀어내면서 척추를 천천히 뒤로 밀어낸다.

운동 시퀀스

Warm Up	
Main Exercise	
Cool Down	

I. Moving Wall Unit

4 / Moving Wall Unit Setting Sequence
Roll Bar

01. Swan
02. W
03. Spine Lateral Flexion
04. Teaser Modification
05. Short Spine
06. Jack-knife
07. Thigh Stretch
08. Flat Back
09. Cat
10. Rolling In & Out

4/ Moving Wall Unit Setting Sequence Roll Bar

01 **Swan** : 척추 신전근 강화, 어깨 안정성 향상
02 **W** : 척추 신전근 강화, 어깨 안정성 향상, 가슴 근육 이완
03 **Spine Lateral Flexion** : 척추 측면 근육 강화 및 이완
04 **Teaser Modification** : 코어 강화, 하지 근력 강화
05 **Short Spine** : 코어 강화, 척추 유연성 향상, 어깨 안정성 향상
06 **Jack-knife** : 신체 조절 능력 개선, 어깨 안정성 향상, 코어 강화

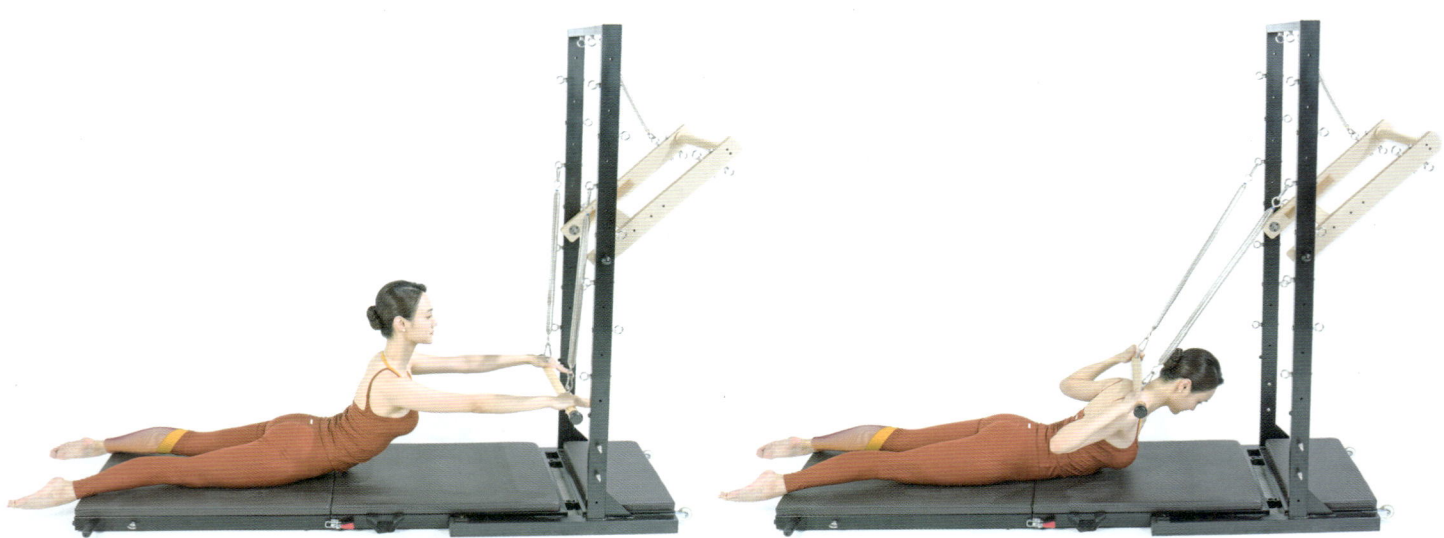

Roll Bar – Hands   Roll Bar – Hands

01 Swan

롤바를 누르면서 상체를 들어 올린다.
허리가 과하게 꺾이지 않도록 아랫배를 바닥에서 들어 올린다.

02 W

롤바를 머리 뒤쪽으로 당긴다.
고개를 과하게 숙이지 않도록 주의한다.

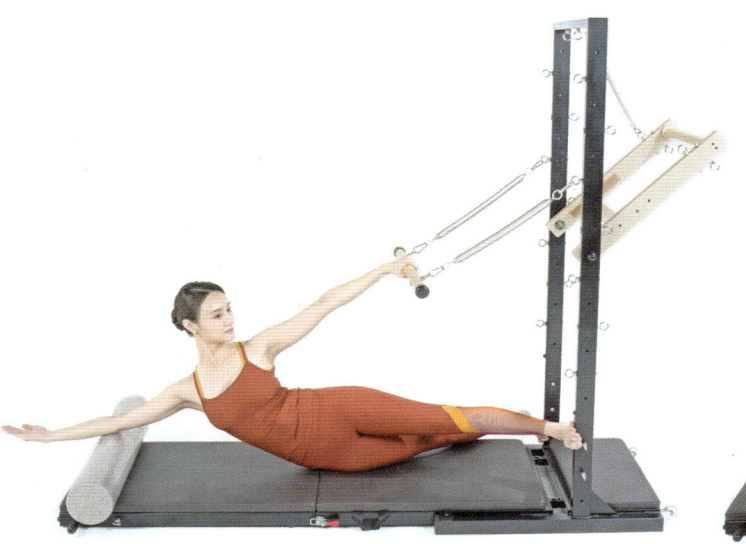

Roll Bar – Hands

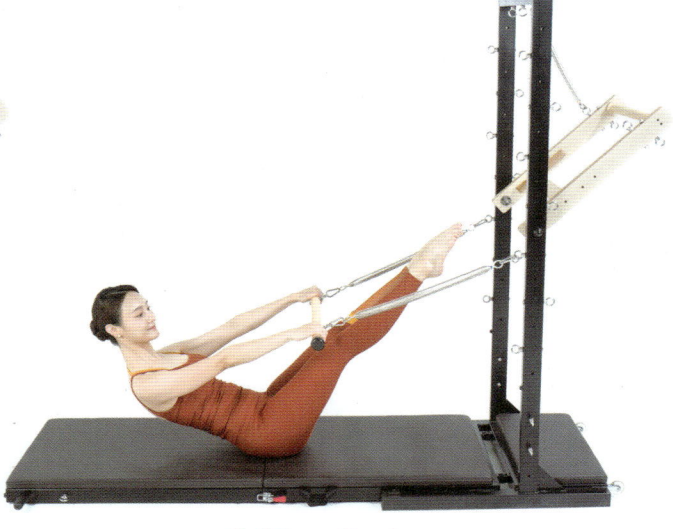

Roll Bar – Hands

03 Spine Lateral Flexion

롤바를 당겨 아래쪽 옆구리를 늘린다.
폼롤러를 이용하여 척추 측면을 굽히는 데 집중한다.
폼롤러 없이 동작한다면 신체 인지기능을 더욱
사용할 수 있다.

04 Teaser Modification

롤바를 잡고 상체와 두 다리를 바닥에서 들어 올린다.

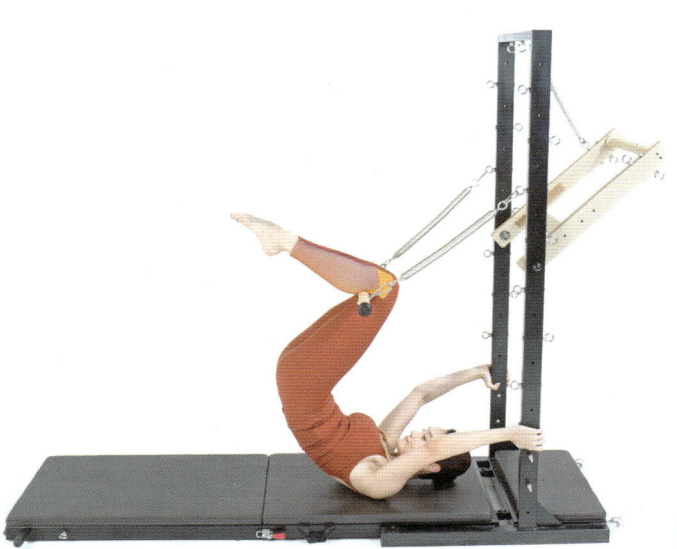

Roll Bar – Knees
Frame – Hands

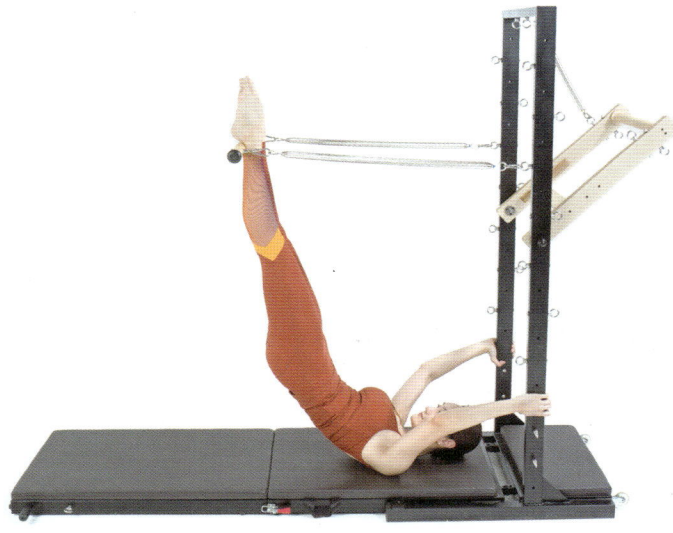

Roll Bar – Feet
Frame – Hands

05 Short Spine

무릎 뒤쪽에 롤바를 고정하고 척추를 천천히 내려
엉덩이가 바닥에 닿으면 다리의 모양을 유지하며
아래로 내린다.

06 Jack-knife

두 발을 롤바의 양끝에 두어 한쪽으로 틀어지지
않도록 주의한다.

4/ Moving Wall Unit Setting Sequence
Roll Bar

> 07 **Thigh Stretch** : 척추 유연성 향상, 대퇴사두근 유연성 향상
> 08 **Flat Back** : 코어 활성화
> 09 **Cat** : 척추 유연성 향상
> 10 **Rolling In & Out** : 신체 조절 능력 향상, 척추 유연성 향상

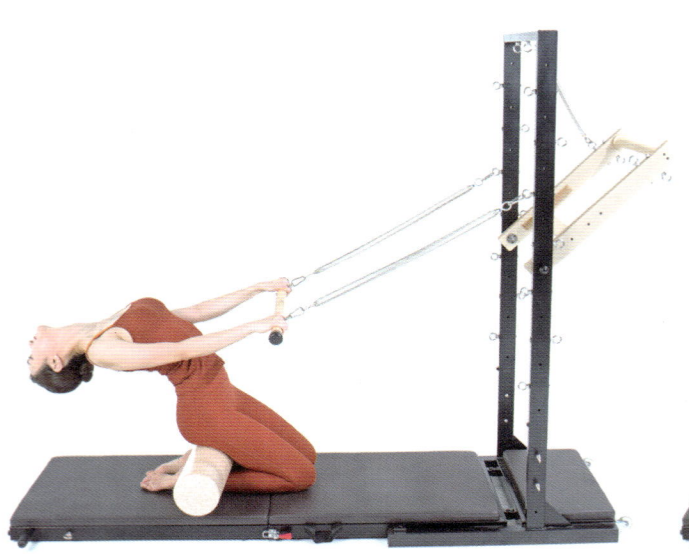

Roll Bar – Hands

07 Thigh Stretch

상체를 뒤로 젖힐 때 허벅지 앞쪽 근육을 스트레칭하는 데 집중한다.

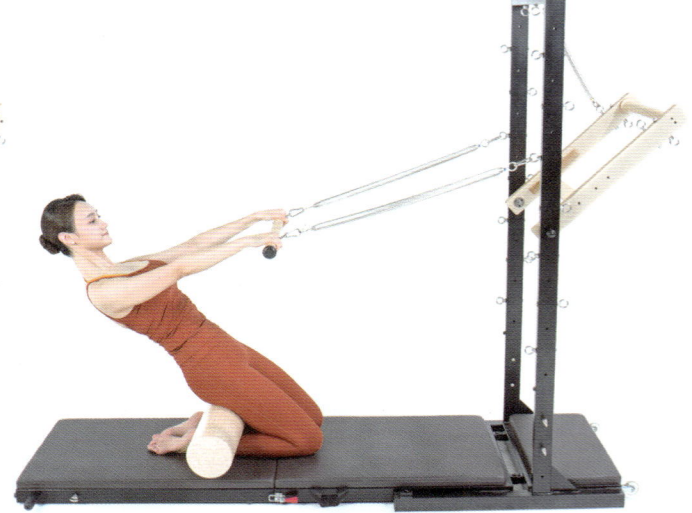

Roll Bar – Hands

08 Flat Back

상체를 뒤로 기댈 때 허리를 편 상태를 유지하도록 한다.

304 | PILATES MASTER

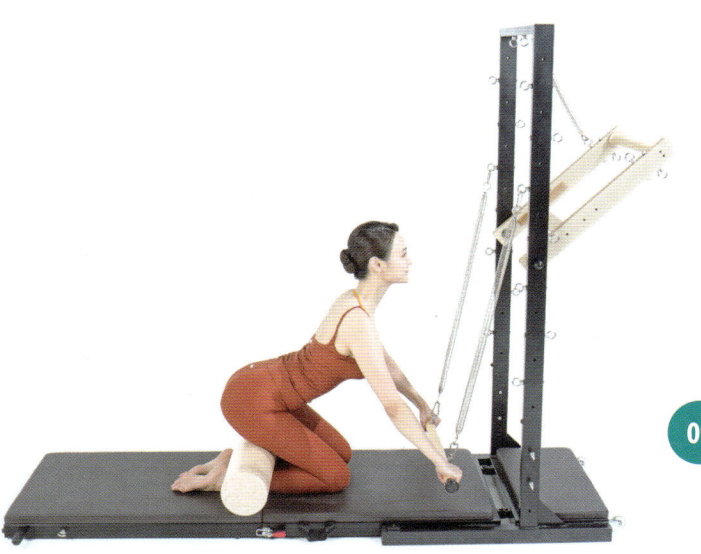

Roll Bar – Hands

09 Cat

두 손으로 롤바를 누른 상태를 유지하여 척추를 아치와 컬을 번갈아 움직인다. 컬을 움직일 때 시선은 허벅지를 바라보며 경추로 컬을 만들어준다.

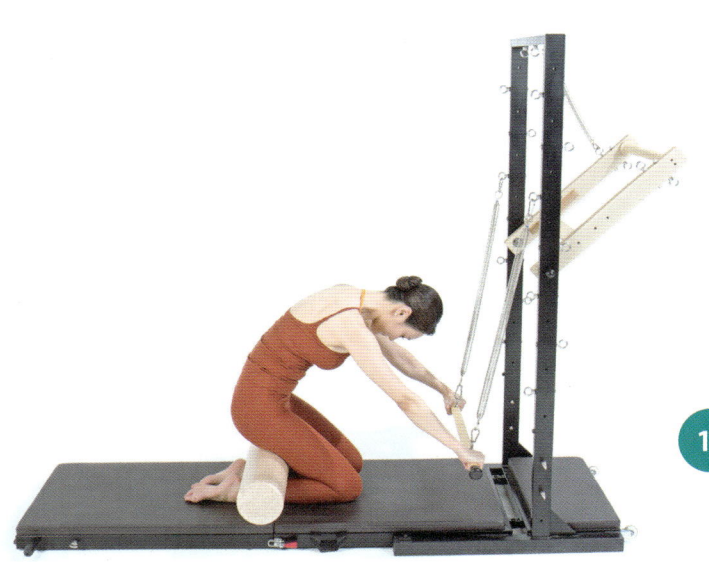

Roll Bar – Hands

10 Rolling In & Out

척추를 앞으로 굽힌 상태에서 무게중심을 앞으로 이동하며 척추를 바닥과 수평 방향으로 뻗었다가 구부리며 시작 자세로 돌아온다.

운동 시퀀스

Warm Up	
Main Exercise	
Cool Down	

I. Moving Wall Unit

5 / Moving Wall Unit Setting Sequence
Arms Spring

01. Lunge with Contraction
02. Squat
03. Punch
04. Hug a Tree
05. Butterfly
06. Running

Choreography Flowing Pilates Sequences

5/ Moving Wall Unit Setting Sequence
Arms Spring

01 Lunge with Contraction : 하체 근력 개선, 코어 강화
02 Squat : 하체 근력 개선
03 Punch : 어깨 안정성 및 어깨 근력 개선
04 Hug a Tree : 가슴과 어깨 근육 활성화
05 Butterfly : 척추 분절 향상, 코어 활성화
06 Running : 신체 균형성 향상, 신체 조절 능력 개선

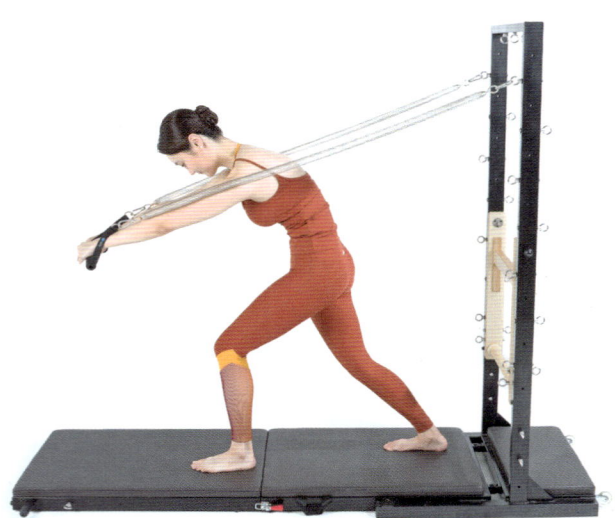

Arm Spring – Hands

01 Lunge with Contraction

두 팔을 위로 뻗었다가 curl 하면서 코어를 활성화 한다. 이때 허리 부위를 이완시킨다.

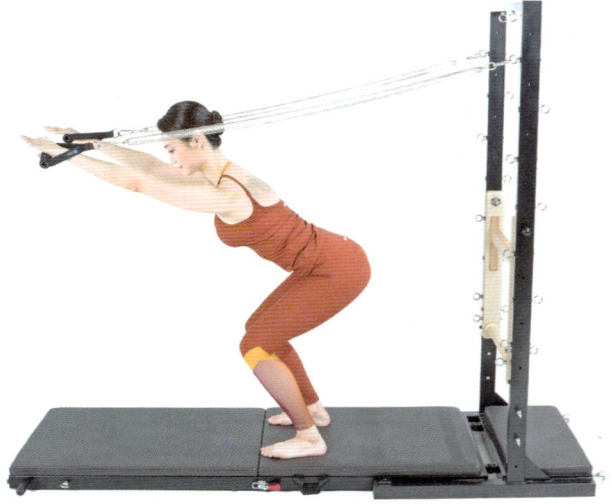

Arm Spring – Hands

02 Squat

두 손을 앞으로 내밀면서 천천히 앉는다. 시선은 사선 아래 방향을 바라본다.

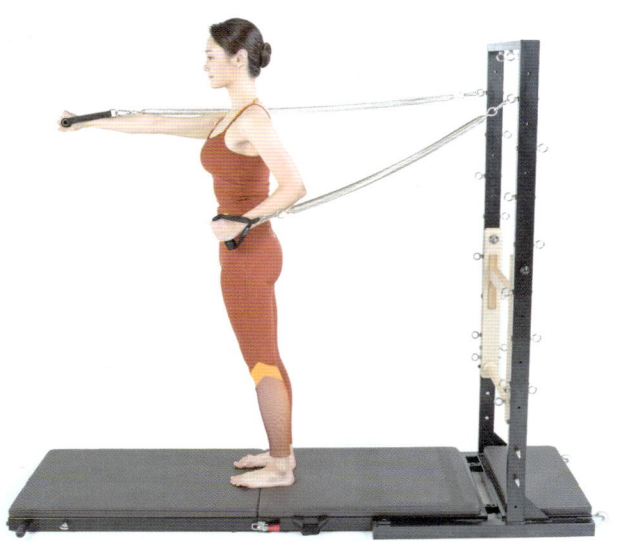

Arm Spring – Hands

03 Punch

한 팔씩 앞으로 뻗는다.
어깨를 앞으로 밀지 않도록 집중한다.

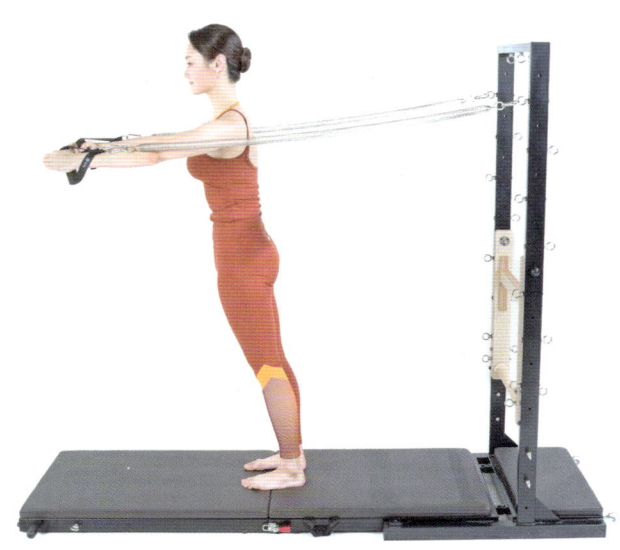

Arm Spring – Hands

04 Hug a Tree

두 팔을 옆으로 벌렸다가 큰 나무를 안듯이
두 팔을 모은다.

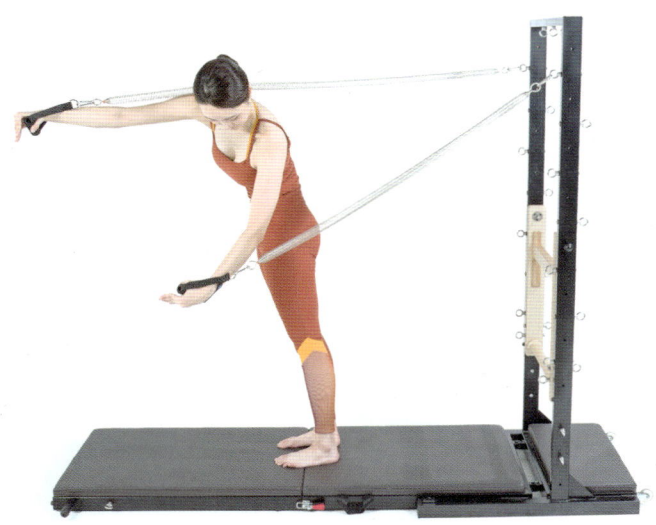

Arm Spring – Hands

05 Butterfly

두 팔을 벌리고 옆으로 상체를 굽히면서 회전한다.
척추를 늘리면서 회전하는 데 집중한다.

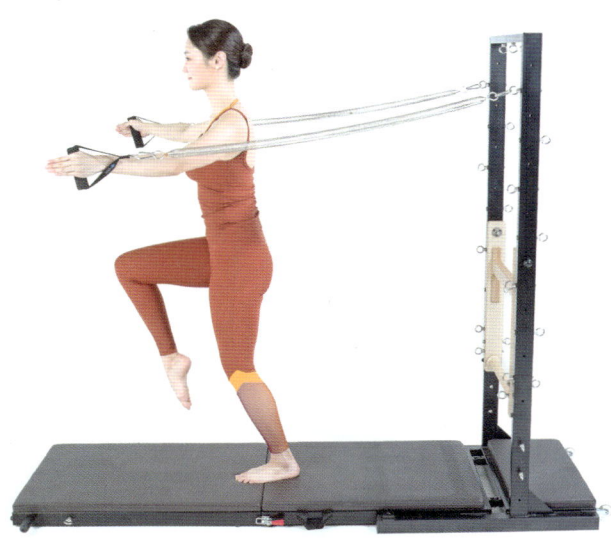

Arm Spring – Hands

06 Running

두 팔을 벌린 상태에서 앞쪽으로 나아가듯이
제자리에서 달린다. 몸 전체가 뒤로 밀리지 않도록 한다.

운동 시퀀스

Warm Up	
Main Exercise	
Cool Down	

Ⅰ. Moving Wall Unit

6 / Moving Wall Unit for Ballet Stretching Sequence Bosu

01. Sitting Roll Down & Up
02. Teaser Roll Down & Up
03. Side Leg Lift & Circle
04. Side Band & Leg Lift
05. Back Extension
06. Swimming
07. Plie
08. Grand Plie
09. Let Pull & Triceps
10. Arabesque
11. Atittude
12. Side Passe Pulse
13. Side Band & Pulse
14. Side Stretch
15. 1번 Jump
16. 2번 Jump
17. Changemang
18. Hug a Tree
19. Butterfly
20. Roll Down & Hamstring Stretch

6 / Moving Wall Unit for Ballet Stretching Sequence Bosu

01 **Sitting Roll Down & Up** : 척추 분절 개선, 척추 유연성 향상, 코어 강화
02 **Teaser Roll Down & Up** : 척추 분절 개선, 척추 유연성 향상, 고관절 외회전근·내전근 강화
03 **Side Leg Lift & Circles** : 고관절 외전근 강화, 몸통 측면 강화, 어깨 안정화, 코어 강화
04 **Side Band & Leg Lift** : 고관절 외전근 강화, 코어 강화, 몸통의 측면 강화, 어깨 안정화
05 **Back Extension** : 고관절 신전근·외회전근 강화, 척추의 신전근, 무릎의 신장성 근육 강화, 발목 유연성 향상
06 **Swimming** : 고관절 신전근·외회전근 강화, 척추의 신전근 강화, 무릎의 신장성 근육 강화, 바른 자세 유지

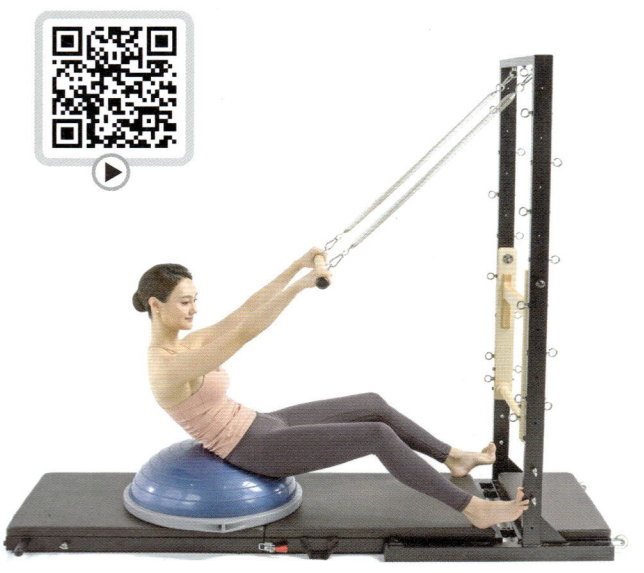

Roll Bar – Hands
Bosu – Hip

01 Sitting Roll Down & Up

두 발을 프레임에 지지하여 다리 정렬을 맞춘다. 어깨 정렬 안에서 코어를 활성화하여 척추를 분절하는 데 집중한다.

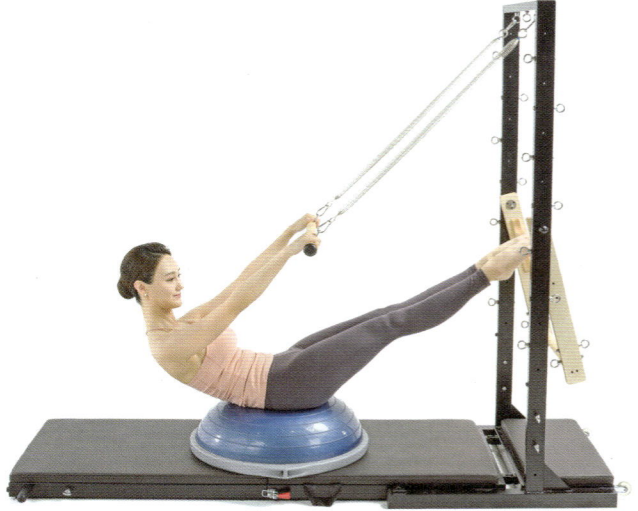

Roll Bar – Hands
Bosu – Hip

02 Teaser Roll Down & Up

두 발을 벽에 외회전한 채 푸시스루바(push thru bar)에 지지하여 다리의 내전근에 집중한다. 어깨 정렬 안에서 코어를 활성화하여 척추를 분절하는 데 집중한다.

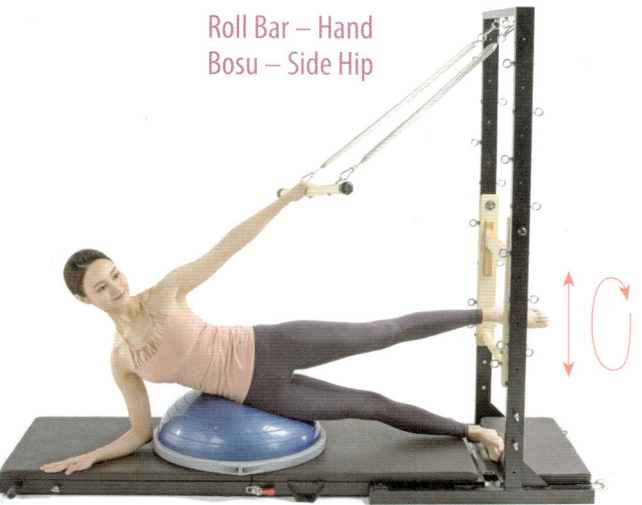

Roll Bar – Hand
Bosu – Side Hip

03 Side Leg Lift & Circles

아랫다리를 바닥에 지지하고 윗다리는 지지없이
동작한다. 코어를 활성화하여 척추 측면을 분절하고
고관절 분리에 집중한다.

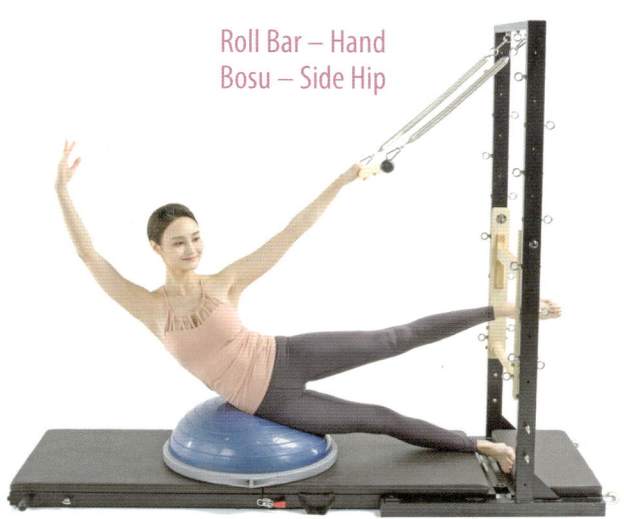

Roll Bar – Hand
Bosu – Side Hip

04 Side Band & Leg Lift

두 발을 푸시스루바에서 떨어지게 하고 바닥에
다리를 지지한다. 코어를 활성화하여 척추 측면을
분절하고 고관절과 어깨관절 분리에 집중한다.
Coronal plan에서만 움직임이 일어날 수 있도록 한다.

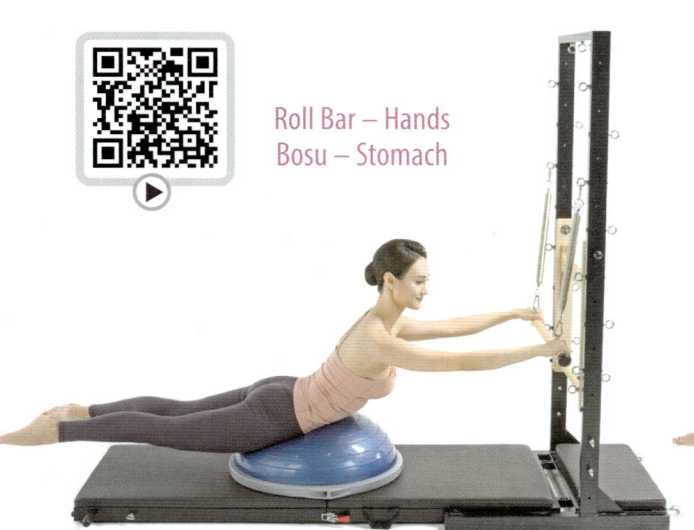

Roll Bar – Hands
Bosu – Stomach

05 Back Extension

두 손은 롤바를 잡아 상체가 쉽게 올라가도록
도와준다. 이때 상체가 신전하는 데
코어의 힘을 유지하며 집중한다.

Roll Bar – Hands
Bosu – Stomach

06 Swimming

두 손은 롤바를 잡아 상체를 올리는 데
도움을 받는다. 상체는 신전에 집중하며
고관절이 분리되는 데 초점을 둔다.

6/ Moving Wall Unit for Ballet Stretching Sequence Bosu

- **07 Plie** : 고관절 외회전근·내전근 강화, 척추 신장, 무릎 신전근 강화, 바른 자세 유지, 코어 강화
- **08 Grand Plie** : 고관절 외회전근·내전근 강화, 척추 신장, 무릎 신전근 강화, 바른 자세 유지, 코어 강화
- **09 Lat Pull & Triceps** : 코어 강화, 고관절 외회전근 강화, 척추의 신장, 무릎 굴곡근 강화, 몸통 안정화, 광배근·삼두근 강화
- **10 Arabesque** : 고관절 신전근·외회전근 강화, 척추의 신전근 강화, 발목 유연성 향상, 코어 강화
- **11 Atittude** : 고관절 신전근·외회전근 강화, 척추의 신전근 강화, 발목 유연성 향상, 무릎 굴곡근 강화
- **12 Side Passe Pulse** : 고관절 굴곡근·외회전근 강화, 몸통의 측면 강화

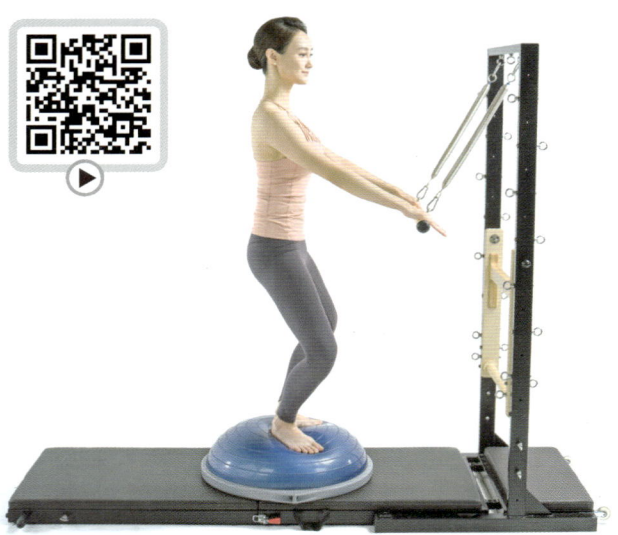

Roll Bar – Hands
Bosu – Feet

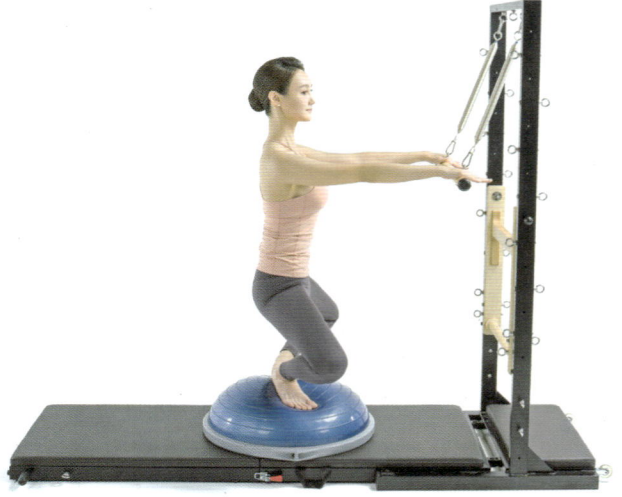

Roll Bar – Hands
Bosu – Feet

07 Plie

롤바를 잡고 척추는 신장시킨 상태에서 다리는 외회전을 유지하여 내려간다. 오리 엉덩이가 되지 않도록 해야 하며, 균형 잡는 것에 초점을 맞춘다.

08 Grand Plie

롤바를 잡고 척추는 신장시킨 상태에서 다리는 외회전을 유지하여 뒤꿈치가 들릴 때까지 내려간다. 오리 엉덩이가 되지 않도록 해야 하며, 균형 잡는 것에 초점을 맞춘다.

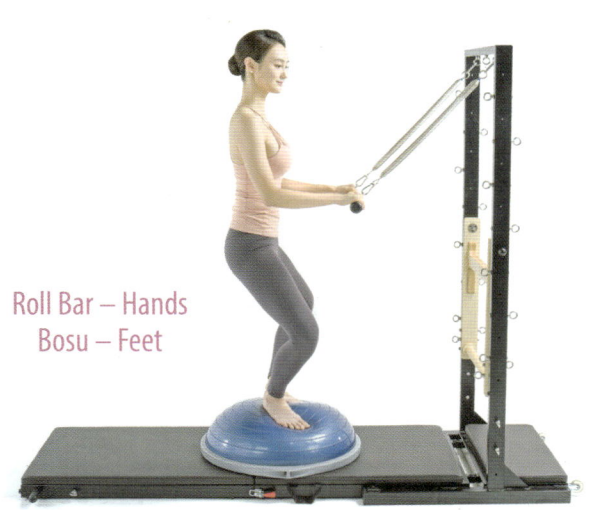

Roll Bar – Hands
Bosu – Feet

09 **Lat Pull & Triceps**

롤바를 잡고 척추는 신장시킨 상태에서 다리는 외회전을 유지하여 내려간다. 오리 엉덩이 모양이 되지 않도록 해야 하며, 보수 위에서의 밸런스에 초점을 두고 어깨관절과 팔꿈치관절 분리에 집중해야 한다.

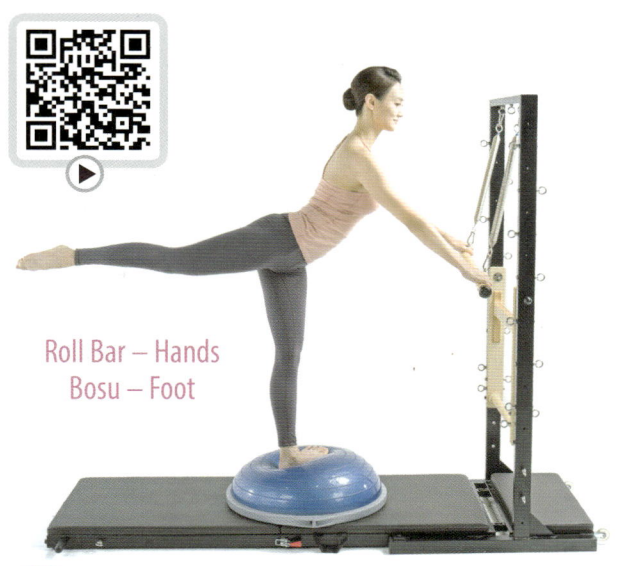

Roll Bar – Hands
Bosu – Foot

10 **Arabesque**

롤바를 잡고 척추는 신장시킨 상태에서 다리는 외회전을 유지하여 들어준다. 허리가 과도하게 꺾이지 않도록 해야 하며, 어깨 정렬 안에서 보수 위에서의 밸런스에 초점을 둔다.

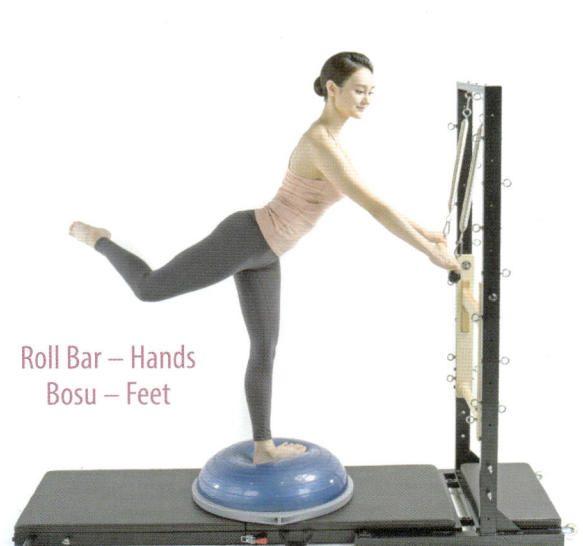

Roll Bar – Hands
Bosu – Feet

11 **Atittude**

롤바를 잡고 척추는 신장시킨 상태에서 한 다리를 외회전을 유지하여 든다. 무릎을 과도하게 접지 않는다. 어깨 정렬을 지킨 상태에서 균형을 잡도록 한다.

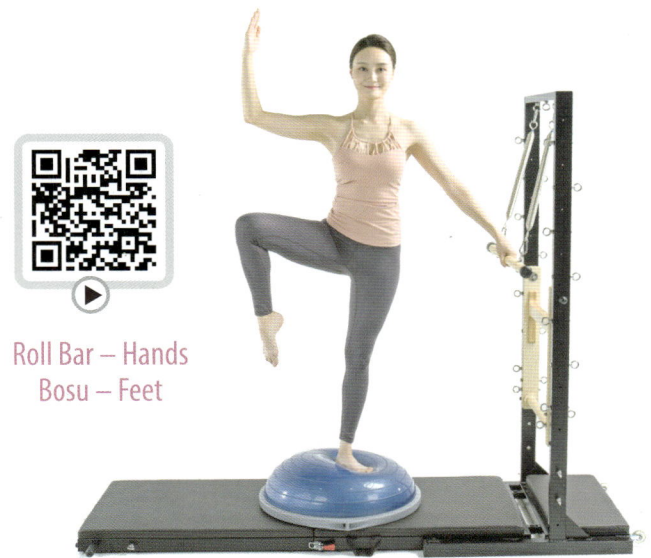

Roll Bar – Hands
Bosu – Feet

12 **Side Passe Pulse**

롤바를 한 손으로 잡고 한쪽 다리를 옆구리 가까이 붙인다. 척추는 신장시킨 상태에서 측면 근육에 초점을 두어 척추 무게중심이 한쪽으로 휘어지지 않도록 한다. 이때 보수 위에서의 균형에 집중한다.

6/ Moving Wall Unit for Ballet Stretching Sequence Bosu

- **13 Side Band & Pulse** : 고관절 외회전근 강화, 몸통의 측면 강화, 무릎 굴곡근 강화
- **14 Side Stretch** : 몸통의 측면 스트레칭
- **15 1번 Jump** : 고관절 외회전근 강화, 척추 신장, 무릎 신전근 강화, 바른 자세 유지, 코어 강화
- **16 2번 Jump** : 고관절 외회전근 강화, 척추 신장, 무릎 신전근 강화, 바른 자세 유지, 코어 강화
- **17 Changemang** : 고관절 외회전근 강화, 척추 신장, 무릎 신전근, 바른 자세 유지, 코어 강화
- **18 Hug a Tree** : 어깨의 수평 내전근 강화, 흉근 강화

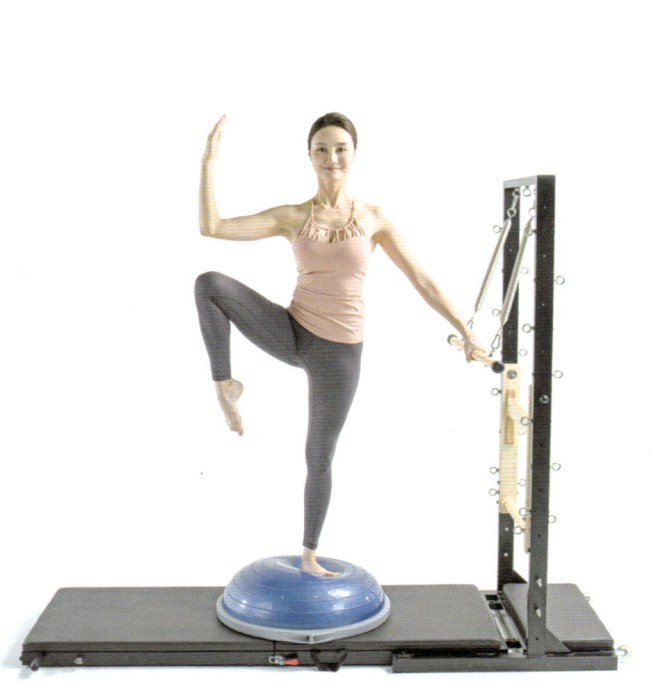

Roll Bar – Hand
Bosu – Feet

13 Side Band & Pulse

롤바를 한 손으로 잡고 어깨 안정화 안에서 측면 근육에 초점을 두어 팔꿈치와 무릎이 만난다. 이때 보수에서 균형에 집중한다.

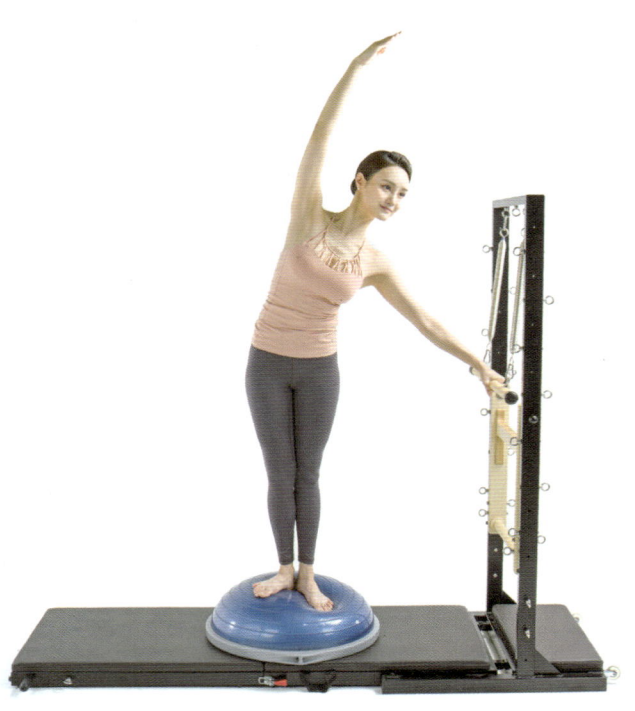

Roll Bar – Hand
Bosu – Feet

14 Side Stretch

롤바를 안쪽 손으로 잡고 바깥손과 바깥다리가 서로 멀어지도록 한다.

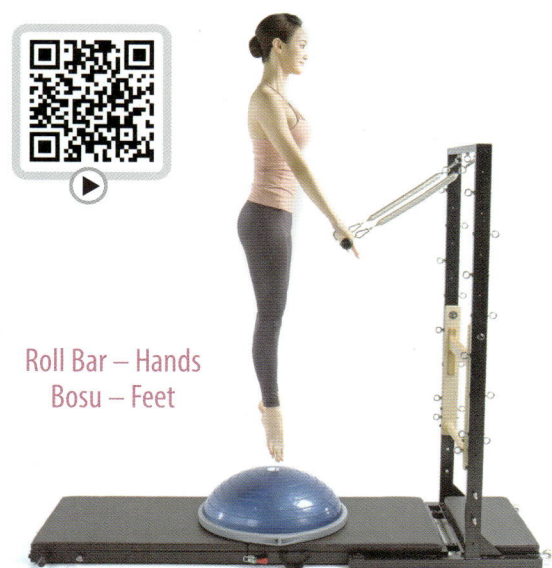

Roll Bar – Hands
Bosu – Feet

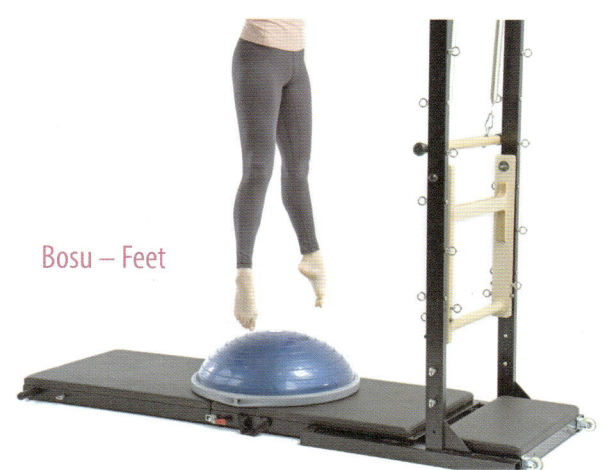

Bosu – Feet

15 1번 Jump

롤바를 잡고 척추는 신장시킨 상태에서
다리는 외회전을 유지하여 내려갔다가 천장으로 점프한다.
오리 엉덩이가 되지 않도록 해야 하며, 보수 위에서의
밸런스에 초점을 두어야 한다.

16 2번 Jump

롤바를 잡고 척추는 신장시킨 상태에서
다리는 외회전하여 발을 2번 포지션한다.
점프할 때 오리 엉덩이 모양이 되지 않도록 해야 하며,
보수 위에서의 밸런스에 초점을 두어야 한다.

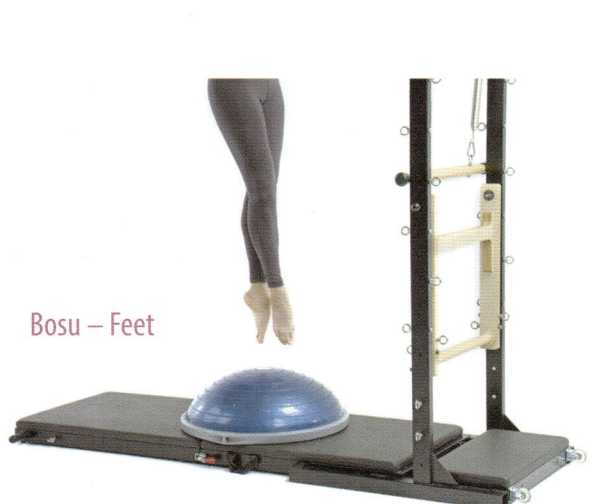

Bosu – Feet

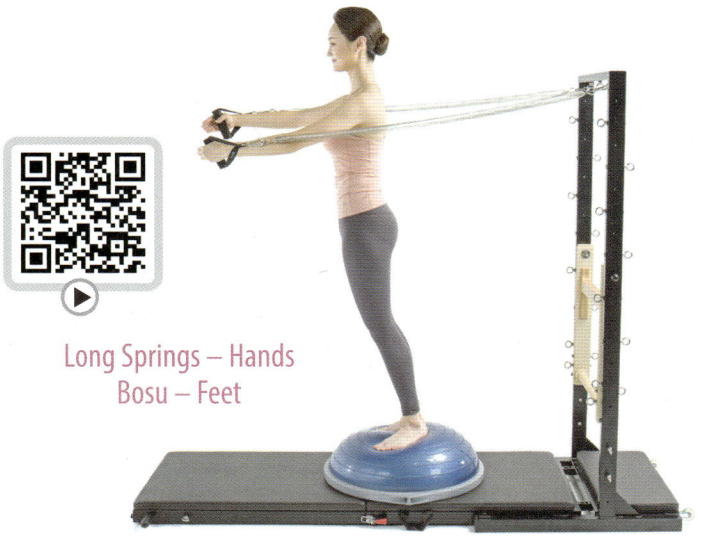

Long Springs – Hands
Bosu – Feet

17 Changemang

롤바를 잡고 척추는 신장시킨 상태에서
다리는 외회전하여 발을 5번 포지션한다.
점프할 때 오리 엉덩이가 되지 않도록 해야 하며,
위에서 반대 발로 교차한다. 보수 위에서의 균형에
초점을 두어야 한다.

18 Hug a Tree

핸들을 각각 잡고 척추는 신장시킨 상태에서
보수 위에서의 균형에 초점을 두고
어깨관절 분리에 집중해야 한다.

6/ Moving Wall Unit for Ballet Stretching Sequence Bosu

> **19 Butterfly** : 복부 강화, 척추의 회전, 측굴, 굴곡, 어깨 안정화 및 강화
> **20 Roll Down & Hamstring Stretch** : 척추 이완, 햄스트링 & 종아리 스트레칭

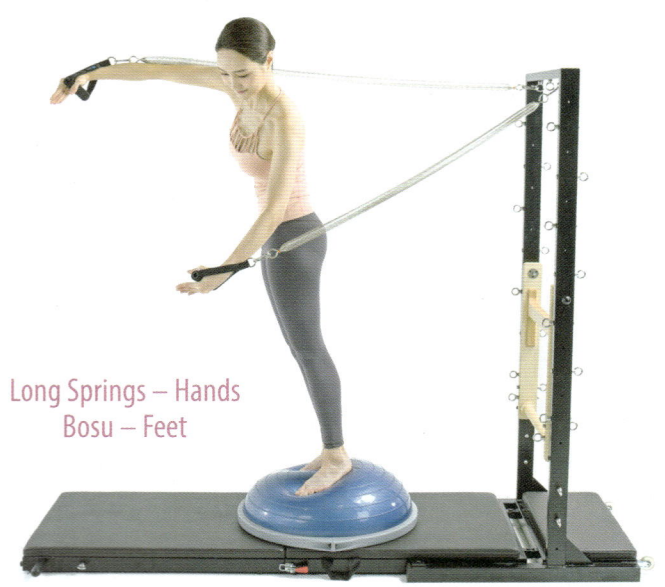

Long Springs – Hands
Bosu – Feet

19 Butterfly

핸들을 각각 잡고 어깨관절 분리와 척추의 분절에 집중한다.

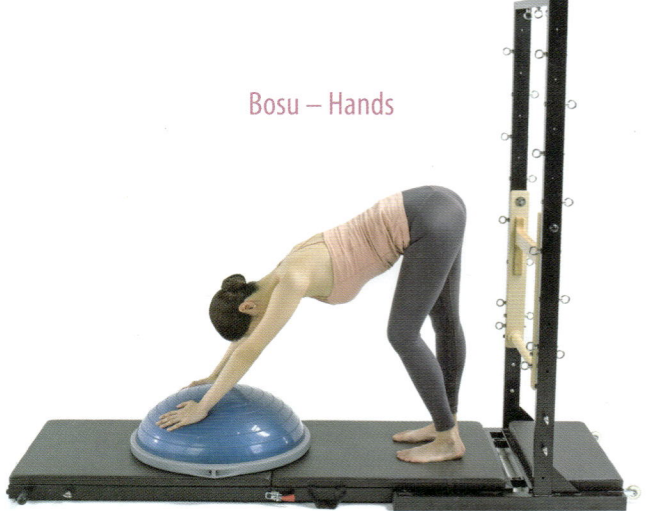

Bosu – Hands

20 Roll Down & Hamstring Stretch

척추를 분절하여 상체를 내리고 두 손을 보수에 내려놓는다. 척추를 안정화한 상태에서 고관절과 무릎관절의 분리에 집중하여 햄스트링과 종아리 스트레칭에 초점을 둔다.

운동 시퀀스(예시)

Warm Up	Sitting Roll Down & Up – Teaser Roll Down & Up – Side Leg Lift – Side Band & Leg Lift – Back Extension – Swimming
Main Exercise	Plie – Grand Plie – Let Pull & Triceps – Arabesque – Atittude – Side Passe Pulse – Side Band & Pulse – Side Stretch – 1번 Jump – 2번 Jump – Changemang
Cool Down	Hug a Tree – Butterfly – Roll Down & Hamstring Stretch

Ⅱ. Dual Chair & Barrel

1 / Dual Chair & Barrel Sequences 1

01. Abs & Kick Back
02. Swan & Press Down
03. Pull Up & Leg Kick
04. Double Legs Down
05. Twist
06. Single Leg Stretch Series
07. Spine Twist
08. Shoulder Bridge
09. Mermaid & Leg Press
10. Contraction & Release
11. Push Up
12. Cat & Arabesque
13. Step Up

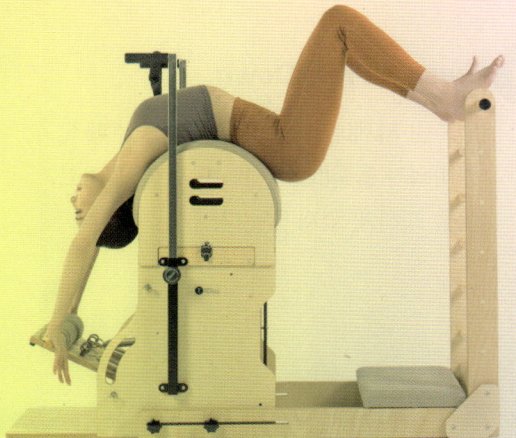

1. Dual Chair & Barrel Sequences 1

- **01 Abs & Kick Back** : 코어 강화, 어깨 안정성 향상, 신체조절능력 향상
- **02 Swan & Press Down** : 등 신전근 강화, 어깨 안정성 향상, 신체 자세 개선
- **03 Pull Up & Leg Kick** : 상·하체 근력 강화, 어깨 안정성 향상
- **04 Double Legs Down** : 코어 강화, 신체조절능력 향상
- **05 Twist** : 코어 및 어깨 근력 강화, 신체조절능력 향상
- **06 Single Leg Stretch Series** : 코어 및 어깨 근력 강화, 신체조절능력 향상

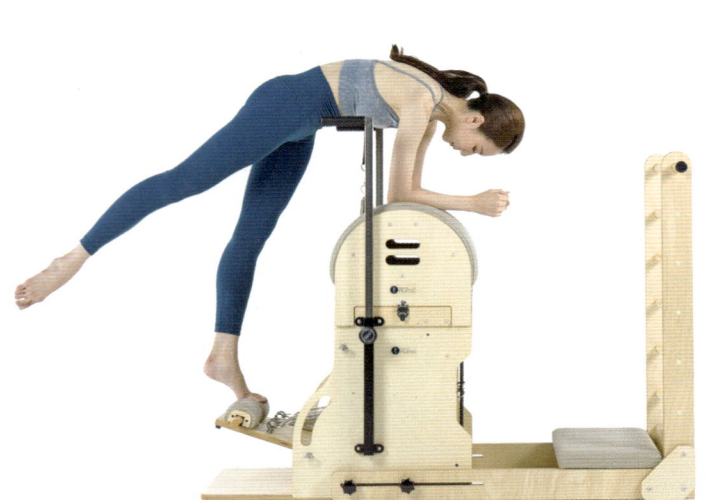

Arc – Elbows
Foot Pedal – Foot

01 Abs & Kick Back

복부를 끌어올리며 동작한다.

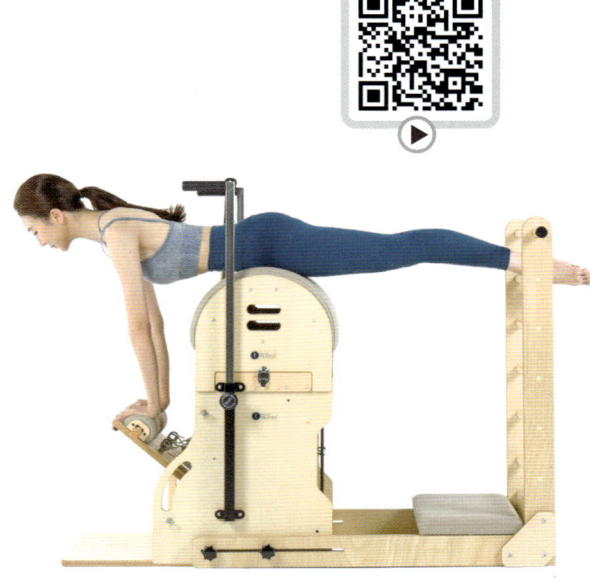

Arc – Pelvis
Foot Pedal – Hands
Ladder – Feet

02 Swan & Press Down

엎드린 자세에서 상체를 들어 올릴 때 갈비뼈가 돌출(flaring rib)되지 않게 하고 목을 과하게 꺾지 않는다.

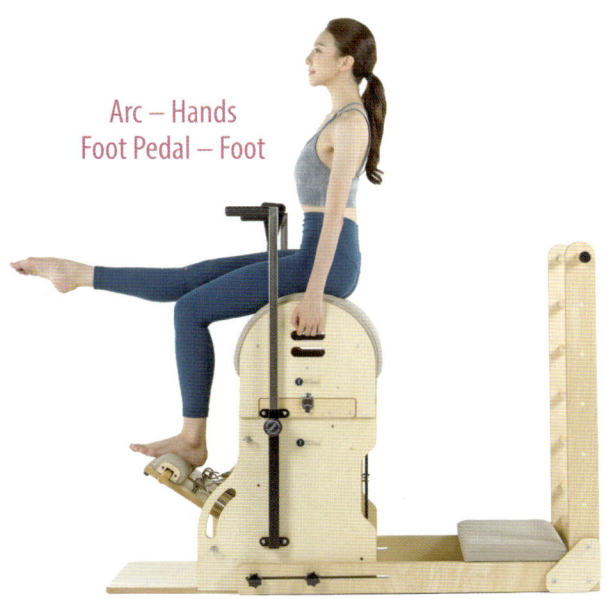

Arc – Hands
Foot Pedal – Foot

03 Pull Up & Leg Kick

무릎을 펼 때 골반의 안정화를 유지하고
상체나 어깨의 정렬에 집중한다.

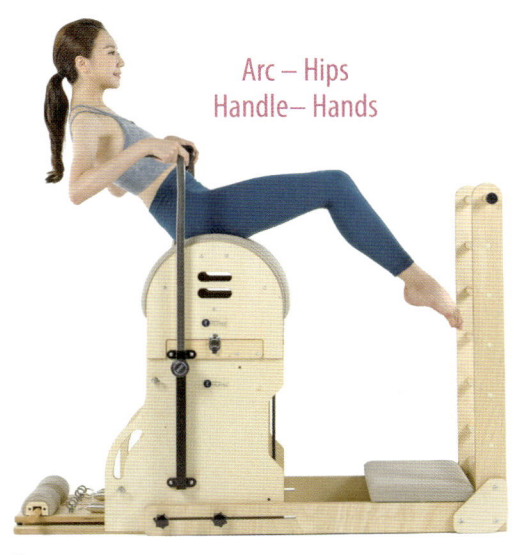

Arc – Hips
Handle – Hands

04 Double Legs Down

척추를 C커브로 유지하고 복부의 힘으로
다리를 들어 올리는 데 집중한다.

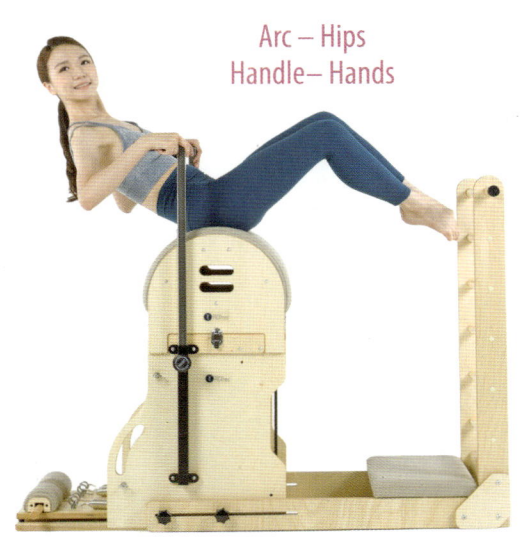

Arc – Hips
Handle – Hands

05 Twist

동작을 수행하는 동안 몸통이 과하게 비틀리지
않도록 주의한다. 척추의 신장을 생각하여 동작한다.

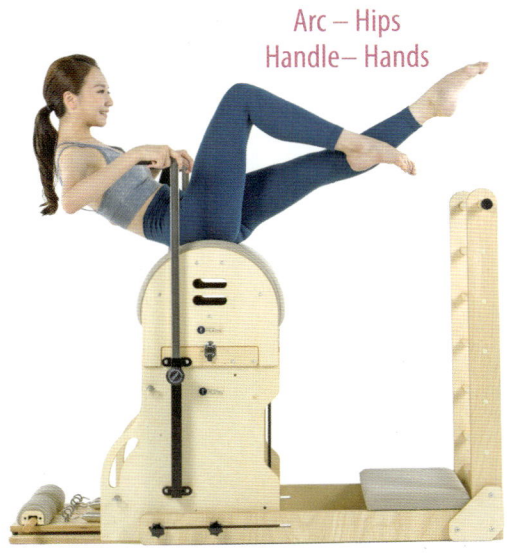

Arc – Hips
Handle – Hands

06 Single Leg Stretch Series

머리에서 발끝까지 뻗어가는 신체의 에너지를
갖도록 하여 상·하체의 안정성을 유지한다.

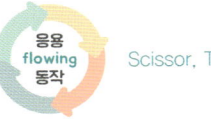 응용 flowing 동작   Scissor, Teaser 동작으로 연결한다.

1/ Dual Chair & Barrel Sequences 1

- **07 Spine Twist** : 척추의 유연성 향상, 골반 안정성 향상, 신체조절능력 향상
- **08 Shoulder Bridge** : 코어 및 하지 근력 강화, 골반 안정성 향상, 신체조절능력 향상
- **09 Mermaid & Leg Press** : 척추의 유연성 향상, 어깨 안정성 향상, 신체조절능력 향상
- **10 Contraction & Release** : 척추의 유연성 향상, 코어 활성화 향상

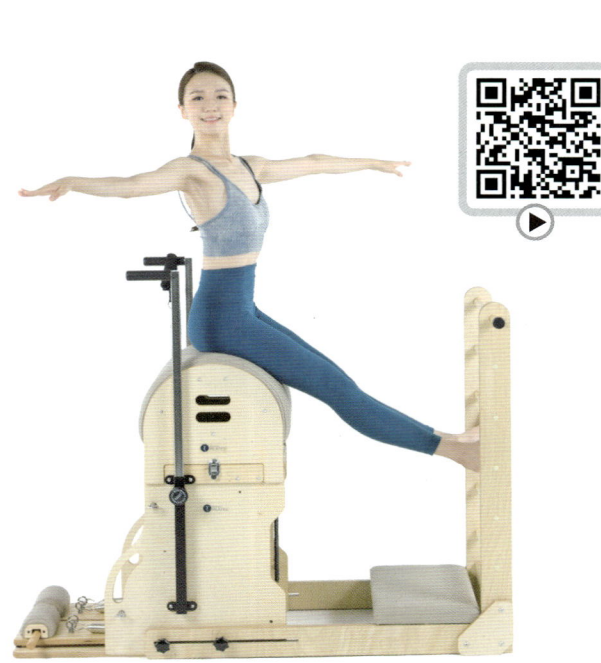

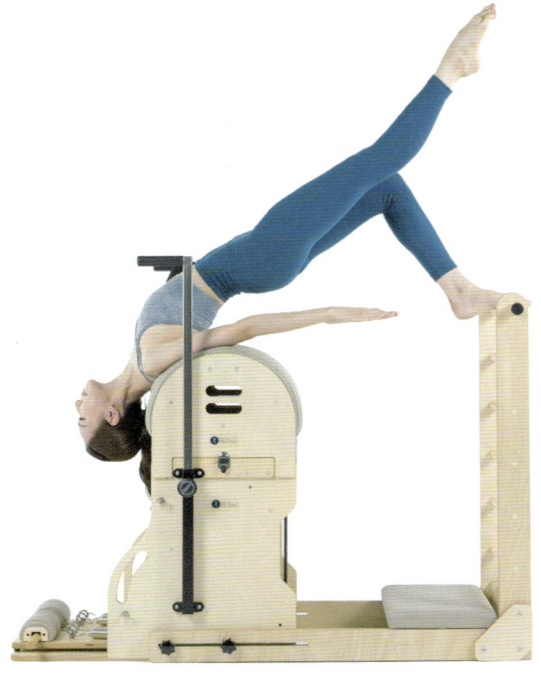

Arc – Hips
Ladder – Feet

Arc – Back
Ladder – Feet

07 Spine Twist

척추를 회전할 때 골반이 움직이지 않도록 주의한다. 어깨와 귀의 간격을 유지한다.

08 Shoulder Bridge

하지의 정렬을 유지하고 골반의 정렬에 주의한다.

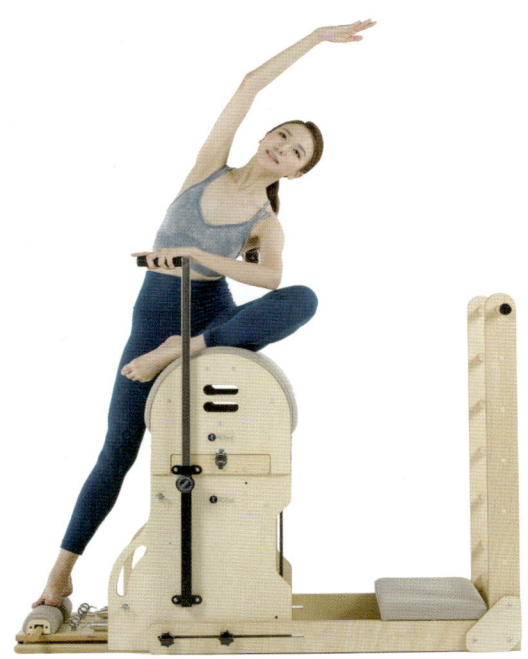

Arc – Hips, Leg
Handle – Hand
Foot Pedal – Foot

09 Mermaid & Leg Press

동작을 수행하는 동안 발로 페달을 누르는 데 집중한다. 어깨가 올라가지 않게 주의하고 갈비뼈가 돌출(flaring rib)되지 않게 한다.

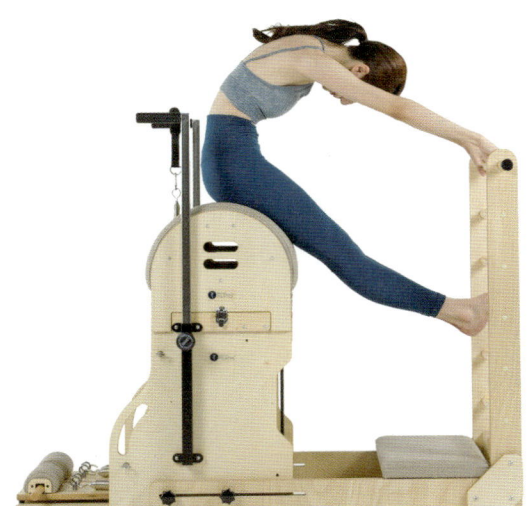

Arc – Hips
Ladder – Feet, Hands

10 Contraction & Release

척추의 폄과 굽힘이 균형 있게 일어나도록 척추 분절에 집중한다.

1/ Dual Chair & Barrel Sequences 1

11 Push Up : 전신 근력 강화, 몸통 안정성 향상
12 Cat & Arabesque : 전신 근력 강화, 척추 유연성 향상, 신체조절능력 향상
13 Step Up : 하지 근력 강화 및 하지 정렬 개선, 골반 안정성 향상

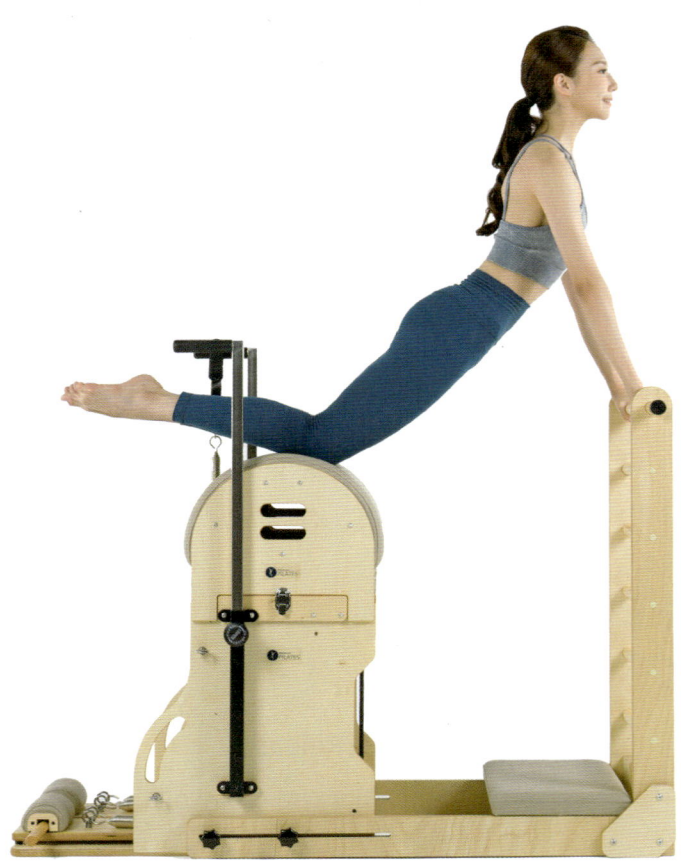

Arc – Knees
Ladder – Hands

11 Push Up

허리가 과신전되지 않도록 주의하고,
어깨의 안정화를 유지한다.

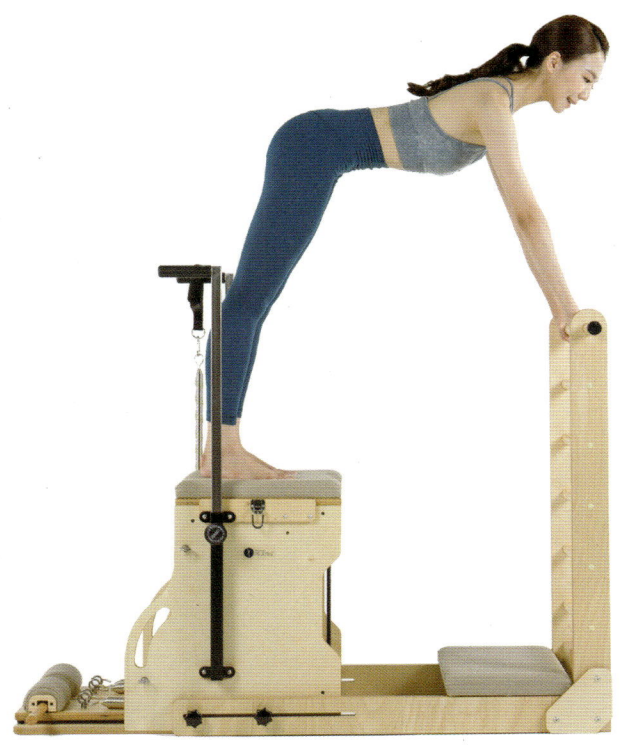

Seat – Feet
Ladder – Hands

12 **Cat & Arabesque**

상체를 C-curve하였다가 한 다리를 뒤로 들면서 골반과 어깨의 안정성을 유지한다.

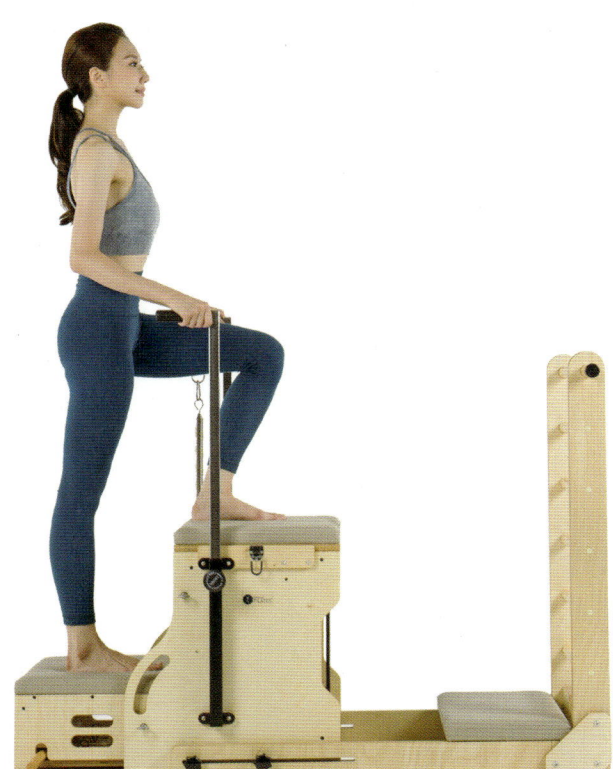

Seat – Foot
Handle – Hands

13 **Step Up**

시트 위에 짚은 발을 축으로 올라서고, 내려올 때 하지의 정렬을 유지하는 데 집중한다.

운동 시퀀스

Warm Up	
Main Exercise	
Cool Down	

II. Dual Chair & Barrel

2 / Dual Chair & Barrel Sequences 2

01. Spine Contraction & Release
02. Spine Lateral Flexion
03. Roll Down & Rollover
04. Leg Press
05. Arabesque & Side Kick
06. Swan & Grasshopper
07. Mermaid
08. Side Leg Press
09. Single Leg Stretch
10. Pec Stretching Series
11. Pelvic Lift
12. Lunge & Spine Lateral Flexion

2 / Dual Chair & Barrel Sequences 2

01 **Spine Contraction & Release** : 척추 유연성 향상
02 **Spine Lateral Flexion** : 척추 측면 유연성 향상, 신체조절능력 향상
03 **Roll Down & Rollover** : 코어 근육 강화, 척추 유연성 향상, 신체조절능력 향상
04 **Leg Press** : 하지 정렬 능력 향상, 신체조절능력 향상
05 **Arabesque & Side Kick** : 전신 근력 강화, 신체 균형성 향상
06 **Swan & Grasshopper** : 등 신전근 강화, 신체조절능력 향상

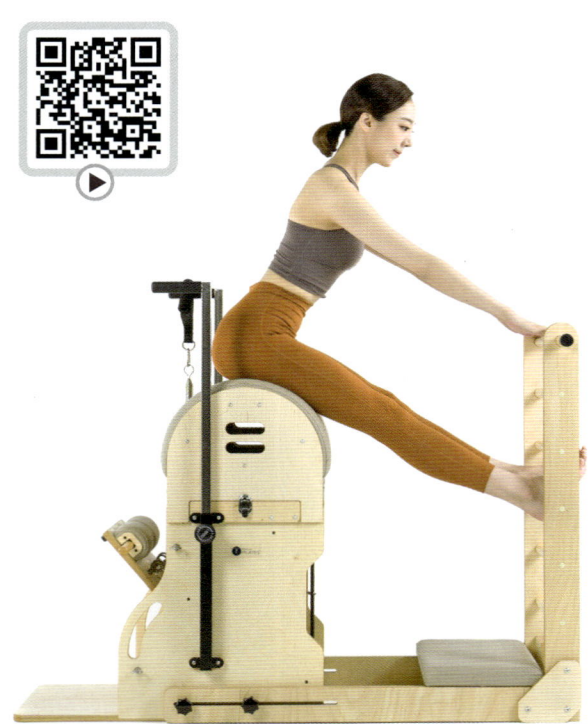

Arc – Hips
Ladder – Feet, Hands

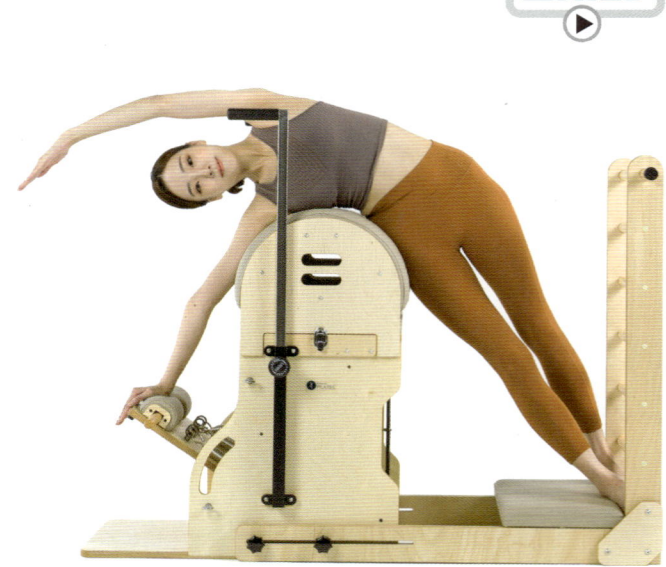

Arc – Side Hip
Ladder – Feet
Foot Pedal – Hand

01 Spine Contraction & Release
척추의 굽힘과 폄에 집중한다.

02 Spine Lateral Flexion
척추를 옆으로 길게 늘이는 데 집중한다.

Arc – Back
Ladder – Feet
Foot Pedal – Hands

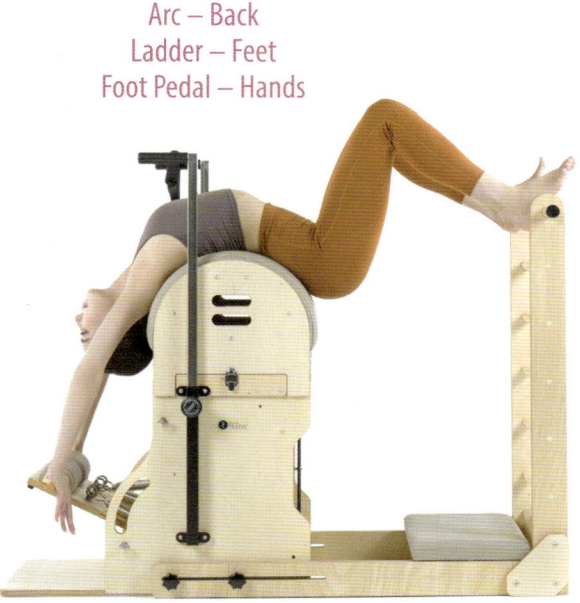

Foot Pedal – Feet
Handle – Hands

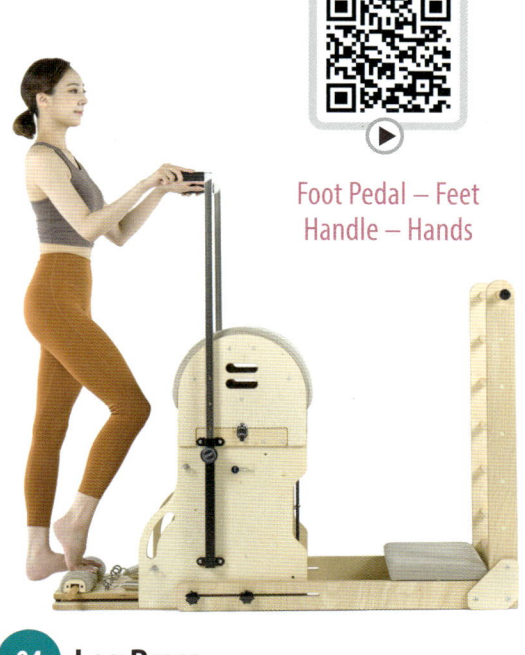

03 Roll Down & Rollover

배럴에 엉덩이를 대고 두 발은 래더를 짚고 상체를 세워서 시작한다. 롤다운하며 상체를 신전하고 두 팔로 페달을 누르며 전신 연결을 더욱 인지한다. 척추를 펴고 굽히는 데 집중한다.

04 Leg Press

두 뒤꿈치를 위로 올렸다가 한발씩 번갈아가며 내렸다가 올린다. 하지의 정렬을 유지하는 데 집중한다.

Foot Pedal – Hands

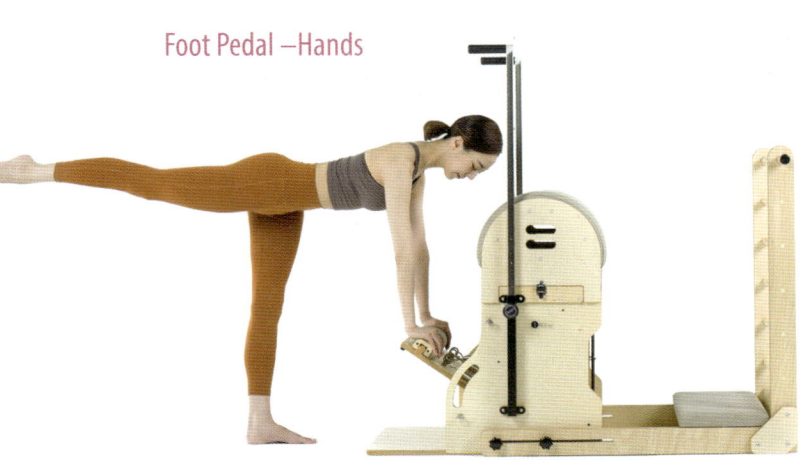

Arc – Pelvis
Handle – Hands

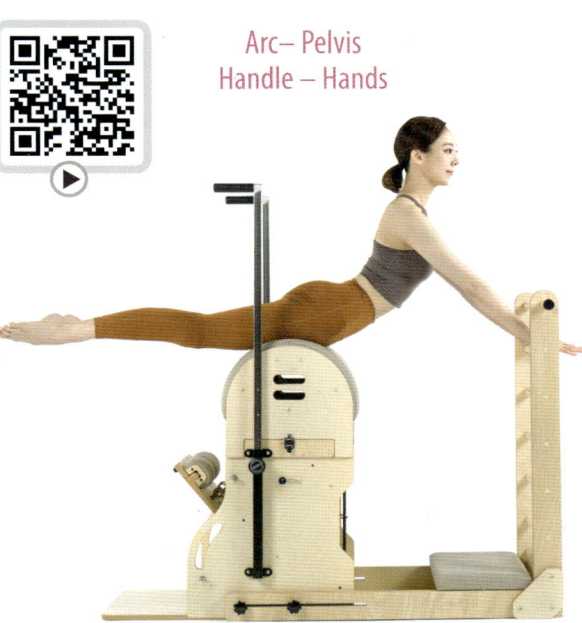

05 Arabesque & Side Kick

다리를 뒤로 들었다가(arabesque), 옆으로 들었다가 (side kick) 내린다. 몸통의 안정성을 유지한 상태에서 균형을 잡도록 집중한다.

06 Swan & Grasshopper

어깨의 안정성을 유지하면서 척추 신전에 집중하여 다리는 길게 뻗는다.

2/ Dual Chair & Barrel Sequences 2

- 07 **Mermaid** : 척추 측면 유연성 향상
- 08 **Side Leg Press** : 신체조절능력 향상, 하지 정렬 능력 향상
- 09 **Single Leg Stretch** : 코어 근육 강화, 하지 근력 강화, 신체조절능력 향상
- 10 **Pec Stretching Series** : 등 신전근 근력 강화, 전신 유연성 향상
- 11 **Pelvic Lift** : 척추 유연성 향상, 신체 균형성 향상
- 12 **Lunge & Spine Lateral Flexion** : 하지 근력 강화, 신체 균형성 향상, 신체조절능력 향상

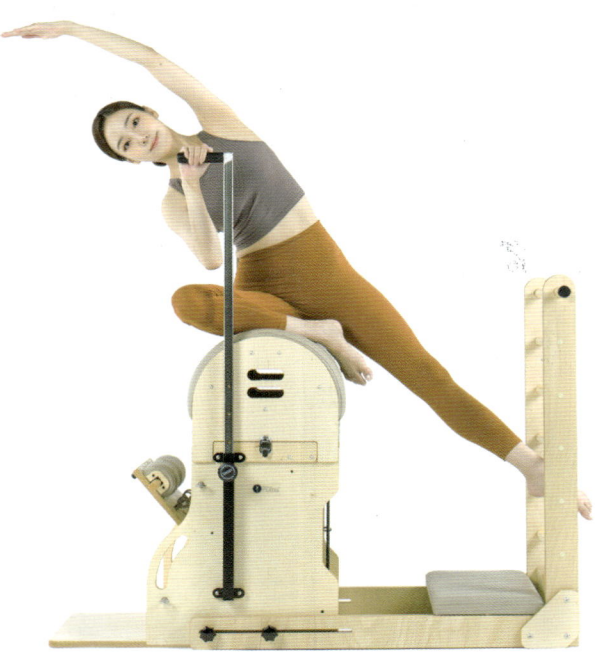

Arc– Hips, Leg
Handle – Hand
Ladder – Foot

07 Mermaid

동작을 수행하는 동안 신체 측면을 늘이는 데 집중한다.

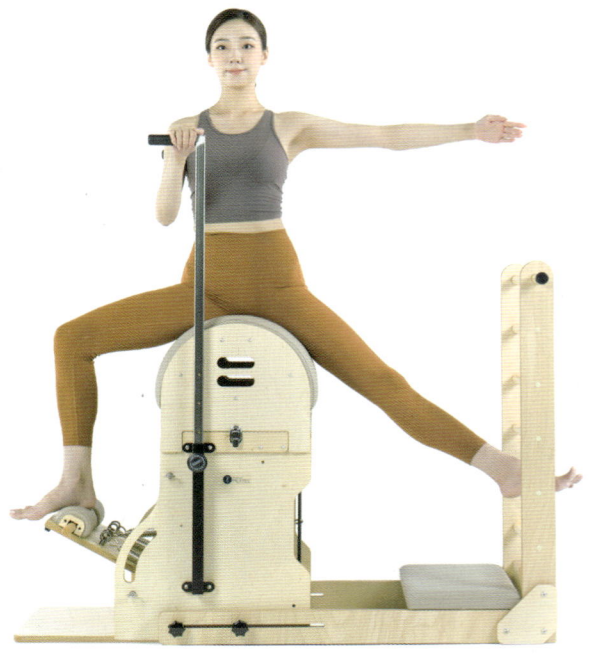

Arc– Hips / Handle – Hand
Ladder – Foot
Foot Pedal – Foot

08 Side Leg Press

몸통을 안정되게 유지하고, 하지 정렬에 집중한다.

Arc – Hips
Handle – Hands

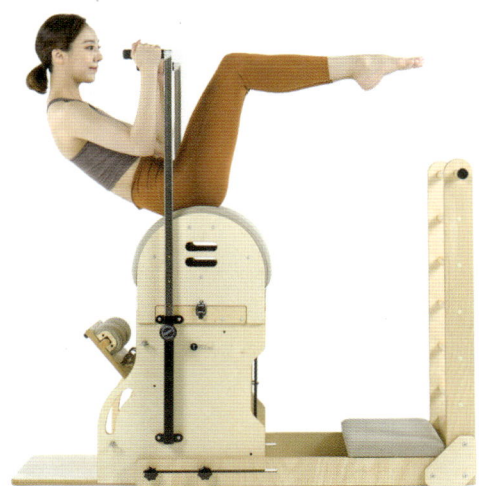

Ladder – Hands

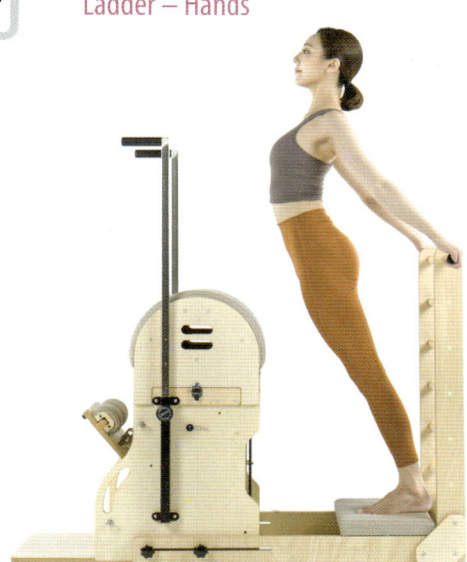

09 **Single Leg Stretch**

어깨와 골반의 안정성 안에서 하지의 움직임에 집중한다.

10 **Pec Stretching Series**

흉근을 스트레칭하고 척추 신근을 강화하는 데 집중한다.

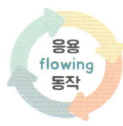 * Swan
Side Stretching 동작을 연속으로 수행한다.

Arc – Thoracic
Handle – Hands
Ladder – Feet

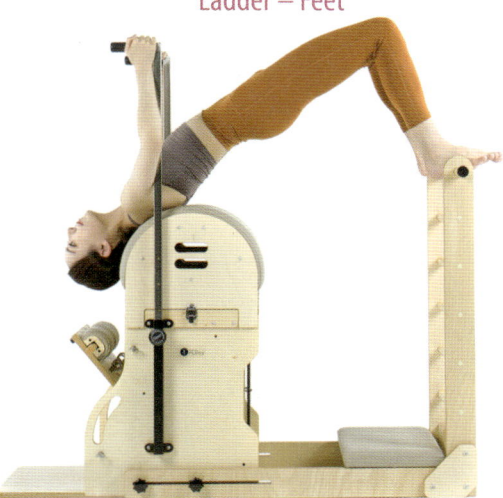

Foot Pedal – Hands

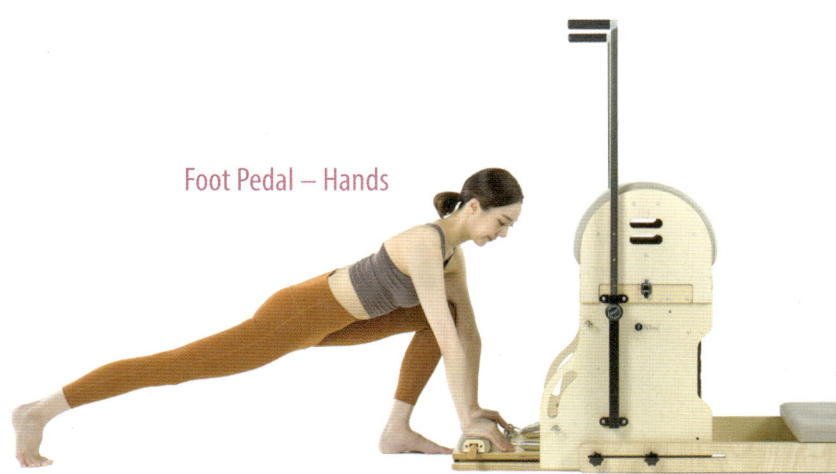

11 **Pelvic Lift**

척추를 분절에 집중하며 골반을 위로 올린다.

12 **Lunge & Spine Lateral Flexion**

런지 동작 후 윗팔과 함께 상체를 옆으로 열어주며 측면굴곡한다. 신체의 균형을 유지하는 데 집중한다.

운동 시퀀스

Warm Up	
Main Exercise	
Cool Down	

II. Dual Chair & Barrel

3 / Dual Chair & Barrel Sequences 3

01. Washer Woman
02. Piriformis Stretching
03. Single Leg Press
04. Step Up Balance
05. Mermaid
06. Single Leg Stretch Series
07. Roll Back with Shoulder Press Series
08. Back Extension & Hamstring Stretching
09. Push Up
10. Swan & Swimming
11. Spine Lateral Flexion with Press
12. Psoas Stretching
13. Squat
14. Ballet Stretching

3 / Dual Chair & Barrel Sequences 3

01 **Washer Woman** : 척추 유연성 향상, 신체 균형성 향상
02 **Piriformis Stretching** : 고관절 유연성 향상
03 **Single Leg Press** : 자세 조절 능력 개선
04 **Step Up Balance** : 하지 근력 강화, 신체조절능력 향상
05 **Mermaid** : 척추 유연성 향상, 신체조절능력 향상

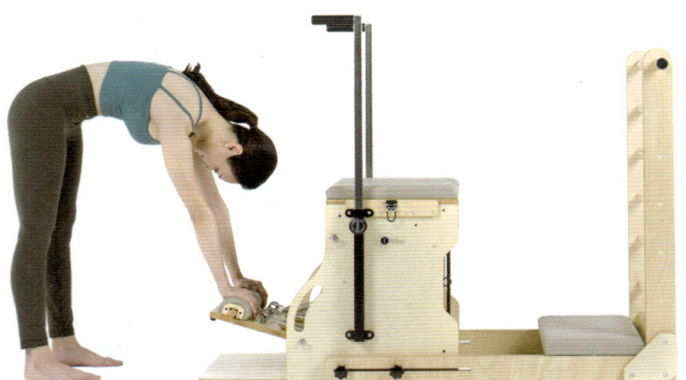

Foot Pedal – Hands

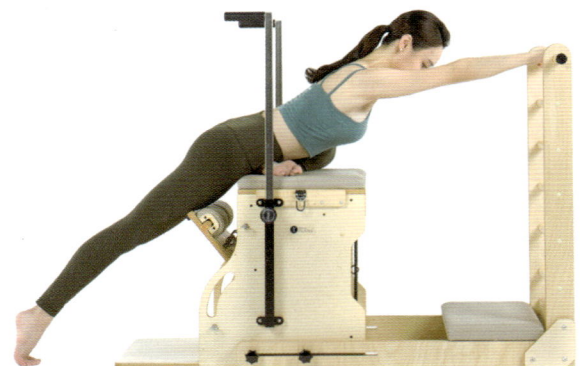

Seat – Leg
Ladder – Hands

01 Washer Woman

동작을 수행하는 동안 복부를 끌어올리고 척추를 분절하는 데 집중한다.

02 Piriformis Stretching

두 손과 한 발을 서로 멀리 밀어내면서 고관절 주변근육을 스트레칭하는 데 집중한다.

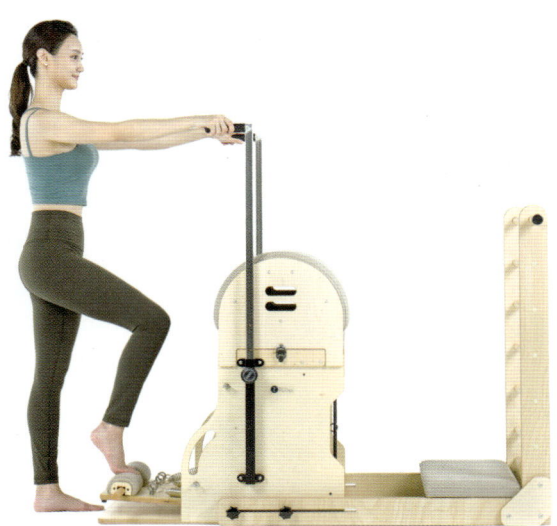

Foot Pedal – Foot
Handle – Hands

03 Single Leg Press

골반의 높이를 동일하게 유지하고 하체 정렬에 집중한다.

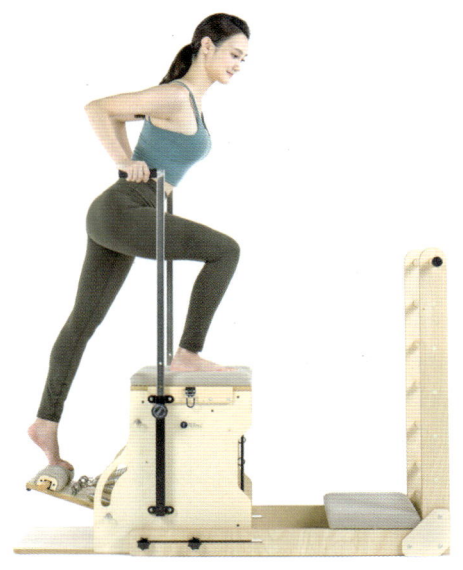

Foot Pedal – Foot
Seat – Foot
Handle – Hands

04 Step Up Balance

시트 위의 발에 무게중심을 두고 균형을 유지하면서 동작을 수행한다.

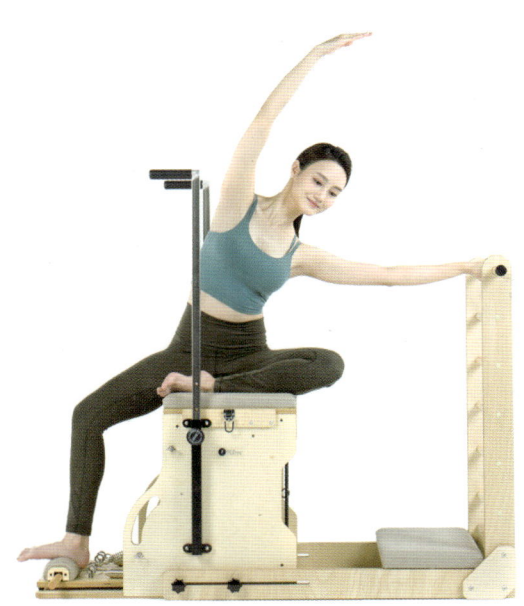

Seat – Hips, Leg
Ladder – Hand
Foot Pedal – Foot

05 Mermaid

발로 페달을 누른 상태로, 상체를 옆으로 늘인다.

3 / Dual Chair & Barrel Sequences 3

06 Single Leg Stretch Series : 코어 및 하지 근력 강화, 신체 균형성 향상, 신체조절능력 향상
07 Roll Back with Shoulder Press Series : 코어 강화, 어깨 유연성 향상, 신체조절능력 향상
08 Back Extension & Hamstring Stretching : 상체 근육 이완, 호흡 기능 향상
09 Push Up : 전신 근력 강화, 신체조절능력 향상
10 Swan & Swimming : 등 신전근 강화, 신체조절능력 향상
11 Spine Lateral Flexion with Press : 척추 유연성 향상, 신체 균형성 향상, 신체조절능력 향상

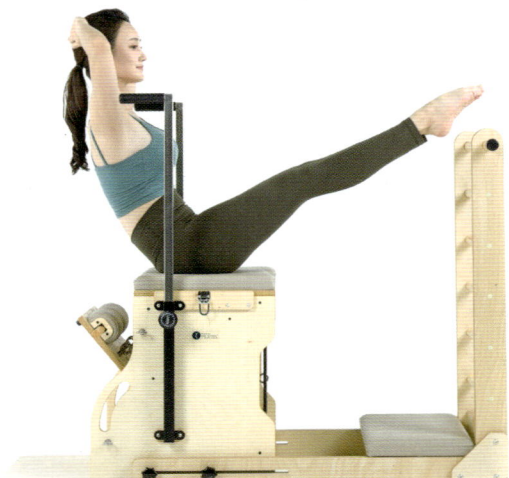

Seat – Hips

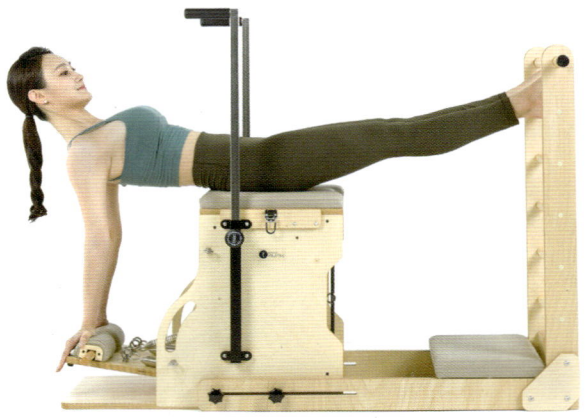

Seat – Hips
Foot Pedal – Hands
Ladder – Feet

06 Single Leg Stretch Series

몸통의 안정화를 유지하면서
다리의 움직임을 수행하는 데 집중한다.

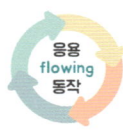 *응용 flowing 동작*

* Double Leg Stretch
Hip Circles
위의 동작을 연결하여 수행한다.

07 Roll Back with Shoulder Press Series

코어를 활성화하는 데 집중한다.
손으로 페달을 누르는 동작을 수행할 수 있다.

Seat – Hips, Back
Handle – Hands
Ladder – Feet

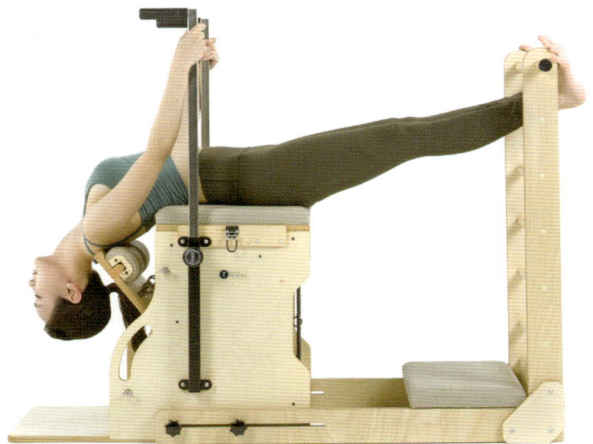

08 **Back Extension & Hamstring Stretching**

두 발을 래더에 고정한 상태에서 척추를 뒤로 펴 신체를 스트레칭한 후, 상체를 들어 올려 햄스트링을 스트레칭한다.

Seat – Knees
Ladder – Hands

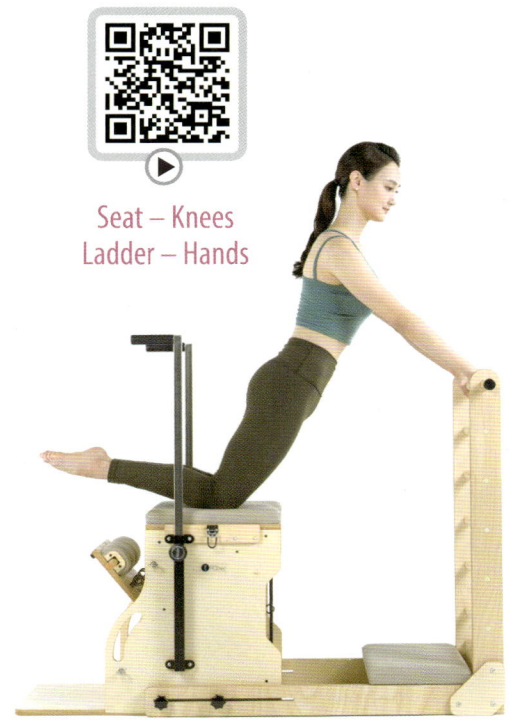

09 **Push Up**

팔꿈치를 구부렸다 편다. 어깨 안정성을 지키며 허리가 과하게 신전되지 않도록 주의한다.

Seat – Pelvis
Ladder – Hands

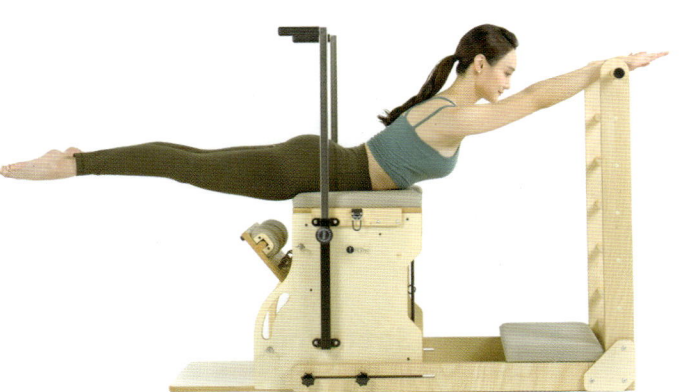

10 **Swan & Swimming**

골반을 안정화한 상태에서 척추를 신전하는 데 집중한다.

Seat – Knee
Ladder – Hand
Foot Pedal – Foot

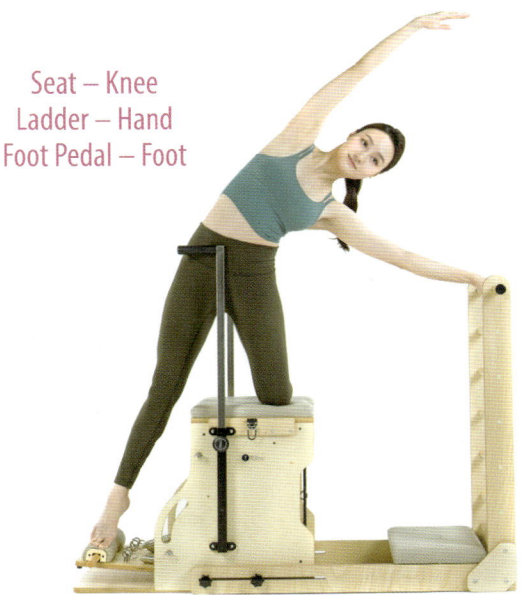

11 **Spine Lateral Flexion with Press**

골반을 안정화한 상태에서 척추와 다리의 움직임에 집중한다.

3. Dual Chair & Barrel Sequences 3

- **12 Psoas Stretching** : 고관절 유연성 향상, 신체 균형성 향상
- **13 Squat** : 하지 근력 향상, 신체조절능력 향상
- **14 Ballet Stretching** : 고관절 유연성 향상, 신체 균형성 향상

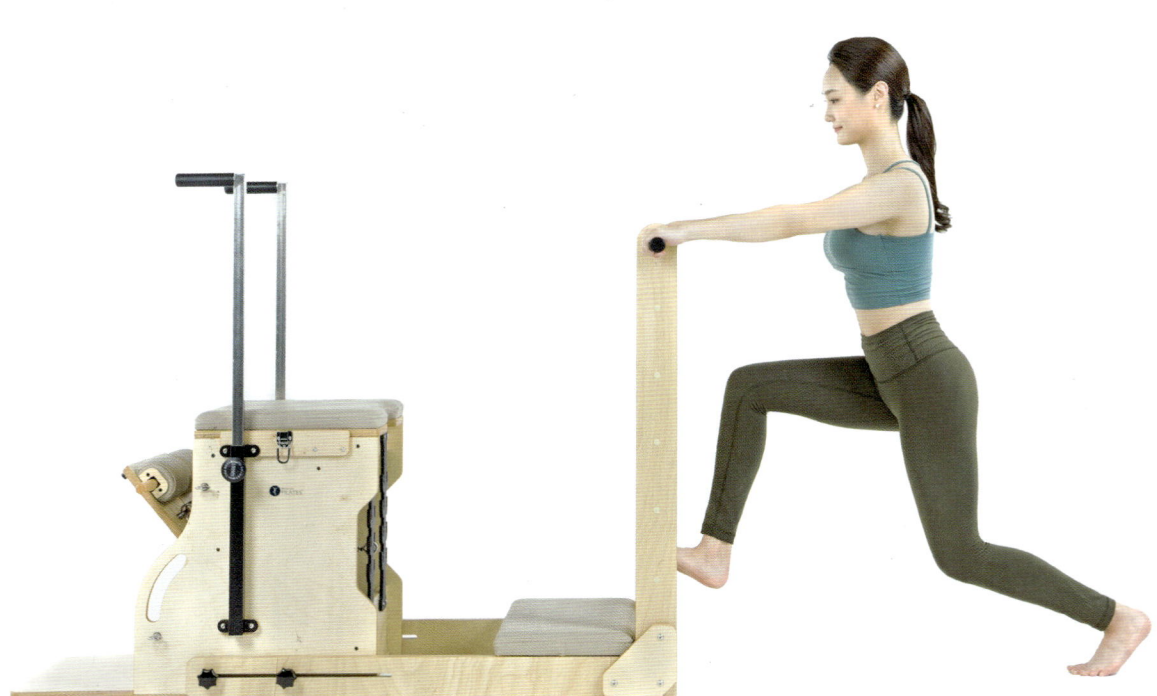

Ladder – Hands, Foot

12 Psoas Stretching

골반을 중립으로 유지하고, 무게중심을 앞쪽으로 이동하여 장요근을 스트레칭하는 데 집중한다.

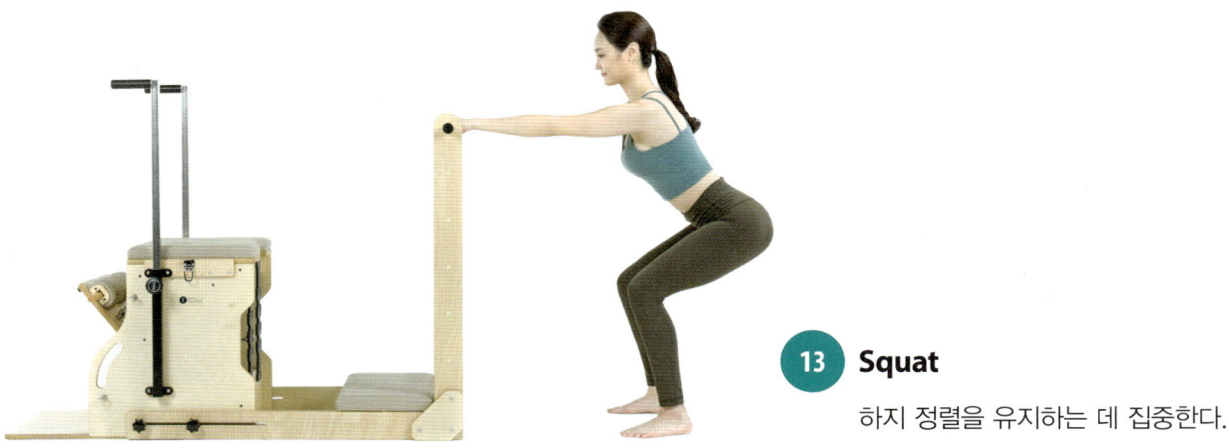

Ladder – Hands

13 Squat

하지 정렬을 유지하는 데 집중한다.

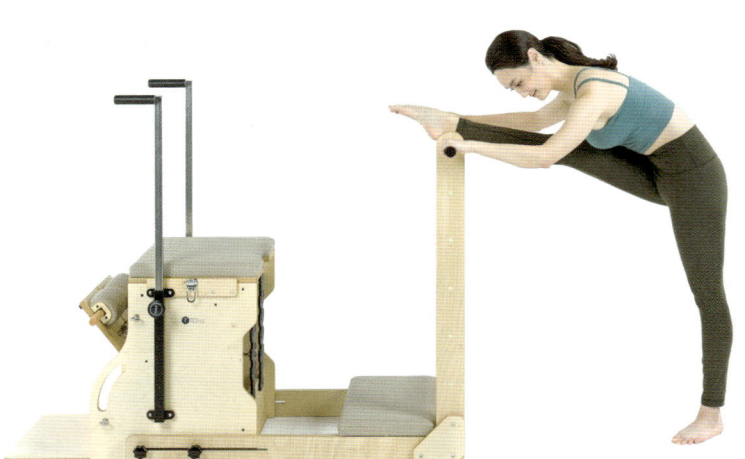

Ladder – Hands, Foot

14 Ballet Stretching

골반을 중립으로 유지한 상태에서 호흡과 함께 스트레칭한다.

운동 시퀀스

Warm Up	
Main Exercise	
Cool Down	

II. Dual Chair & Barrel

4 / Dual Chair & Barrel Sequences 4

01. Step Box Knee Up – Front & Side
02. Step Box Kick Front with Clap
03. Roll Down
04. Cat
05. Elbow Flexion
06. Shoulder Protraction & Retraction
07. Kick Back
08. Spine Extension & Flexion
09. Plank with Knees Up
10. Hand Stand
11. Hip Abduction
12. Upside Down Scissors
13. Scissor
14. Stretching Series

4/ Dual Chair & Barrel Sequences 4

01 **Step Box Knee Up-Front & Side** : 심폐 지구력 향상, 공간지각능력 향상, 신체조절능력 향상
02 **Step Box Kick Front with Clap** : 심폐 지구력 향상, 공간지각능력 향상, 신체조절능력 향상
03 **Roll Down** : 척추 유연성 향상, 신체 균형성 향상, 신체조절능력 향상
04 **Cat** : 척추 유연성 향상, 신체조절능력 향상
05 **Elbow Flexion** : 코어 근육 활성화 향상, 신체 균형성 향상
06 **Shoulder Protraction & Retraction** : 코어 근육 활성화, 어깨 유연성 향상

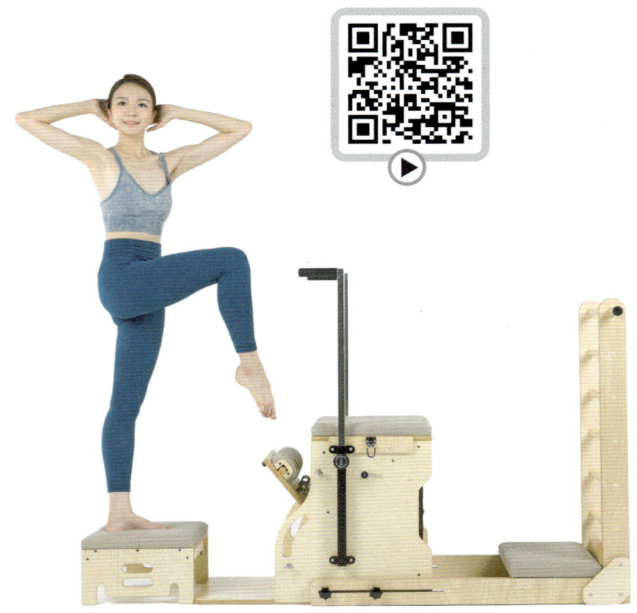

Step Box – Feet

01 Step Box Knee Up-Front & Side

동작을 수행하는 동안 골반의 정렬을 유지하고 리듬에 맞춰 움직이는 데 집중한다.

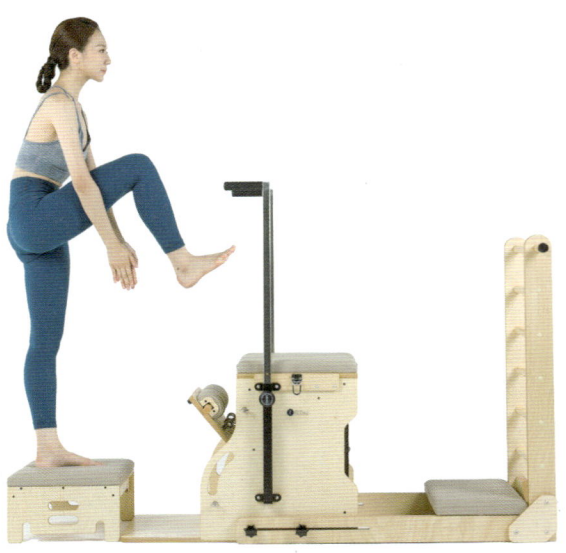

Step Box – Feet

02 Step Box Kick Front with Clap

동작을 수행하는 동안 리듬에 맞춰 움직이는 데 집중한다.

Step Box – Feet
Foot Pedal – Hands

Step Box – Knees
Foot Pedal – Hands

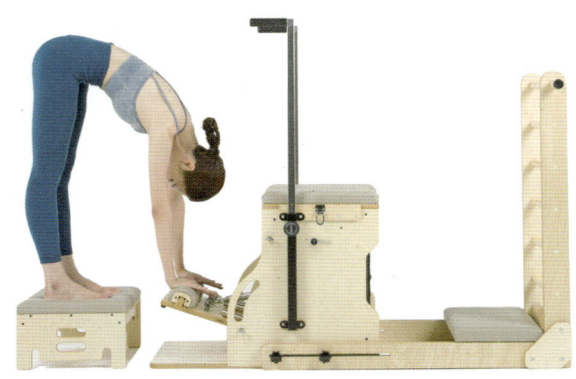

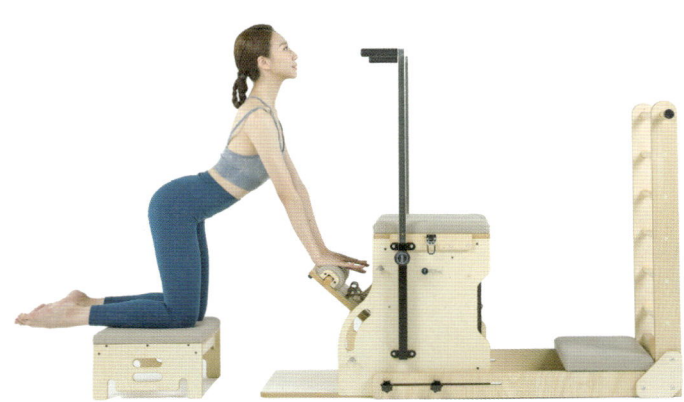

03 Roll Down

신체의 무게중심을 유지하고 척추 분절하는 데 집중한다.

04 Cat

동작을 수행하는 동안 척추를 굽히고 펴는 데 집중한다.

Step Box – Knees
Foot Pedal – Hands

Step Box – Knees
Foot Pedal – Hands

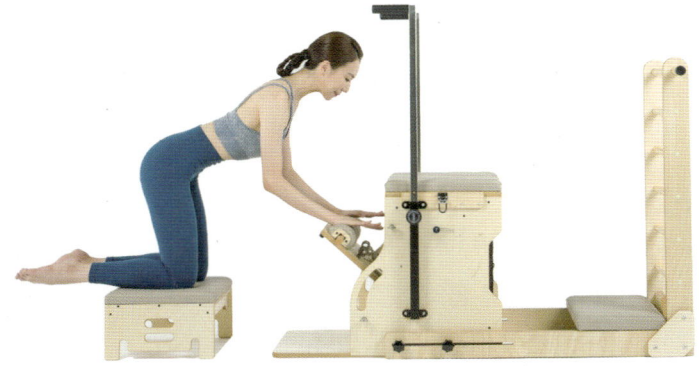

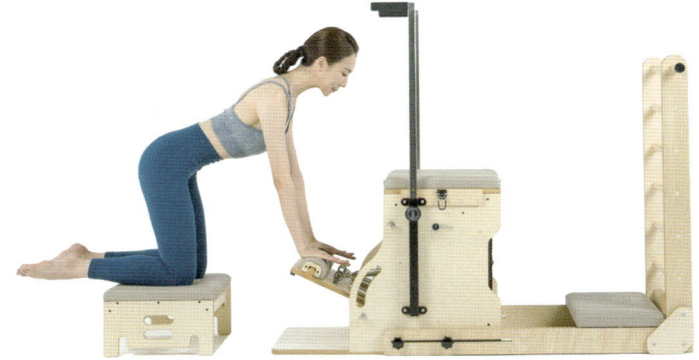

05 Elbow Flexion

동작을 수행하는 동안 몸통의 안정성을 유지한 상태에서 팔꿈치를 움직이는 데 집중한다.

06 Shoulder Protraction & Retraction

견갑골이 전진과 후진 동작을 수행하는 동안 몸통의 안정성을 유지하도록 집중한다.

4. Dual Chair & Barrel Sequences 4

- 07 **Kick Back** : 전신 근력 향상, 신체 균형성 향상, 신체조절능력 향상
- 08 **Spine Extension & Flexion** : 척추 유연성 향상, 신체조절능력 향상
- 09 **Plank with Knees Up** : 전신 근력 강화, 신체조절능력 향상
- 10 **Hand Stand** : 등 신전근과 어깨 안정근 강화, 신체 균형성 향상, 신체조절능력 향상
- 11 **Hip Abduction** : 고관절 외전근 강화, 신체 균형성 향상
- 12 **Upside Down Scissors** : 코어 근육 강화, 신체조절능력 향상

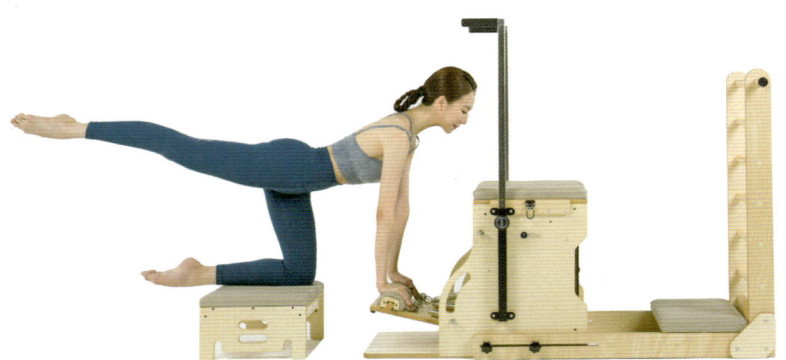

Step Box – Knee
Foot Pedal – Hands

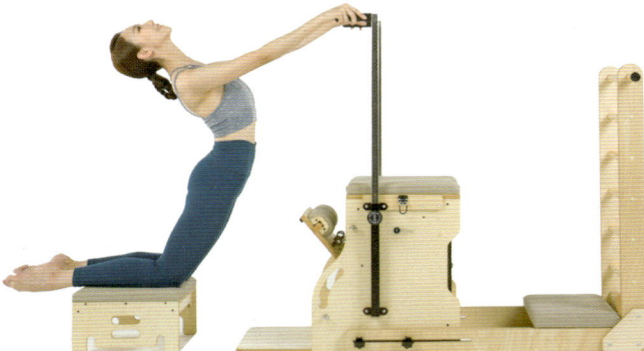

Step Box – Knees
Handle – Hands

07 Kick Back

몸통의 안정성에 집중하여 다리를 든다.

08 Spine Extension & Flexion

척추를 굽히고 펼 때 척추 신장에 집중하고 목이 꺾이지 않게 한다.

Arc – Elbows

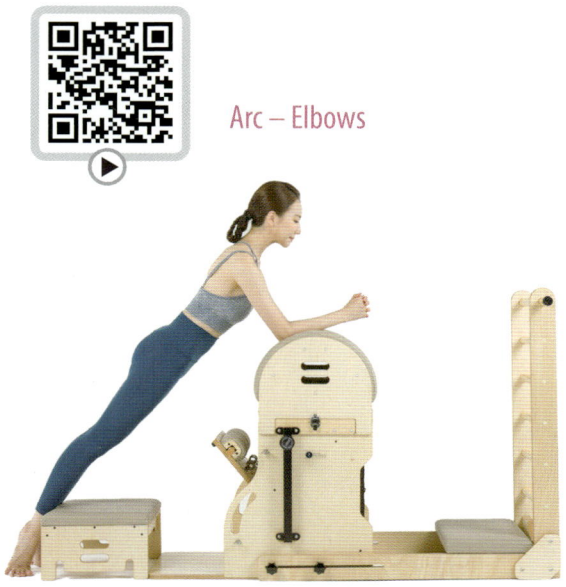

09　Plank with Knees Up

어깨의 안정성을 지키며 신체의 정렬을 유지하고 동작을 수행하는 데 집중한다.

Arc – Pelvis
Ladder – Hands

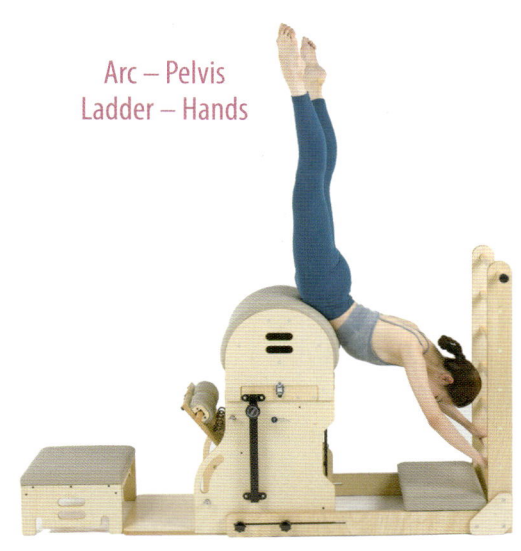

10　Hand Stand

어깨와 골반의 안정성 안에서 척추를 기능적으로 펴는 신전에 집중한다.

Arc – Hips, Leg
Handle – Hand
Ladder – Hand

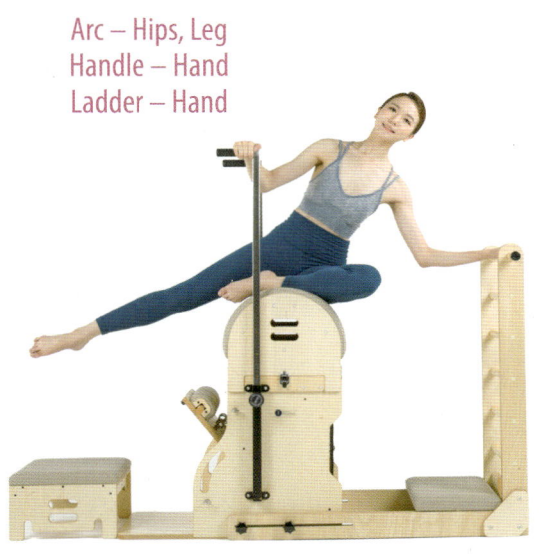

11　Hip Abduction

골반의 안정성을 유지하고 하체의 움직임에 집중한다.

Arc – Thoracic
Ladder – Hands

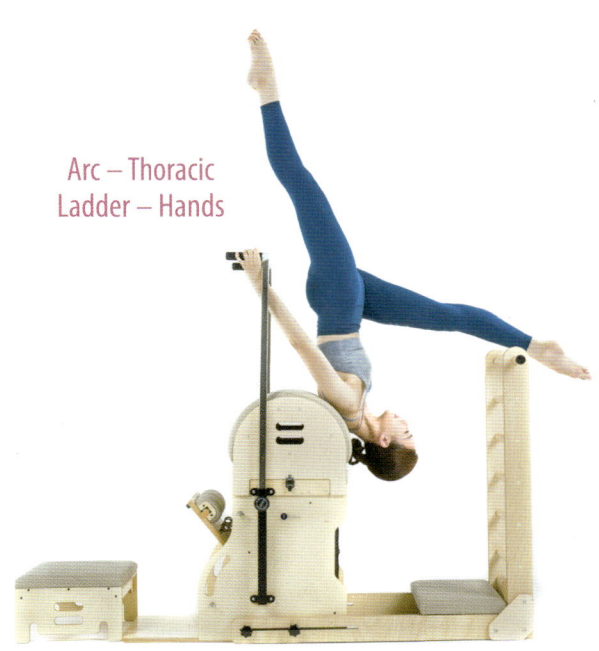

12　Upside Down Scissors

상체를 고정시키고 골반의 안정화를 유지하며 다리를 교차해서 벌린다. 골반의 후굴이 일어나도록 집중한다.

4 / Dual Chair & Barrel Sequences 4 | 347

4/ Dual Chair & Barrel Sequences 4

13 Scissor : 전신 근력 강화, 신체 균형성 향상, 신체조절능력 향상
14 Stretching Series : 신체 유연성 향상, 호흡기능 개선

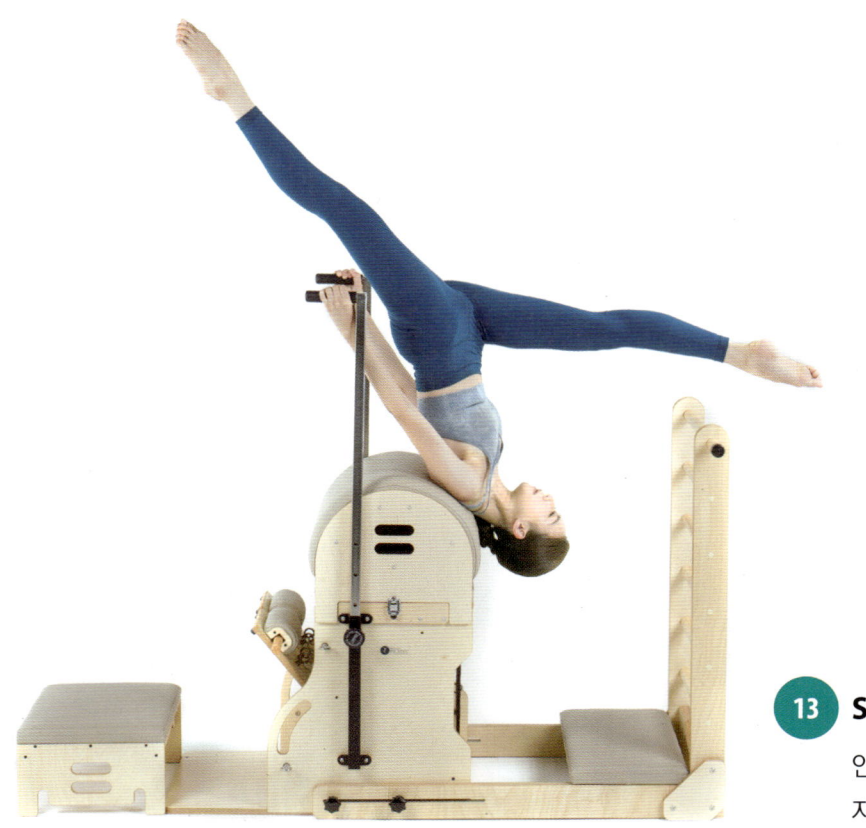

13 Scissor

안정성을 위해 두 손으로 핸들을 강하게 잡아 자세를 취하고 척추를 C-curve로 유지한다.

Arc – Thoracic
Handle – Hands

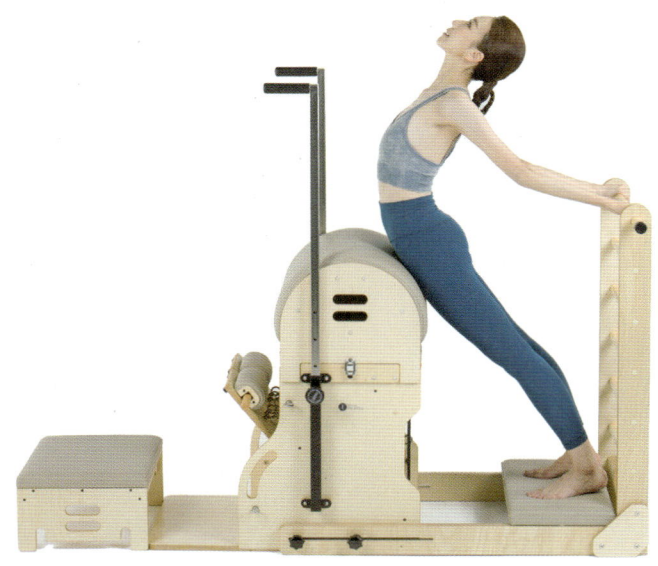

Arc – Pelvis
Ladder – Hands

14 Stretching Series

신체를 정렬한 상태에서 척추, 고관절 그리고 어깨를 스트레칭하도록 호흡한다. 목이 꺾이거나 어깨가 올라가지 않게 주의한다.

Piriformis & Ballet Stretching

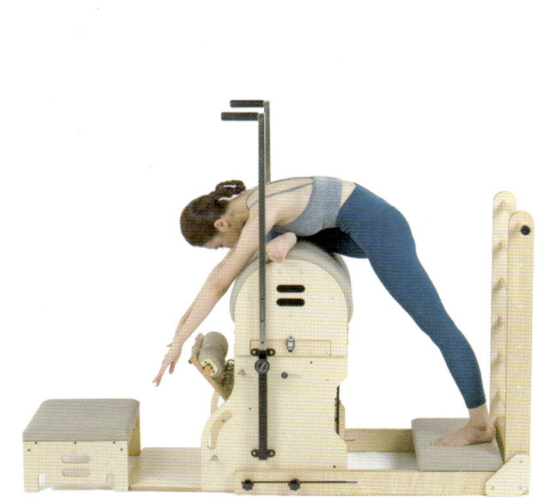

Arc – Side Thigh

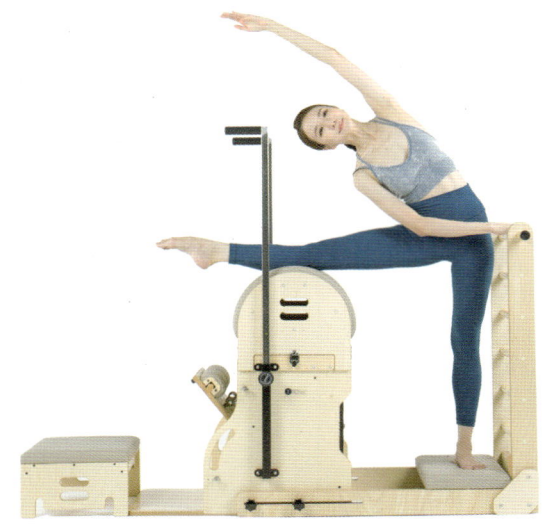

Arc – Calf
Ladder – Hand

4 / Dual Chair & Barrel Sequences 4 | **349**

운동 시퀀스

Warm Up	
Main Exercise	
Cool Down	

II. Dual Chair & Barrel

5 / Dual Chair Sequence 5: Ballet Fit

01. Plie
02. Grand Plie
03. Up Plie & Squeeze (Flat Back)
04. Up Plie & Squeeze (Round Back)
05. Tendu
06. Arabesque
07. Attitude Ball Squeeze
08. Side Knee Lift
09. Side Develope
10. Side Bend Pulse
11. Leg Back Extension
12. Standing Back Extension
13. Arc Arabesque
14. Arc Attitude
15. Abdominis with Attitude
16. Ballet Stretch

5 / Dual Chair Sequence 5: Ballet Fit

- 01 **Plie** : 고관절 외회전근 강화, 척추 신장, 무릎의 신장성 근육 강화, 바른 자세 유지, 코어 강화
- 02 **Grand Plie** : 고관절 외회전근 강화, 척추 신장, 무릎의 신장성 근육 강화, 바른 자세 유지, 코어 강화
- 03 **Up Plie & Squeeze (Flat Back)** : 다리 근력 강화, 고관절 내전근 강화, 척추 신장, 바른 자세 유지, 코어 강화
- 04 **Up Plie & Squeeze (Round Back)** : 다리 근력 강화, 고관절 내전근 강화, 척추 굴곡, 바른 자세 유지, 코어 강화
- 05 **Tendu** : 다리 근력 강화, 둔근 강화, 발목 강화, 바른 자세 유지, 척추 신장
- 06 **Arabesque** : 고관절 신전근·외회전근 강화, 둔근 강화, 허리 근력 강화

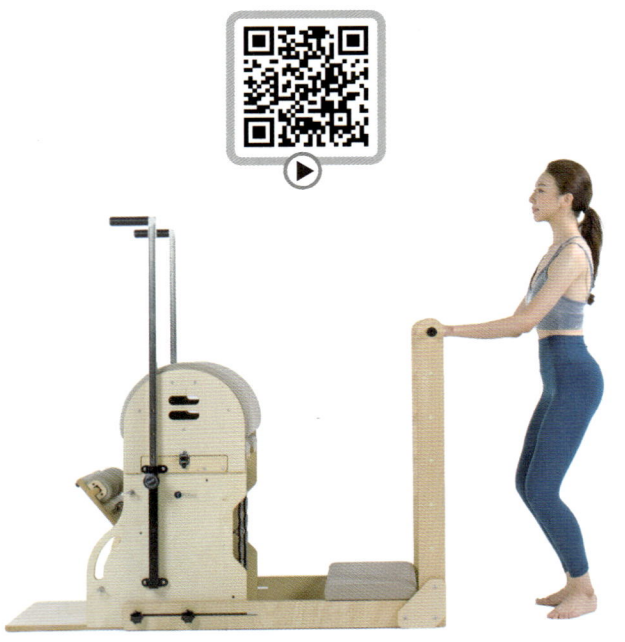

Ladder – Hands

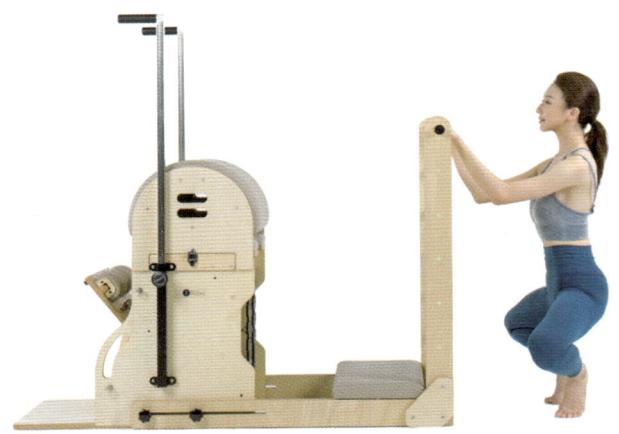

Ladder – Hands

01 Plie

래더를 잡고 척추는 신장시킨 상태에서 다리는 외회전을 유지하여 내려간다. 골반의 중립을 유지하고 다리 정렬에 초점을 맞춰서 집중한다.

02 Grand Plie

래더를 잡고 척추는 신장시킨 상태에서 다리는 외회전을 유지하여 내려간다. 플리에(Plie)보다 더 깊이 내려가야 하므로 올라올 때 엉덩이를 뒤로 빼지 않도록 한다. 다리 정렬과 하지 근육 사용에 초점을 맞춰서 집중한다.

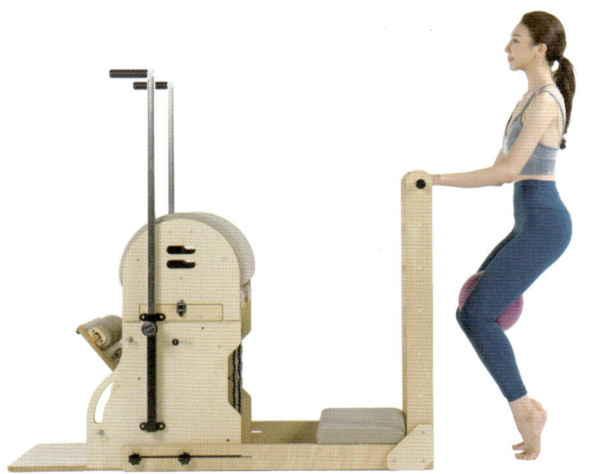

Ladder – Hands

03　Up Plie & Squeeze (Flat Back)

래더를 잡고 척추는 신장한다. 두 다리는 정렬을 맞춘 상태에서 뒤꿈치를 든다. 공은 두 다리 사이에 넣어 내전근 사용에 초점을 둔다.

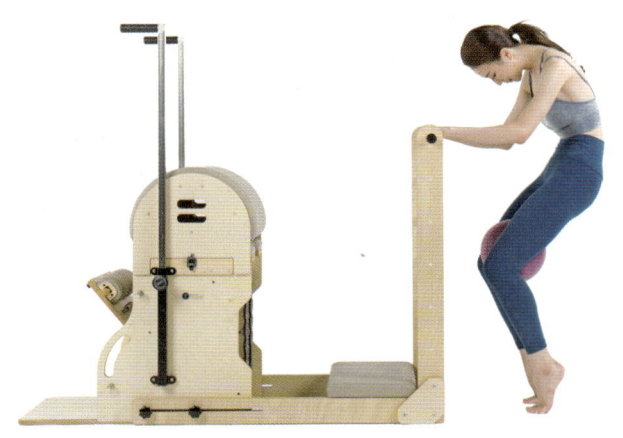

Ladder – Hands

04　Up Plie & Squeeze (Round Back)

래더를 잡고 척추는 굴곡시키고, 두 다리는 정렬을 맞춘 상태에서 뒤꿈치를 든다. 공은 두 다리 사이에 넣어 내전근 사용에 초점을 둔다. 척추는 기능적으로 분절하여 코어에 집중한다.

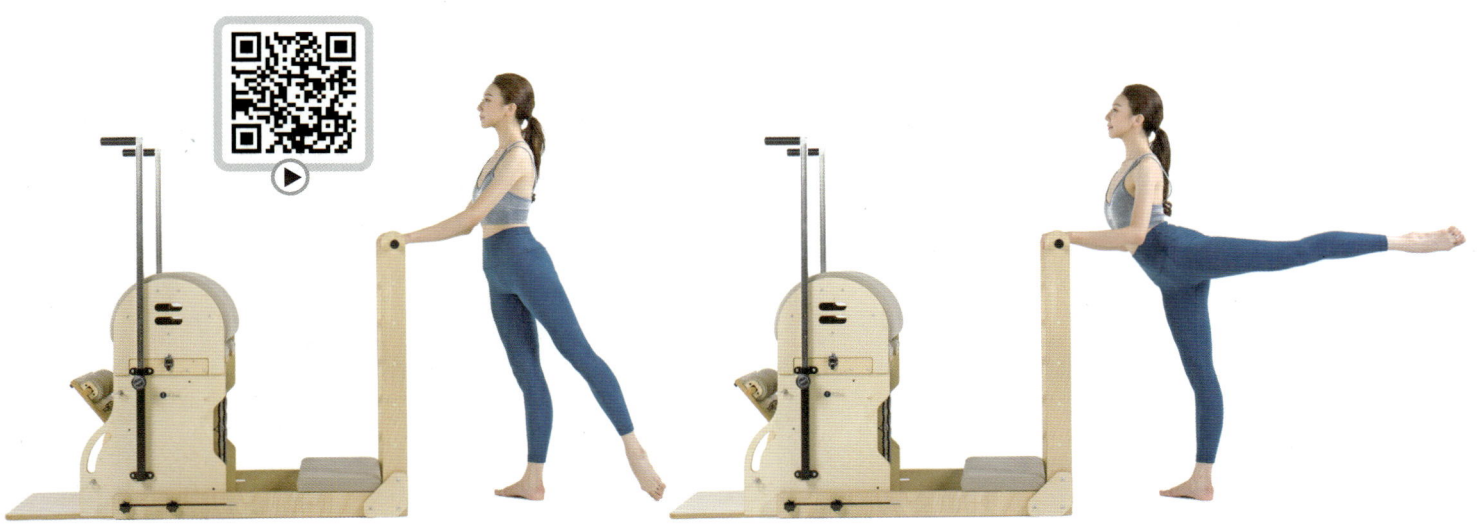

Ladder – Hands　　　　　　　　　　　Ladder – Hands

05　Tendu

래더를 잡고 척추는 신장한다. 두 다리는 외회전하고 한쪽 발을 지지하는 다리 뒤꿈치 뒤로 뻗어준다. 뻗는 다리의 고관절 분리에 집중한다.

06　Arabesque

래더를 잡고 척추는 신장한다. 두 다리는 외회전하고 한 다리를 뒤로 길게 뻗으며 들어 올린다. 들고 있는 다리의 고관절 분리에 집중하며 척추를 신장한다.

5/ Dual Chair Sequence 5 : Ballet Fit

07 Attitude Ball Squeeze : 고관절 외회전근·신전근 강화, 척추 신장, 무릎의 굴곡 근육 강화, 바른 자세 유지, 코어 강화
08 Side Knee Lift : 고관절 외회전근·굴곡근 강화, 척추 측면 강화, 무릎 굴곡근 강화, 코어 강화
09 Side Develope : 고관절 외회전근·굴곡근 강화, 척추 측면 강화, 무릎 신전근 강화, 코어 강화
10 Side Bend Pulse : 고관절 외회전근·굴곡근 강화, 척추 측면 강화, 무릎 굴곡근 강화, 코어 강화
11 Leg Back Extension : 고관절 외회전근·굴곡근 이완, 척추기립근 강화
12 Standing Back Extension : 고관절 외회전근·굴곡근 이완, 코어 이완, 척추기립근 강화, 상체 이완

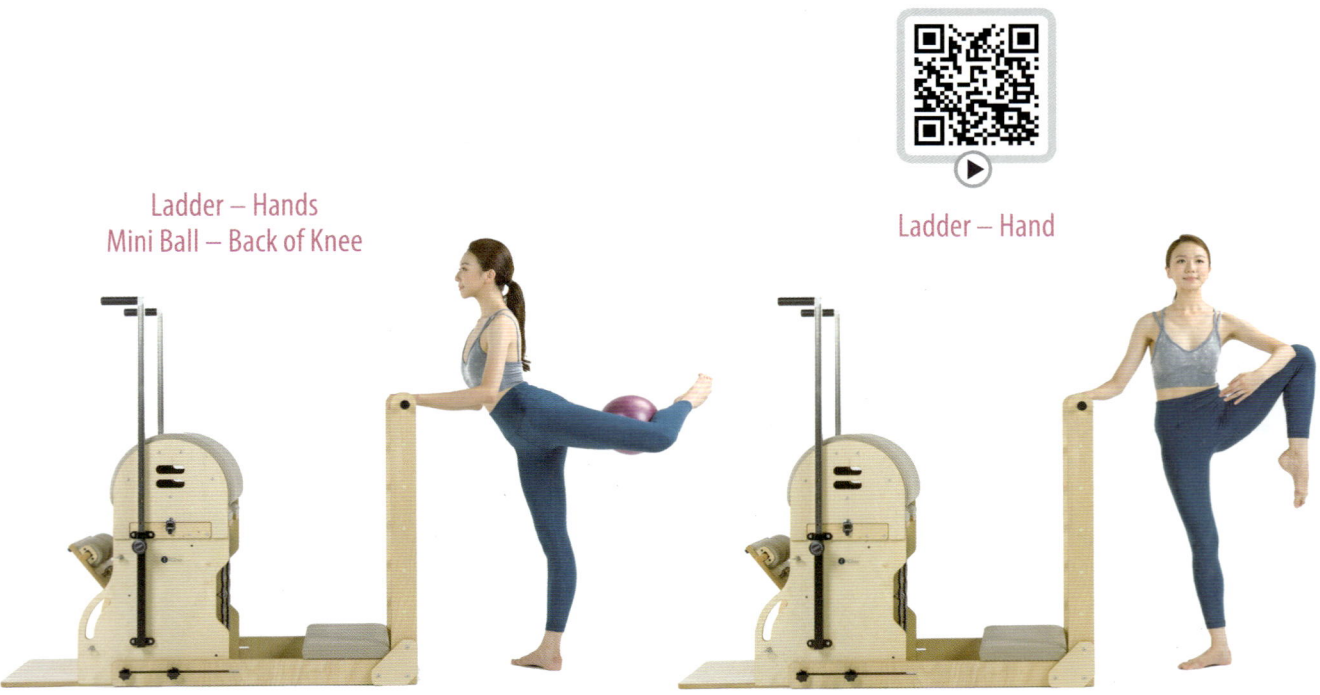

07 Attitude Ball Squeeze

래더를 잡고 척추는 신장시키고,
두 다리는 외회전하여 한쪽 다리에
볼을 끼워 무릎 굴곡근과 둔근에 집중한다.
코어 근육에 초점을 두어 상체가 앞으로
기울어지지 않도록 한다.

08 Side Knee Lift

래더를 한 손으로 잡고 두 다리는 외회전하여
듀얼체어 바깥쪽 다리를 옆구리 가까이 붙인다.
척추는 신장시킨 상태에서 측면 근육에
초점을 두어 척추가 한쪽으로 휘어지지 않도록 한다.

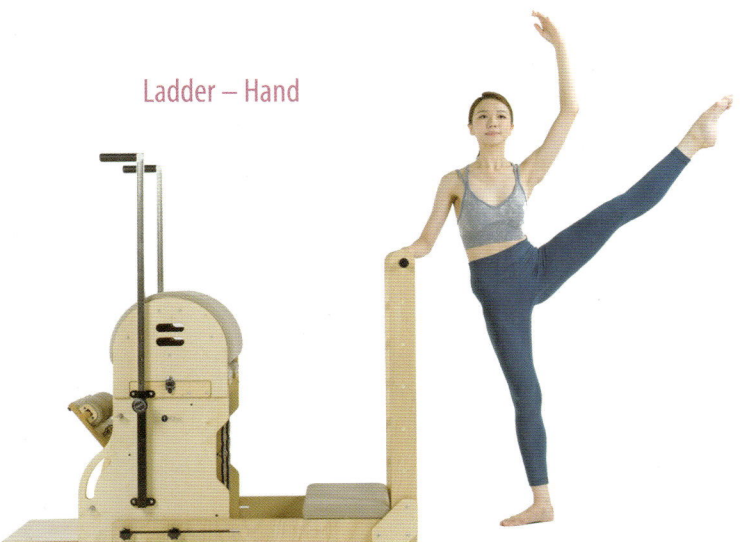
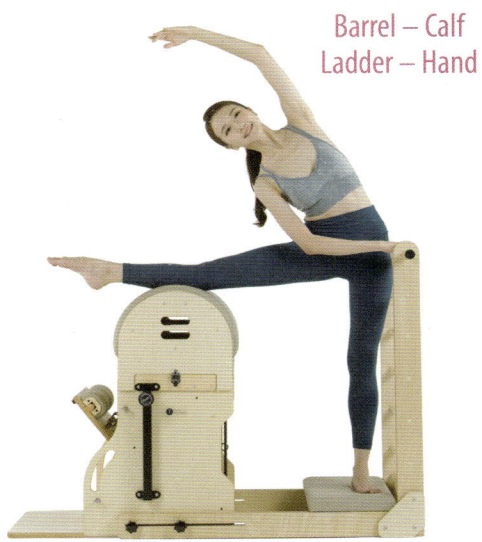

09 Side Develope

래더를 한 손으로 잡고 두 다리는 외회전하여
한쪽 다리를 옆구리 가까이 올린 상태에서 무릎을 펴준다.
척추는 신장시킨 상태에서 측면 근육에 초점을 두어
척추가 한쪽으로 휘어지지 않도록 한다.

10 Side Bend Pulse

래더를 한 손으로 잡고 한 다리는 배럴 위에 올려 편다.
척추는 신장시킨 상태에서 측면 근육에 집중한다.

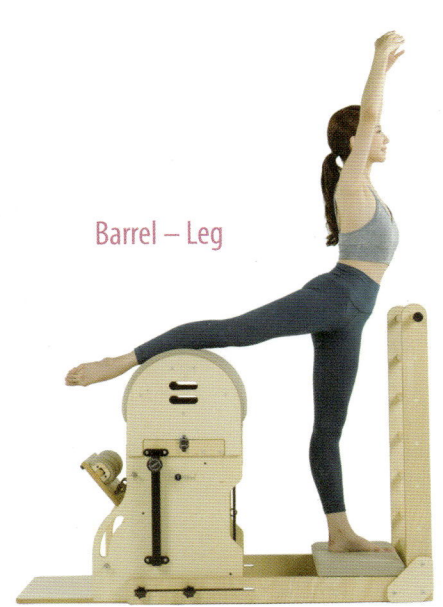
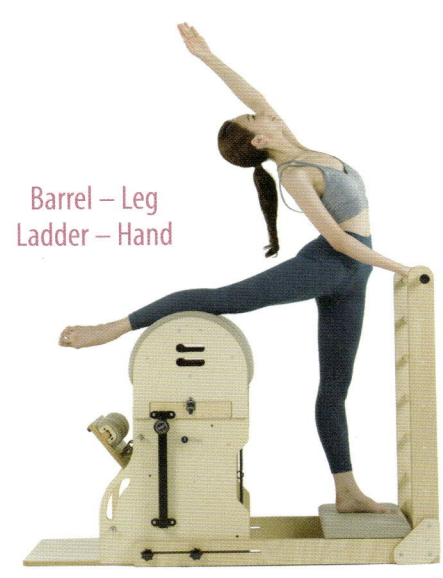

11 Leg Back Extension

배럴 위에 한 다리를 지지하고 상체를 세운다.
척추는 신장시키고 몸통을 안정화하여 기능적으로
자세를 바르게 유지한다.

12 Standing Back Extension

배럴 위에 한 다리를 지지하고 한 손으로 래더를 잡고
자세를 취한다. 척추는 신장시키고 몸통을 안정화하여
기능적으로 척추를 분절하여 천천히 뒤로 젖힌다.

5 / Dual Chair Sequence 5 : Ballet Fit

- **13 Arc Arabesque** : 코어 강화, 고관절 신전근·외회전근 강화, 척추의 신전근 강화, 발목 유연성 향상
- **14 Arc Attitude** : 고관절 신전근·외회전근 강화, 척추의 신전근 강화, 발목 유연성 향상
- **15 Abdominis with Attitude** : 코어 강화, 고관절 굴곡근·외회전근 강화, 무릎 신전근 강화
- **16 Ballet Stretch** : 하지 스트레칭

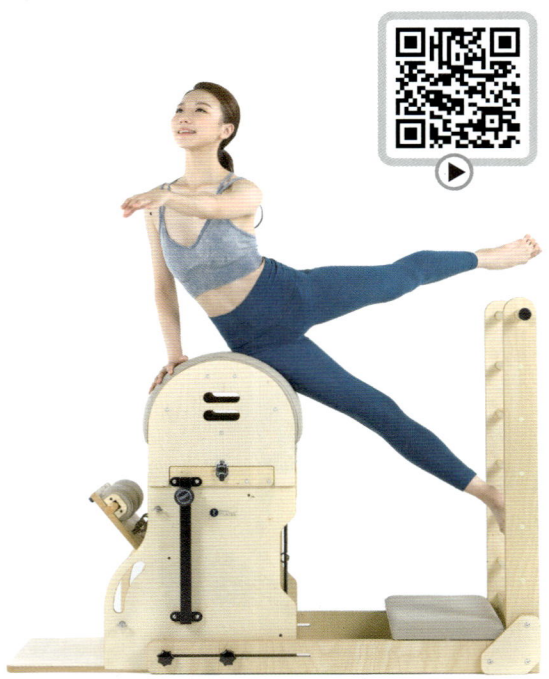

Barrel – Hand, Pelvic Ladder – Foot

13 Arc Arabesque

래더에 발을 지지하고 한 다리는 외회전하여 뒤로 길게 들어준다. 들고 있는 다리의 고관절 분리에 집중하며, 척추를 신장한다.

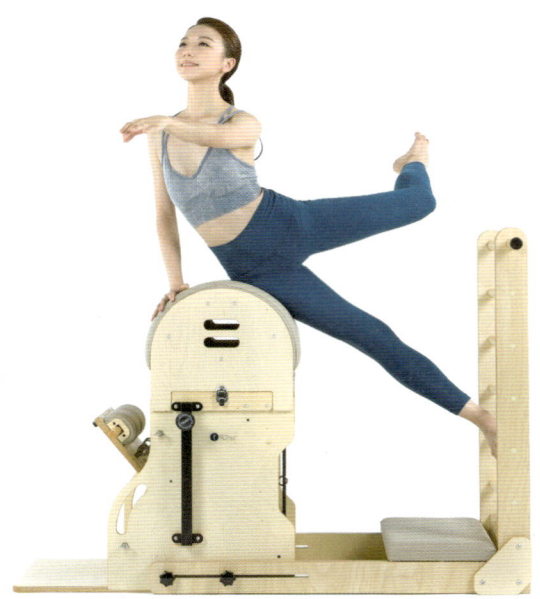

Barrel – Hand, Pelvic Ladder – Foot

14 Arc Attitude

래더에 발을 지지하고 반대쪽 다리는 외회전하여 뒤로 길게 들어준다. 구부린 무릎의 굴곡근과 다리의 고관절 분리에 집중하며, 척추를 신장한다.

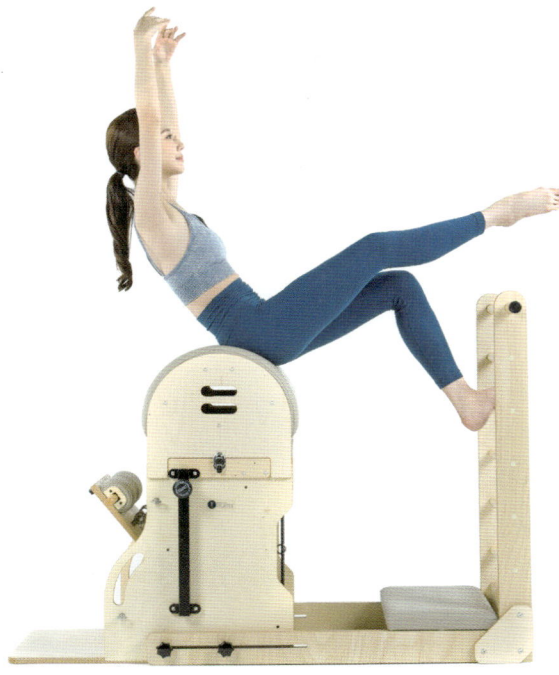

15 Abdominis with Attitude

래더에 두 발을 지지했다가 한 다리는 외회전하여
앞으로 길게 들어준다. 다리의 고관절 분리에 집중하며
복부에 초점을 둔다.

Barrel – Hips
Ladder – Feet

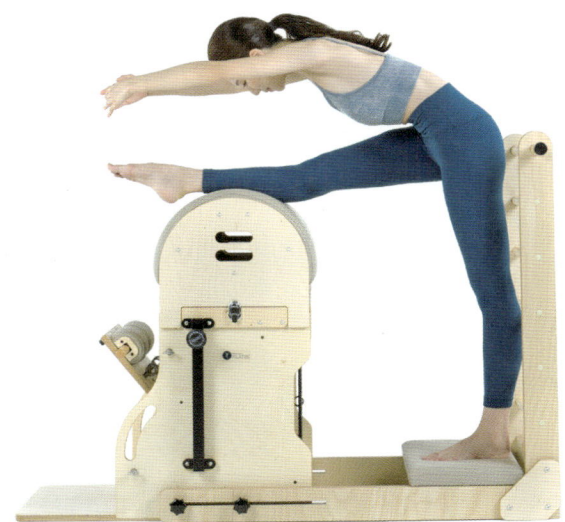

16 Ballet Stretch

아크(Arc)에 한 발을 올린다. 반대쪽 다리는 무릎이
굽혀지지 않도록 유지하며, 올린 다리의 고관절 분리와
척추의 기능적 분절에 집중한다.

Barrel – calf

운동 시퀀스

Warm Up	
Main Exercise	
Cool Down	

Choreography Flowing Pilates Sequences

III. Reformer

1 / Reformer Flowing Sequence 1: Sitting

01. Chest Expansion
02. Roll Down
03. Hug a Tree
04. Mermaid
05. Stomach Massage
06. Control Back
07. Control Front
08. Tendon Stretch

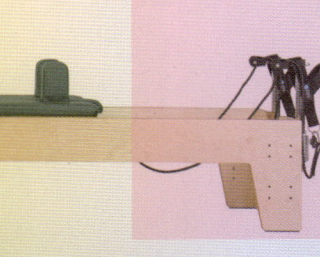

1 / Reformer Flowing Sequence 1: Sitting

01	**Chest Expansion** : 회전근개·이두근·삼두근·대흉근·광배근·삼각근 강화 A 560
02	**Roll Down** : 코어 강화, 견갑대 안정화, 척추 유연성 향상 A 564
03	**Hug a Tree** : 대흉근·삼각근 강화, 견갑골 안정화 A 562
04	**Mermaid** : 복사근·척추 가동성 향상, 몸통 안정성 강화 A 578
05	**Stomach Massage** : 견갑대 안정화, 발의 내재근·햄스트링·대퇴사두근·요근·코어 강화 A 582

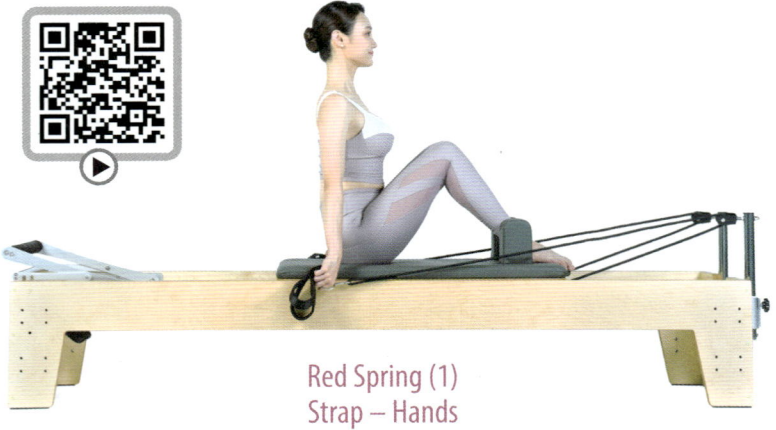

Red Spring (1)
Strap – Hands

01 Chest Expansion

척추를 신장하고, 갈비뼈가 돌출(flaring rib) 되지 않도록 몸통의 안정성을 유지한다.

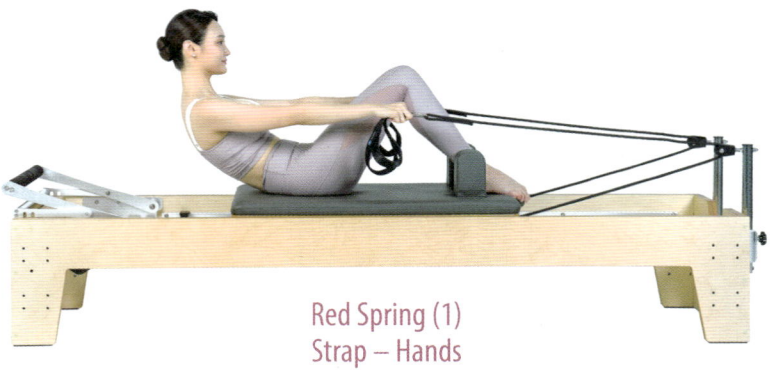

Red Spring (1)
Strap – Hands

02 Roll Down

코어의 힘으로 척추를 분절한다.

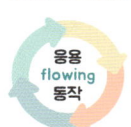

응용 flowing 동작

2-1. One Leg Lift
2-2. Twist Arm Extension
2-3. 2-1 + 2-2
2-4. Side Sithing – Side Armn

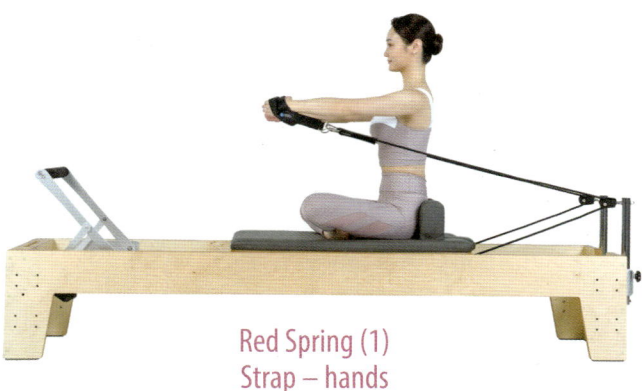

Red Spring (1)
Strap – hands

03　Hug a Tree

신체의 균형을 유지하고, 어깨가 상승하거나 팔꿈치가 과하게 접히지 않도록 한다.

응용 flowing 동작
3-1. Salute
3-2. Rowing – Bending
3-3. Rowing – Sitting tall

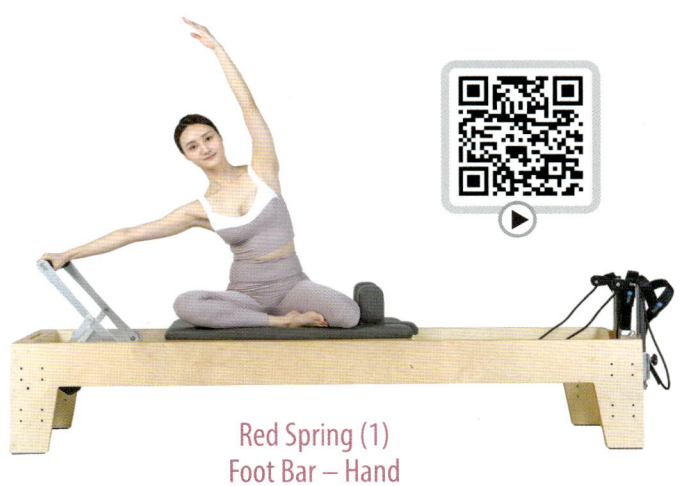

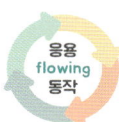

Red Spring (1)
Foot Bar – Hand

04　Mermaid

풋바를 밀 때 어깨의 안정성을 유지하고, 척추의 측면 굴곡과 회전이 일어나는 움직임에 집중한다.

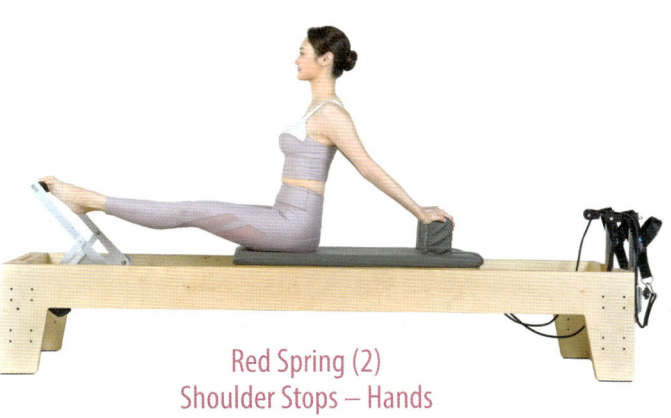

Red Spring (2)
Shoulder Stops – Hands

05　Stomach Massage - Flat Back

어깨의 안정성 안에서 두 다리를 펼 때, 허벅지 안쪽 근육을 활성화하는 데 집중한다.

응용 flowing 동작
5-1. Round Back
5-2. Reach
5-3. Twist

1 / Reformer Flowing Sequence 1: Sitting

1/ Reformer Flowing Sequence 1: Sitting

06 Control Back : 몸통 강화, 전거근 및 하부 승모근 강화, 대흉근 강화, 대퇴이두근 및 대둔근 강화, 견갑골 안정성 향상 A 612

07 Control Front : 몸통 강화, 견갑골 안정화 향상, 전거근 및 하부 승모근 강화, 대흉근 강화, 대퇴이두근·대둔근 강화 A 614

08 Tendon Stretch : 햄스트링 유연성 향상, 견갑골 안정성 향상, 코어 및 고관절 강화, 광배근·대원근·전거근 강화 A 632

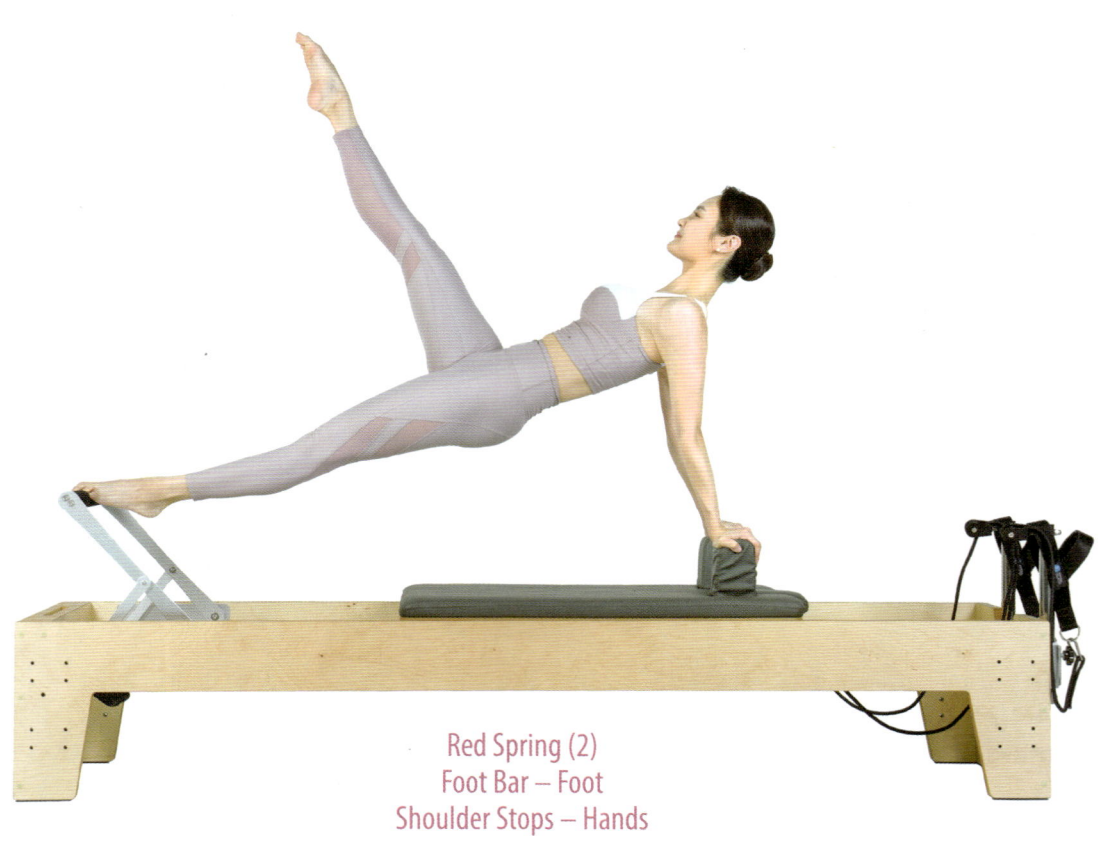

Red Spring (2)
Foot Bar – Foot
Shoulder Stops – Hands

06 Control Back

골반을 들어 올린 상태에서 한 다리를 올리고 내릴 때, 하체의 정렬에 집중한다.

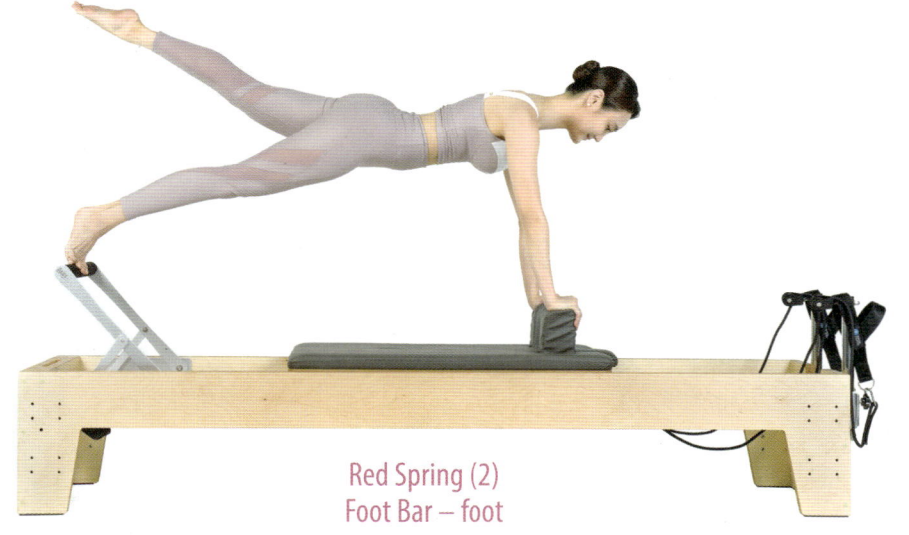

Red Spring (2)
Foot Bar – foot

07 Control Front

머리부터 발끝까지 일직선을 유지한다.

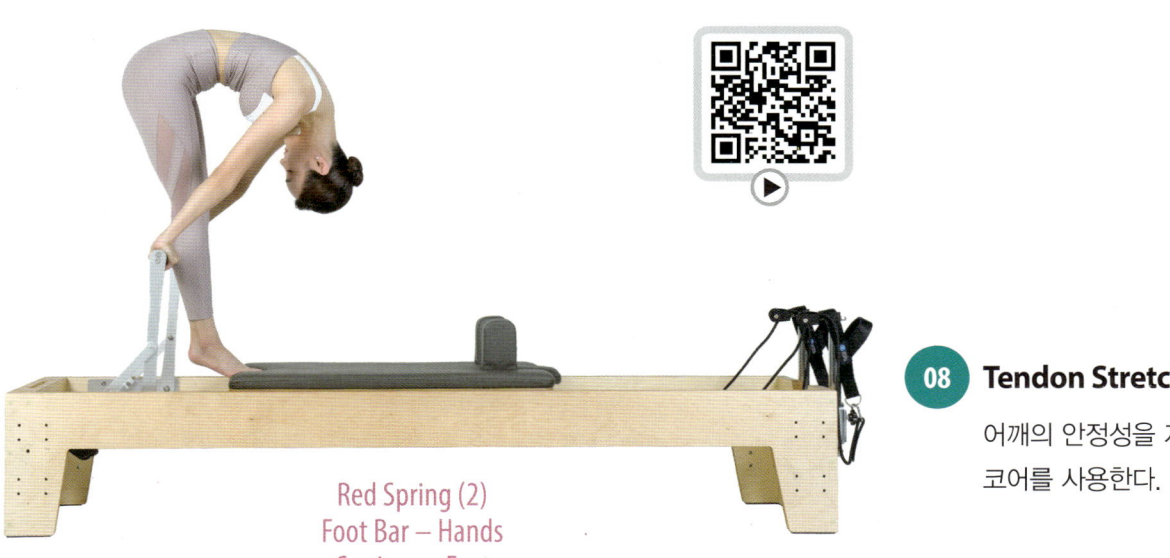

Red Spring (2)
Foot Bar – Hands
Carriage – Feet

08 Tendon Stretch

어깨의 안정성을 지키며 코어를 사용한다.

운동 시퀀스(예시)

Warm Up	01 Chest expansion with neek movement (F/E/Lataney) Circher
	02 2-1 One Leg Lift F
	     2-2 Twist Arm Extension
	     2-3 2-1 + 2-2
	     2-4 Side Sithing-Side Arm

Main Exercise	03 Hug a Tree
	     3-1 Salute
	     3-2 Rowing-Bending
	     3-3 Rowing-Sitting Tall
	04 Mermaid
	05 Stomach Massage-Flat Back
	     5-1 Round Back
	     5-2 Reach
	     5-3 Twist
	06 Control Back
	07 Control Front
	08 Tendon Stretch
	
	고객의 능력에 따라 횟수 또는 세트를 조정할 수 있으며
	동작을 뺄 수도 있다.

Cool Down	위 동작 중 척추의 모든 동작(motion)이 들어 있는지 확인한 후, 만약 없다면 Warm up과 Main exercise에 없는 척추 동작(motion)을 넣어서 쿨다운의 목적으로 필라테스 프로그램으로 만들 수 있다.

III. Reformer

2 / Reformer Flowing Sequence 2: Supine

01. 100's
02. Shoulder Adduction Circle
03. Hip Flexion & Extension
04. Running
05. Single Leg Foot Work
06. Frog
07. Leg Circle
08. Short Spine Massage
09. Long Spine Massage
10. Pelvic Lift
11. Semi-Circle
12. Jumping
13. Corkscrew
14. Balance Control into Arabesque

2/ Reformer Flowing Sequence 2: Supine

01 **100's** : 코어 강화, 어깨·요추·골반 안정성 향상 A556
02 **Shoulder Adduction & Circle** : 소원근·극하근·삼각근·광배근 강화, 몸통의 안정성 향상 A 558
03 **Hip Flexion & Extension** : 내전근·대퇴사두근·햄스트링·코어 강화 A 558
04 **Running** : 골반 안정화, 대퇴사두근·햄스트링·발의 내재근 강화, 어깨 안정화, 광배근·대흉근·코어 강화 A 584
05 **Single Leg Foot Work** : 햄스트링·내/외전근·복부 강화, 골반 안정성, 다리 정렬 향상 A 586
06 **Frog** : 내전근·대퇴사두근·햄스트링·코어 강화 A 588

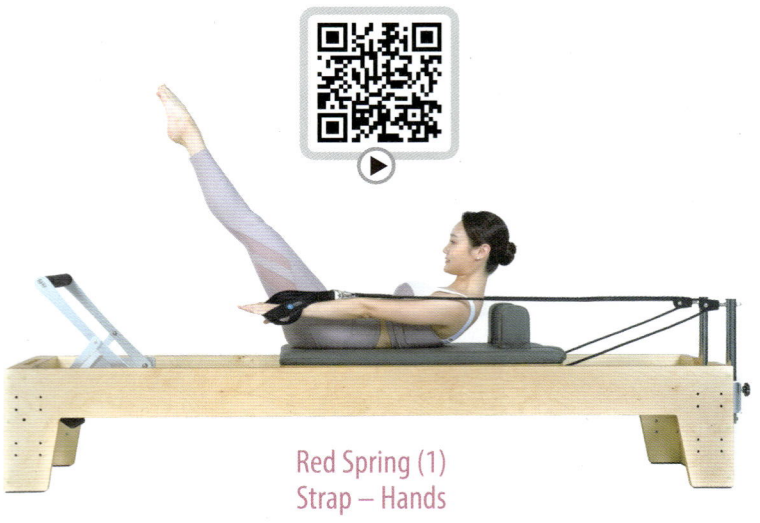

Red Spring (1)
Strap – Hands

01 100's

손끝을 풋바 쪽으로 밀어 상체를 들어 올린다.

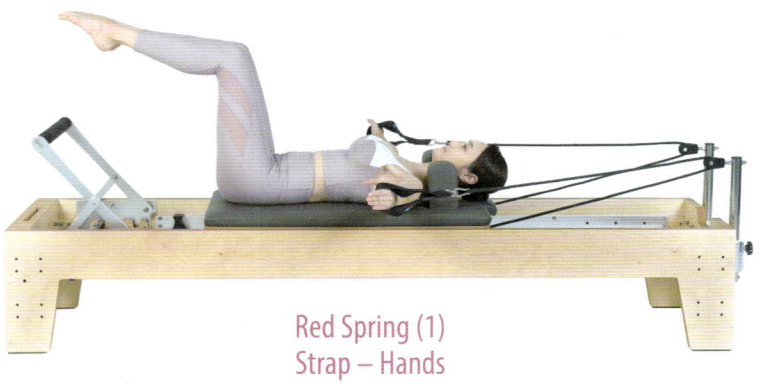

Red Spring (1)
Strap – Hands

02 Shoulder Adduction & Circle

누운 자세에서 갈비뼈가 돌출(flaring rib) 되지 않도록 한다.

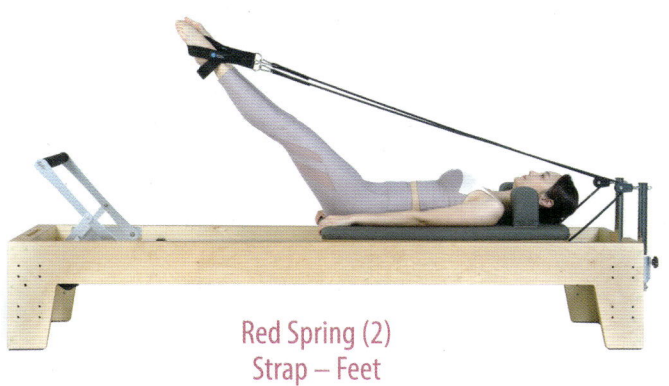

Red Spring (2)
Strap – Feet

03 Hip Flexion & Extension

다리를 위아래로 움직일 때, 골반과 허리가 캐리지에서 들리지 않도록 하여 골반의 안정성을 유지한다.

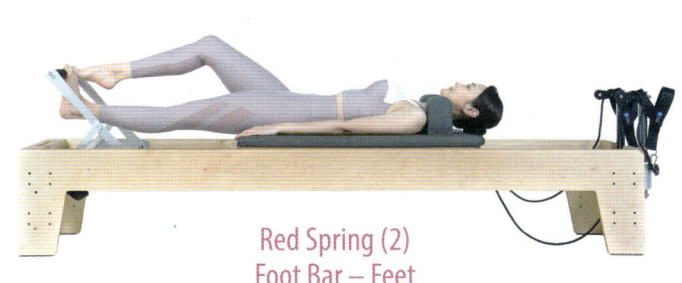

Red Spring (2)
Foot Bar – Feet

04 Running

동작을 수행하는 동안 어깨를 편안하게 유지하고, 고관절, 슬개골 그리고 두 번째 발가락으로 이어지는 하지 정렬 안에서 발목의 움직임에 집중한다.

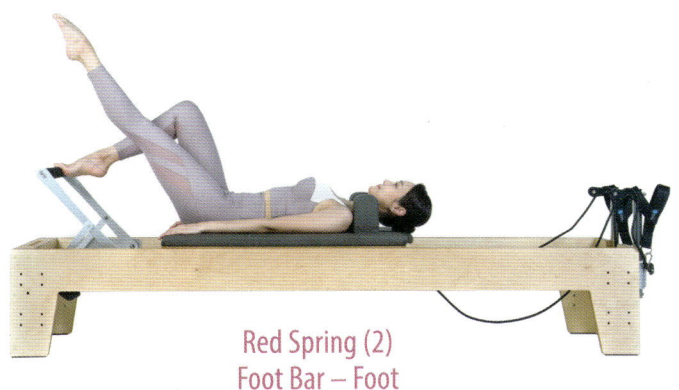

Red Spring (2)
Foot Bar – Foot

05 Single Leg Foot Work

무릎이 과신전되지 않도록 하지를 정렬하고, 골반 중립을 유지한다.

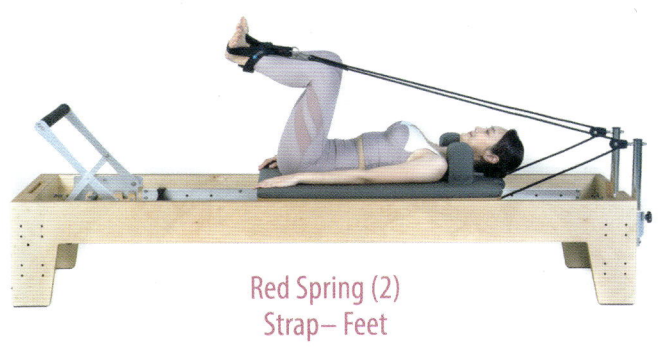

Red Spring (2)
Strap – Feet

06 Frog

골반의 안정성을 지키며 두 다리의 각도를 일정하게 유지하여 움직인다.

2/ Reformer Flowing Sequence 2: Supine

> **07 Leg Circle** : 고관절 유연성 향상 A 589
> **08 Short Spine Massage** : 척추·햄스트링 유연성 증가, 둔근·내전근·고관절 신근 강화 A 590
> **09 Long Spine Massage** : 견갑골 및 어깨 강화, 골반 안정화, 복부 강화, 척추 분절 능력 향상, 목 강화 A 636
> **10 Pelvic Lift** : 햄스트링·둔근·복근 등 신전근 강화, 척추 분절 및 유연성 향상 A 592
> **11 Semi-Circle** : 척추 분절 능력 향상, 복부 강화, 이두근 및 어깨 강화, 어깨 유동성 향상, 견갑대 안정화 A 638
> **12 Jumping** : 하지 정렬, 발목 근육 강화 A 594

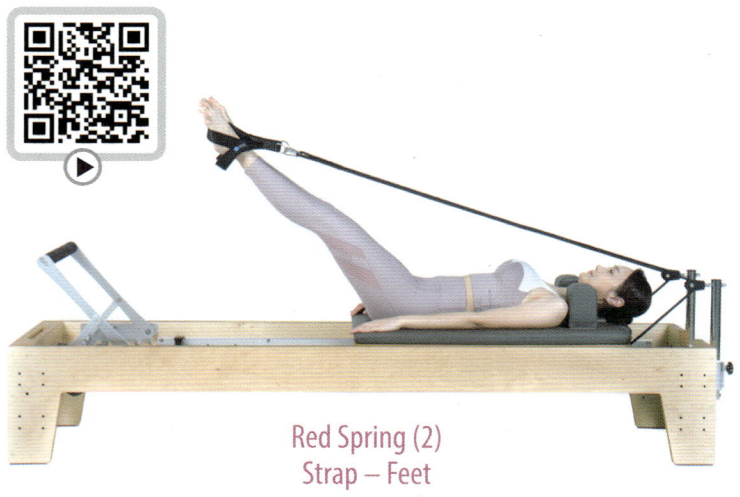

Red Spring (2)
Strap – Feet

07 Leg Circle

골반의 안정성을 지키며, 고관절 움직임 범위를 동일하게 하는 데 집중한다.

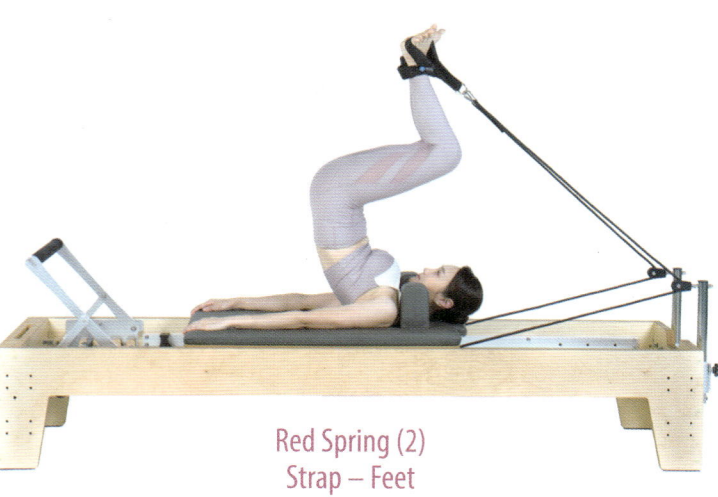

Red Spring (2)
Strap – Feet

08 Short Spine Massage

체중이 목에 실리지 않도록 주의하고, 척추를 분절하는 동안 체중이 한쪽으로 치우치지 않고 균형을 유지하도록 집중한다.

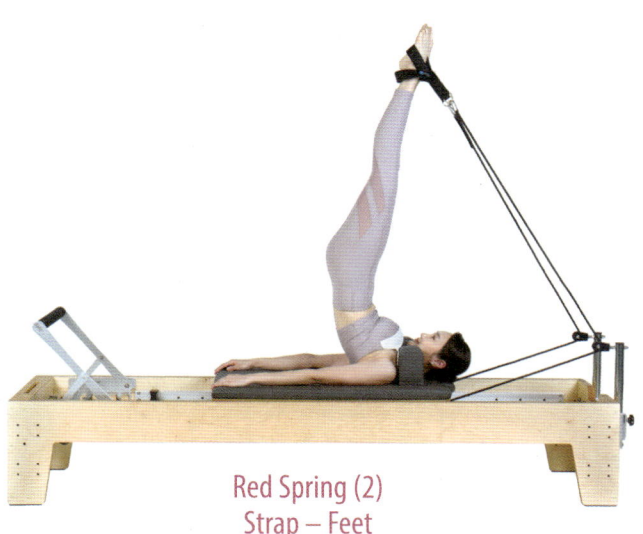

Red Spring (2)
Strap – Feet

09 Long Spine Massage

체중이 목에 실리지 않도록 주의하고, 척추를 분절하는 동안 체중이 한쪽으로 치우치지 않고 균형을 유지하도록 집중한다.

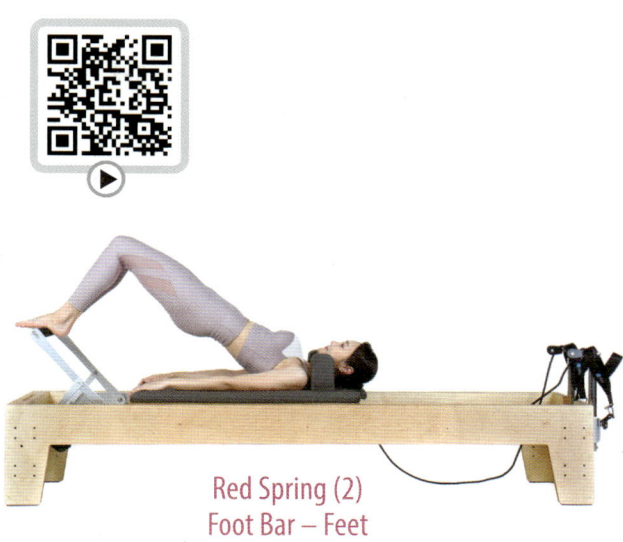

Red Spring (2)
Foot Bar – Feet

10 Pelvic Lift

하지의 정렬을 유지하고, 골반을 과하게 들어 올려 척추가 과신전되지 않도록 집중한다.

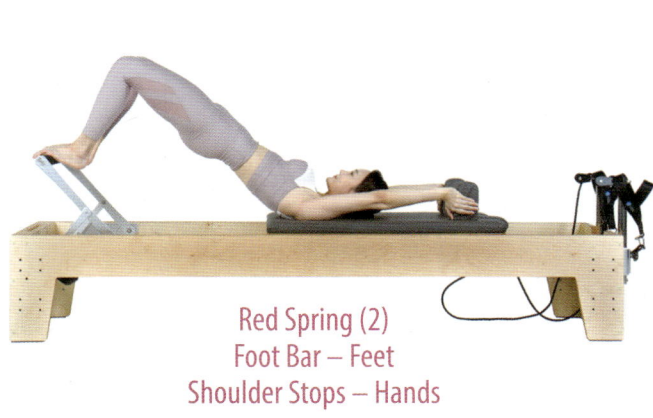

Red Spring (2)
Foot Bar – Feet
Shoulder Stops – Hands

11 Semi-Circle

손으로 숄더 스톱(shoulder stops)을 밀어내며 척추를 분절하여 내렸다가 풋바를 밀어 캐리지를 올린다. 캐리지가 움직이지 않도록하고 척추를 분절하여 골반을 올린다. 골반을 올린 상태로 캐리지를 내린다. 골반과 척추가 한쪽으로 기울어지지 않도록 한다.

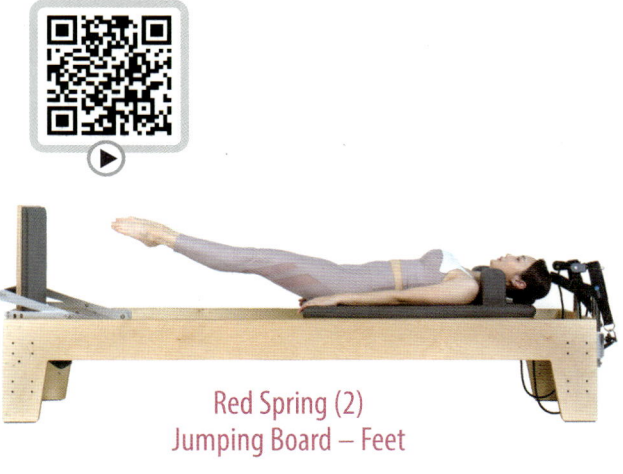

Red Spring (2)
Jumping Board – Feet

12 Jumping

하지의 정렬을 유지하고 발바닥 전체를 사용하도록 집중한다. 착지 시 점핑보드에 발가락이 먼저 닿고 이후 발꿈치가 닿도록 집중한다.

2/ Reformer Flowing Sequence 2: Supine

> 13 **Corkscrew** : 척추 유연성 향상, 몸통 조절 능력 향상, 견갑대 안정화 A 624
> 14 **Balance Control into Arabesque** : 코어 조절 능력 향상, 코어·둔근 강화 A 644

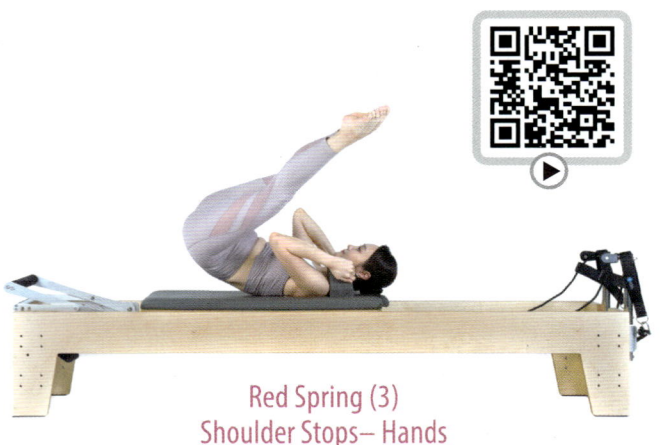

Red Spring (3)
Shoulder Stops— Hands

13 Corkscrew

숄더 스톱을 두 손으로 잡아당기는 힘을 이용하여
두 다리를 머리 위쪽으로 롤오버하고,
다리를 내리면서 두 발로 같은 크기로 원을
그리도록 집중한다.

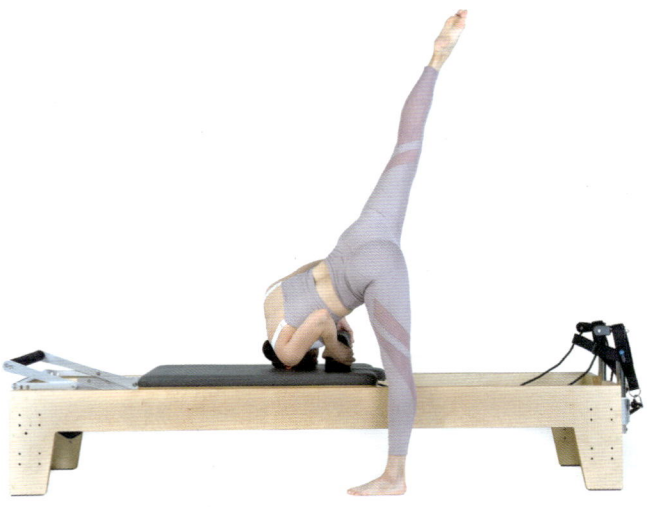

Red Spring (3)
Shoulder Stops— Hands

14 Balance Control into Arabesque

한쪽 어깨 쪽으로 두 다리를 롤오버(rollover:
어깨의 안정성을 유지하도록 힘을 준 상태에서
척추를 분절하여 다리를 머리 위로 넘김)한 후,
한쪽 다리는 사선 위를 향해 뻗고
반대쪽 다리는 바닥을 짚어 상체를 세운다.
이때 척추 분절을 통해 천천히 일어서도록 한다.

운동 시퀀스(예시)

Warm Up	04 Running 05 Single Leg Foot Work 10 Pelvic Lift 11 Semi – Circle 07 Leg Circle
Main Exercise	01　100's 02　Shoulder Adduction & Circle 03　Hip Flexion & Extension 06　Frog 07　Leg Circle 09　Long Spine Massage 10　Short Spine
Cool Down	

III. Reformer

3 / Reformer Flowing Sequence 3: Long & Short Box

01. Shoulder External Rotation
02. Spine Lateral Flexion
03. Swan
04. Backstroke
05. Teaser
06. Long Box T
07. Mermaid
08. Short Box Round Back / Stomach Control
09. Climb a Tree
10. Grasshopper
11. Long Box Leg Curl
12. Horse Back

3 / Reformer Flowing Sequence 3: Long & Short Box

01 **Shoulder External Rotation** : 극하근·소원근 강화, 어깨관절 안정화 A 566
02 **Spine Lateral Flexion** : 요방형근과 내·외 복사근 스트레칭, 척추의 가동성 향상 A 568
03 **Swan** : 척추 신근 강화, 대둔근 및 대퇴이두근 강화, 등 신전과 유연성 향상, 코어 유연성 향상 A 609
04 **Backstroke** : 복부·엉덩이 굴근 강화, 광배근 및 내전근 강화, 흉부 유연성·골반 안정성 향상 A 620
05 **Teaser** : 코어 강화, 장요근과 엉덩이 굴근 강화, 조화로움과 균형 A 606
06 **Long Box T** : 어깨 안정성, 등 상부 신근·극하근·후삼각근 강화 A 570

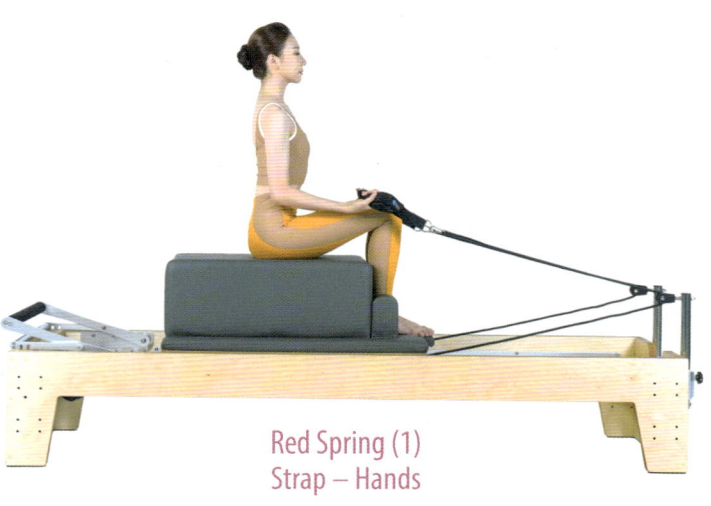

Red Spring (1)
Strap – Hands

01 Shoulder External Rotation

플레어링 립(flaring rib)이 되지 않도록 척추 중립을 유지한 상태에서 어깨관절의 외회전 움직임이 일어나도록 집중한다.

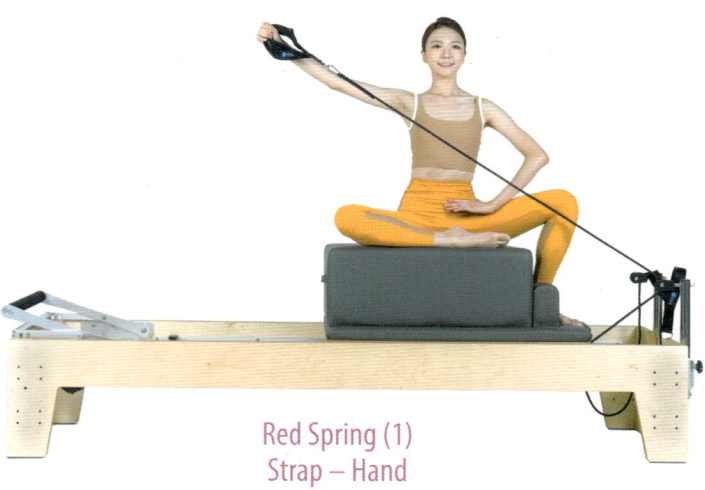

Red Spring (1)
Strap – Hand

02 Spine Lateral Flexion

척추 중립 상태에서 어깨 안정성을 지키며 동작한다.

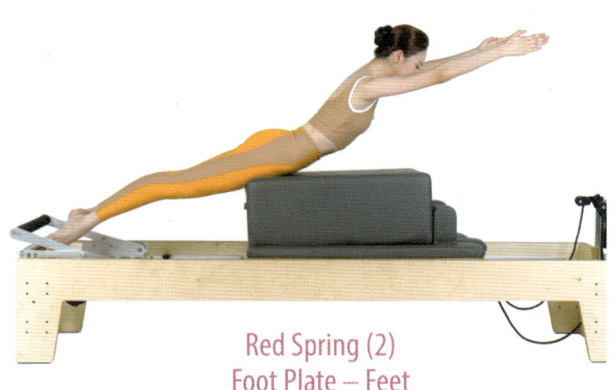

Red Spring (2)
Foot Plate – Feet

03 Swan

복부를 척추 안쪽으로 끌어 올려 코어를 활성화하고, 척추를 길게 신장한 상태로 신전한다.

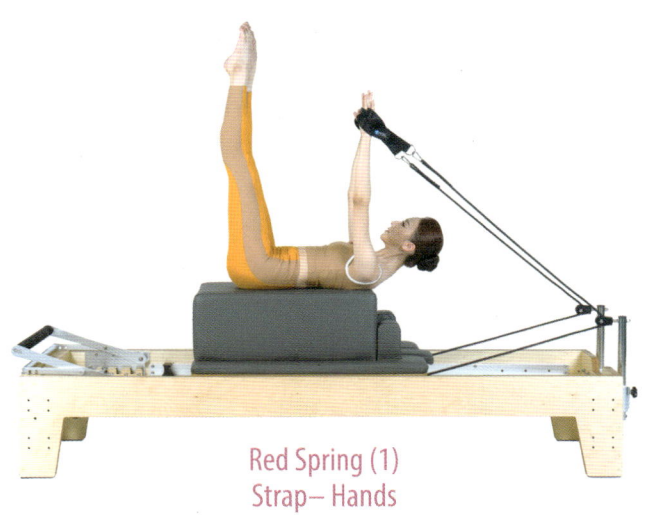

Red Spring (1)
Strap– Hands

04 Backstroke

코어 근육이 활성화된 상태에서 팔과 다리를 움직이도록 한다.

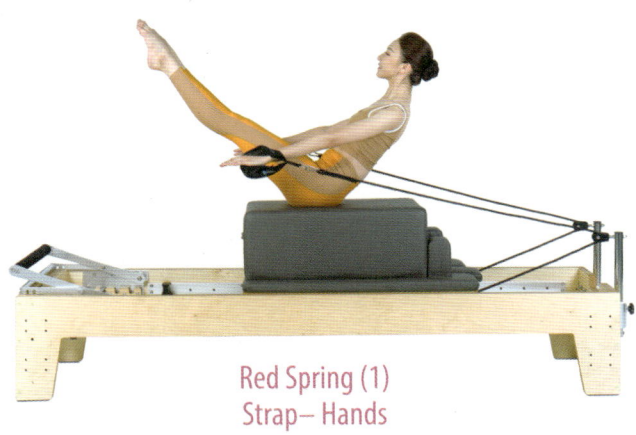

Red Spring (1)
Strap– Hands

05 Teaser

상체와 하체를 들어 올리는 동안 신체의 균형성을 유지하는 데 집중한다.

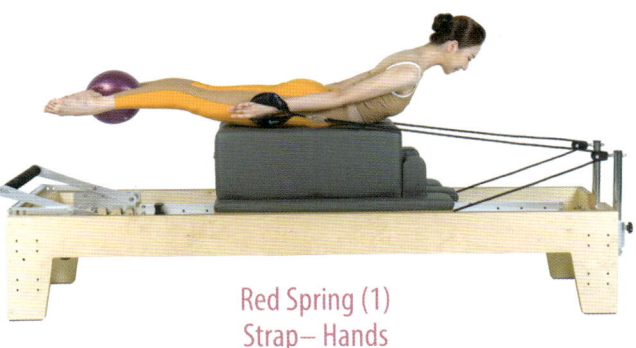

Red Spring (1)
Strap– Hands

06 Long Box T

골반을 안정화하고, 척추가 신장한 상태에서 들어 올려진 상태를 유지하는 데 집중한다. 발목 사이에 스몰 볼을 끼워 하지 인지를 더욱 집중할 수 있다.

3/ Reformer Flowing Sequence 3: Long & Short Box

- **07 Mermaid** : 코어 협력근 강화, 광배근·장요근·둔근 강화, 외측 몸통 유연성 향상 A 628
- **08 Short Box Round Back / Stomach Control** : 코어 및 등 근육 강화 A 626
- **09 Climb a Tree** : 코어 협력근 강화, 대퇴이두근의 유연성 증가, 골반의 안정화, 등 근육 강화 A 630
- **10 Grasshopper** : 척추 신근 강화, 대둔근·외회전근·대퇴이두근 강화, 등 신전과 유연성 향상 A 612
- **11 Long Box Leg Curl** : 골반 안정성 향상, 햄스트링 강화, 무릎관절 강화
- **12 Horse Back** : 균형성 강화, 내전근 강화, 어깨 안정성 향상

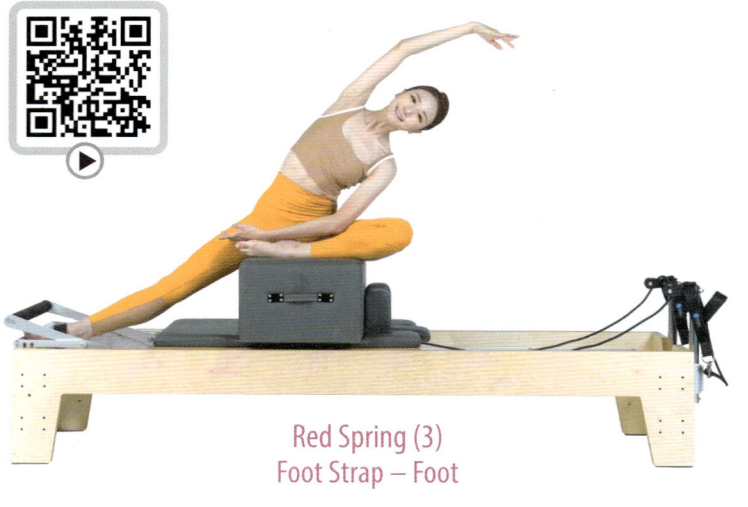

Red Spring (3)
Foot Strap – Foot

07 Mermaid
한쪽 발목을 풋 스트랩에 고정하고 척추를 옆으로 굽히고 회전한다.

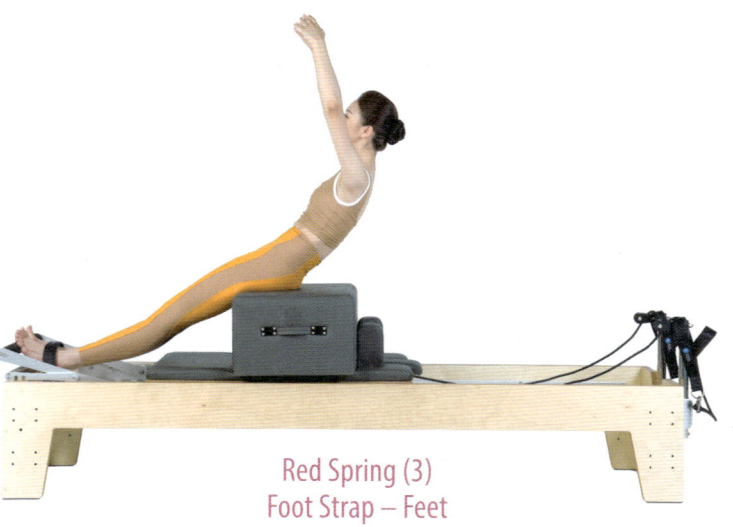

Red Spring (3)
Foot Strap – Feet

08 Short Box Round Back / Stomach Control
코어를 활성화하여 척추를 천천히 분절하여 움직인다.

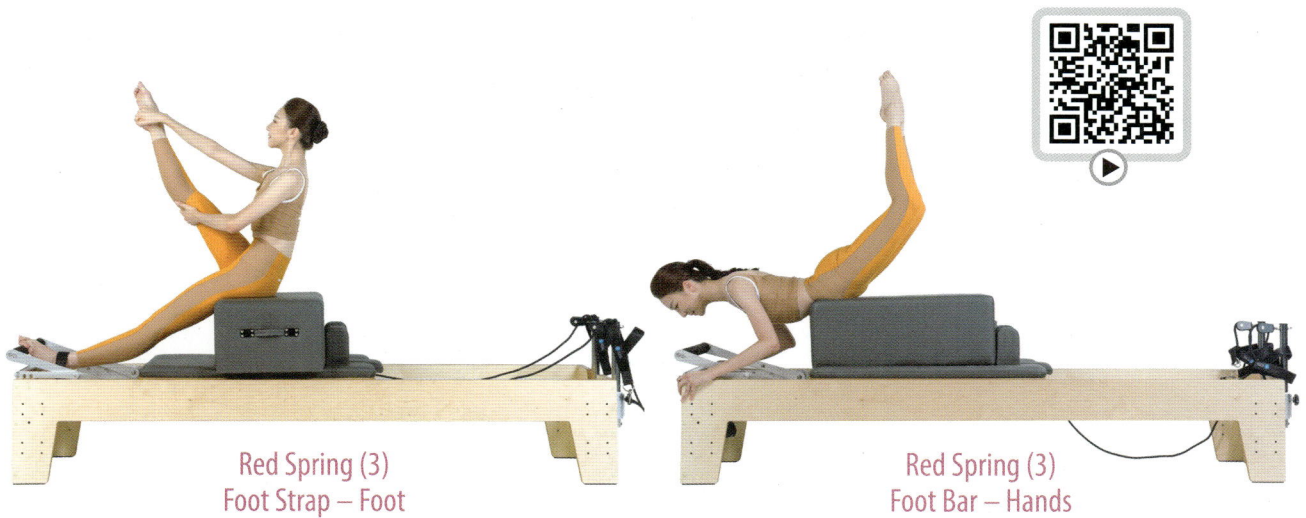

Red Spring (3)
Foot Strap – Foot

09 Climb a Tree

골반이 한쪽으로 기울어지지 않도록 하고 코어의 힘으로 척추를 천천히 분절한다.

Red Spring (3)
Foot Bar – Hands

10 Grasshopper

복부를 척추 쪽으로 끌어 올려 코어를 활성화하고 척추를 길게 신장하여 신전시키는 움직임에 집중한다.

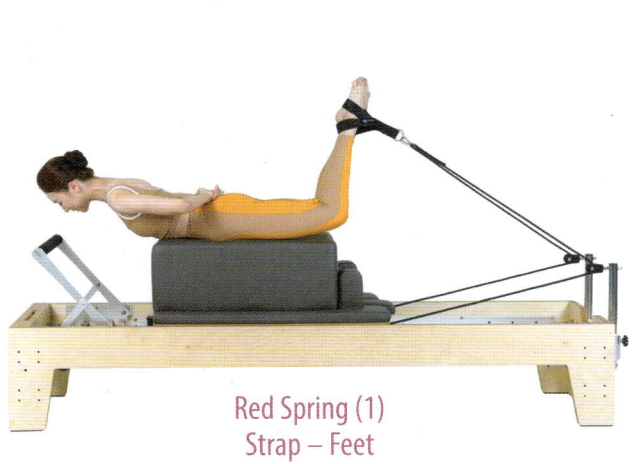
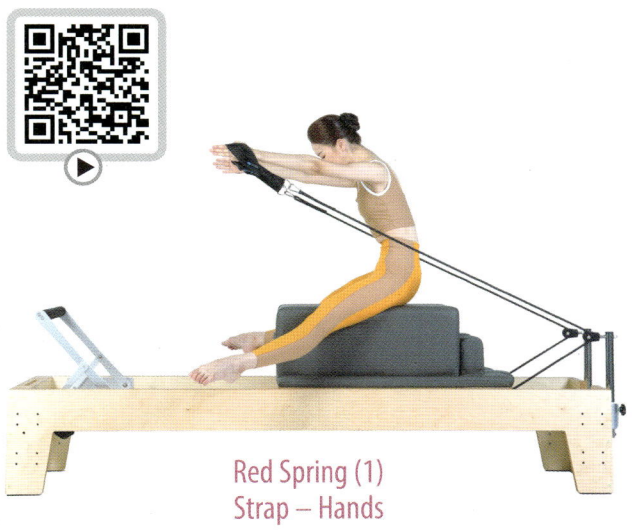

Red Spring (1)
Strap – Feet

11 Long Box Leg Curl

복부를 척추 쪽으로 끌어 올린 상태에서 무릎을 구부린다.

Red Spring (1)
Strap – Hands

12 Horse Back

허벅지 안쪽 근육을 사용해 캐리지를 조이면서 척추를 신장하고 신체 균형을 유지하는 데 집중한다.

운동 시퀀스

Warm Up	
Main Exercise	
Cool Down	

III. Reformer

4 / Reformer Flowing Sequence 4: Kneeling to Stand

01. Reverse Chest Expansion / Arm Circles
02. Down Stretch
03. Kneeling Abs
04. Kneeling Back Extension
05. Arabesque Single Leg Bend
06. Twist
07. Star
08. Splits Russian
09. Splits Side
10. Hip Stretch

4 / Reformer Flowing Sequence 4: Kneeling to Stand

01 **Reverse Chest Expansion / Arm Circles** : 삼각근을 포함한 어깨 근육 강화, 몸통의 안정성, 신체 조절력 향상 A 572
02 **Down Stretch** : 척추 중립 자세 인지, 요근·하부 코어 강화, 척추 신장 A 577
03 **Kneeling Abs** : 견갑골 및 골반 안정화, 코어 강화 A 634
04 **Kneeling Back Extension** : 코어 강화, 고관절·가슴·견갑대 유연성 향상, 둔근 강화, 요추 및 어깨 강화 A 642
05 **Arabesque Single Leg Bend** : 코어·고관절 강화, 척추 및 둔근 강화, 햄스트링 강화, 견갑골 안정화 A 640
06 **Twist** : 광배근 및 복사근 강화, 중둔근 및 소둔근을 포함한 측면 근육 강화, 회전근개 강화, 견갑골 안정화 A 603

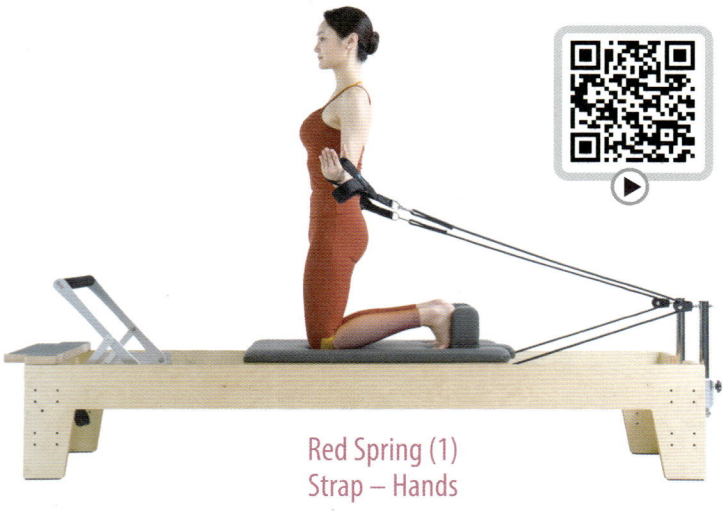

Red Spring (1)
Strap – Hands

01 Reverse Chest Expansion / Arm Circles

골반을 중립하고, 척추를 신장한다.
복부를 척추 안쪽으로 끌어 올려 코어를 활성화하여 동작을 수행하는 동안 중심을 유지하여 신체가 흔들리지 않도록 집중한다.

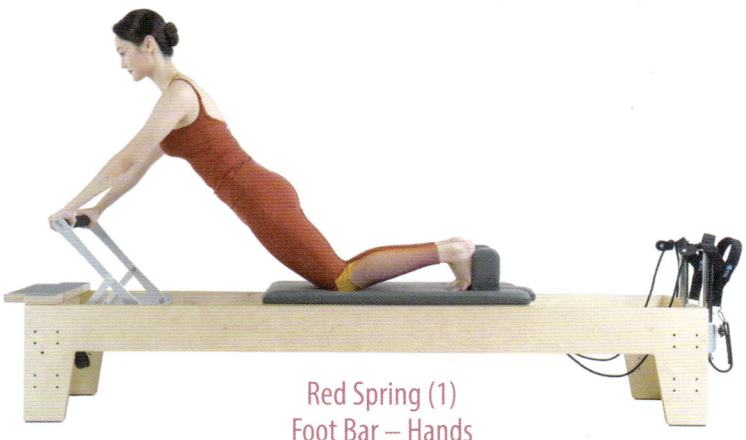

Red Spring (1)
Foot Bar – Hands

02 Down Stretch

어깨를 내려 어깨의 안정성을 유지하고, 복부를 척추 안쪽으로 끌어 올려 동작을 수행하는 동안 코어가 활성화되도록 집중한다.

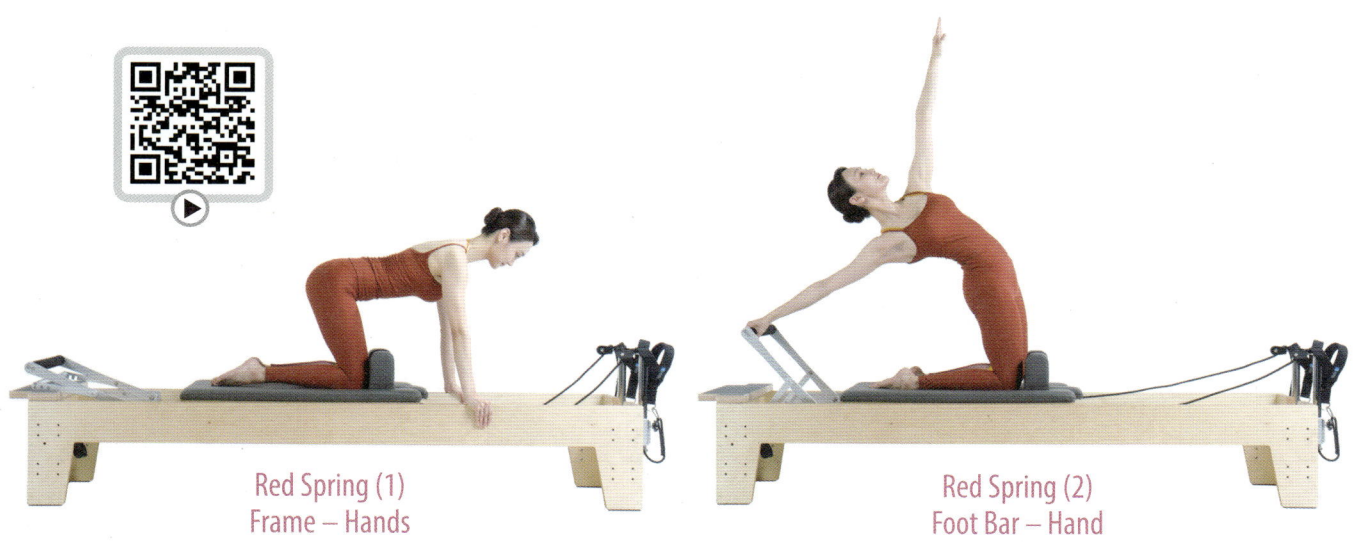

Red Spring (1)
Frame – Hands

03 Kneeling Abs

어깨를 내려 어깨의 안정성을 유지하고, 복부를 척추 안쪽으로 끌어 올려 동작을 수행하는 동안 코어가 활성화되도록 집중한다.

Red Spring (2)
Foot Bar – Hand

04 Kneeling Back Extension

한손으로 풋바를 잡고 어깨의 안정성을 유지한다. 골반을 천천히 들어 올려 척추를 신전하는 데 집중한다.

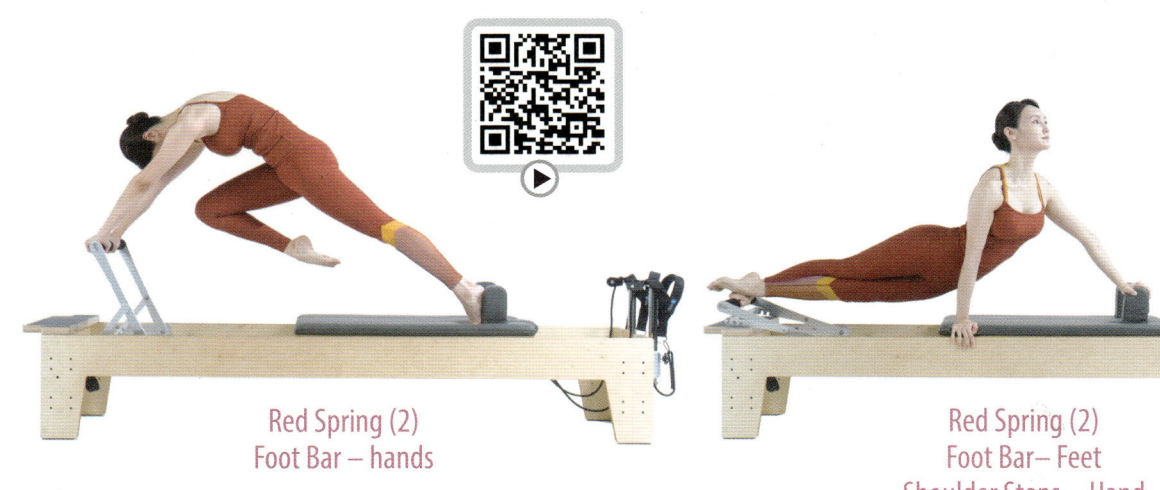

Red Spring (2)
Foot Bar – hands

05 Arabesque Single Leg Bend

어깨의 안정성을 지키며 무릎을 가슴 쪽으로 당기고 다시 뒤로 펴는 동작을 부드럽게 수행할 수 있도록 집중한다.

Red Spring (2)
Foot Bar – Feet
Shoulder Stops – Hand

06 Twist

캐리지를 미는 동작에서 어깨의 안정성을 유지하고 상체를 회전 및 신전한다.

4 / Reformer Flowing Sequence 4: Kneeling to Stand

4/ Reformer Flowing Sequence 4: Kneeling to Stand

- **07 Star** : 광배근 및 복사근 강화, 둔근 및 측면 근육 강화, 회전근개 강화, 견갑골 안정화 A 600
- **08 Splits Russian** : 고관절 및 햄스트링 유연성 향상, 둔근 및 내·외전근 강화, 신체 균형성 향상 A 596
- **09 Splits Side** : 코어 강화, 어깨·요추·골반 안정성 향상, 고관절 내·외전근 강화, 신체 균형성 향상 A 599
- **10 Hip Stretch** : 고관절 굴근·대퇴사두근 스트레칭, 코어·둔근 강화 A 580

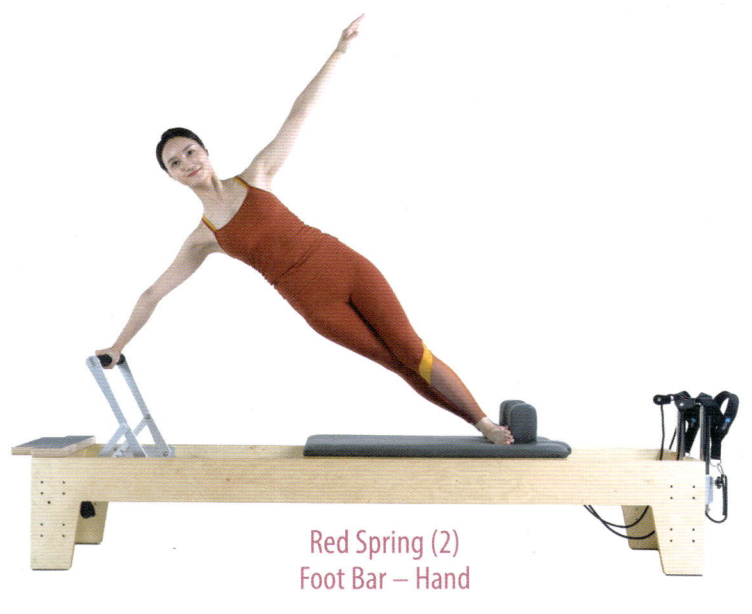

Red Spring (2)
Foot Bar – Hand

07 Star

한 팔로 자세를 유지할 수 있도록 어깨와 코어의 근력이 요구된다. 신체의 정렬을 유지하는 데 집중한다.

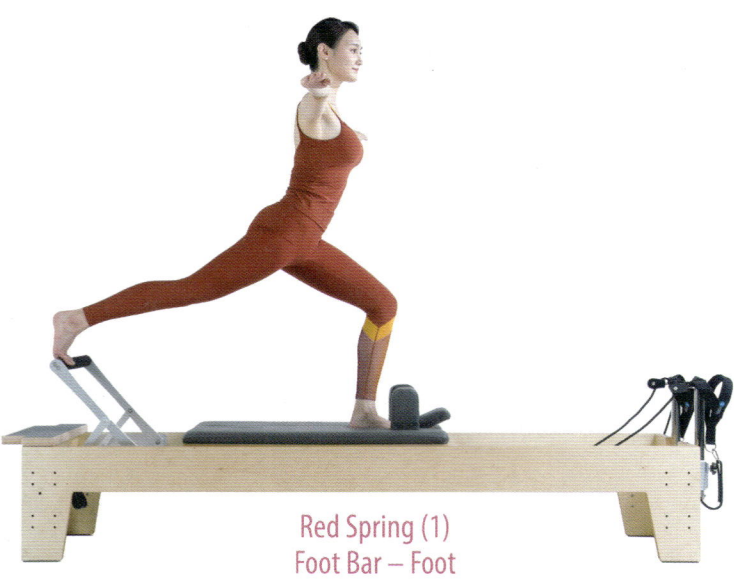

Red Spring (1)
Foot Bar – Foot

08 Splits Russian

동작을 수행하는 동안 골반, 무릎 그리고 발목이 이루는 하지 정렬을 유지하는 데 집중한다.

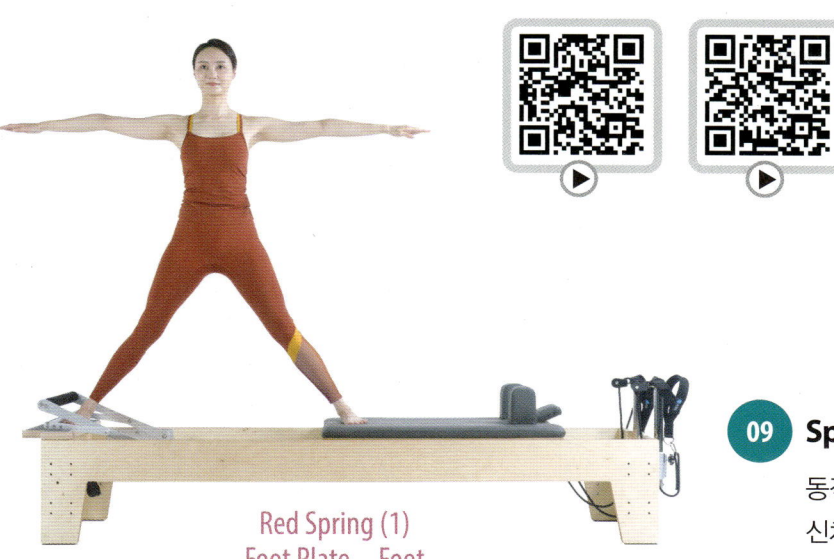

Red Spring (1)
Foot Plate – Foot

09 Splits Side

동작을 수행하는 동안 하지 정렬과 신체 균형을 유지하는 데 집중한다.

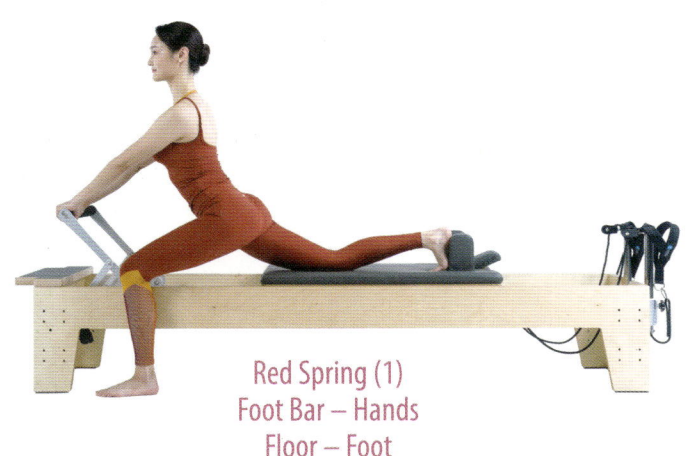

Red Spring (1)
Foot Bar – Hands
Floor – Foot

10 Hip Stretch

캐리지 위에 있는 다리에 체중을 싣지 않는다. 골반이 한쪽으로 기울어지지 않도록 한다.

운동 시퀀스

Warm Up	
Main Exercise	
Cool Down	

IV. Cadillac

1 / Cadillac Flowing Sequence: Push-Though Bar Spring from Above 1

01. Hip Flexor Stretch
02. One Leg Stretch
03. Arm Reach
04. Upper Arm
05. Teaser
06. Seated Back
07. Cat
08. Chest Extension
09. Quadruped Series
10. Saw
11. Around the World
12. Arm Reach
13. Swan
14. Parakeet
15. Mermaid

Choreography Flowing Pilates Sequences

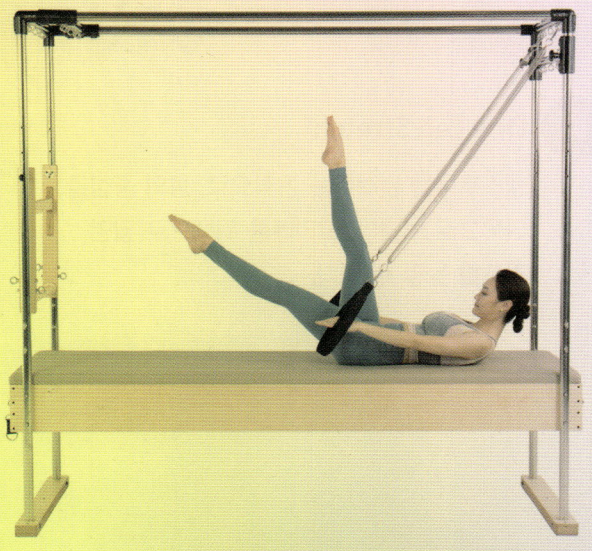

1/ Cadillac Flowing Sequence: Push-Though Bar Spring from Above 1

01 Hip Flexor Stretch : 고관절·대퇴 스트레칭
02 One Leg Stretch : 햄스트링 스트레칭
03 Arm Reach : 회전근개 스트레칭 및 강화
04 Upper Arm : 상복부 강화, 신체 조절능력 향상
05 Teaser : 고관절·복부 강화
06 Seated Back : 대흉근·어깨 스트레칭, 견갑골 안정화

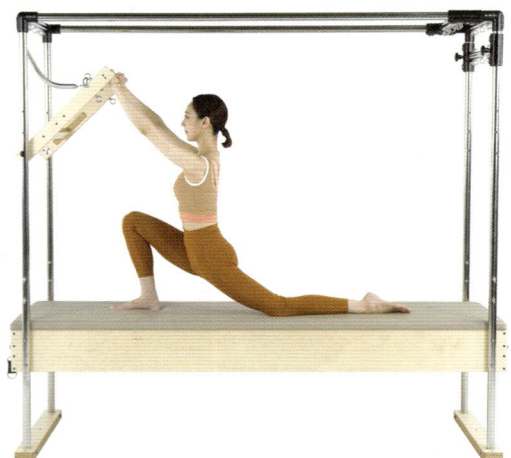

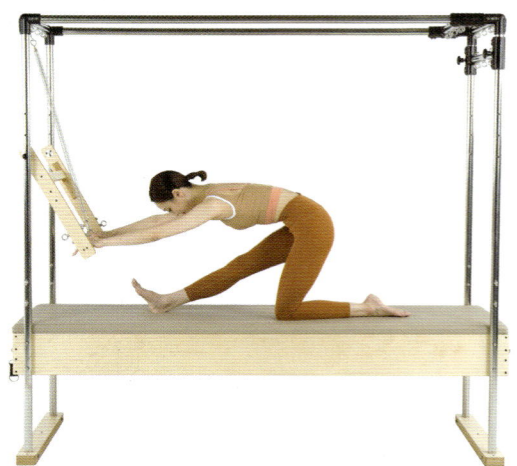

01 Hip Flexor Stretch

골반이 정면을 향하도록 하고 뒤쪽 다리의 고관절을 늘려준다.
앞쪽 다리 무릎이 회전되지 않도록 한다.

02 One Leg Stretch

햄스트링을 늘려주는 동작으로, 몸의 중심을 뒤쪽으로 보낸다. 꼬리뼈를 뒤쪽으로 밀면 강도를 높일 수 있다.

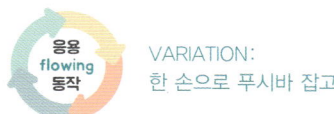

VARIATION: 한 손으로 푸시바 잡고

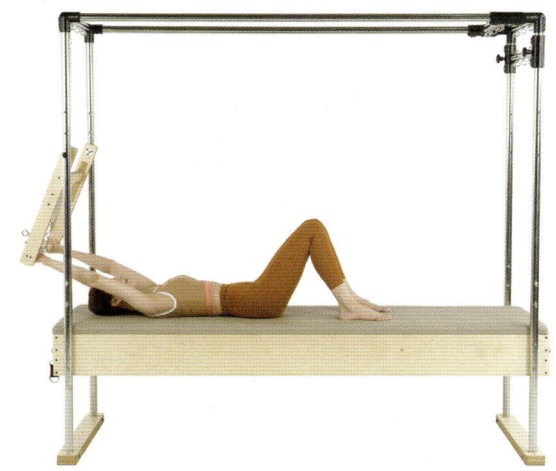
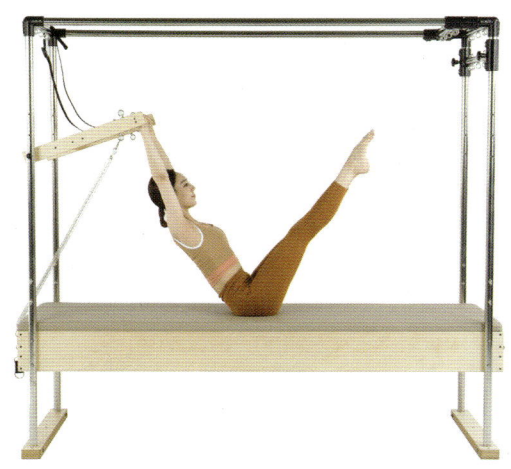

03 **Arm Reach**

흉추를 베드에 밀착시켜 등을 펴준다.
견갑대 회전의 도움을 받아 팔을 밀어준다.

04 **Upper Arm**

상체를 들 때 턱과 가슴 사이에 간격을 유지한다.
복부는 척추 방향으로 가라앉힌다.

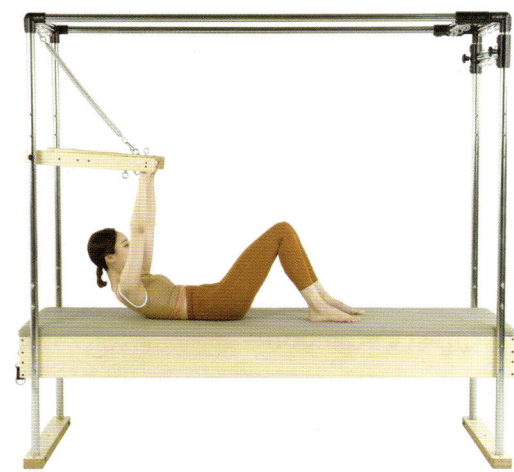
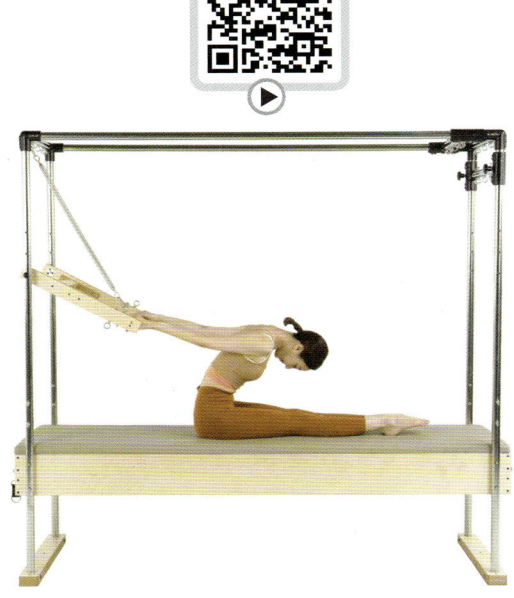

05 **Teaser**

푸시바의 도움으로 팔을 펴서 등을 세운다.
허벅지 안쪽을 조여주고, 다리의 외회전 근육을
이용하여 다리를 곧게 펴준다.

06 **Seated Back**

상체를 숙일 때 어깨 가동범위 내에서 움직인다.
엉덩이가 뒤로 밀려나지 않도록 한다.

1/ Cadillac Flowing Sequence: Push-Though Bar Spring from Above 1

- **07 Cat** : 척추의 굴곡 및 신전 능력 향상, 코어 인지, 견갑골 안정화
- **08 Chest Extension** : 척추 신전 향상, 고관절·가슴·견갑대 유연성 향상
- **09 Quadruped Series** : 골반 안정성 향상, 어깨 안정화, 코어 강화
- **10 Saw** : 척추 스트레칭, 요방형근 강화
- **11 Around the World** : 척추 스트레칭, 내·외복사근 및 요방형근 강화
- **12 Arm Reach** : 견갑골 안정화, 흉근 스트레칭

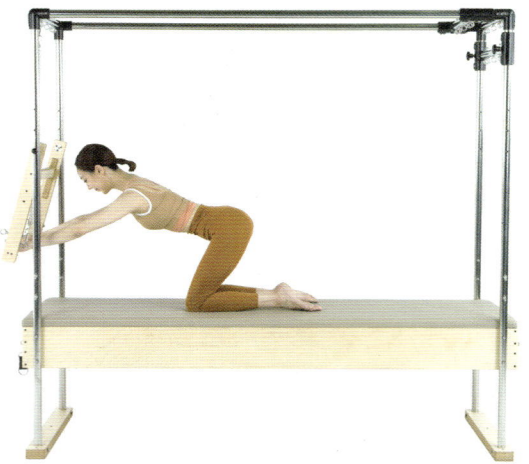

07 Cat
둔근과 햄스트링에 집중하여 하체가 움직이지 않도록 한다. 척추를 굴곡·신전할 때 척추를 분절한다.

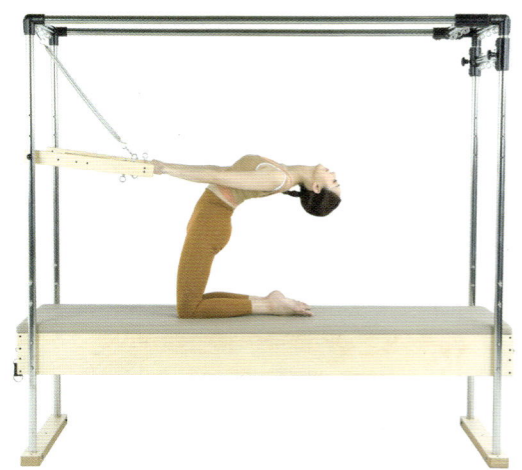

08 Chest Extension
골반이 뒤로 밀려나지 않도록 발등으로 지탱하여 상체를 신전한다.

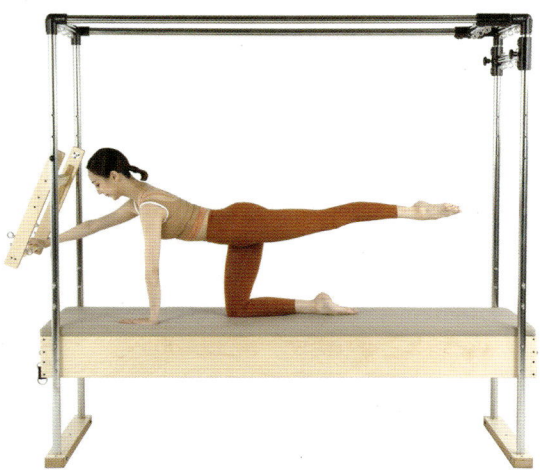

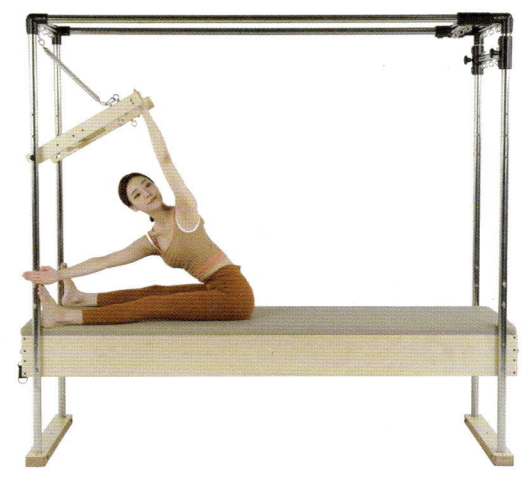

09 **Quadruped Series**
머리부터 발끝까지 에너지를 가지고 길게 늘여준다.
어깨 아래 손목, 고관절 아래 무릎 라인을 유지한다.

10 **Saw**
허벅지 안쪽을 고정시켜 다리를 고정한다.
푸시바를 잡은 팔을 곧게 펴서 척추 회전을 한다.
시선의 도움으로 척추 가동범위를 증가할 수 있다.

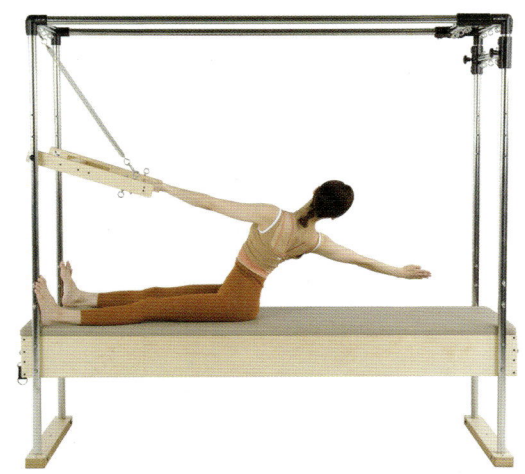

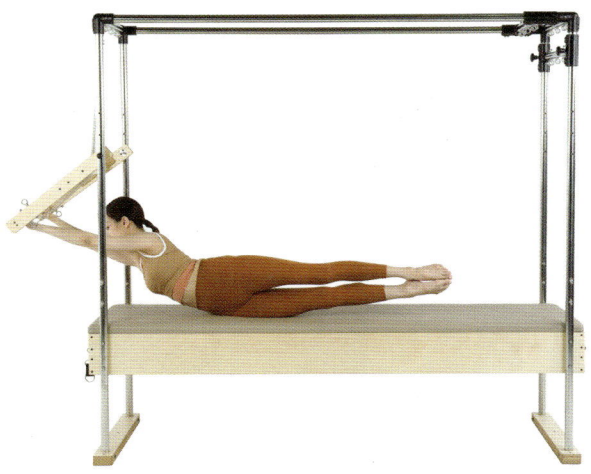

11 **Around the World**
어깨가 들리지 않도록 하며 상체를 회전한다.
시선에 이끌려 동작을 한다.

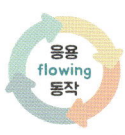 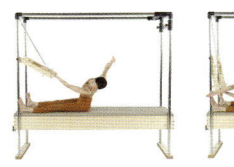 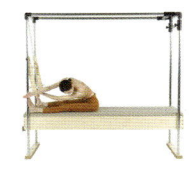

12 **Arm Reach**
몸통의 측면으로 지탱하여 팔과 다리를 펴준다.
팔과 다리를 펼 수 있도록 복부를 척추 방향으로
수축한다. 목과 어깨 사이의 간격을 유지하기 위하여
견갑대를 안정화한다.

1/ Cadillac Flowing Sequence:
Push-Though Bar Spring from Above 1

13 Swan : 등의 신전근 강화
14 Parakeet : 둔근 및 햄스트링 강화
15 Mermaid : 내·외복사근 스트레칭

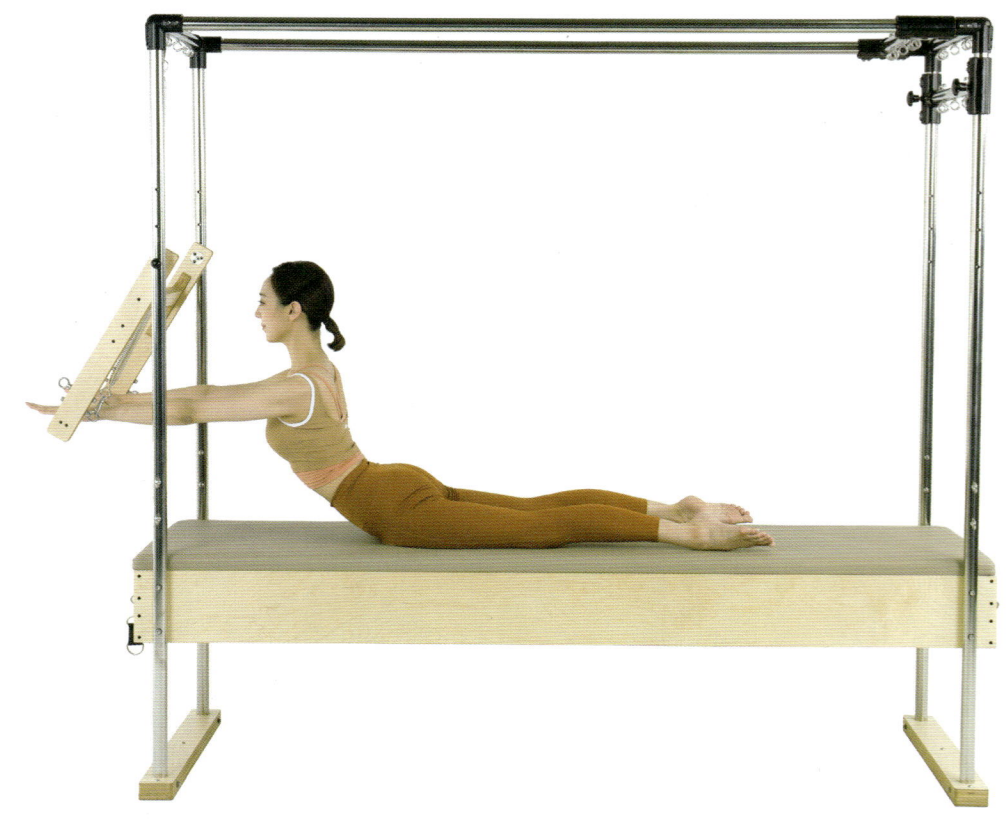

13 Swan

복부를 척추 방향으로 당겨서 허리가 꺾이지 않도록 한다.
상체를 세우기 전, 시선을 먼저 보내며 척추를 신장하여 동작한다.

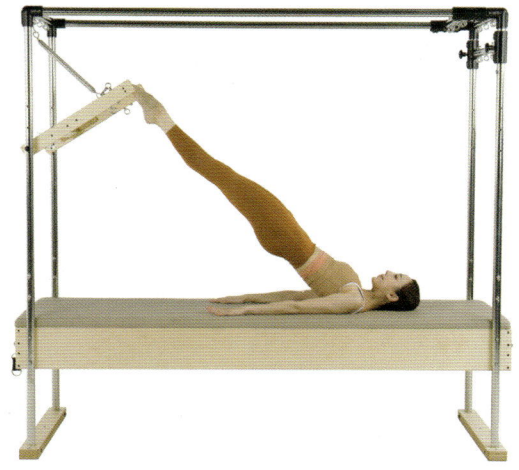

14 Parakeet

동작하는 동안 골반이 회전되지 않도록 둔근에 힘을 주고, 다리 안쪽 근육을 붙여준다.
팔을 곧게 펴서 견갑대를 지지한다. 어깨를 내리고 턱이 들리지 않도록 한다.

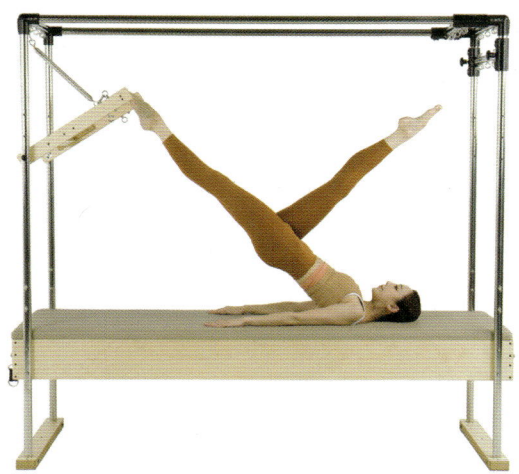

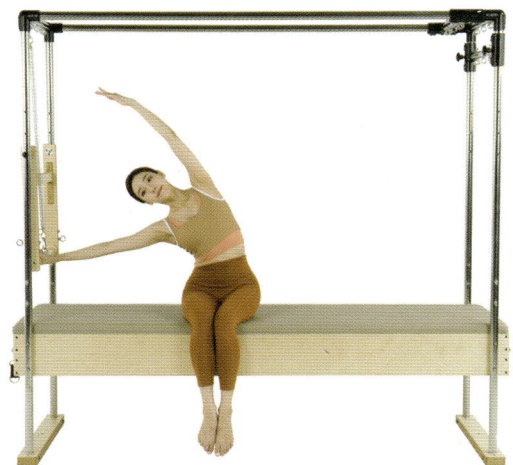

15 Mermaid

양쪽 엉덩이가 베드에서 떨어지지 않도록 하여 골반이 회전되지 않도록 한다.
척추 측면 굴곡을 할 때 어깨가 올라가지 않도록 한다.
목부터 꼬리뼈까지 길게 유지한다.

1 / Cadillac Flowing Sequence: Push-Though Bar Spring from Above 1

운동 시퀀스(예시)

Warm Up	01 Hip Flexor Stretch 02 One Leg Stretch 03 Arm Reach 04 Upper Arm
Quadraped Series	05 Teaser 06 Seated Back 07 Cat 08 Chest Extension 09 Quadra Ped 10 Saw 11 Around the World 12 Arm Reach 13 Swan 14 Parakeet
Cool Down	15 Mermaid

IV. Cadillac

2 / Cadillac Flowing Sequence:
Push-bar Spring Below

01. Sit-Up
02. Bend and Stretch Footwork: One Leg
03. Bend and Stretch Footwork: Double Leg
04. Dorsi-Planta
05. Running
06. Teaser
07. Long Spine
08. Tower
09. Ankle Stretch
10. Heel Squeezes
11. Leg Lift
12. Cat
13. Arabesque

2 / Cadillac Flowing Sequence: Push-bar Spring Below

> 01 **Sit-Up** : 복부 강화
> 02 **Bend and Stretch Footwork: One Leg** : 햄스트링 스트레칭, 고관절 회전 능력 향상
> 03 **Bend and Stretch Footwork: Double Leg** : 다리 정렬, 햄스트링 스트레칭
> 04 **Dorsi-Planta** : 햄스트링 스트레칭, 발목 강화
> 05 **Running** : 햄스트링 및 아킬레스 스트레칭
> 06 **Teaser** : 고관절·복근 강화

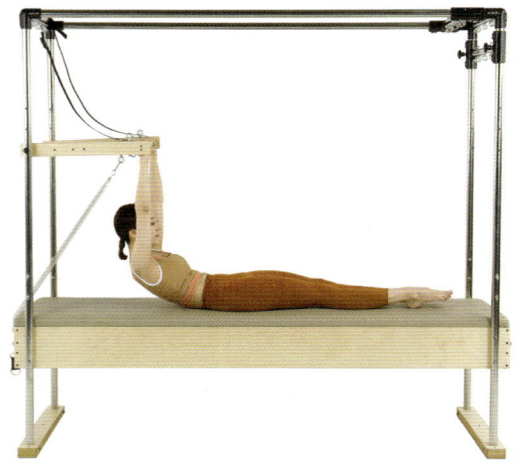

01 Sit-Up

상체를 들 때 턱과 가슴 사이에 간격을 유지한다.
복부는 척추 방향으로 당긴다.

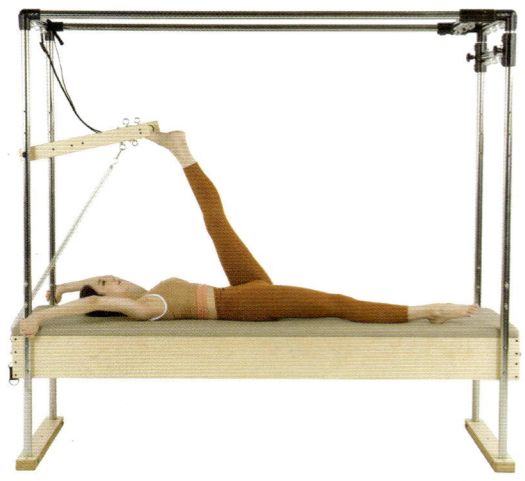

02 Bend and Stretch Footwork: One Leg

무릎을 펴서 다리를 들 때는 발끝이 플랜타플렉션,
무릎을 접어 다리를 내릴 때는 돌시플렉션으로
뒤꿈치를 멀리 뻗어준다.

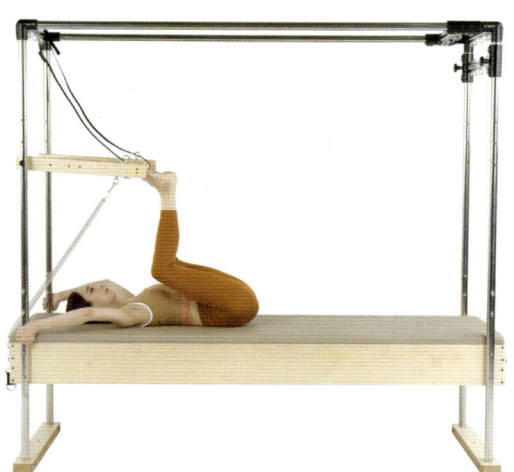

03　Bend and Stretch Footwork: Double Leg

갈비뼈가 돌출(flaring rib)되지 않도록 한다.
천골이 들리지 않도록 베드에 내려둔다.

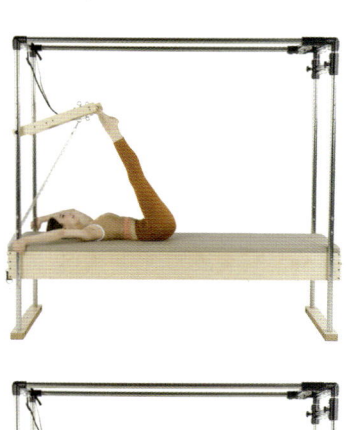
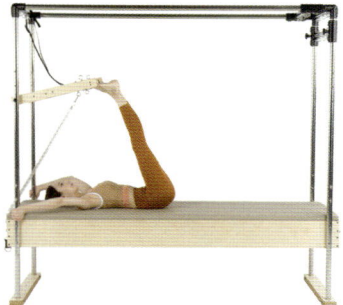

04　Dorsi-Planta

동작하는 동안 꼬리뼈가 들리지 않도록
주의한다.

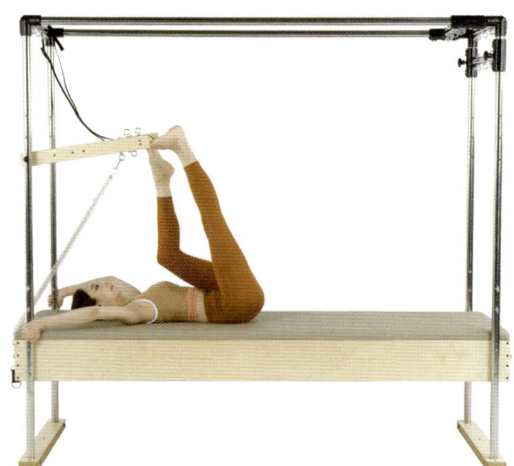

05　Running

햄스트링이 유연하지 않을 경우 시작 자세 위치를
변경하거나 무릎의 각도를 조정한다. 무릎을 구부려
아킬레스건의 유연성을 향상시킬 수 있다.

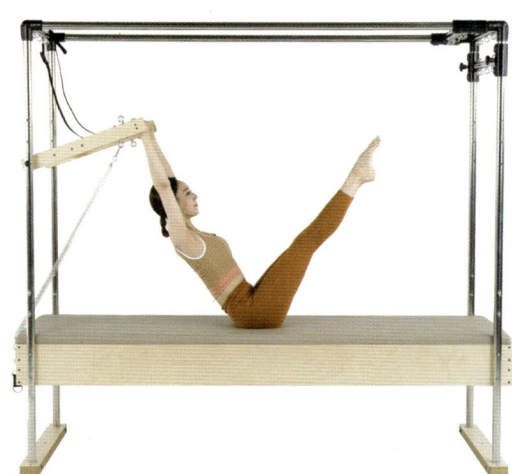

06　Teaser

푸시바의 도움으로 팔을 펴서 등을 세운다.
허벅지 안쪽을 조여주고, 다리를 곧게 펴준다.

2/ Cadillac Flowing Sequence: Push-bar Spring Below

07 Long Spine : 척추 스트레칭, 등 및 복부 강화
08 Tower : 등 및 복부 강화, 둔부 강화
09 Ankle Stretch : 발목 강화
10 Heel Squeezes : 햄스트링 및 둔부 강화
11 Leg Lift : 둔근 및 햄스트링 강화, 어깨 안정화
12 Cat : 척추 스트레칭

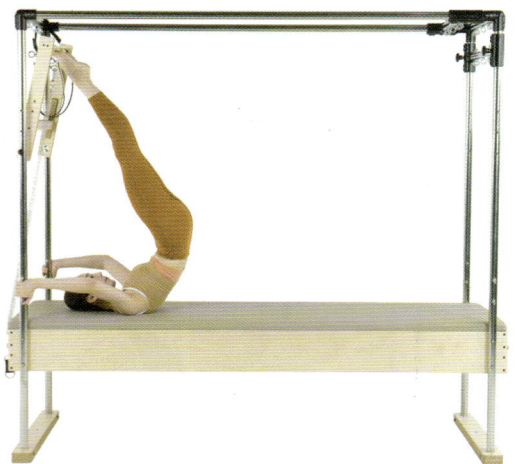

07 Long Spine

둔근과 내전근, 복근을 사용하여 다리를 뻗으면서 척추를 늘여주는 데 집중한다.

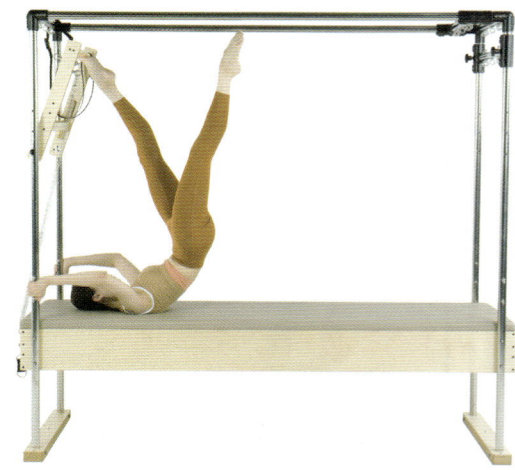

08 Tower

목에 체중을 싣지 않도록 한다. 손의 위치는 귀 옆에 두고, 손바닥을 밀어내며 코어 활성화에 중점을 두고 다리의 움직임에 집중한다.

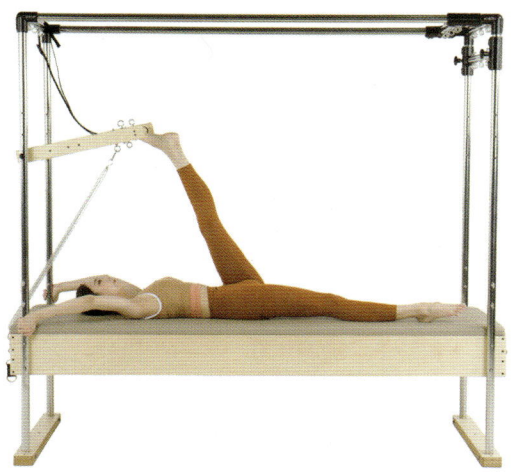

09 Ankle Stretch

한 다리를 위로 뻗어 푸시스루바를 짚는다.
두 손은 기둥을 잡아 밀어내며 어깨를 내리고 신장한다.
푸시스루바를 짚은 쪽 발목을 구부렸다 폈다를 반복한다.
발목을 구부릴 때 뒤꿈치를 천장으로 뻗는다.

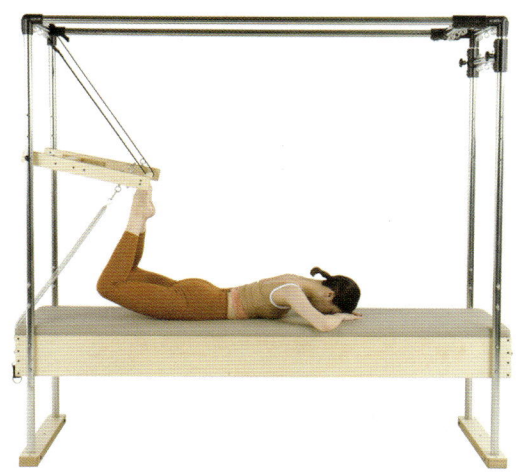

10 Heel Squeezes

허리에 압력이 느껴지는 경우 골반 아래 쿠션을 대고
동작한다. 배꼽을 척추 쪽으로 당기고, 허리 신전이
아니라 엉덩이 신전에 중점을 둔다. 둔근에 힘을 줘서
치골로 바닥을 눌러준다.

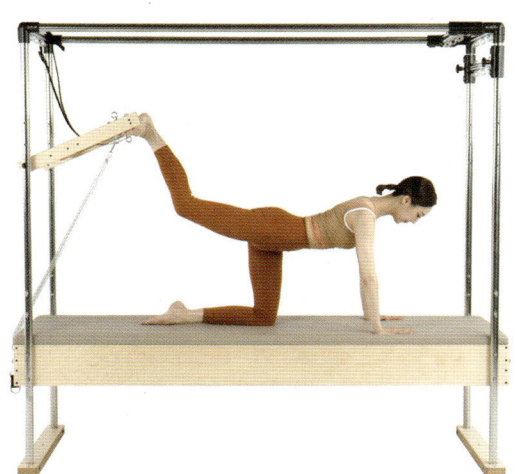

11 Leg Lift

'어깨 아래 손목', '고관절 아래 무릎' 라인을
유지하며, 머리부터 꼬리뼈까지 일직선이 되도록 한다.
견갑대가 들리지 않도록 흉골을 척추 쪽으로
들어 올린다. 골반이 회전되지 않도록 코어를 사용하며
다리를 들어 올린다.

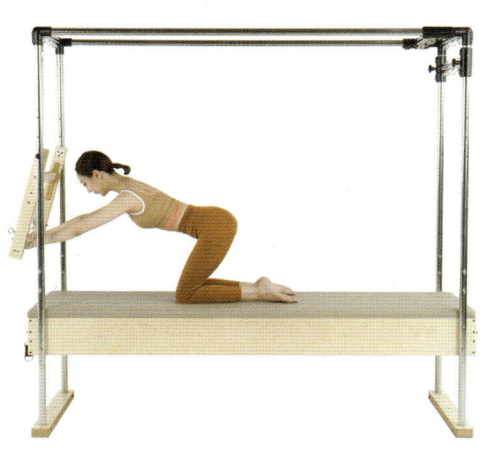

12 Cat

팔을 밀어내어 저항하면서 어깨를 굴곡한다.
고관절과 다리 각도를 유지하여 엉덩이 위치가
과도하게 밀려나지 않는 데 집중한다.

2/ Cadillac Flowing Sequence: Push-bar Spring Below

13 Arabesque : 고관절과 어깨의 협응, 견갑 안정화, 어깨 가동성 강화

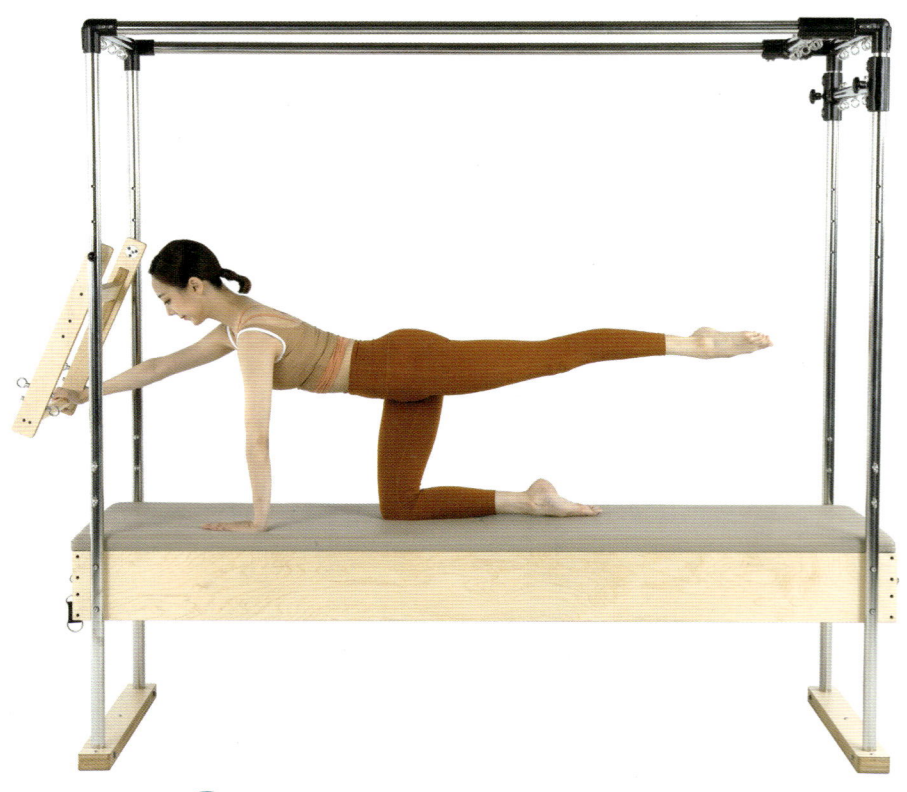

13 **Arabesque**

코어를 사용하여 골반의 높이를 맞추고 골반은 바닥을 향한다. 머리부터 발끝까지 길게 뻗는다.

운동 시퀀스(예시)

Warm Up	01　Sit-Up 02　Bend and Stretch Footwork: One Leg 03　Bend and Stretch Footwork: Double Leg 04　Dorsi-Planta 05　Running
Quadraped Series	06　Teaser 07　Long Spine 08　Tower 09　Ankle Stretch 10　Heel Squeezes 11　Leg Lift 12　Cat 13　Arabesque
Cool Down	

IV. Cadillac

3 / Cadillac Flowing Sequence: Arm Spring

01. Biceps Extension
02. Triceps Extension
03. Angel
04. Arm Circle
05. Bridge
06. Hundred
07. Scissor & Bicycle
08. Roll Up
09. Rolling In and Out
10. Serve a Tray
11. Hug a Tree
12. Punch
13. Salute
14. Spine Rotation
15. Rowing Front: Sitting Tall
16. Rowing Front: Bending down
17. Thigh Stretch
18. Chest Expansion
19. Roll Down with Oblique

3/ Cadillac Flowing Sequence: Arm Spring

1. **Biceps Extension** : 이두근 강화
2. **Triceps Extension** : 삼두근 강화
3. **Angel** : 견갑대 이완, 능형근 강화
4. **Arm Circle** : 광배근 및 흉근 스트레칭
5. **Bridge** : 둔근 및 햄스트링 강화, 척추 안정화
6. **Hundred** : 코어 강화

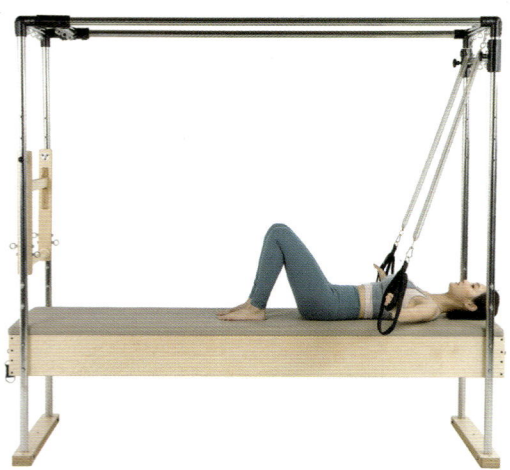

01 Biceps Extension

팔꿈치를 구부려 두 팔을 넓게 벌린다.
팔꿈치를 일직선으로 길게 편다.

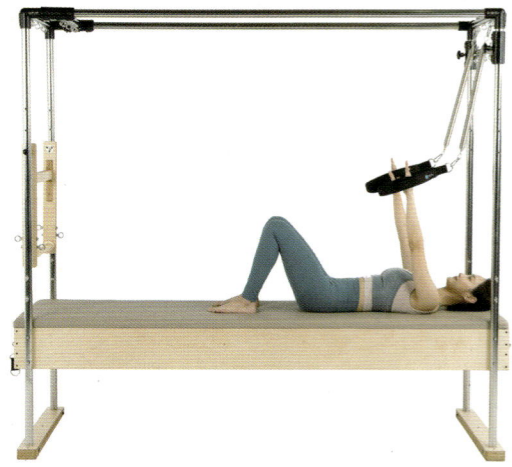

02 Triceps Extension

천장을 향해 두 팔을 편다. 두 팔을 아래로 내린다.
팔을 내릴 때 턱이 들리지 않도록 유의한다.

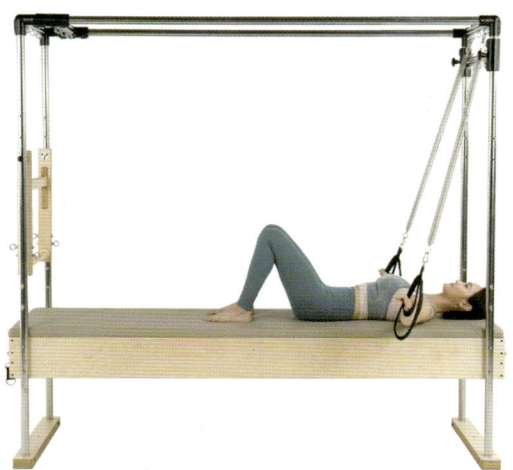

03 Angel

견갑대의 회전을 느낄 수 있도록 등을 바닥에 붙여준다. 중지의 에너지를 느끼며 길게 뻗는다.

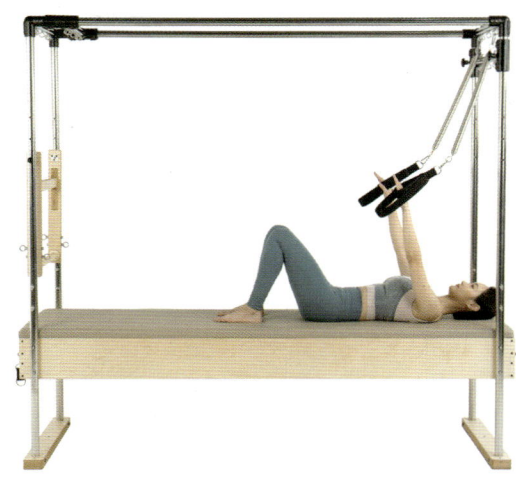

04 Arm Circle

등을 바닥에 붙여서 팔 회전 시 어깨의 안정화를 유지한다.

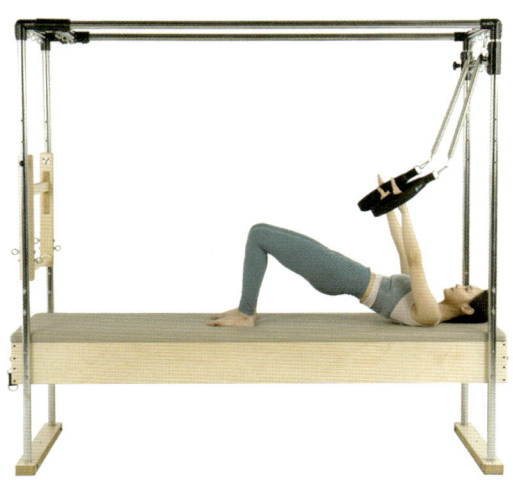

05 Bridge

손에 걸고 있는 스프링을 잡은 손은 천장을 향하고 승모근이 수축되지 않도록 한다.

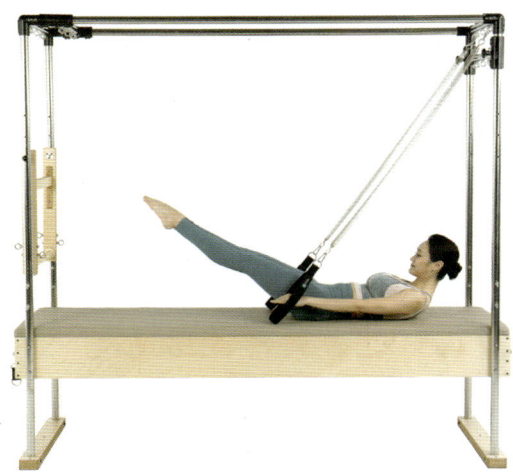

06 Hundred

허리에 압박이 가해지지 않도록 코어를 활성화시키고 호흡에 집중한다.

3/ Cadillac Flowing Sequence: Arm Spring

7 **Scissor & Bicycle** : 햄스트링 스트레칭, 척추 안정화
8 **Roll Up** : 코어 및 엉덩이 강화
9 **Rolling In and out** : 척추 스트레칭, 대퇴 스트레칭, 둔근 강화
10 **Serve a Tray** : 흉근 강화
11 **Hug a Tree** : 대흉근 및 삼각근 강화, 어깨 안정화
12 **Punch** : 팔 및 어깨 강화, 대흉근 및 광배근 강화

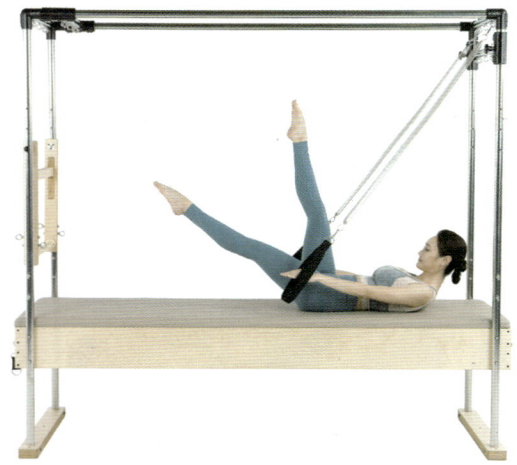

07 Scissor & Bicycle
둔근과 코어를 활성화시켜 다리를 뻗으면서 척추를 길게 늘여준다.

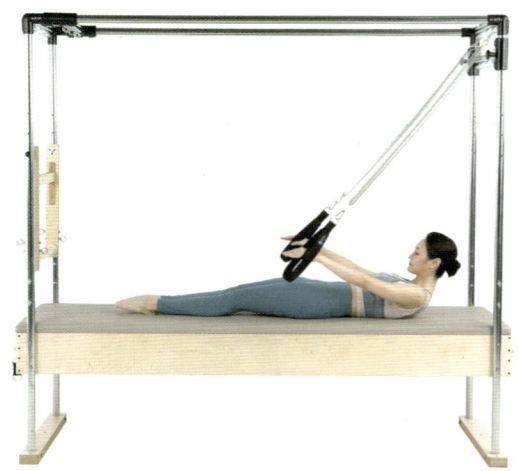

08 Roll Up
턱과 가슴 사이의 간격을 유지하며 척추를 순차적으로 분절하여 올라온다.

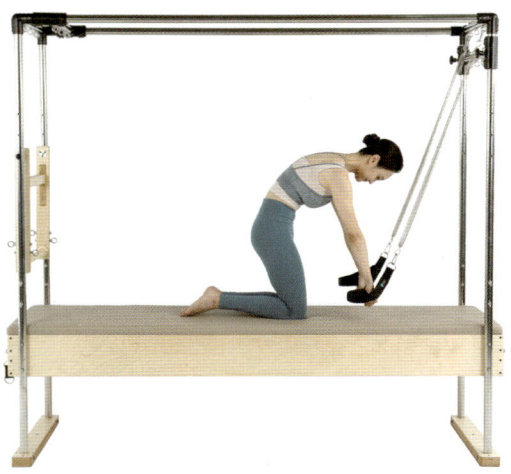
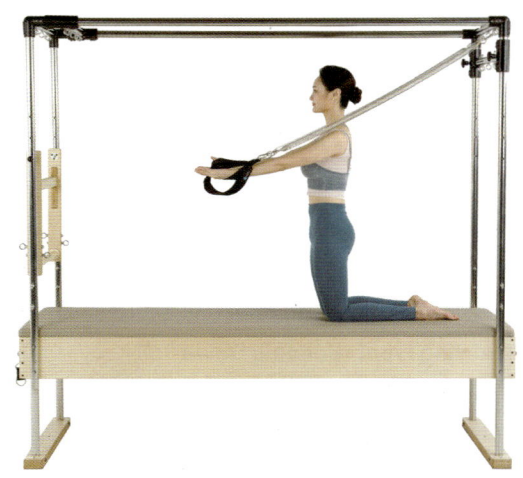

09 Rolling In and Out

코어를 이용하여 스트랩을 바닥으로 눌러주고
척추를 순차적으로 굴곡하고 다시 시작 자세로 올라온다.

10 Serve a Tray

골반과 척추의 중립 상태에서 귀와 어깨의
간격을 유지하고 팔을 앞으로 편다.

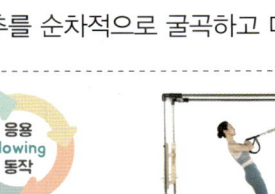
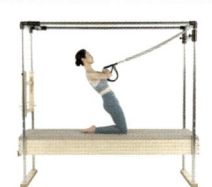

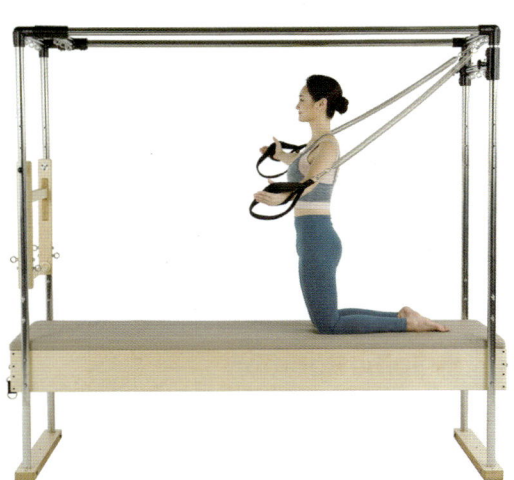
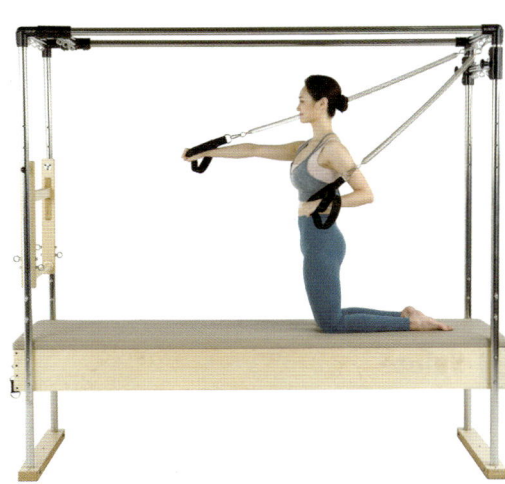

11 Hug a Tree

골반과 척추의 중립 상태에서 귀와 어깨의 간격을
유지하고 팔을 가슴 앞으로 모은다.

12 Punch

골반과 척추의 중립 상태에서 팔을 앞으로 편다.

3 / Cadillac Flowing Sequence: Arm Spring

- **13 Salute** : 팔 및 어깨 강화, 견갑대 안정화
- **14 Spine Rotation** : 내·외복사근 강화, 척추 신전근 스트레칭
- **15 Rowing Front : Sitting Tall** : 척추 신전근 스트레칭, 견갑대 안정화
- **16 Rowing Front : Bending Down** : 회전근개·척추 신전근·광배근 스트레칭
- **17 Thigh Stretch** : 대퇴 스트레칭, 둔근 강화
- **18 Chest Expansion** : 몸통의 안정성 증가, 팔과 어깨 근육 강화, 대흉근 및 광배근 강화

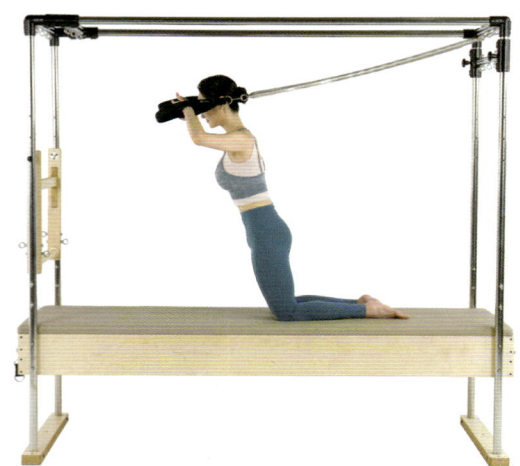

13 Salute

골반과 척추의 중립을 유지하며 상체를 앞으로 기울인다. 양손을 이마 앞으로 모은다. 팔을 펴는 동안 어깨가 올라가지 않도록 한다.

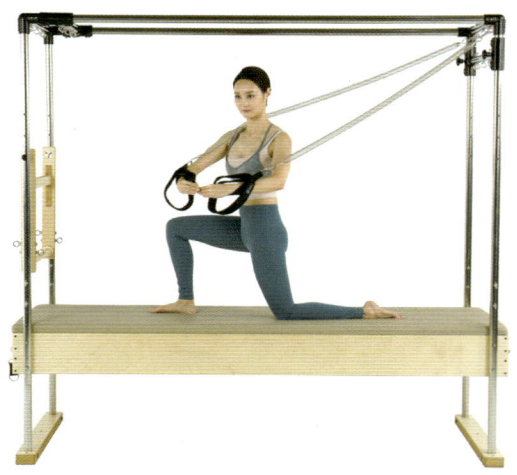

14 Spine Rotation

골반의 중립 상태에서 귀와 어깨의 간격을 유지하며 상체를 회전한다.

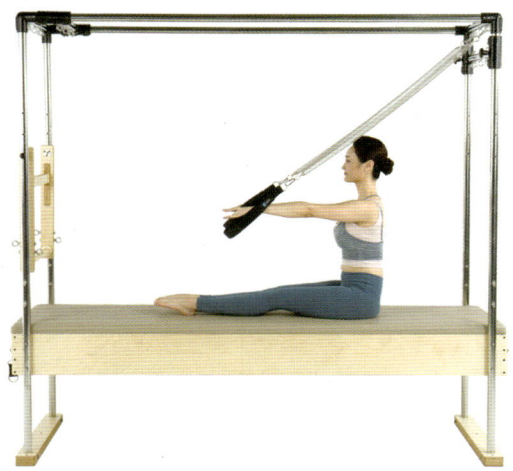

15 **Rowing Front: Sitting Tall**

골반과 척추의 중립을 유지하고 척추를 길게 늘이며 두 팔로 원을 그린다.

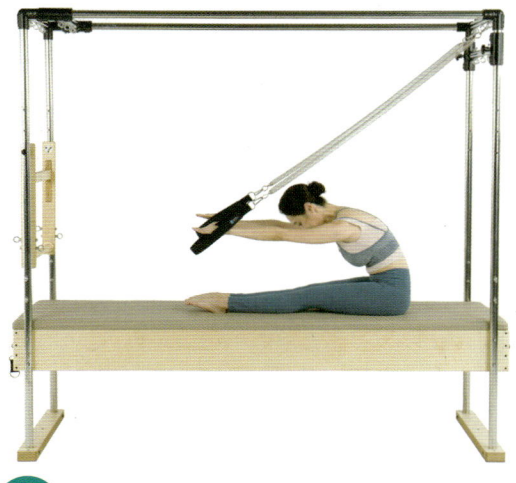

16 **Rowing Front: Bending Down**

골반의 중립을 유지하고 상체를 앞으로 숙여 두팔로 원을 그린다.

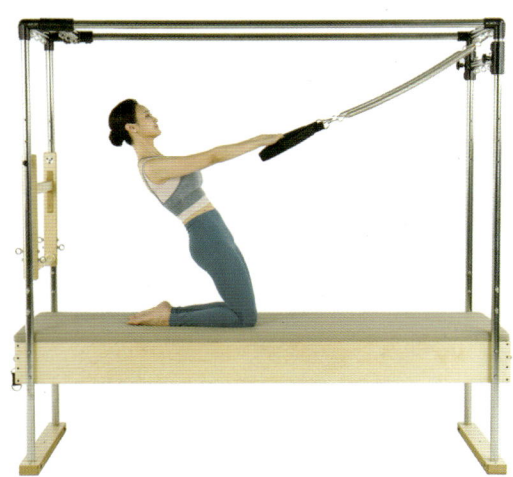

17 **Thigh Stretch**

골반과 척추의 중립을 유지하고 둔근을 활성화시킨다. 머리에서 무릎까지 사선을 유지한다. 이때, 갈비뼈 돌출(flaring rib)이 되지 않도록 한다.

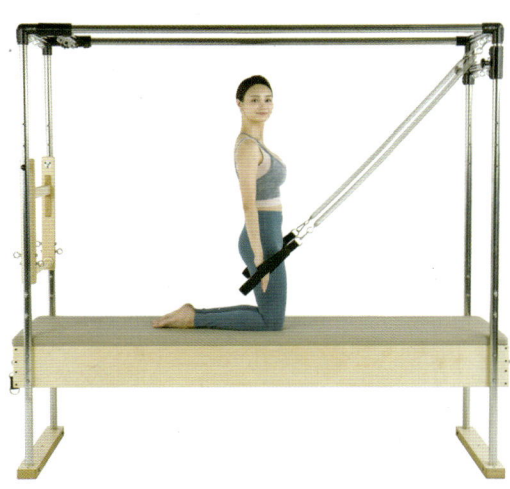

18 **Chest Expansion**

골반과 척추의 중립 상태에서 팔을 몸통 뒤로 당기며 어깨 안정화를 유지한다.

3/ Cadillac Flowing Sequence: Arm Spring

19 Roll Down with Oblique : 목· 굴근 강화, 코어 및 둔근 강화

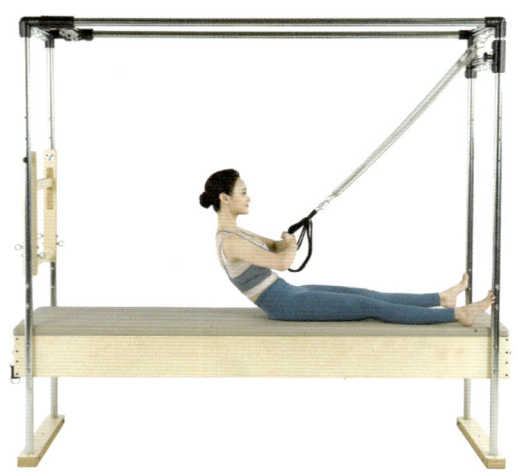

19 Roll Down with Oblique

골반과 척추의 중립 상태에서 척추를 순차적으로 분절하여 내려간다. 내려갈 때 양팔을 벌려 몸통을 회전한다.

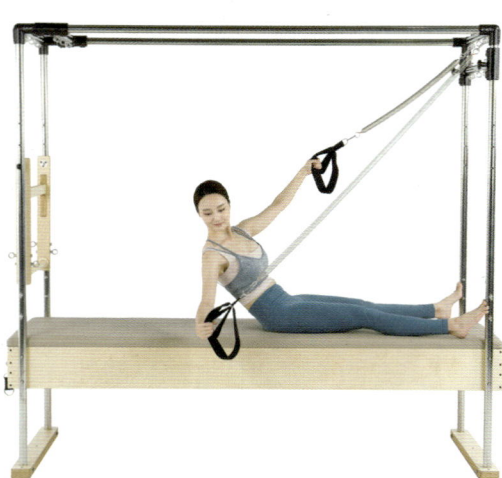

Rowing Front: Sitting Tall

동작 1. 두 다리를 펴고 스트랩을 잡는다. 척추는 세우며 손바닥은 바닥을 향한다.
동작 2. 두 팔을 앞으로 편다.
동작 3. 편 팔을 아래 사선 방향으로 내리며 상체를 신장한다.
동작 4. 상체 신장을 유지하여 두 팔을 위 사선을 향해 올린다.
동작 5. 두 팔로 원을 그리듯 옆으로 내린다.

Rowing Front: Bending down

동작 1. 다리를 모아서 펴고 척추는 세우고, 앉아서 손바닥은 천장을 향한다.
동작 2. 상체를 숙이면서 팔을 정면으로 뻗는다. 이때 팔을 내회전하여 손바닥이 아래를 향하도록 한다.
동작 3. 팔을 펴서 손바닥이 아래를 향한 상태로 상체를 세운다.
동작 4. 척추는 길게 유지하면서 두 손 검지를 다리 옆으로 터치한다.
동작 5. 두 팔을 펴서 사선 위로 올린다.
동작 6. 팔을 머리 위로 올리기 시작하여 옆으로 벌리면서 회전한다.

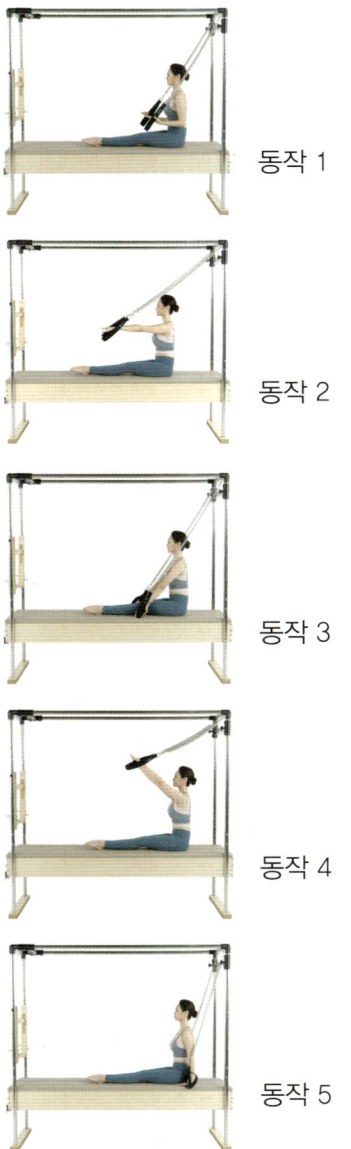

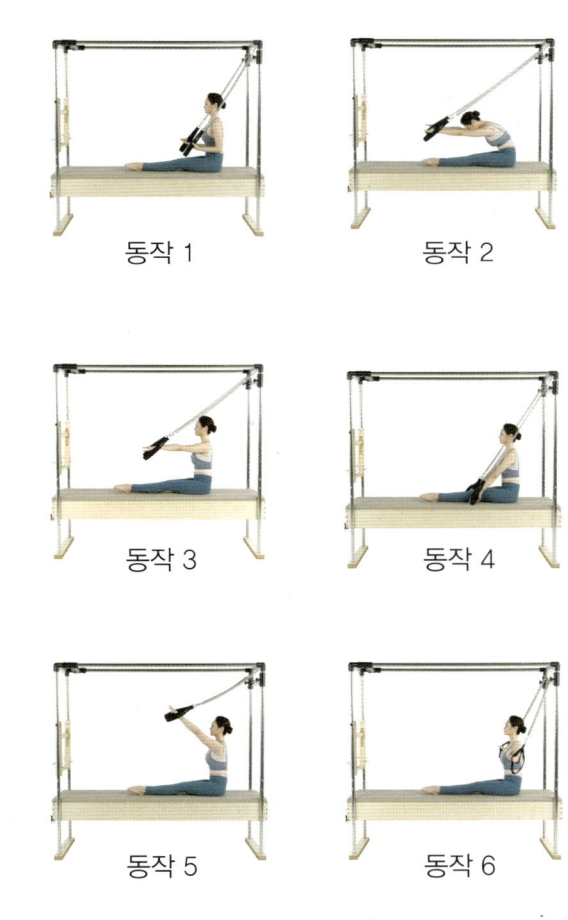

3 / Cadillac Flowing Sequence: Arm Spring

운동 시퀀스(예시)

Warm Up	01　Biceps Extension 02　Triceps Extension 03　Angel 04　Arm Circle 05　Bridge
Main Exercise	06　Hundred 07　Scissor & Bicycle 08　Roll Up 09　Rolling In and Out 10　Serve a Tray 11　Hug a Tree 12　Punch 13　Salute 14　Spine Rotation 15　Rowing Front: Sitting Tall 16　Rowing Front: Bending down 17　Thigh Stretch 18　Chest Expansion
Cool Down	19　Roll Down with Oblique

IV. Cadillac

4 / Cadillac Flowing Sequence: Trapeze Bar

01. Kneeling Cat
02. Kneeling Back Extension
03. Kneeling Ballet Stretch: Front
04. Kneeling Ballet Stretch: Side
05. Bridge
06. Teaser
07. Lunge
08. Leg Pull
09. Leg Lift
10. Plank: Hip Lift
11. Arabesque
12. Teaser
13. Hanging Up
14. Standing Ballet Stretch: Front
15. Standing Ballet Stretch: Side
16. Standing Ballet Stretch: Back

4 / Cadillac Flowing Sequence: Trapeze Bar

01 **Kneeling Cat** : 척추 스트레칭
02 **Kneeling Back Extension** : 척추 스트레칭
03 **Kneeling Ballet Stretch: Front** : 햄스트링·대퇴 스트레칭
04 **Kneeling Ballet Stretch: Side** : 햄스트링·대퇴 스트레칭
05 **Bridge** : 척추 분절 능력 향상, 햄스트링·둔근 강화
06 **Teaser** : 코어·고관절 강화

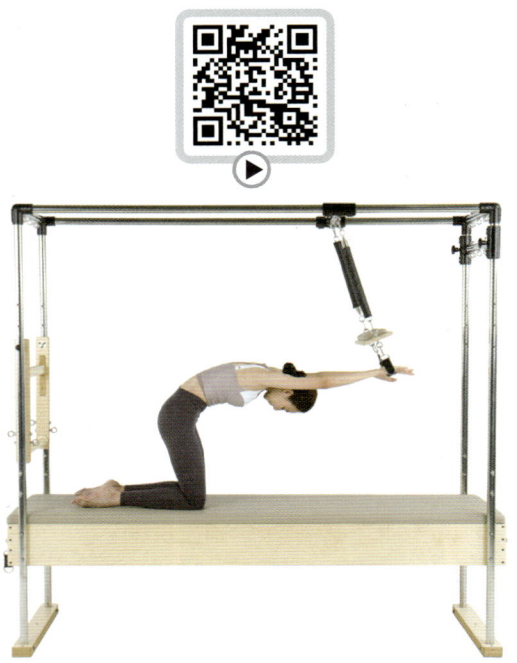
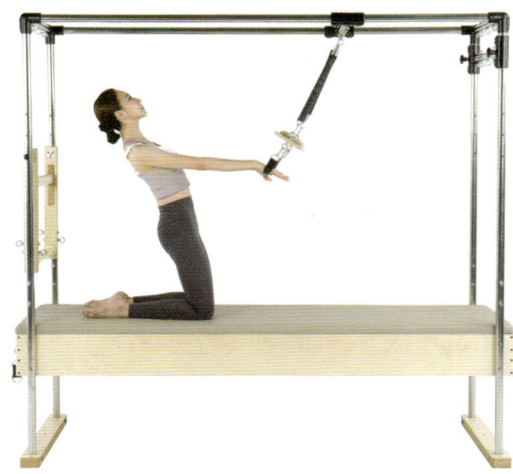

01 Kneeling Cat

골반의 중립을 유지하고 척추를 분절하여 상체를 바닥 쪽으로 숙인다.

02 Kneeling Back Extension

골반의 중립을 유지하고 상체를 신전한다.

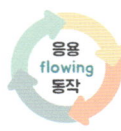
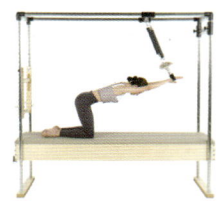

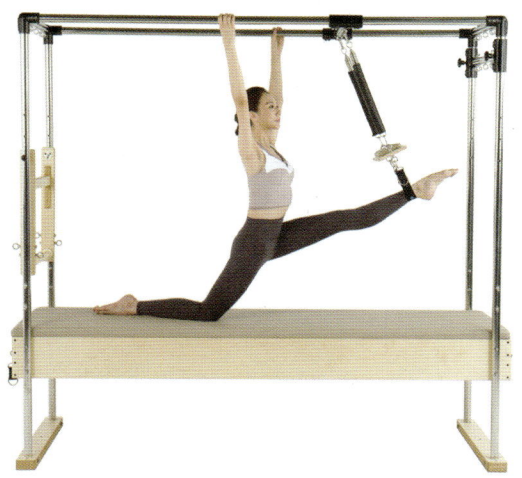

03 Kneeling Ballet Stretch: Front

스트레칭하는 동안 골반이 앞뒤로 먼저 이동하지 않도록 골반의 중립을 유지한다.

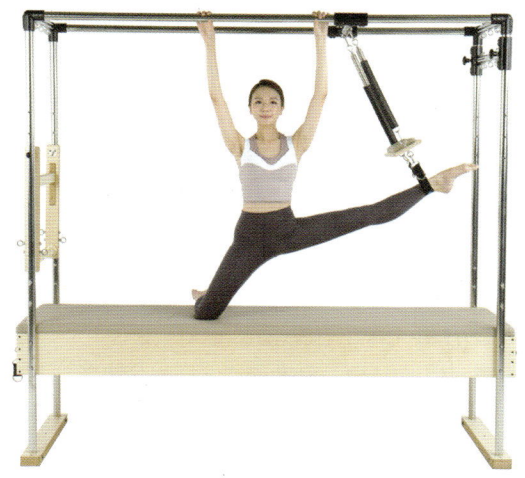

04 Kneeling Ballet Stretch: Side

들고 있는 다리를 몸통보다 앞으로 위치한 상태로 시작하여 골반을 안정적으로 유지할 수 있다. 척추를 일직선으로 유지하고 팔을 옆으로 이동시킨다.

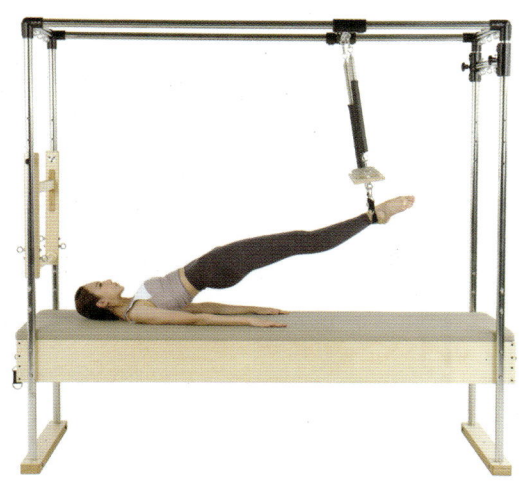

05 Bridge

등을 대고 누워서 스트랩에 발목을 건다. 두 다리는 내전근을 사용하여 모으고, 척추를 분절하여 순차적으로 올린다.

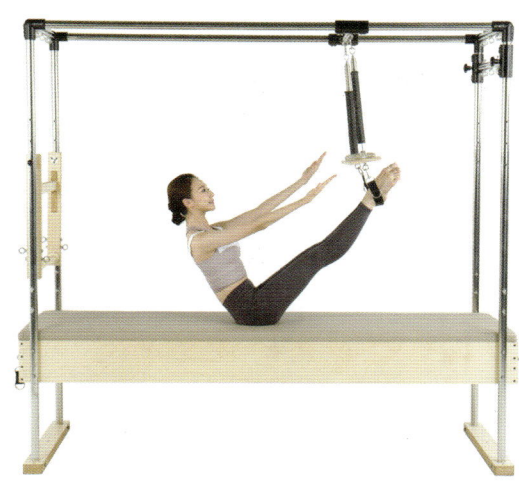

06 Teaser

허벅지 안쪽을 모아주고, 다리의 외회전 근육을 이용하여 다리를 곧게 펴준다. 두 팔을 앞으로 들면서 순차적으로 분절해서 올린다.

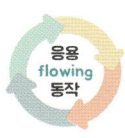 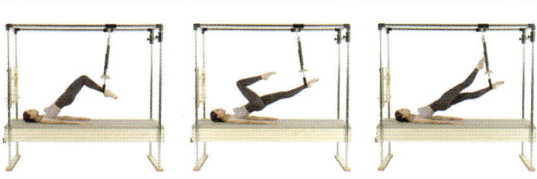

4/ Cadillac Flowing Sequence: Trapeze Bar

- **07 Lunge** : 대퇴·둔근강화
- **08 Leg Pull** : 어깨 강화·코어 강화
- **09 Leg Lift** : 코어 강화·둔근 강화
- **10 Plank: Hip Lift** : 코어 강화·둔근 강화
- **11 Arabesque** : 햄스트링·둔근 강화
- **12 Teaser** : 고관절·코어 강화

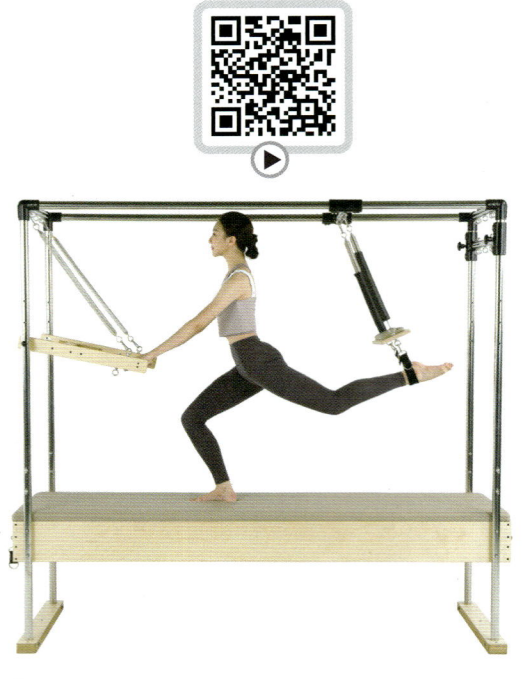

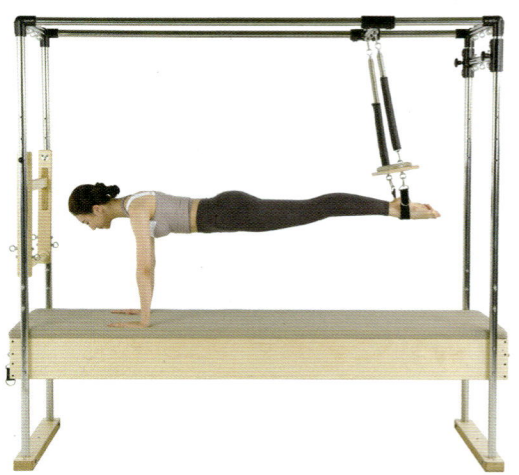

07 Lunge

시선은 약간 위로 향하고, 지탱하는 다리의 균형을 잡는다. 팔이 펴진 상태로 척추를 세우고 아래쪽 다리를 구부리고 편다. 상체가 앞으로 기울지 않도록 주의하고 두 다리의 정렬을 유지한다. 귀와 어깨의 간격을 유지한다.

08 Leg Pull

어깨 아래에 손목이 오도록 하고 코어를 사용한다. 어깨 정렬에 집중하여 팔을 구부렸다가 편다.

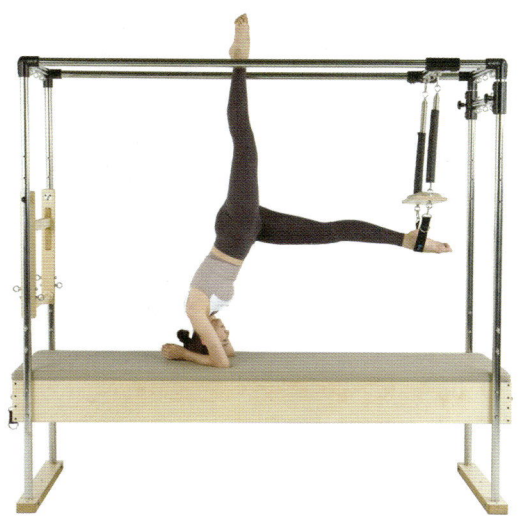
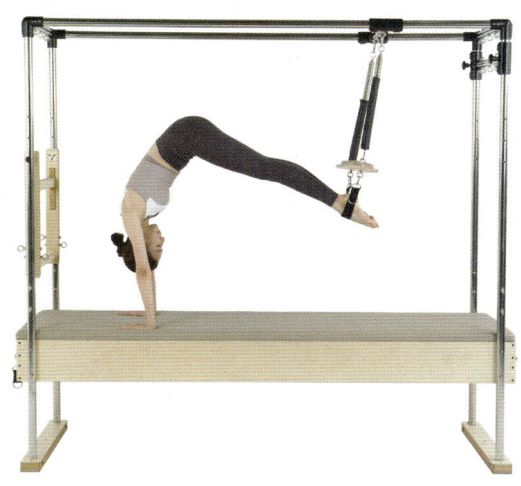

09 Leg Lift

천장으로 뻗은 다리를 최대한 올려서 척추를 길게 뻗는다.

10 Plank: Hip Lift

어깨 아래 손목을 일직선 상태로 시작하여 엉덩이를 천장 방향으로 올려준다. 엉덩이를 올리며 발끝을 뻗어 다리를 펴준다.

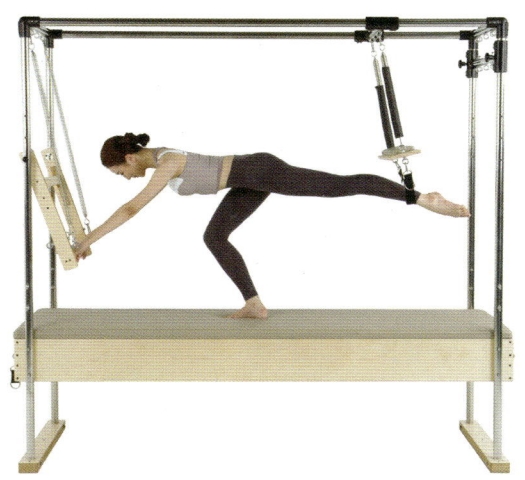
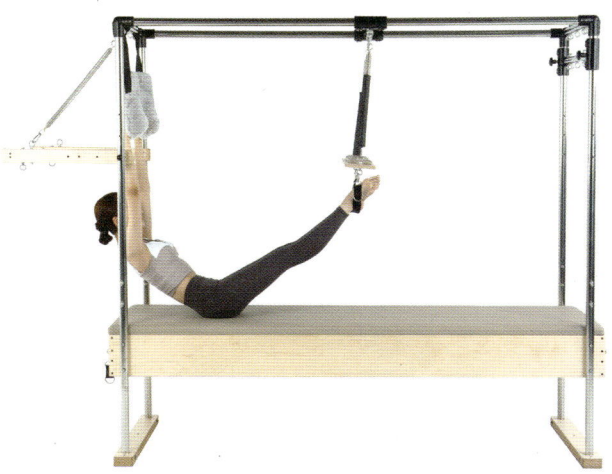

11 Arabesque

지탱하는 다리의 정렬을 유지하며 중심을 잡는다. 아래쪽 다리를 구부리면서 머리부터 발끝까지를 신장한다.

12 Teaser

허벅지 안쪽을 모아주고, 다리의 외회전 근육을 이용하여 다리를 곧게 펴준다. 상·하체를 각각 길게 뻗는다.

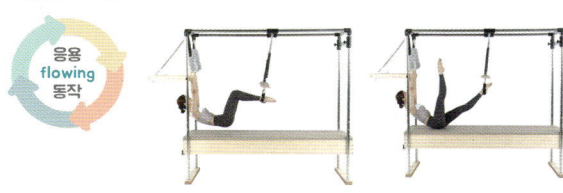

응용 flowing 동작

4 / Cadillac Flowing Sequence: Trapeze Bar

4 / Cadillac Flowing Sequence: Trapeze Bar

- **13 Hanging Up** : 등 신전근 스트레칭, 둔근 및 코어 강화, 어깨 안정화
- **14 Standing Ballet Stretch: Front** : 둔근사용 및 골반정렬, 햄스트링·내전근·고관절 스트레칭
- **15 Standing Ballet Stretch: Side** : 둔근사용 및 골반정렬, 햄스트링·내전근 스트레칭
- **16 Standing Ballet Stretch: Back** : 둔근 강화, 햄스트링·고관절 스트레칭

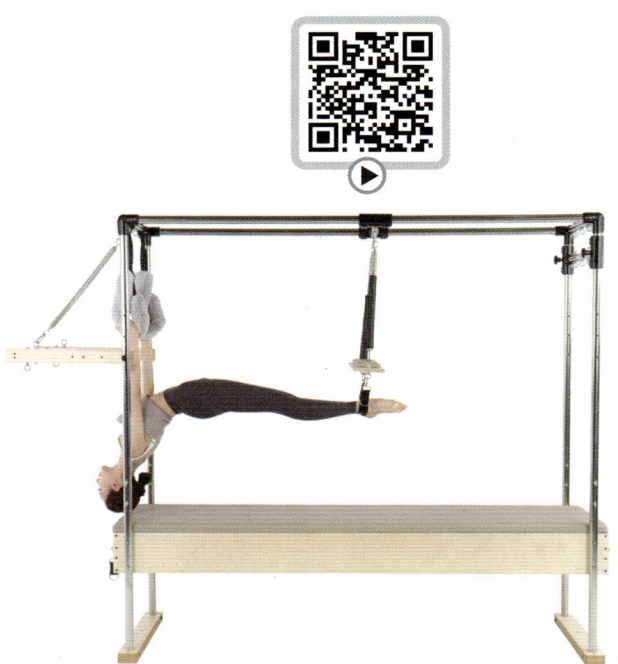

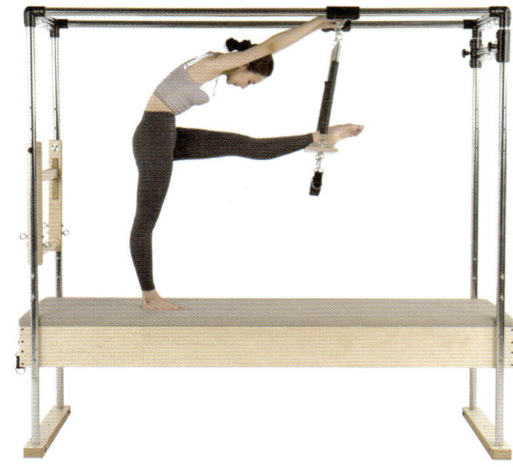

13 Hanging Up

퍼지를 잡고 다리는 펴서 발을 트라페지에 올려서 준비한다. 척추의 신근을 사용하고 머리에서 발끝까지 긴 곡선을 유지한다.

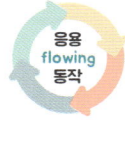 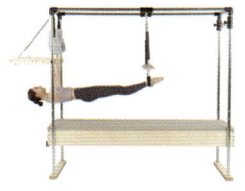

14 Standing Ballet Stretch: Front

한 다리를 트라페지 바 위에 올려 골반의 정렬을 유지하고 척추를 굴곡해서 햄스트링을 스트레칭한다.

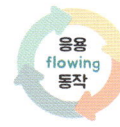 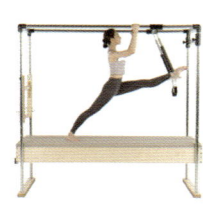

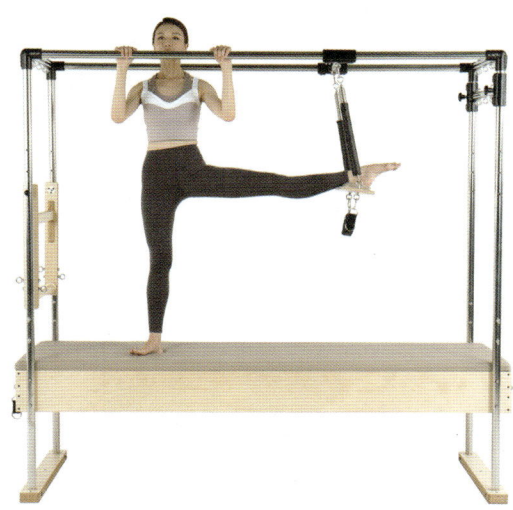
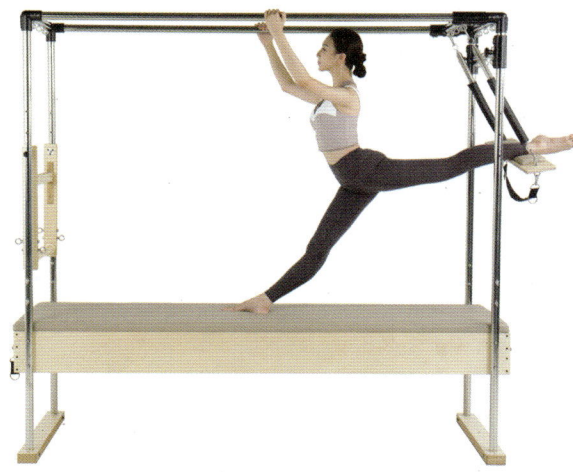

15 **Standing Ballet Stretch: Side**

손 위치를 이동하면서 체중의 중심을 유지하고
바 위에 올려진 다리를 옆으로 밀어주면서 늘여준다.

16 **Standing Ballet Stretch: Back**

팔을 펴서 어깨가 긴장되지 않도록 한다.
몸통을 사이에 두고 양쪽을 같은 간격으로 늘여준다.

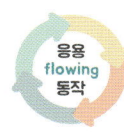
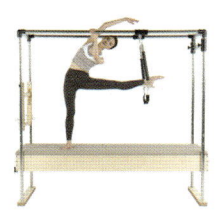
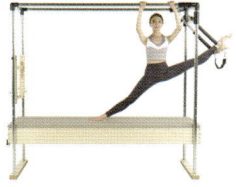

운동 시퀀스(예시)

Warm Up	01 Kneeling Cat 02 Kneeling Back Extension 03 Kneeling Ballet Stretch: Front 04 Kneeling Ballet Stretch: Side 05 Bridge 06 Teaser
Main Exercise	07 Lunge 08 Leg Pull 09 Leg Lift 10 Plank: Hip Lift 11 Arabesque 12 Teaser 13 Hanging Up
Cool Down	14 Standing Ballet Stretch: Front 15 Standing Ballet Stretch: Side 16 Standing Ballet Stretch: Back

IV. Cadillac

5 / Cadillac Sequence with Spine Corrector 03: Arm Spring / Push Bar

01. Roll Down
02. Arm Work
03. Lat Pull
04. Shoulder Glide: Bottom of the Arc
05. Swan: Bottom of the Arc
06. Grasshopper: Bottom of the Arc
07. Swan Dive: Bottom of the Arc
08. Beat: Bottom of the Arc
09. Rest Position
10. Lunge & Running: Bottom of the Arc
11. Squat: Bottom of the Arc
12. Twist: Bottom of the Arc
13. Upper Abdominal Curl
14. Bridge
15. All Body Stretch

5/ Cadillac Sequence with Spine Corrector 03: Arm Spring / Push Bar

- **01 Roll Down** : 척추 분절, 골반 안정
- **02 Arm Work** : 어깨 전거근·광배근 향상
- **03 Lat Pull** : 광배근·삼각근, 등과 허리 근육 향상
- **04 Shoulder Glide: Bottom of the Arc** : 어깨 가동성 향상
- **05 Swan: Bottom of the Arc** : 척추 신장 향상, 어깨 안정화
- **06 Grasshopper: Bottom of the Arc** : 둔근 및 햄스트링 강화, 어깨 안정성 향상

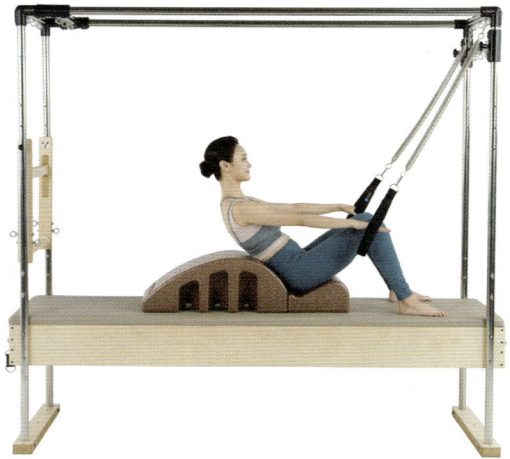

01 Roll Down

어깨와 골반의 안정성을 유지하면서 척추 분절을 통하여 롤다운한다.

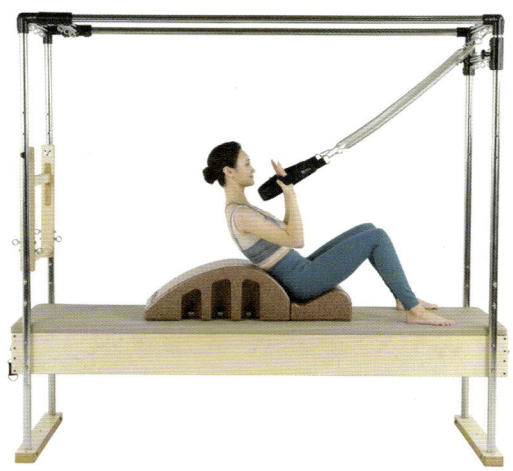

02 Arm Work

허리를 코렉터에 붙이고 골반을 세워 코어에 힘을 유지한다. 팔꿈치를 구부려 손바닥이 얼굴을 향하도록 한다. 손바닥이 위를 향하도록 스트랩을 잡는다.
두 팔을 폈다가 구부린다. 8회 반복한다.
손바닥이 아래를 향하도록 스트랩을 잡는다.
두 팔을 옆으로 펼쳤다가 구부리는 동작을 8회 반복한다.

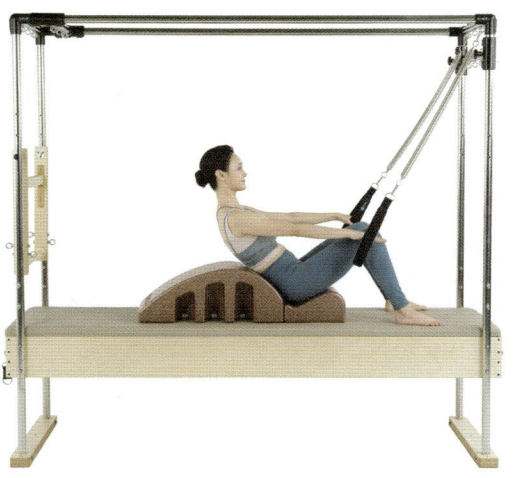

03　Lat Pull

스트랩을 잡고 목과 어깨 사이의 간격을 유지한다.

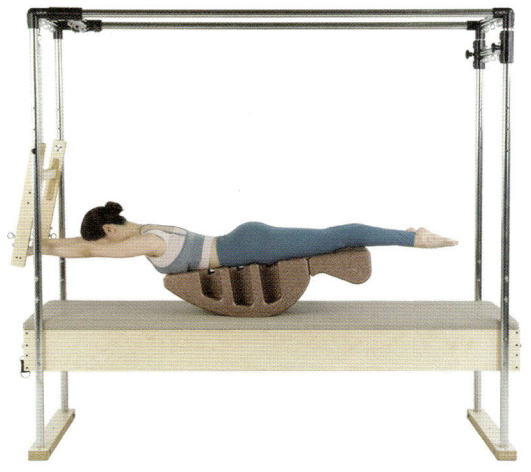

04　Shoulder Glide: Bottom of the Arc

날개뼈가 미끄러지듯이 부드럽게 회전한다.

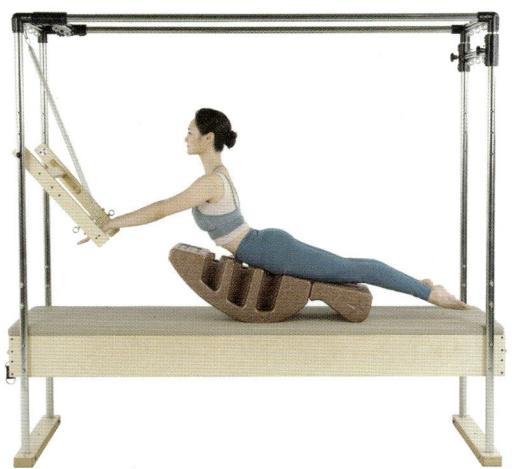

05　Swan: Bottom of the Arc

복부와 둔근에 집중하여 상체를 들어 올린다.

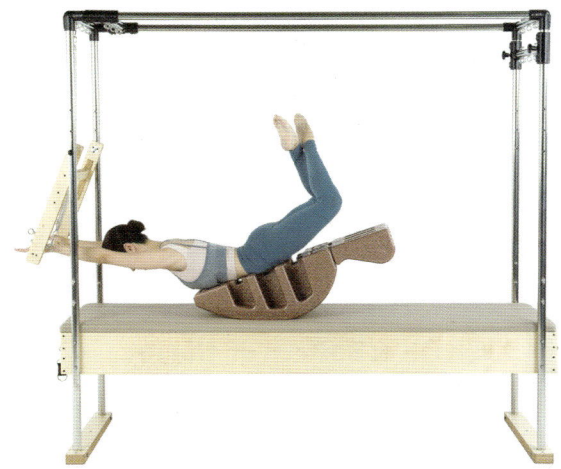

06　Grasshopper: Bottom of the Arc

팔을 길게 펴서 아크가 앞으로 기울여지도록 무게중심을 이동하며 다리를 편다. 이후 둔근에 집중하여 다리를 구부렸다가 펴기를 한다.

5/ Cadillac Sequence with Spine Corrector 03: Arm Spring / Push Bar

- **07 Swan Dive: Bottom of the Arc** : 척추 신장 향상, 어깨 안정화
- **08 Beat: Bottom of the Arc** : 둔근 및 다리 근육 강화, 코어 강화
- **09 Rest Position** : 전신 이완
- **10 Lunge & Running: Bottom of the Arc** : 다리 근육 강화, 코어 강화
- **11 Squat: Bottom of the Arc** : 다리 근육 강화, 코어 강화
- **12 Twist: Bottom of the Arc** : 척추 가동성 향상

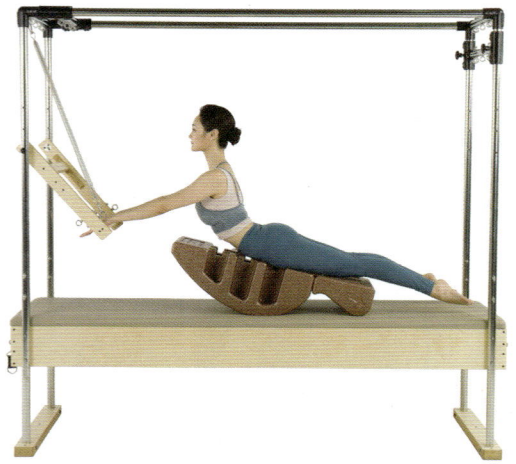

07 Swan Dive: Bottom of the Arc

척추를 길게 유지하고 다리를 곧게 편 상태로 동작한다. 발끝까지 신장하는 에너지를 느끼며, 복부를 척추 방향으로 수축한다.

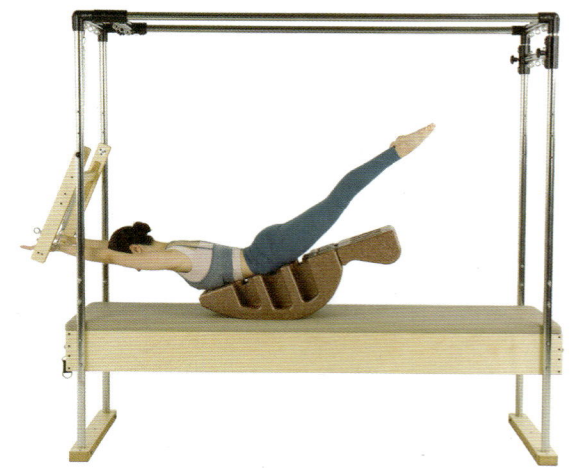

08 Beat: Bottom of the Arc

팔을 펴고 푸시바를 밀면서 무게중심을 앞으로 이동한다. 다리는 곧게 펴서 발을 부딪힌다. 둔근에 집중하여 다리를 편다. 상체를 올리고 내리기를 일정한 속도에 맞추어 움직인다.

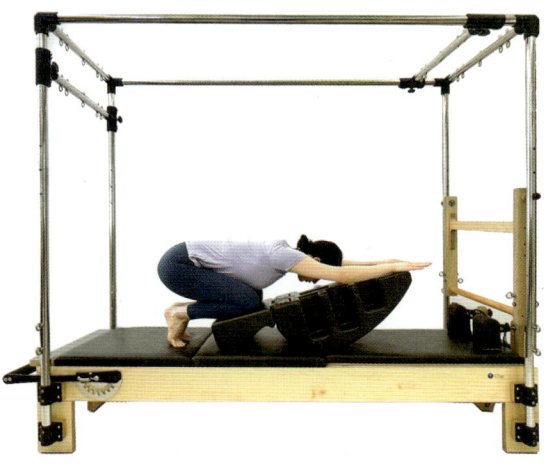

09 **Rest Position**

엉덩이를 뒤꿈치 쪽으로 대고 등을 동그랗게 만들어 무릎을 꿇고 앉아 등을 이완시킨다.

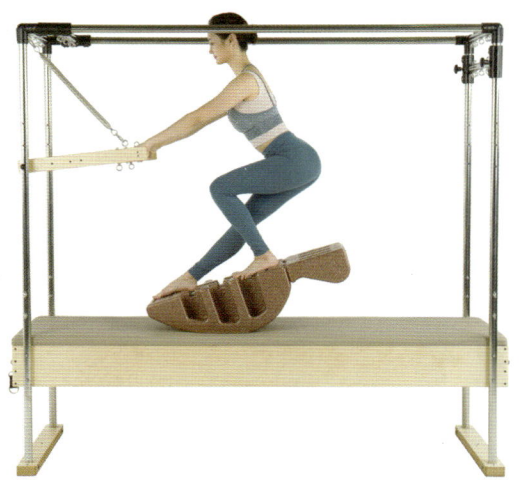

10 **Lunge & Running: Bottom of the Arc**

앞뒤 다리를 번갈아가며 구부리면서 아크를 앞뒤로 이동한다. 팔을 펴서 어깨를 안정화한다.

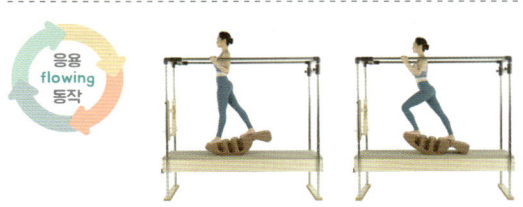

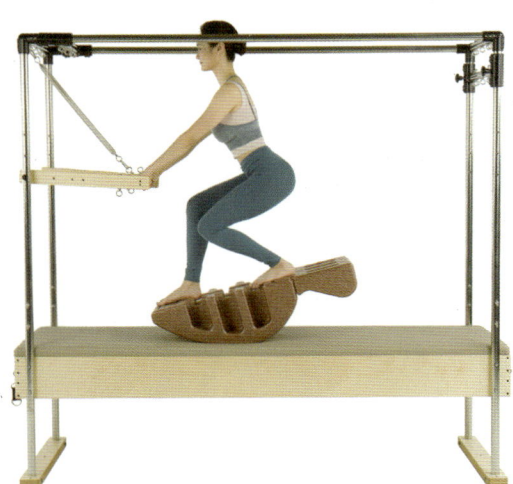

11 **Squat: Bottom of the Arc**

팔을 펴서 어깨의 안정 상태를 유지하고, 무게중심을 유지한다. 골반과 무릎은 정면을 향한 채 다리를 구부렸다 펴면서 스쿼트 동작을 한다.

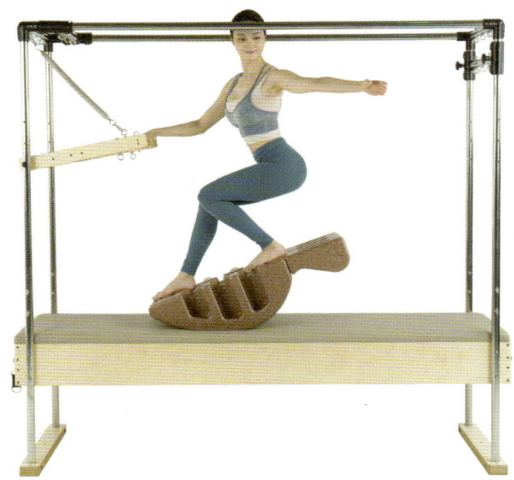

12 **Twist: Bottom of the Arc**

척추 회전 시 상체를 신장한다. 회전하는 팔을 길게 늘여준다.

5/ Cadillac Sequence with Spine Corrector 03: Arm Spring / Push Bar

13 Upper Abdominal Curl : 상복부 강화
14 Bridge : 둔근 및 햄스트링 강화, 골반 안정화
15 All Body Stretch : 전신 스트레칭

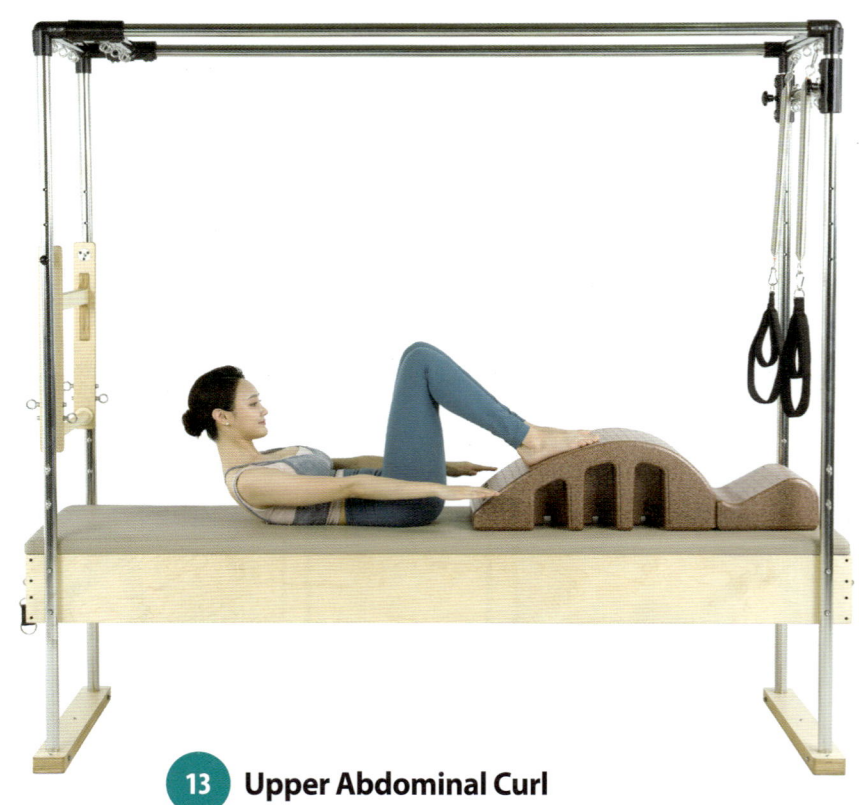

13 Upper Abdominal Curl

발을 아크에 지지하여 눕는다. 턱을 내리고 어깨를 편 채로 상체를 견갑대까지 들어 올린다.

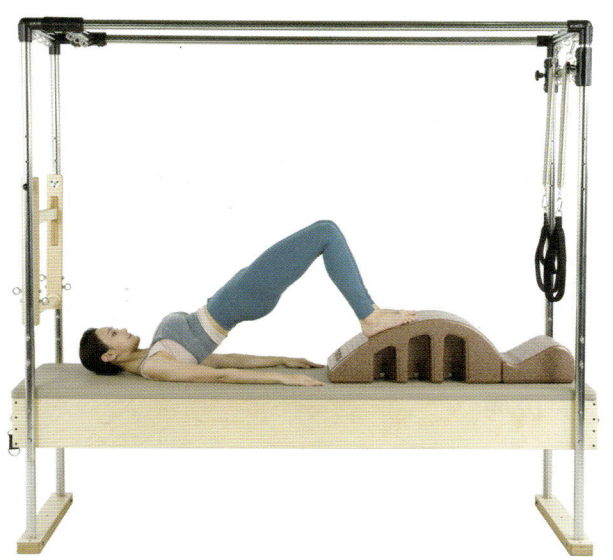

14 Bridge

척추를 분절하면서 골반을 올렸다가 내린다.
둔부에 집중하여 고관절을 편다.

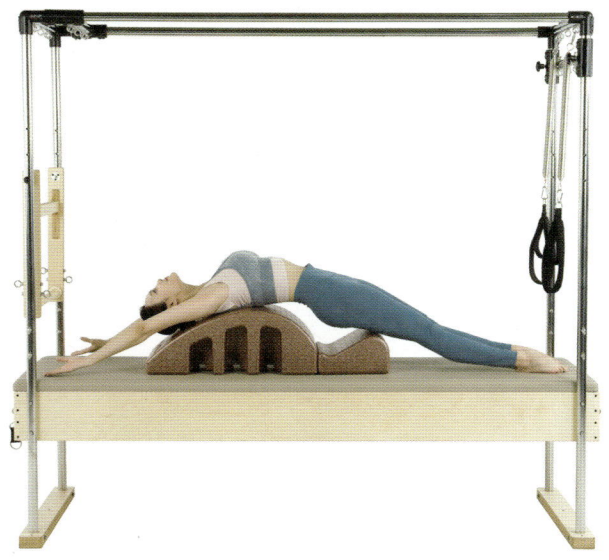

15 All Body Stretch

호흡하면서 스트레칭 효과를 극대화한다.

운동 시퀀스(예시)

Warm Up	01 Roll Down 02 Arm Work 03 Lat Pull 04 Shoulder Glide: Bottom of the Arc 05 Swan: Bottom of the Arc
Main Exercise	06 Grasshopper: Bottom of the Arc 07 Swan Dive: Bottom of the Arc 08 Beat: Bottom of the Arc 09 Rest Position 10 Lunge & Running: Bottom of the Arc 11 Squat: Bottom of the Arc 12 Twist: Bottom of the Arc
Cool Down	13 Upper Abdominal Curl 14 Bridge 15 All Body Stretch

IV. Cadillac

6 / Cadillac Sequence with Spine Corrector 01: Roll Down Bar

01. Spine Stretch Forward
02. Chest Extension
03. Side Lying
04. Teaser
05. Hundred
06. Single Leg Stretch
07. Arm Work
08. Lat Pull
09. Deep the Curl
10. Arm Circle
11. Body Stretch

6/ Cadillac Sequence with Spine Corrector 01: Roll Down Bar

- **01 Spine Stretch Forward** : 척추 유연성 향상, 어깨 가동범위 증가
- **02 Chest Extension** : 척추 신전 향상, 골반 안정화
- **03 Side Lying** : 척추 굴곡 능력 향상, 내·외복사근 강화
- **04 Teaser** : 복부 및 고관절 강화, 균형성 향상
- **05 Hundred** : 코어 및 고관절 강화, 코어 안정화
- **06 Single Leg Stretch** : 복부 강화, 척추 및 골반 안정성, 고관절 유연성 향상

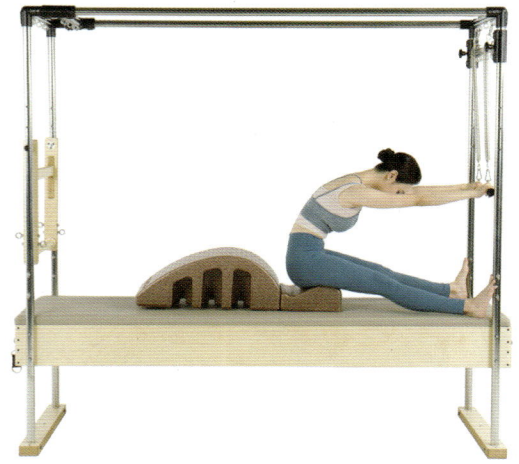

01 Spine Stretch Forward

롤바를 잡고 척추를 신장시켜 앞으로 숙인다.
복부를 척추 방향으로 깊숙이 숙이고 등을 편다.

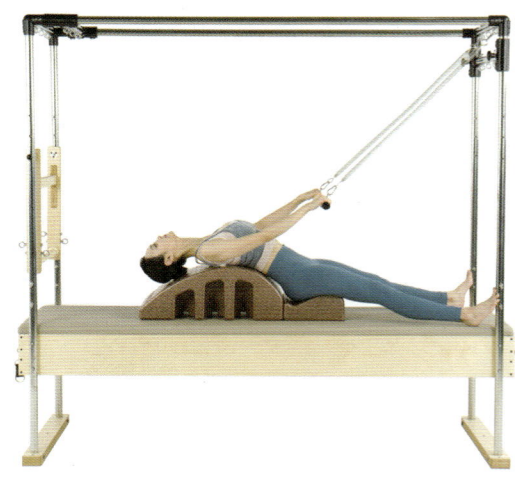

02 Chest Extension

롤바를 잡고 척추를 신장시키면서 상체를 뒤로
신전한다. 복부에 집중하여 척추의 안정을 유지한다.

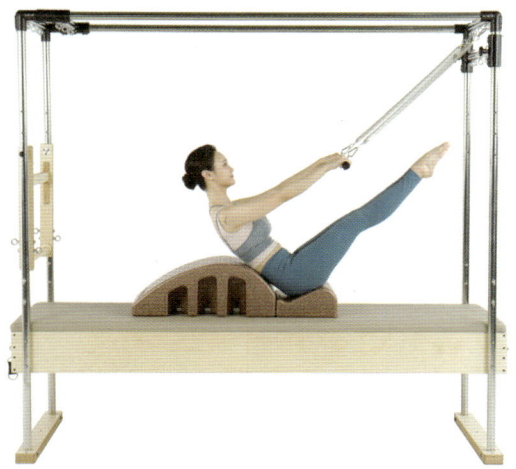

03 Side Lying
롤바를 잡고 척추의 신장을 유지하면서 다리를 든다. 변형 동작으로 다리를 들었다 내리기를 반복한다.

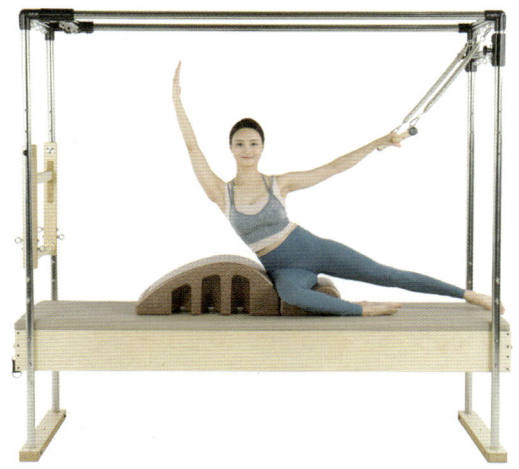

04 Teaser
롤바를 잡고 내·외복사근, 둔근에 집중하여 척추의 신장을 유지하며 상체를 든다.

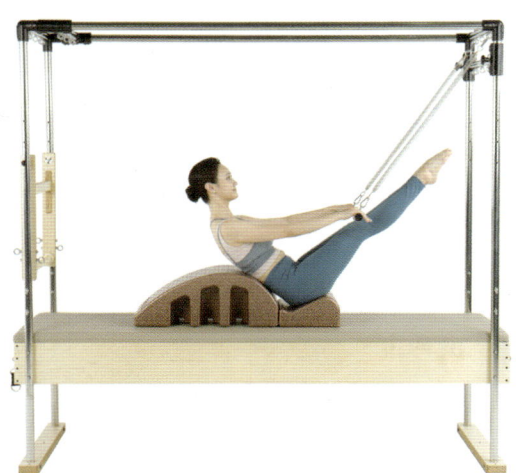

05 Hundred
허리에 압박이 가해지지 않도록 복부를 수축하여 허리를 펴준다.

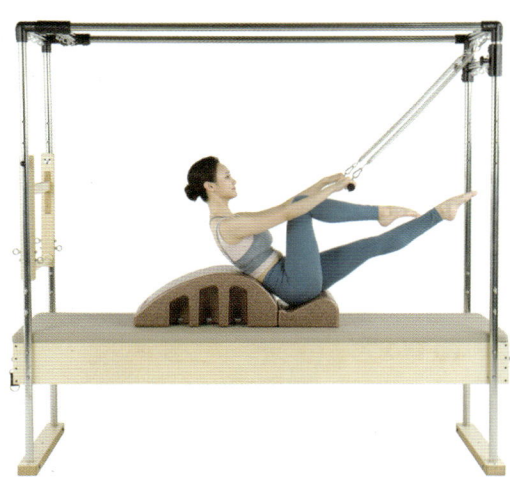

06 Single Leg Stretch
뻗은 다리가 사선 방향으로 한 곳의 지점을 향하도록 한다. 코어에 집중하여 상체를 연결시킨다.

6/ Cadillac Sequence with Spine Corrector 01: Roll Down Bar

> **07 Arm Work** : 이두근·삼두근·대흉근·광배근·전거근 강화
> **08 Lat Pull** : 전거근 및 광배근 강화
> **09 Deep the Curl** : 코어 강화, 전신 연결, 어깨 안정화
> **10 Arm Circle** : 어깨 가동범위 증가
> **11 Body Stretch** : 복부 강화, 척추 유연성 향상, 고관절 유연성 향상, 몸통의 가동성 향상

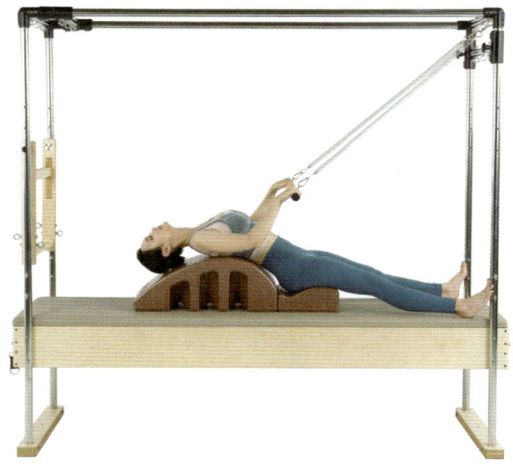 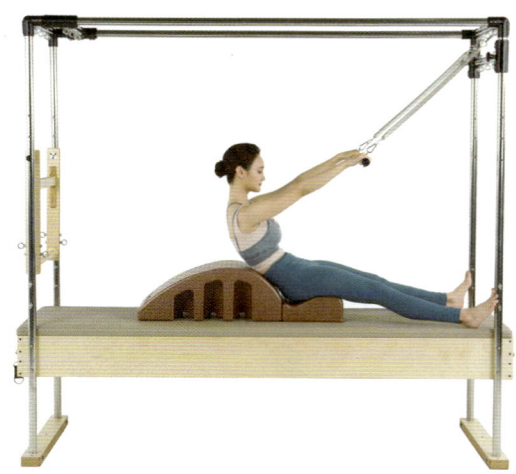

07 Arm Work

머리를 들어 상체를 일직선 유지하여 팔을 구부렸다가 편다. 허리를 붙여 골반을 세운 자세를 유지한다. 팔꿈치를 구부렸다 펴는 동작, 팔꿈치를 옆으로 구부리고 펴는 동작, 팔꿈치를 구부렸다가 천장 방향으로 펴는 동작 손바닥이 위로 향하게 잡아서 동작하기 등 다양한 동작을 할 수 있다.

08 Lat Pull

롤바를 잡고 목과 어깨 사이의 간격을 유지하며, 팔꿈치를 바깥으로 구부린다.
어깨를 안정적으로 유지하며 동작한다.

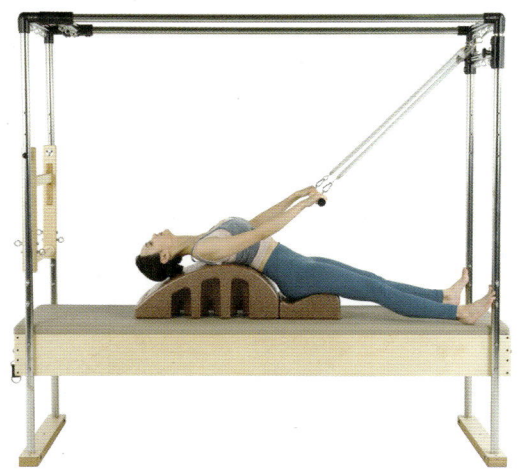

09 Deep the Curl

천골을 펴주는 느낌으로 두발로 버티길 바를
짚는다. 코어를 사용하여 상체를 올린다.
척추는 길게 늘이고 복부를 깊숙이 집어 넣는다.

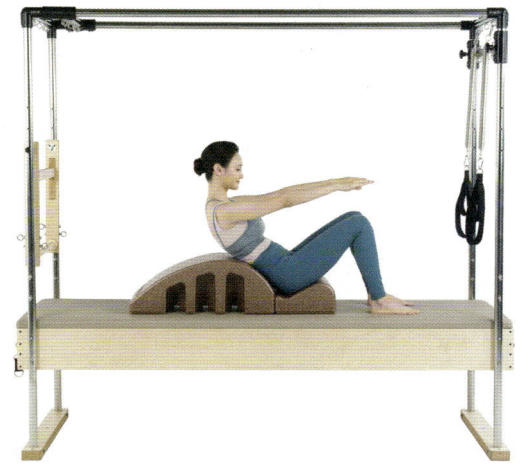

10 Arm Circle

천천히 상체를 내리고 팔이 원을 그린다.
이때, 어깨를 안정된 상태로 가슴을 열어준다.

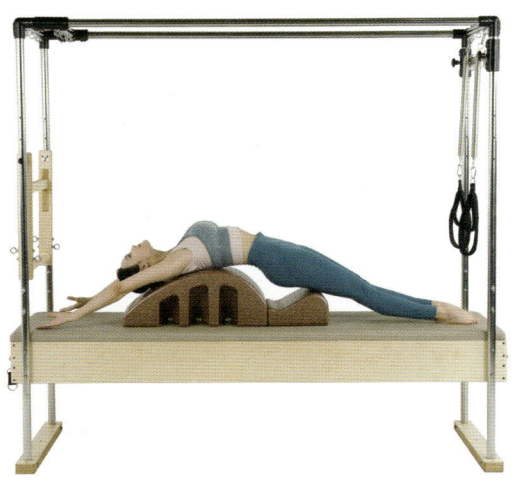

11 Body Stretch

엉덩이를 올려 고관절을 펴준다. 발끝과 손끝을
늘여서 척추를 신장시킨다.

운동 시퀀스(예시)

Warm Up	01 Spine Stretch Forward 02 Chest Extension
Main Exercise	03 Side Lying 04 Teaser 05 Hundred 06 Single Leg Stretch 07 Arm Work 08 Lat Pull
Cool Down	09 Deep the Curl 10 Arm Circle 11 Body Stretch

V. Chair

1 / Chair Flowing Sequence 1

01. Washer Woman / Hamstring 1
02. Ankle Stretch
03. Achilles Stretch
04. Arabesque
05. Up Stretch
06. Lunge
07. Roll Down
08. Pull Up / Hamstring 3
09. Double Leg Pumps
10. Double Leg Pumps (2 Position)
11. Single Leg Pumps (Toe / Heel)
12. Frog Back
13. Chest Extension
14. Spine Stretch Forward
15. Spine Stretch Side
16. Ballet Stretch Front
17. Ballet Stretch Side

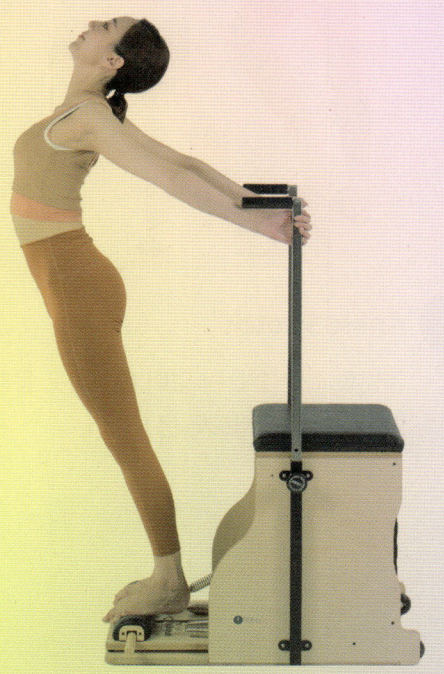

1/ Chair Flowing Sequence 1

01 Washer Woman / Hamstring 1 : 햄스트링 유연성 향상
02 Ankle Stretch : 발목 유연성 향상 및 강화
03 Achilles Stretch : 발목·종아리 유연성 향상
04 Arabesque : 햄스트링 스트레칭, 전신 연결
05 Up Stretch : 둔근 및 대퇴 강화, 코어 강화, 어깨 안정화
06 Lunge : 둔근 및 대퇴 강화, 대퇴사두근 강화

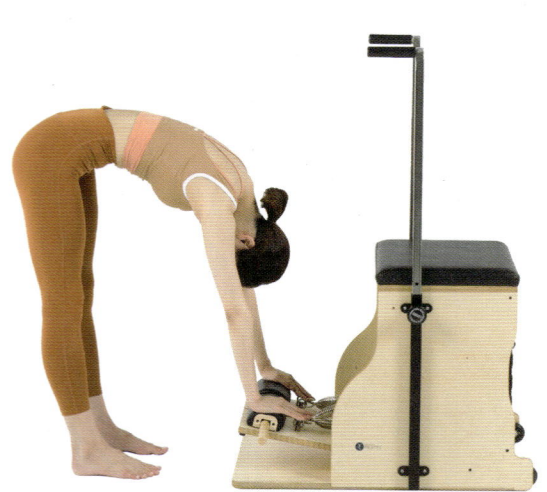

01 Washer Woman / Hamstring 1

코어를 사용하여 페달을 누르며, 골반이 뒤로 밀리지 않게 햄스트링을 스트레칭하며 수행한다.

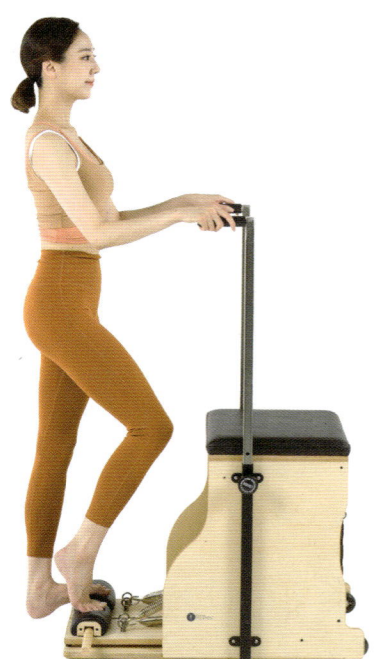

02 Ankle Stretch

골반의 좌우 흔들림 없이 워킹하듯 움직인다. 발목이 유연해지도록 동작한다.

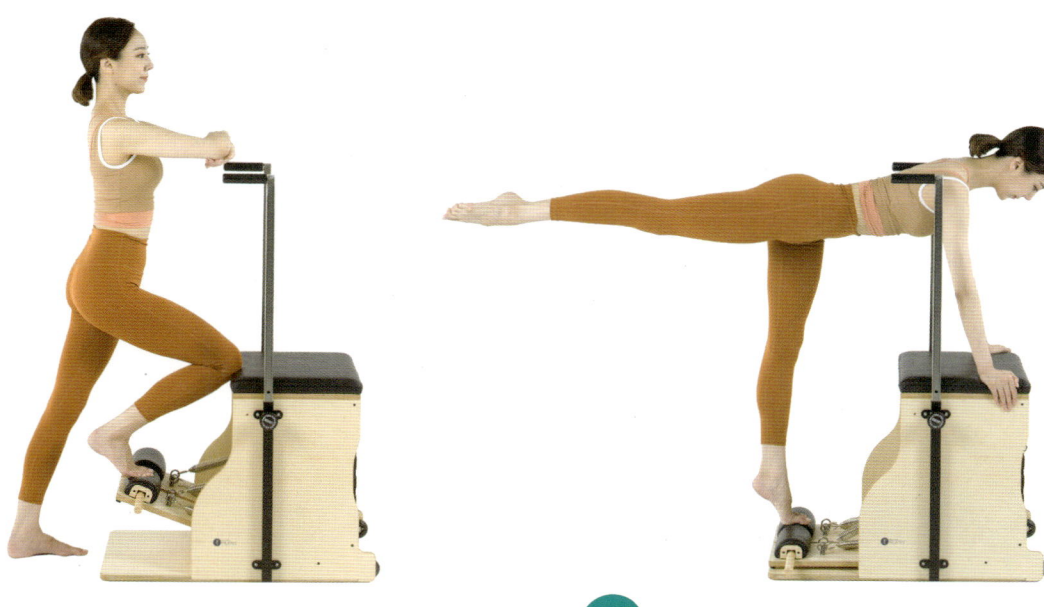

03 Achilles Stretch

페달을 발볼로 누를 때 아킬레스건이 일자가 되도록 수행한다.

04 Arabesque

골반 수평과 어깨 안정화를 유지하며 고관절 길게 편다(신전한 다리 모양은 다양하게 연출 가능).

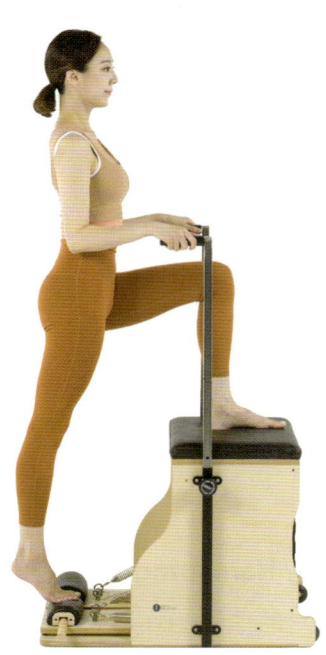
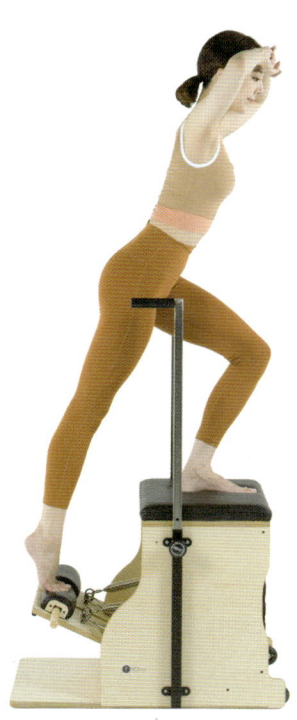

05 Up Stretch

무게중심을 시트 윗다리로 옮기며, 올라갈 때 무릎이 발끝보다 앞으로 나아가지 않도록 한다.

06 Lunge

무게중심을 시트 위 다리로 옮기며, 올라갈 때 무릎이 발끝보다 앞으로 나아가지 않게 수행한다 (두 손은 다양한 모양으로 연출 가능).

1. Chair Flowing Sequence 1

- **07 Roll Down** : 척추 분절 능력 향상, 코어 강화
- **08 Pull Up** : 코어 강화, 어깨 및 손목 강화
- **09 Double Leg Pumps** : 고관절 분리, 하지 정렬, 발목·코어 강화
- **10 Double Leg Pumps (2 Position)** : 하지 정렬, 발목·코어 강화, 중둔근 강화
- **11 Single Leg Pumps (Toe / Heel)** : 대퇴사두근·고관절 강화, 코어 강화, 골반 안정화
- **12 Frog Back** : 내회전근 강화, 내전근 강화, 골반 안정화 향상

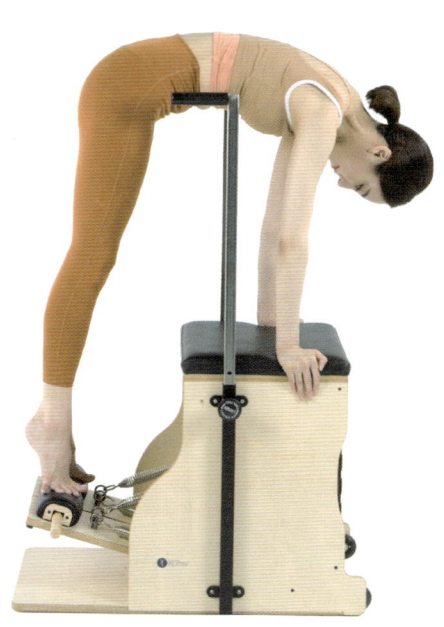

07 Roll Down
견갑골이 거상되지 않게 견갑 하각을 내려주면서 복부를 수축시킨다.

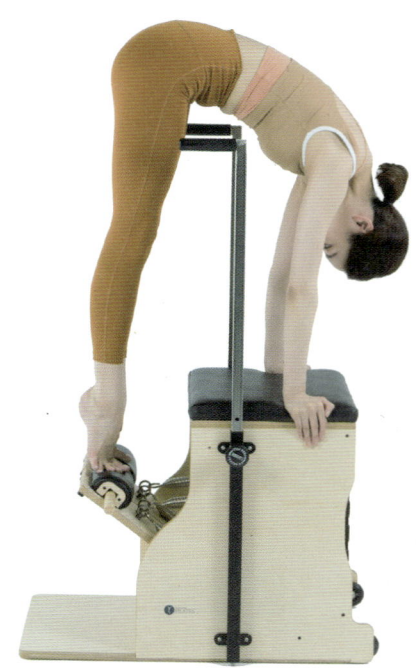

08 Pull Up / Hamstring 3
어깨의 안정성을 유지하면서 복부를 수축하여 페달을 올린다.

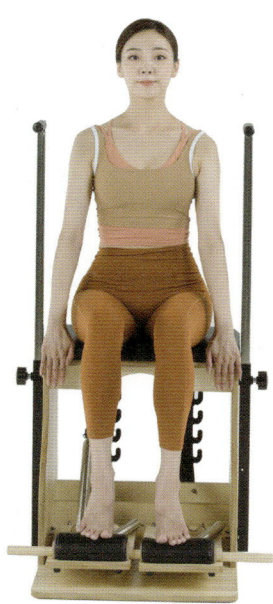

09 Double Leg Pumps

몸통의 안정성을 지키며 두 다리의 정렬을 지켜 고관절의 분리능력을 향상시킨다.

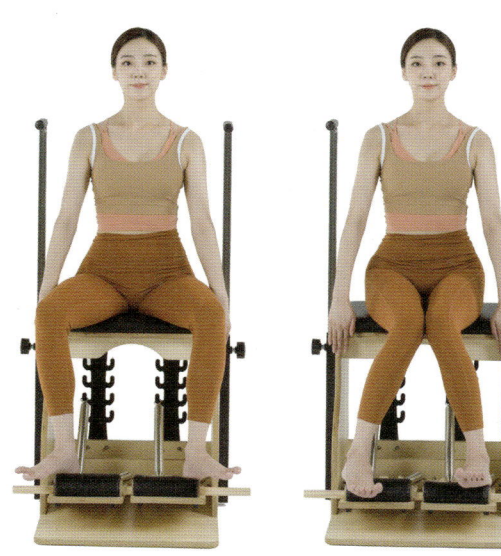

10 Double Leg Pumps (2 Position)

몸통의 안정성을 유지하며, 고관절을 외회전/내회전하여 페달을 누른다.

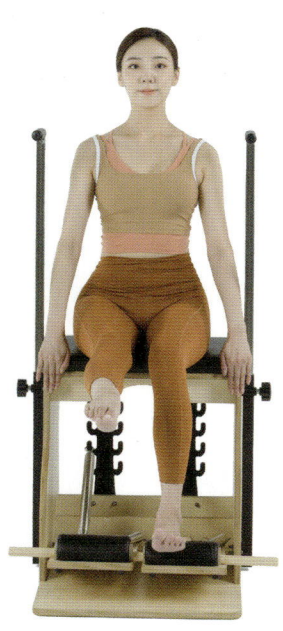

11 Single Leg Pumps (Toe / Heel)

몸통의 안정성을 유지하며 한 다리를 뻗어 고정하고, 반대 다리의 발볼이나 뒤꿈치로 페달을 누른다.

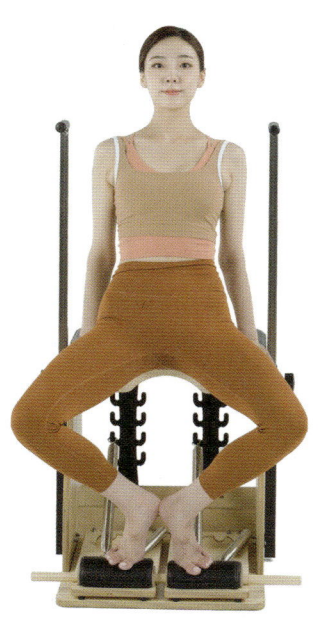

12 Frog Back

V 포지션에서 두 발의 뒤꿈치를 서로 저항하며 페달에 둔다. 어깨가 거상되지 않도록 하고, 무릎을 굽혔다가 편다. 골반의 균형을 유지한다.

1/ Chair Flowing Sequence 1

13 **Chest Extension** : 어깨 안정화, 심폐기능 향상, 척추 신전근 강화
14 **Spine Stretch Forward** : 코어 강화, 척추 이완
15 **Spine Stretch Side** : 척추 측면 굴곡근 강화 및 이완
16 **Ballet Stretch Front** : 햄스트링 스트레칭
17 **Ballet Stretch Side** : 내전근 스트레칭, 고관절 유연성 향상

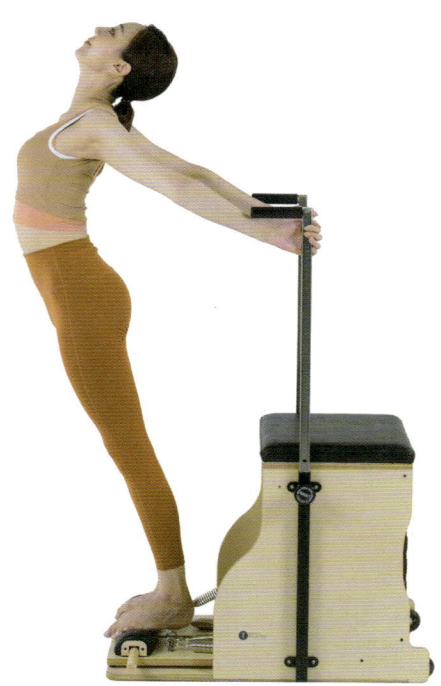

13 **Chest Extension**

척추 신전 시 어깨가 거상되지 않도록 주의하며 수행한다.

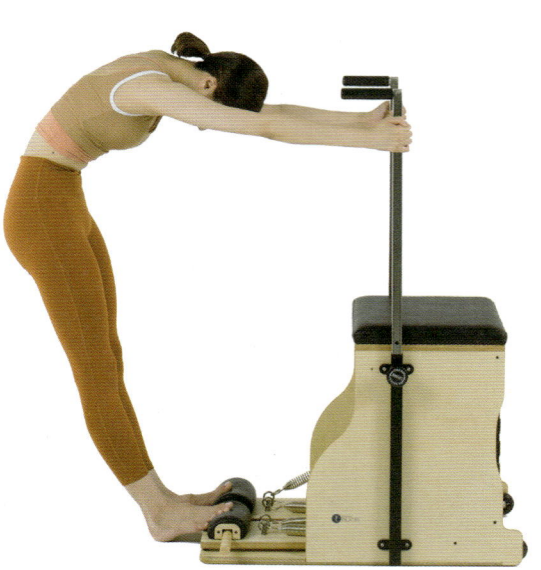

14 **Spine Stretch Forward**

좌골을 모아 복부를 깊숙이 사용하되 어깨가 거상되지 않도록 한다.

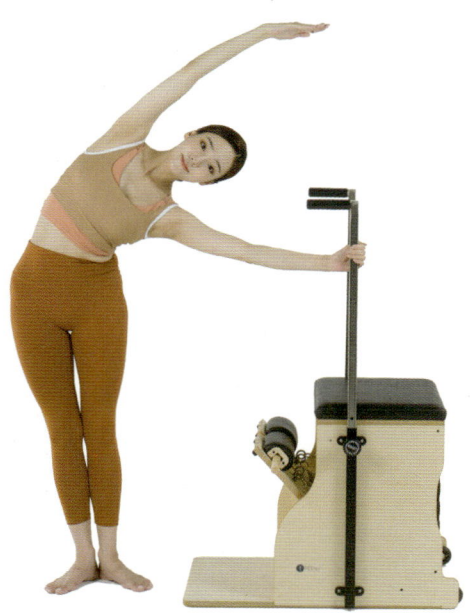

15 **Spine Stretch Side**

좌우 어깨와 골반이 동일한 면에서 움직이며 수행한다.

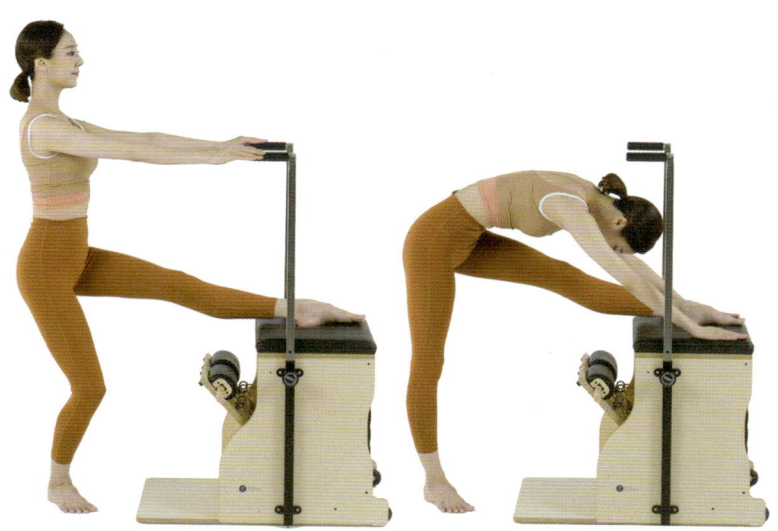

16 **Ballet Stretch Front**

중립 자세에서 무릎을 굽혔다가 펴고, 상체 굴곡 시 어깨의 수평을 지킨다.

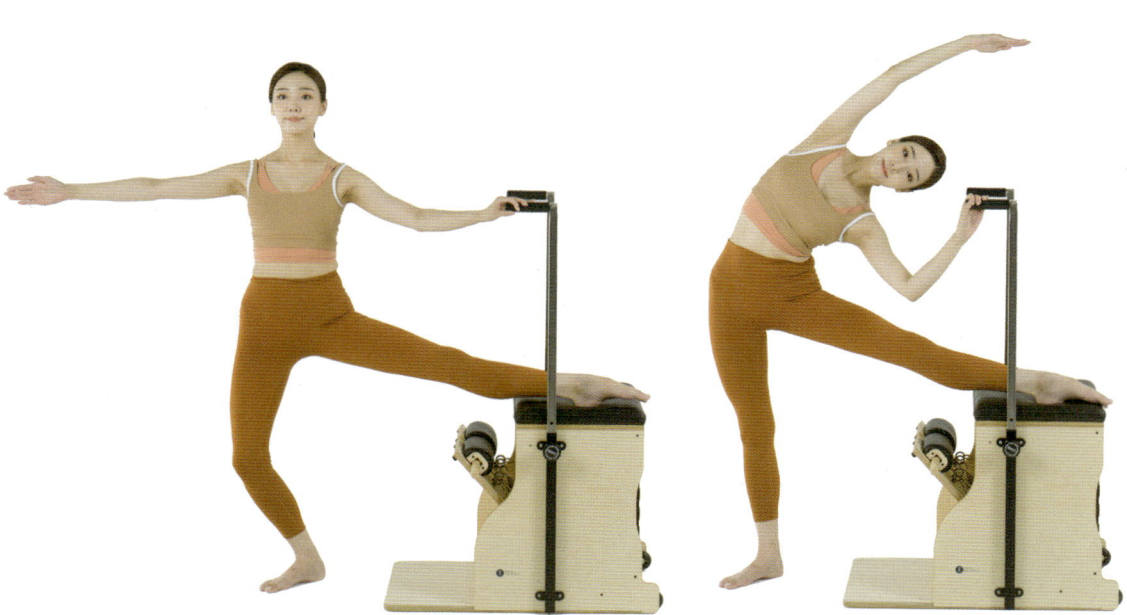

17 **Ballet Stretch Side**

중립 자세에서 무릎을 굽혔다가 펴고, 상체 측굴 시 골반이 옆으로 밀리지 않도록 수행한다.

운동 시퀀스

Warm Up	
Main Exercise	
Cool Down	

V. Chair

2 / Chair Flowing Sequence 2

01. Seated Mermaid / Side Arm Sit
02. Twist
03. Washer Woman Over the Chair / Hamstring Stretch
04. Push Down
05. Swan
06. Swan Front / Chest Press
07. Grasshopper
08. Lying Prone
09. Arm Push Ups / Alternating with Twist
10. Side Lying Oblique
11. Cat on Seat

Choreography Flowing Pilates Sequences

2 / Chair Flowing Sequence 2

01 **Steated Mermaide / Side Arm Sit** : 척추 좌측 굴곡 강화, 견갑대 안정화
02 **Twist** : 척추 회전 가동범위 증가, 코어 강화
03 **Washer Woman Over the Chair / Hamstring Stretch** : 햄스트링 스트레칭, 어깨 가동성 향상
04 **Push Down** : 척추 유연성 향상, 어깨 안정화, 코어 강화
05 **Swan** : 척추 유연성 향상, 어깨 안정화, 코어 강화
06 **Swan Front / Chest Press** : 척추 유연성 향상, 어깨 안정화, 코어 강화

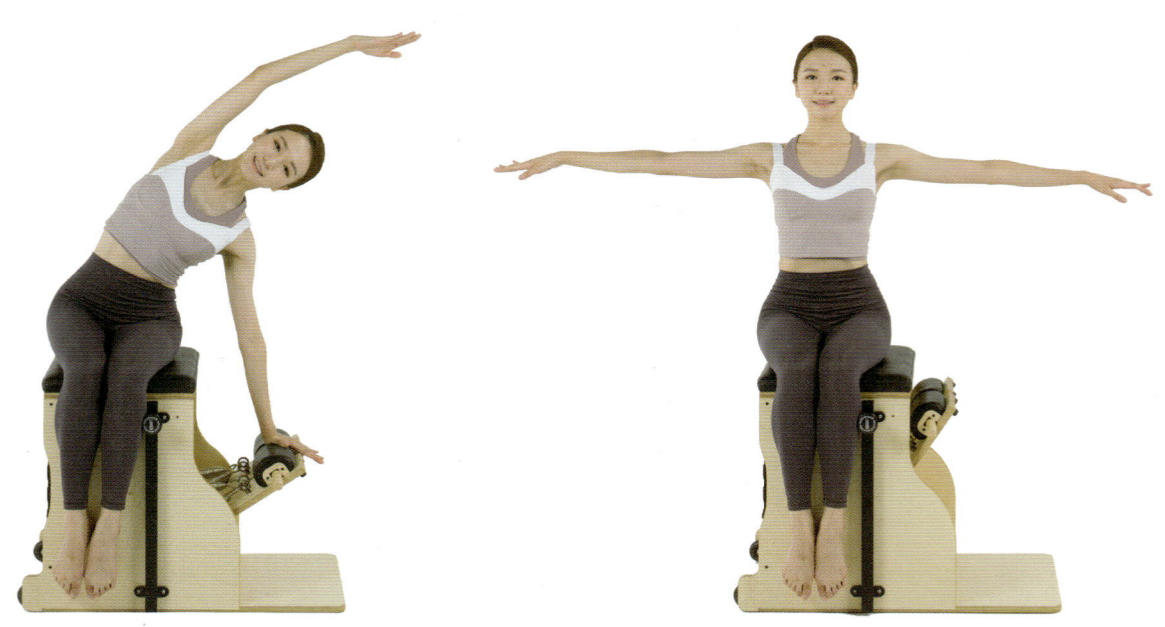

01 Seated Mermaid / Side Arm Sit

페달을 누를 때 측면 옆구리의 힘으로 수행한다
(다양한 자세 연출 가능).

02 Twist

골반이 말리지 않도록 골반의 중립을 유지하여 상체만 회전한다.

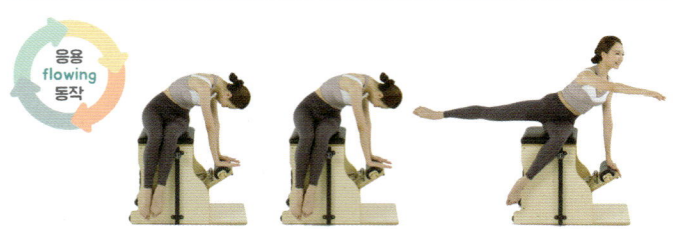

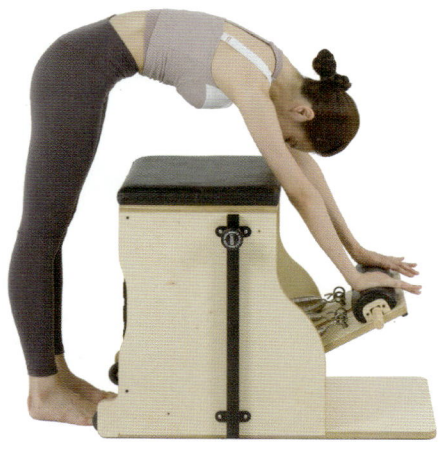

03 Washer Woman Over the Chair / Hamstring Stretch

팔과 어깨 힘이 아닌 척추를 머리부터 분절하여 복부 수축으로 페달을 누른다.

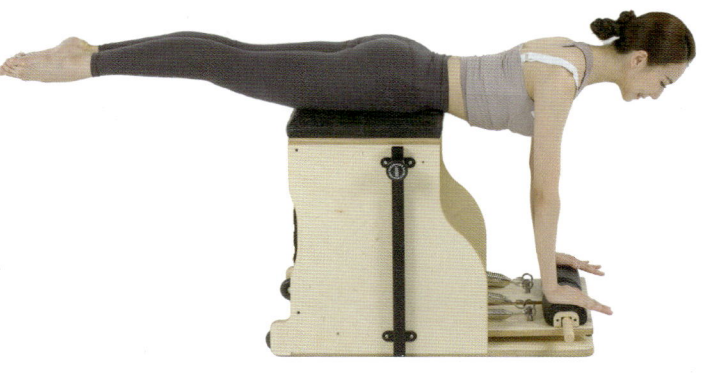

04 Push Down

갈비뼈 돌출(flaring rib)에 유의하며 페달을 두 손으로 밀면서 팔꿈치를 구부렸다가 편다.

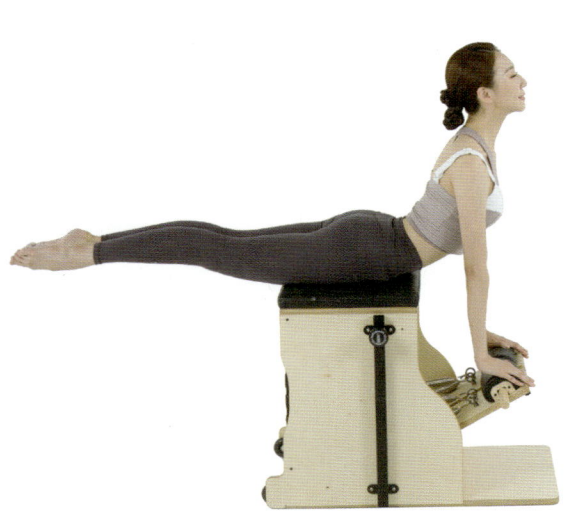

05 Swan

두 손으로 페달을 저항하며 상체를 올리고 어깨가 거상되지 않도록 한다.

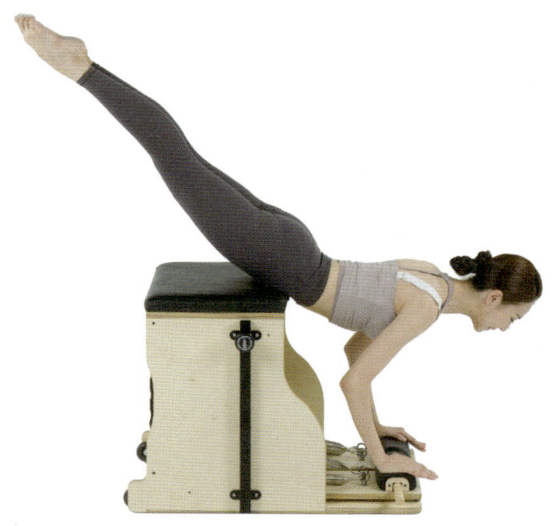

06 Swan Front / Chest Press

스완(Swan) 자세에서 등의 신전을 유지하며 페달 쪽으로 기울였다가 올라온다.

2 / Chair Flowing Sequence 2 | 443

2/ Chair Flowing Sequence 2

07 Grasshopper : 척추 유연성 향상, 어깨 안정화, 코어 강화, 둔근 강화
08 Lying Prone : 척추 유연성 향상, 어깨 안정화, 코어 강화
09 Arm Push Ups / Alternating with Twist : 척추 회전 가동범위 증가, 어깨 안정화, 코어 강화
10 Side Lying Oblique : 코어 강화, 척추 회전 가동성 증가, 어깨 안정화, 척추 유연성 향상
11 Cat on Seat : 척추 분절 능력 향상, 어깨 가동범위 증가

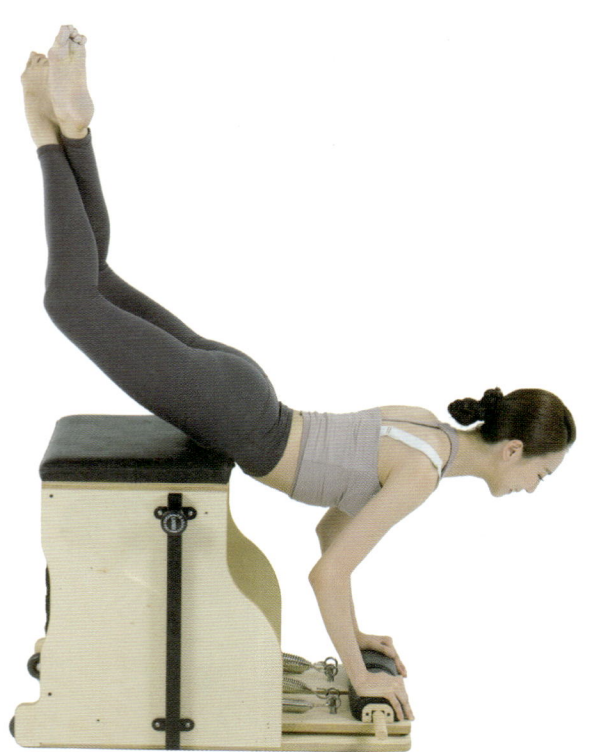
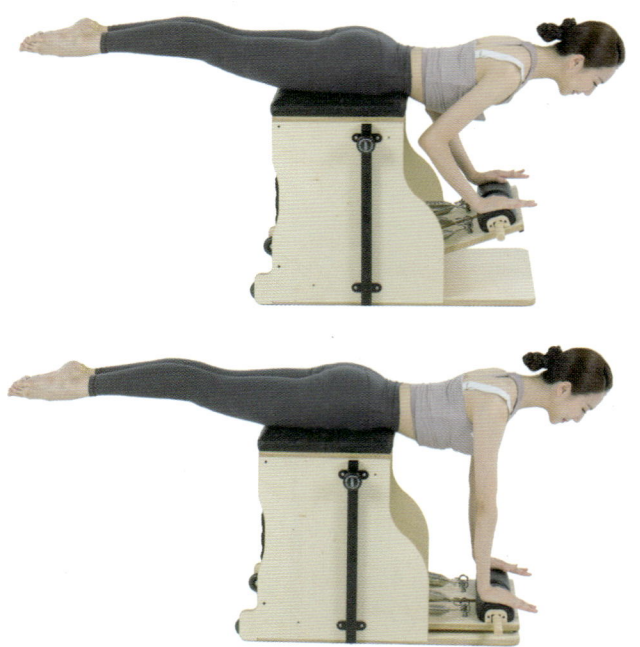

07 Grasshopper

스완 프런트(Swan Front) 자세에서 어깨 거상이나 갈비뼈가 돌출(flaring rib)되지 않도록 한다. 두 발목을 번갈아가며 교차한다.

08 Lying Prone

엎드린 중립 자세를 유지하며 두 손으로 페달을 누른다.

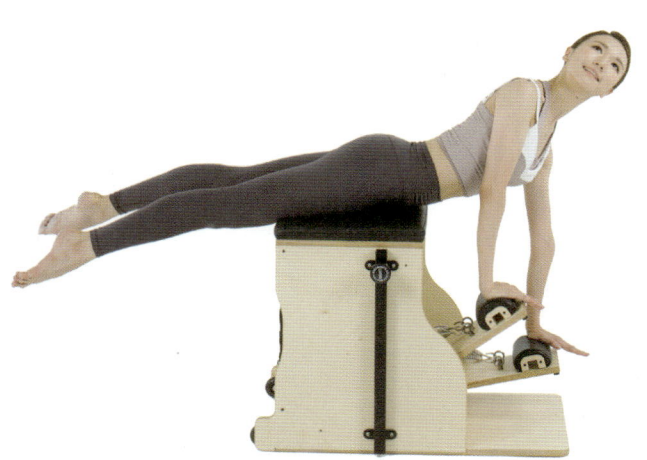

09 Arm Push Ups / Alternating with Twist

페달 스틱을 제거하고 골반의 정렬을 유지하며, 상체를 회전시키는 힘으로 페달을 누른다.

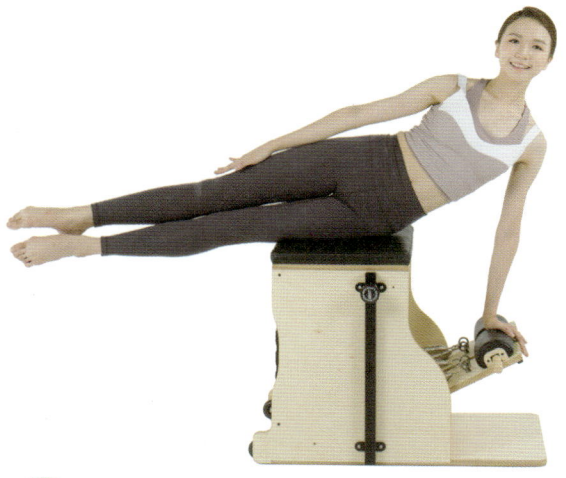

10 Side Lying Oblique

옆구리 힘으로 페달을 저항하며, 상체를 들어 올릴 때 앞뒤 균형을 잡으며 수행한다(팔 모양 다양하게 연출 가능).

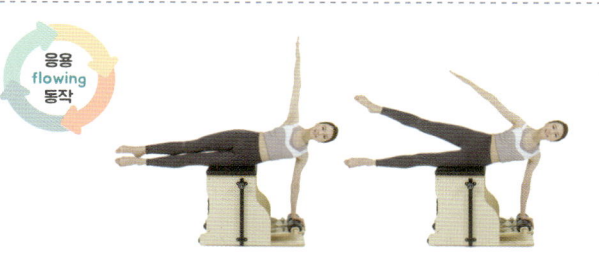

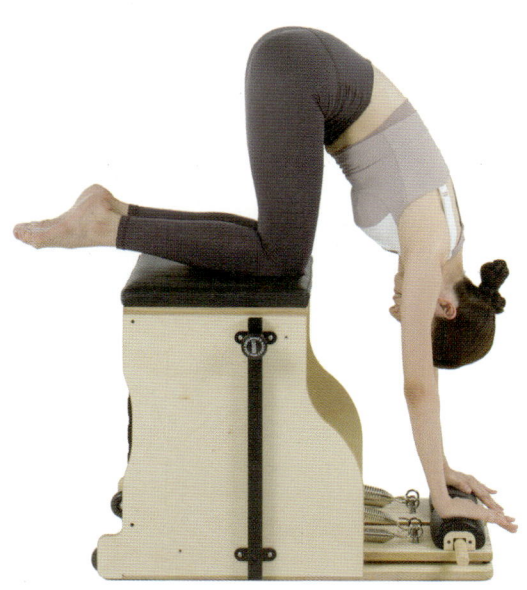

11 Cat on Seat

코어 수축을 하여 페달을 누르며 내려갈 때 무게중심이 앞으로 쏟아지지 않게 주의한다.

운동 시퀀스

Warm Up	
Main Exercise	
Cool Down	

V. Chair

3 / Chair Flowing Sequence 3

01. Washer Woman / Hamstring 1
02. Arm Press
03. Standing Leg Pump Front
04. Standing Leg Pump Side
05. Lunge
06. Side Step Down / Russian
07. Step Down
08. Scapular Movement with Standing
09. Reverse Swan / Torso Press Sit with Box
10. Standing One Arm Push-up
11. Plank

3/ Chair Flowing Sequence 3

01 Washer Woman / Hamstring 1 : 햄스트링 스트레칭, 어깨 가동범위 증가
02 Arm Press : 척추 유연성 향상, 코어 강화, 햄스트링 스트레칭
03 Standing Leg Pump Front : 무릎 및 고관절 굴곡과 신전 향상
04 Standing Leg Pump Side : 고관절 외회전 향상, 무릎 및 고관절 굴곡과 신전 향상
05 Lunge : 대퇴사두근 및 둔근 강화, 다리 정렬 향상
06 Side Step Down / Russian : 고관절 외회전 향상, 무릎 및 고관절 굴곡과 신전 향상

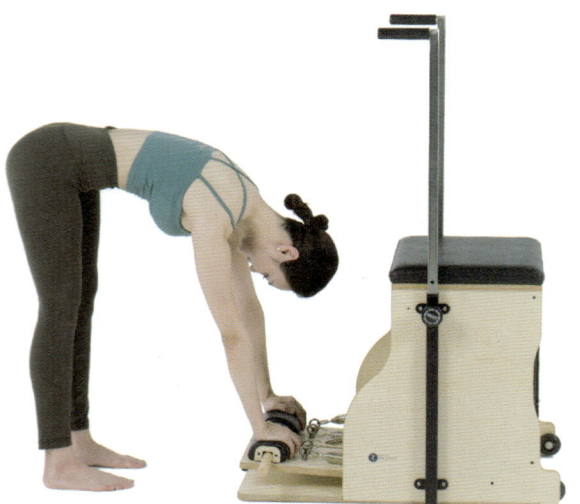

01 Washer Woman / Hamstring 1

코어의 힘으로 페달을 누르고 골반이 뒤로 밀리지 않도록 한다.

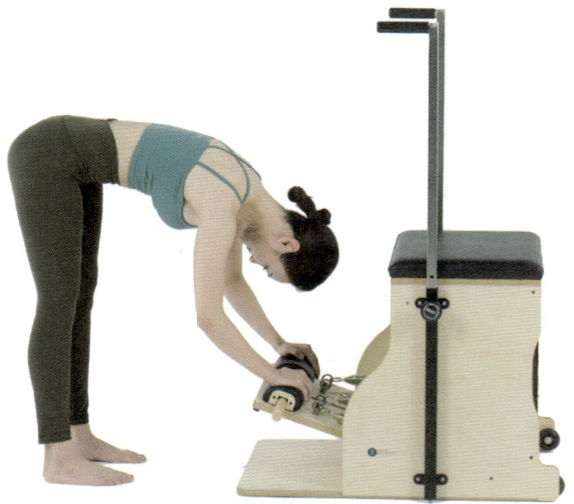

02 Arm Press

몸통과 하체를 고정시킨 상태로 팔꿈치를 구부렸다 편다.

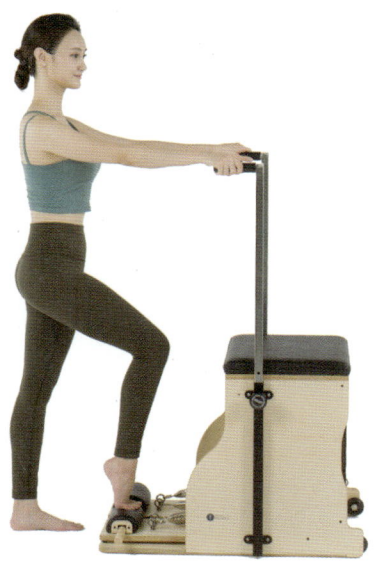 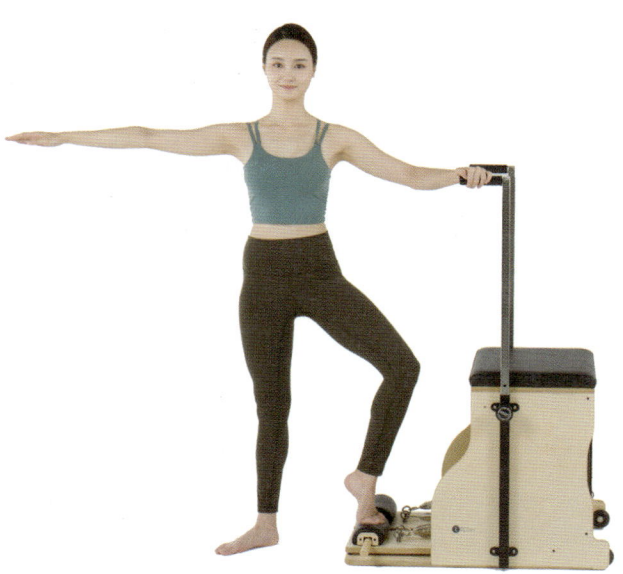

03 **Standing Leg Pump Front**
페달을 누를 때 바닥쪽에 있는 다리에 체중을 실어 몸이 움직이지 않도록 한다.

04 **Standing Leg Pump Side**
페달을 누를 때 바닥에 지탱하는 다리로 체중을 지지한다.

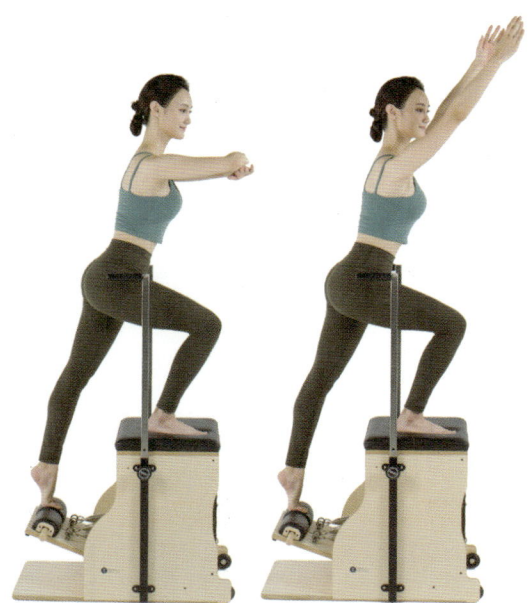 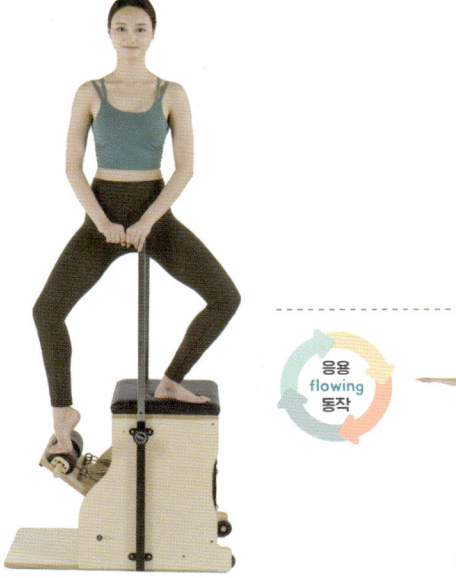 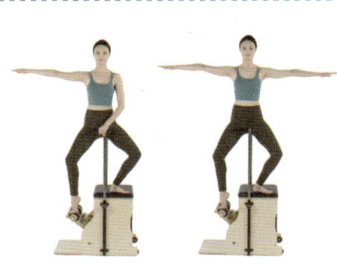

05 **Lunge**
페달을 저항하며 올라갈 때 무릎선이 발끝보다 앞으로 나가지 않도록 한다 (팔은 다양하게 연출 가능).

06 **Side Step Down / Russian**
어깨선과 골반이 수평을 유지한 상태로 페달을 누른다(팔은 다양하게 연출 가능).

3 / Chair Flowing Sequence 3

07 Step Down : 어깨 안정화, 코어 강화
08 Scapula Movement with Standing : 어깨 안정화, 코어 강화
09 Reverse Swan / Torso Press Sit with Box : 척추 분절 능력 향상, 어깨 안정화, 균형 능력 향상
10 Standing One Arm Push-up : 척추 회전 능력 증가, 골반 안정화, 어깨 가동범위 증가
11 Plank : 전신 및 가슴·어깨·이두근 향상

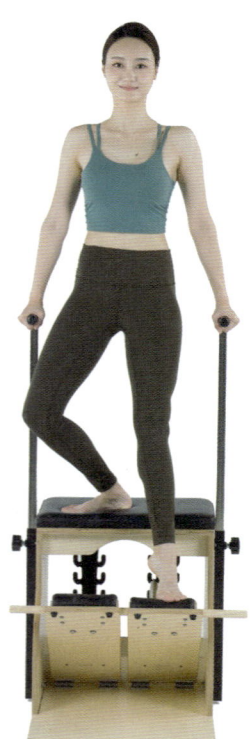
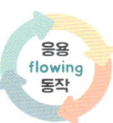
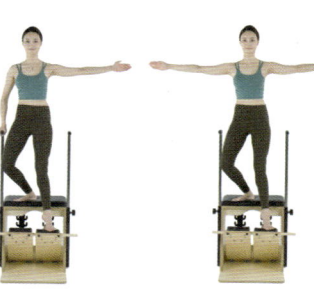

07 Step Down
페달을 아래로 누를 때 어깨와 골반의 수평을 유지한다.

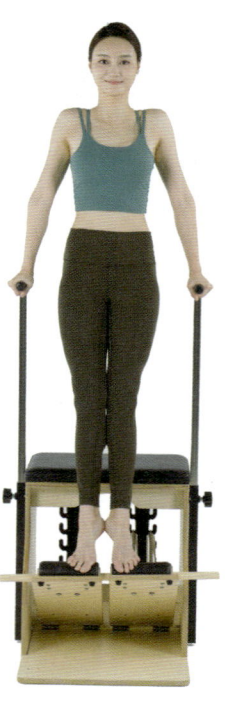

08 Scapular Movement with Standing
척추 골반 중립 상태에서 견갑골의 움직임에 집중하며 수행한다.

450 | PILATES MASTER

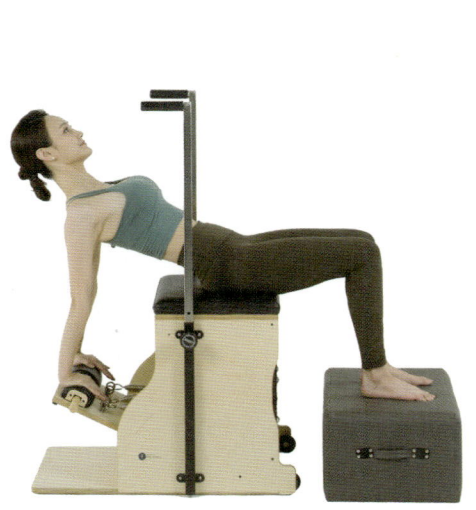

09 **Reverse Swan / Torso Press Sit with Box**

복부를 사용하여 페달을 저항하며 올라온다.
어깨가 거상되지 않도록 한다.

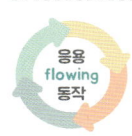 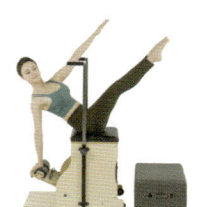

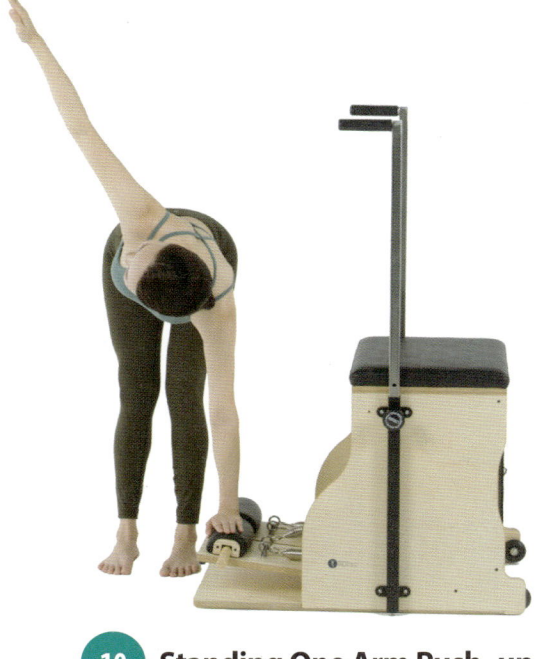

10 **Standing One Arm Push-up**

골반과 하체를 고정한 상태로 페달을 누른다.

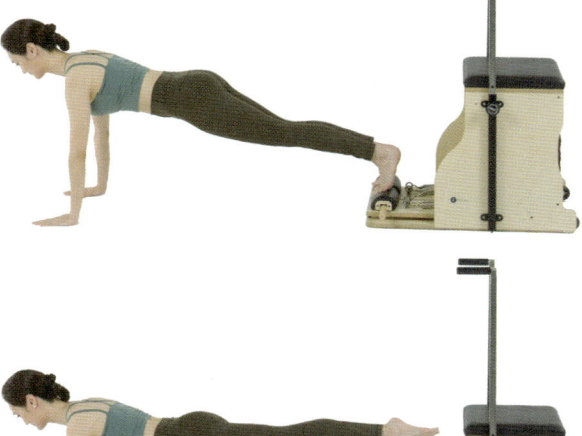

11 **Plank**

전신을 사용해서 고관절이 굴곡되지 않도록 하며, 발을 골반 높이까지만 들어 올린다.

운동 시퀀스

Warm Up	
Main Exercise	
Cool Down	

V. Chair

4 / Chair Flowing Sequence 4

01. Roll Down / Elbow Flexion & Extension
02. Piriformis Stretching
03. Kneeling on Seat / Side
04. Four Point Pose
05. Spine Twist on Prone
06. Reverse Swan / Torso Twist Press Sit: Bend Knee
07. Reverse Swan / Torso Twist Press Sit
08. Rollover / Jack-knife
09. One Arm Push-Ups Hand on Chair
10. Piano Lesson Plie Front / Back
11. Keeling Mermaid - One Leg to Side / Twist
12. Swan on Floor / Twist

4 / Chair Flowing Sequence 4

01 **Roll Down / Elbow Flexion & Extension** : 척추 분절 능력 향상, 어깨 안정성 향상
02 **Piriformis Stretching** : 이상근 스트레칭
03 **Kneeling on Seat / Side** : 척추 측면 굴곡근 스트레칭, 신체 균형성 향상
04 **Four Point Pose** : 신체 균형성 향상, 코어 강화
05 **Spine Twist on Prone** : 코어 강화, 척추 신전근 강화, 척추 유연성 향상
06 **Reverse Swan / Torso Twist Press Sit : Bend Knee** : 코어 강화, 어깨 유연성 향상, 척추 회전 능력 향상

01 Roll Down / Elbow Flexion & Extension
코어를 수축하여 페달을 누른다.

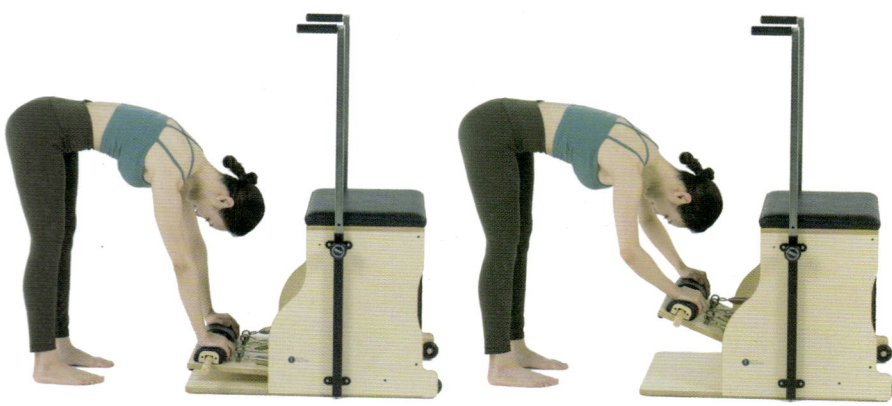

02 Piriformis Stretching
어깨가 수평을 이루며 체중을 싣는다.

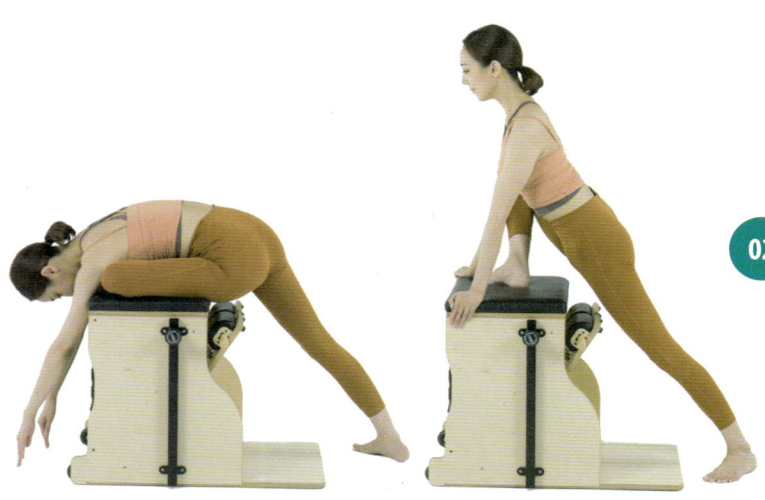

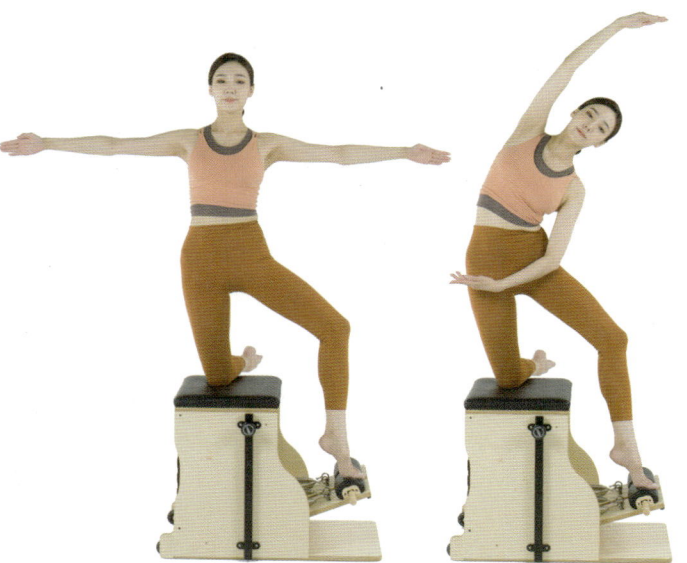

03 Kneeling on Seat / Side

어깨와 골반의 수평을 유지하며, 페달을 누를 때 골반이 옆으로 밀리지 않게 한다.

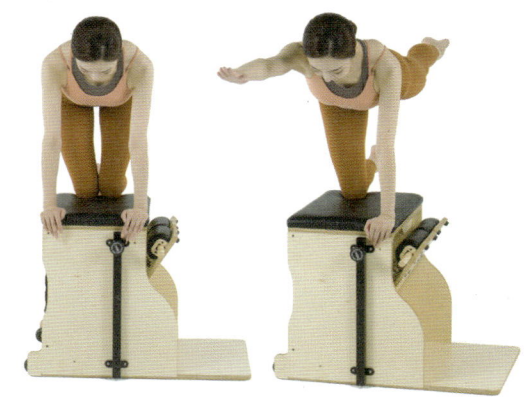

04 Four Point Pose

어깨와 골반의 수평을 유지한다.

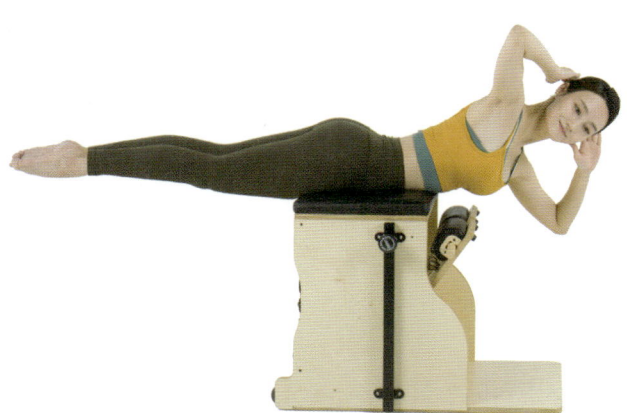

05 Spine Twist on Prone

골반과 하체를 수평으로 유지한 상태에서 상체를 회전한다.

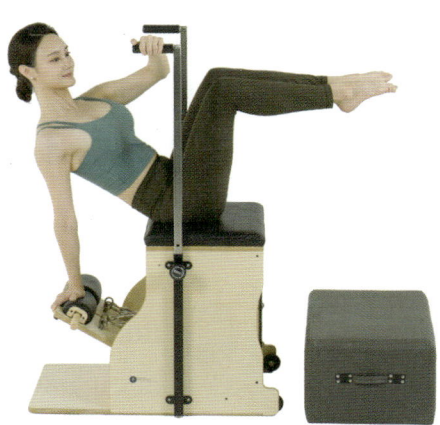

06 Reverse Swan / Torso Twist Press Sit : Bend Knee

천천히 페달쪽으로 무게를 실으며 무게중심을 뒤로 옮겨 손으로 페달을 짚는다. 페달을 누를 때 코어를 수축한다. 시선은 자연스럽게 움직인다.

4/ Chair Flowing Sequence 4

- **07 Reverse Swan / Torso Twist Press Sit** : 척추 회전 능력 향상, 골반 안정화, 어깨 유연성 향상
- **08 Rollover / Jack-knife** : 척추 유연성 향상, 어깨 및 골반 안정성 향상
- **09 One Arm Push-Ups Hand on Chair** : 코어 강화, 어깨 안정성 향상
- **10 Piano Lesson Plie Front / Back** : 신체 균형성 향상, 고관절 유연성 향상
- **11 Keeling Mermaid-One Leg to Side / Twist** : 척추 측면 굴곡근 강화, 척추 유연성 향상
- **12 Swan on Floor / Twist** : 척추 신전근 강화, 척추 유연성 향상

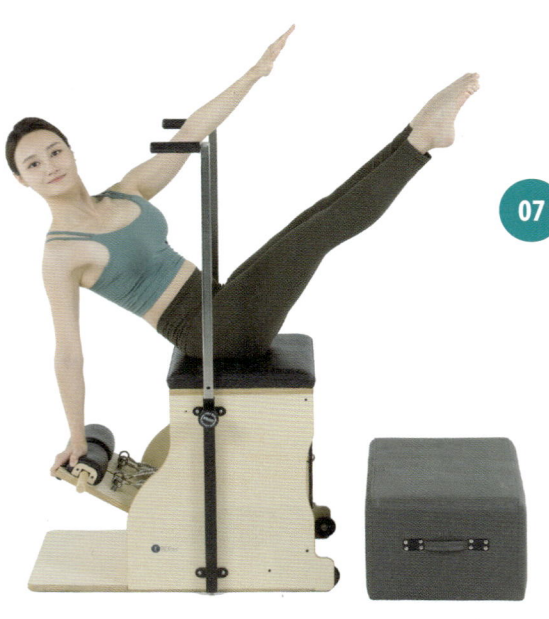

07 Reverse Swan / Torso Twist Press Sit

페달을 누를 때 코어를 사용하며 시선은 자연스럽게 옆을 바라본다.

08 Rollover / Jack-knife

어깨가 거상되지 않도록 하고 코어를 사용하여 동작한다.

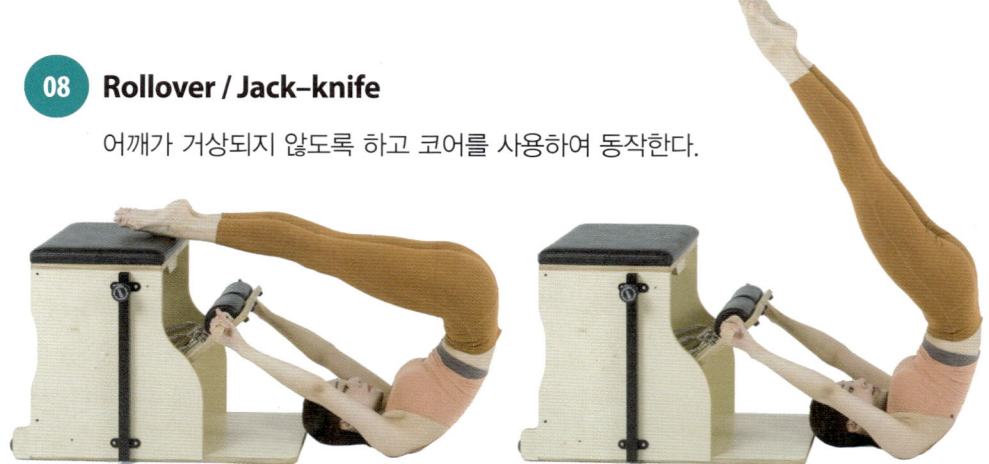

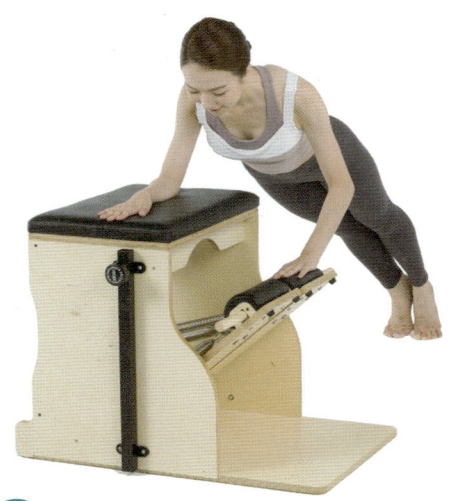

09 **One Arm Push–Ups Hand on Chair**

몸통과 하체를 고정한 상태로 페달을 누른다.

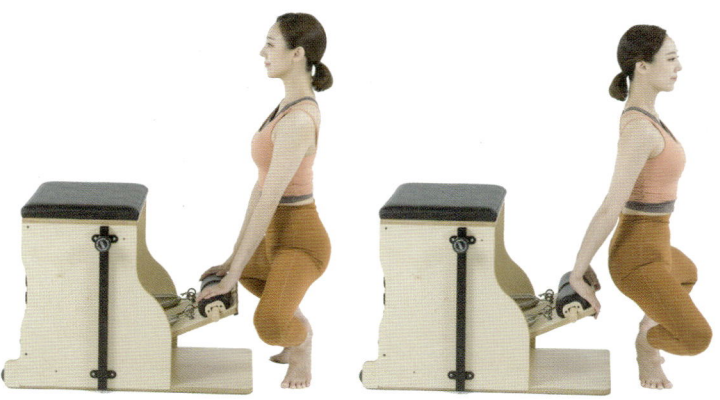

10 **Piano Lesson Plie Front / Back**

몸통의 앞뒤 기울임 없이 수행한다.

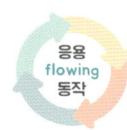 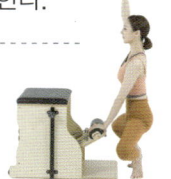

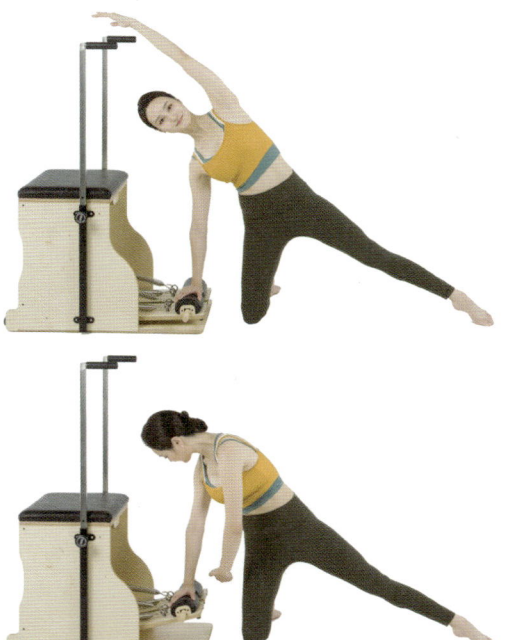

11 **Keeling Mermaid–One Leg to Side / Twist**

몸통 측면의 힘으로 페달을 누른다.

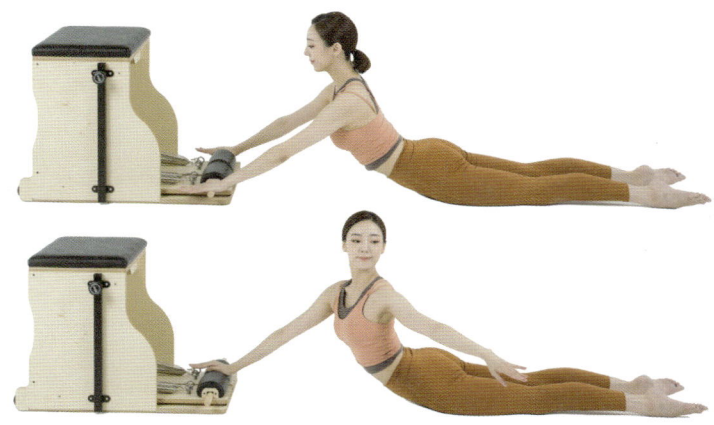

12 **Swan on Floor / Twist**

어깨가 거상되지 않으며, 코어를 수축한다.

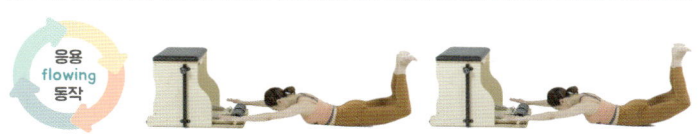

운동 시퀀스

Warm Up	
Main Exercise	
Cool Down	

V. Chair

5 / Chair Flowing Sequence 5

01. Spine Stretch on Floor
02. Leg Pumps Supine / Bridge
03. Frog Lying Flat
04. Single Leg Pump – Lying Flat
05. Teaser on Floor
06. Kneeling Mermaid / Side Arm Kneeling
07. Lying Prone Swimming
08. Washer Woman Over the Chair / Hamstring Stretch
09. Horseback
10. Standing One Arm Push Up

5/ Chair Flowing Sequence 5

- **01 Spine Stretch on Floor** : 척골 유연성 향상, 어깨 가동범위 증가
- **02 Leg Pumps Supine / Bridge** : 척골 분절 능력 증가, 코어 조절 향상, 햄스트링 강화, 대둔근 및 기립근 강화
- **03 Frog Lying Flat** : 고관절 외회전력 증가, 고관절 굴곡 및 신전 향상
- **04 Single Leg Pump / Lying Flat** : 무릎 및 발목 정렬, 코어 조절 능력 향상, 햄스트링 및 둔근 강화
- **05 Teaser on Floor** : 코어 및 고관절 강화, 균형성 향상
- **06 Kneeling Mermaide / Side Arm Kneeling** : 척추 가동범위 증가, 내·외복사근 강화, 둔근 강화, 골반 안정화, 어깨 가동범위 증가

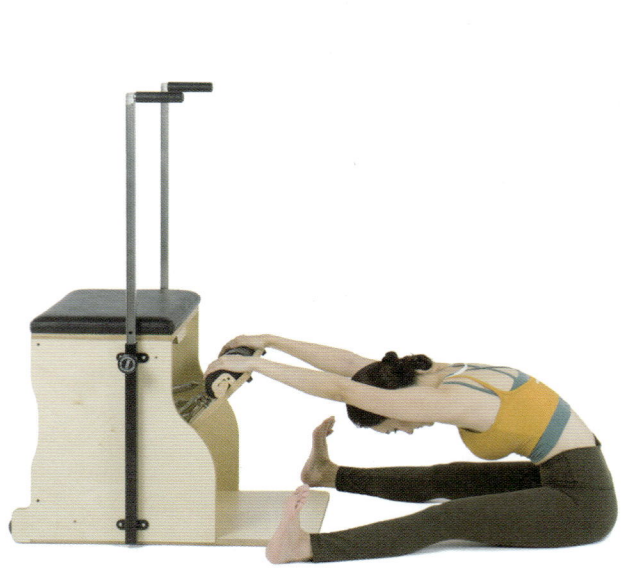

01 Spine Stretch on Floor
머리부터 분절하여 내려갈 때 골반이 뒤로 밀리지 않도록 한다.

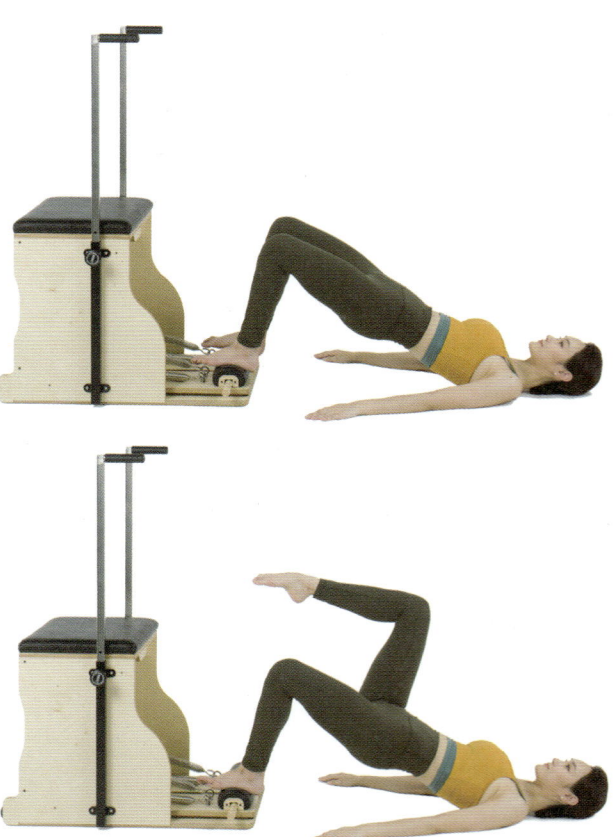

02 Leg Pumps Supine / Bridge
골반의 좌우 수평을 지키고, 턱과 쇄골 사이 공간을 확보한다.

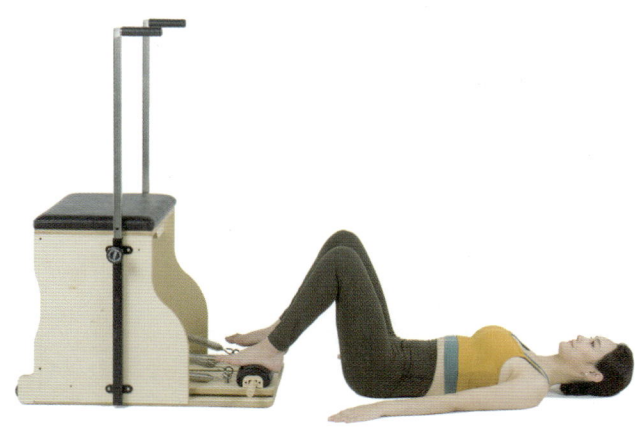

03 **Frog Lying Flat**
무릎을 밖으로 열면서 고관절 외회전을 사용하며,
골반이 바닥에서 뜨지 않도록 주의한다.

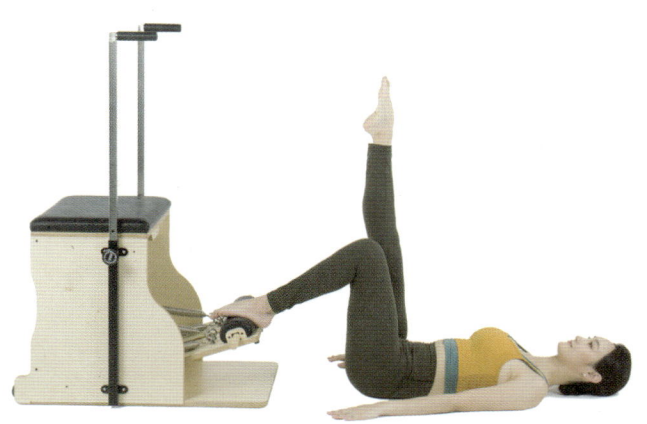

04 **Single Leg Pump / Lying Flat**
골반의 수평과 하지 정렬을 지키며 페달을 누른다.

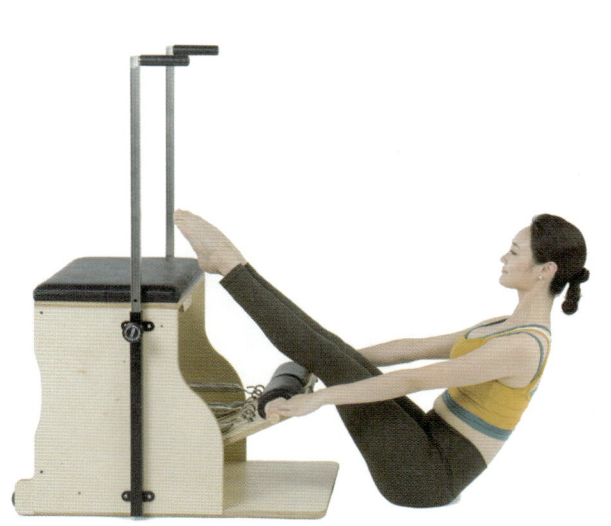

05 **Teaser on Floor**
등이 뒤로 밀리지 않도록 하여 두 팔로 페달을
지그시 누른다.

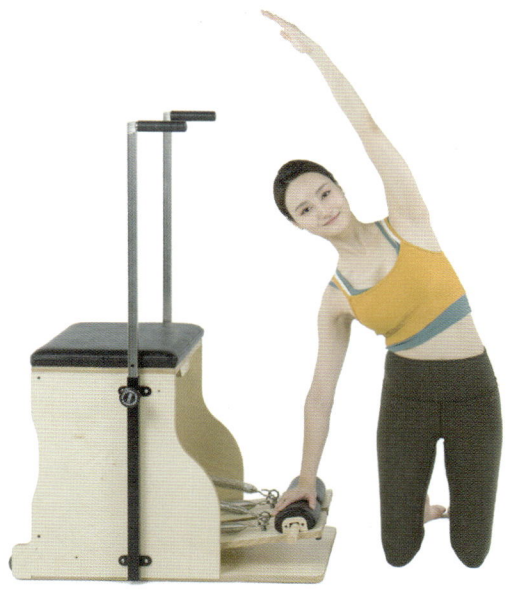

06 **Kneeling Mermaid / Side Arm Kneeling**
골반이 뒤로 밀리지 않도록 주의하며,
페달을 누를 때 측면의 힘으로 수행한다.

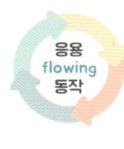
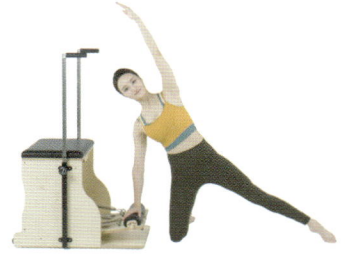

5/ Chair Flowing Sequence 5

07 Lying Prone Swimming : 몸통의 안정성 향상, 척추 신전근 강화
08 Washer Woman Over the Chair / Hamstring Stretch : 햄스트링 스트레칭 향상, 어깨 가동범위 증가
09 Horseback : 코어 강화, 코어 조절 능력 향상, 어깨 안정화 및 가동범위 증가
10 Standing One arm Push Up : 척추 회전 능력 향상, 골반 안정화, 어깨 가동범위 증가

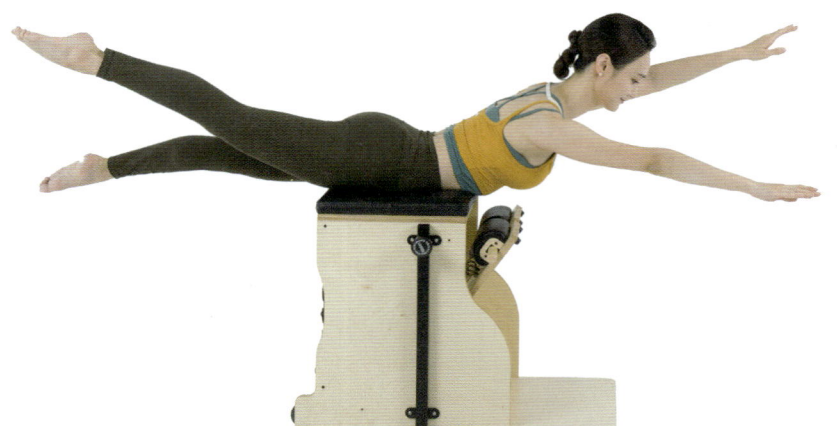

07 Lying Prone Swimming

골반과 상체를 고정한 상태로 팔과 다리를 올렸다가 내린다.

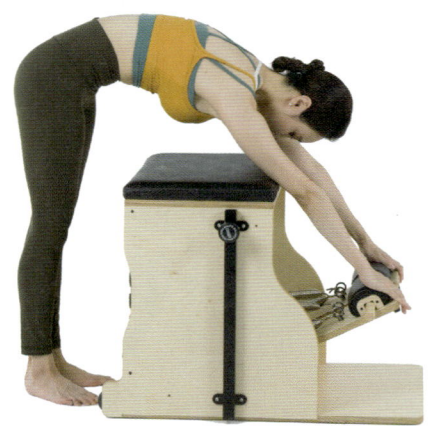

08 Washer Woman Over the Chair / Hamstring Stretch

코어를 수축하여 페달을 누른다.
골반이 뒤로 밀리지 않도록 한다.

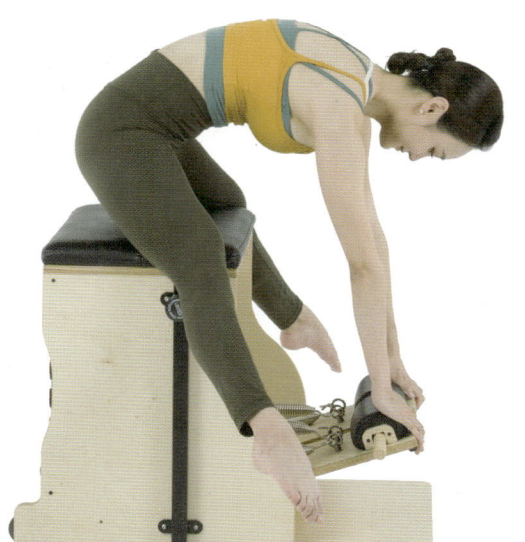

09 Horseback
코어 사용에 집중하고 어깨가 거상되지 않도록 한다.

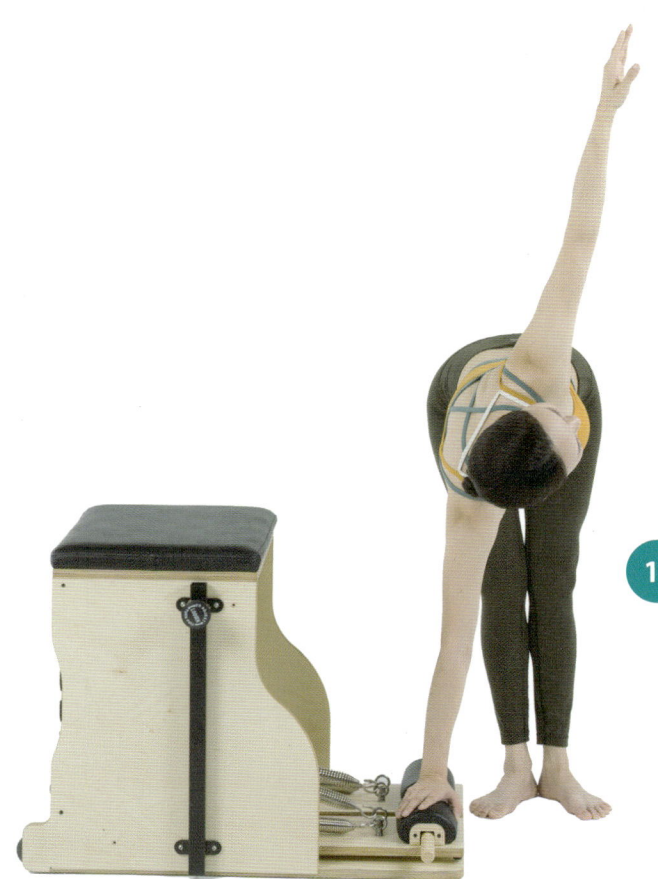

10 Standing One Arm Push Up
골반이 좌우로 밀리지 않도록 주의한다.

운동 시퀀스

Warm Up	
Main Exercise	
Cool Down	

VI. NPCP Certification 취득을 위한 스터디

1 / NPCP 매트 시퀀스

01. Hundred
02. Roll Up
03. Rollover
04. Single Leg Circles
05. Rolling Like a Ball
06. Single Leg Stretch
07. Double Leg Stretch
08. Single Straight Leg Stretch / Scissors
09. Double Straight Leg Stretch / Lower Lift
10. Criss-cross
11. Spine Stretch
12. Open Leg Rocker
13. Corkscrew
14. Saw
15. Swan Dive
16. Single Leg Kick
17. Double Leg Kick
18. Neck Pull
19. Scissors
20. Bicycle
21. Shoulder Bridge
22. Spine Twist
23. Jack-knife
24. Side Kick
25. Teaser
26. Hip Circle
27. Swimming
28. Leg Pull Front
29. Leg Pull
30. Kneeling Side Kick
31. Side Bend
32. Boomerang
33. Seal
34. Crab
35. Rocking on Stomach
36. Control Balance
37. Push Up

* NPCP: National Pilates Certification Program

NPCP 매트 시퀀스 / Exercise

01 Hundred
- 난이도: 초급
- 횟 수: 100 Beats

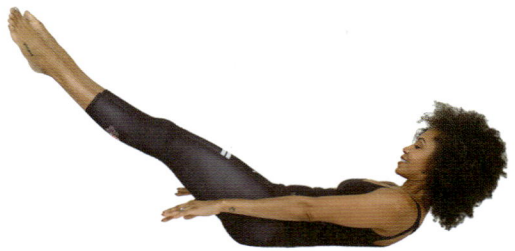

02 Roll Up
- 난이도: 초급
- 횟 수: 3회

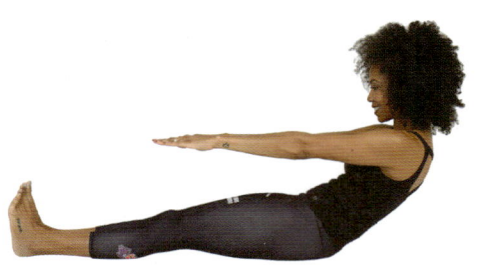

03 Rollover
- 난이도: 고급
- 횟 수: 5 Each Way

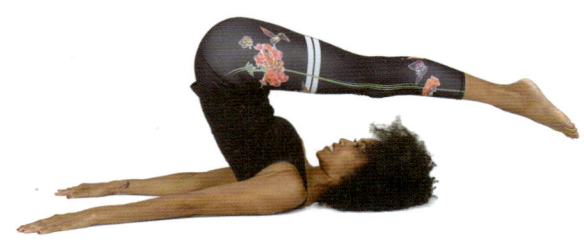

04 Single Leg Circles
- 난이도: 초급
- 횟 수: 5 Each Way

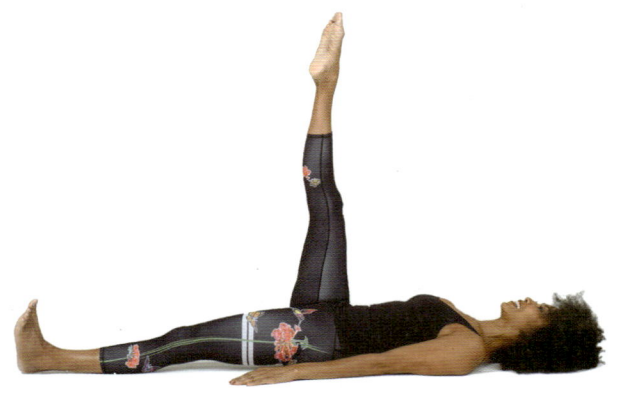

NPCP 매트 시퀀스 / **Exercise**

05 **Rolling Like a Ball**
- 난이도 초급
- 횟 수 6회

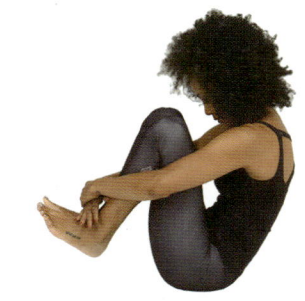

06 **Single Leg Stretch**
- 난이도 초급
- 횟 수 5 Sets

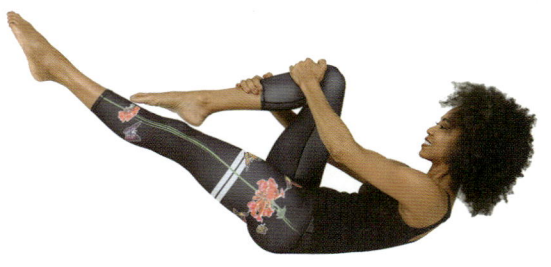

07 **Double Leg Stretch**
- 난이도 초급
- 횟 수 6회

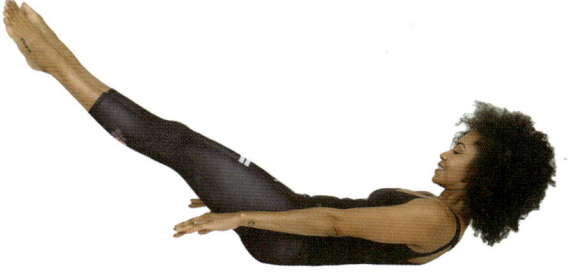

08 **Single Straight Leg Stretch / Scissors**
- 난이도 중급
- 횟 수 5 Sets

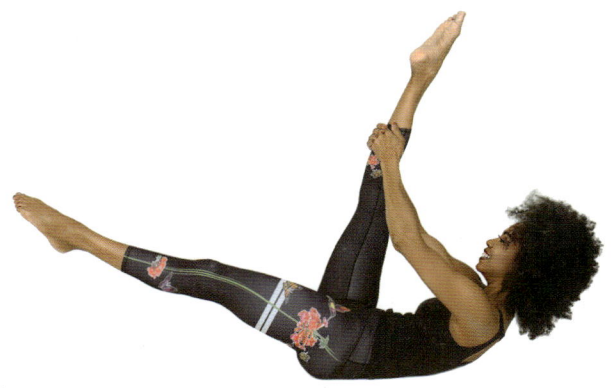

NPCP 매트 시퀀스 / **Exercise**

09 Double Straight Leg Stretch / Lower Lift
- 난이도 중급
- 횟 수 5회

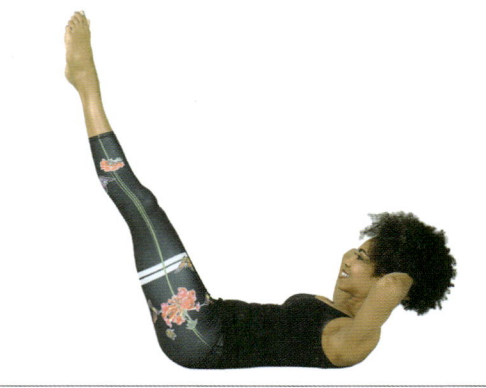

10 Criss-cross
- 난이도 중급
- 횟 수 5 Sets

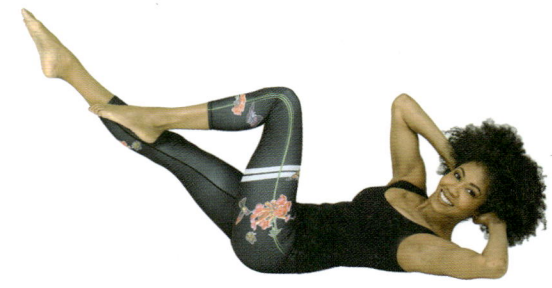

11 Spine Stretch
- 난이도 초급
- 횟 수 3회

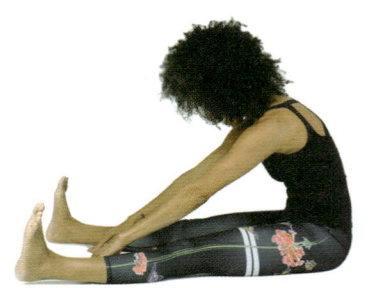

12 Open Leg Rocker
- 난이도 중급
- 횟 수 6회

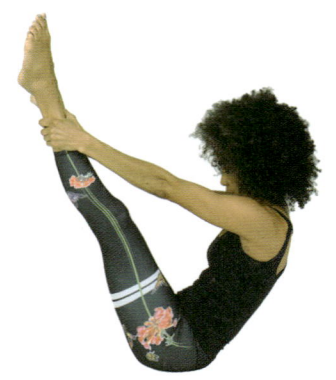

NPCP 매트 시퀀스 / **Exercise**

13 Corkscrew
- 난이도: 고급
- 횟 수: 3 Sets

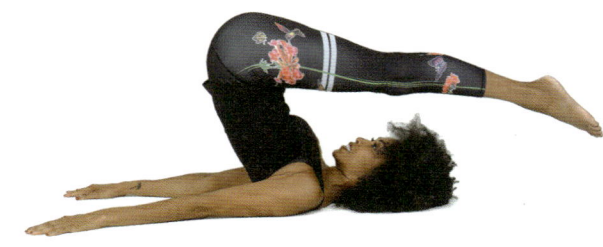

14 Saw
- 난이도: 초급
- 횟 수: 3 Sets

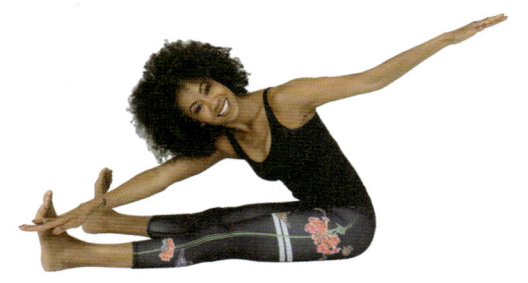

15 Swan Dive
- 난이도: 고급
- 횟 수: 6회

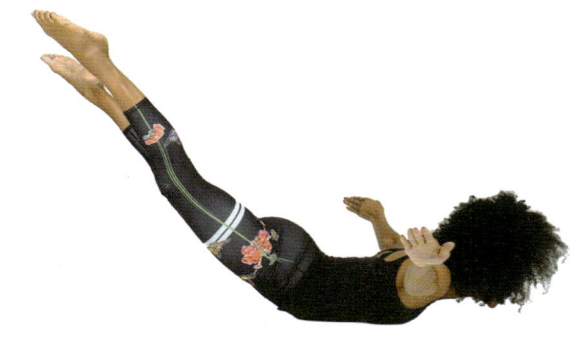

16 Single Leg Kick
- 난이도: 초급
- 횟 수: 6 Sets

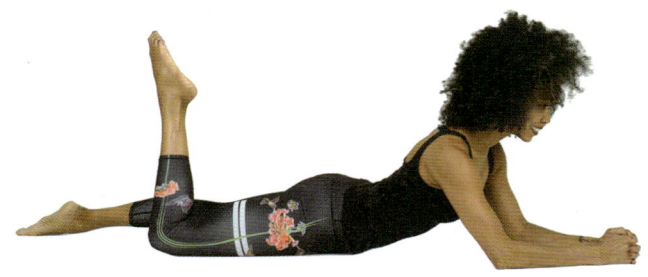

NPCP 매트 시퀀스 / **Exercise**

17　Double Leg Kick

난이도　중급
횟　수　5 Sets

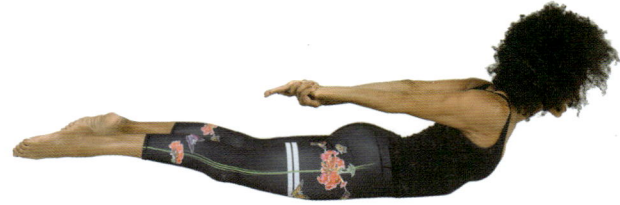

18　Neck Pull

난이도　중급
횟　수　3회

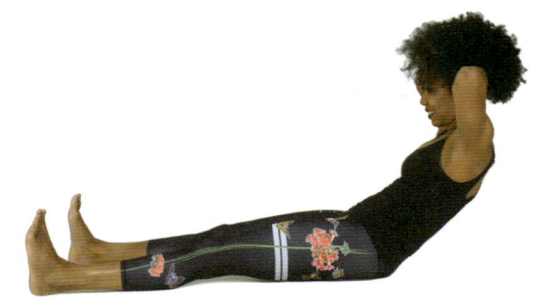

19　Scissors

난이도　고급
횟　수　6 Sets

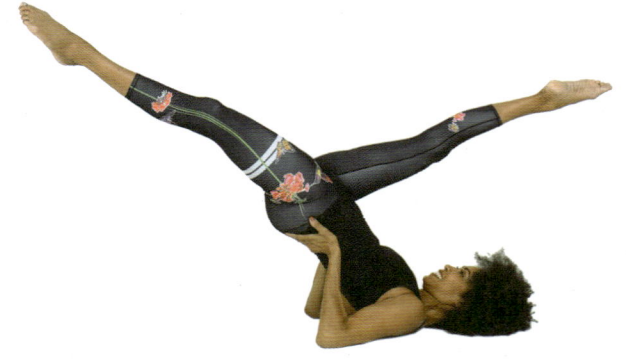

20　Bicycle

난이도　고급
횟　수　10 Strokes Each Way

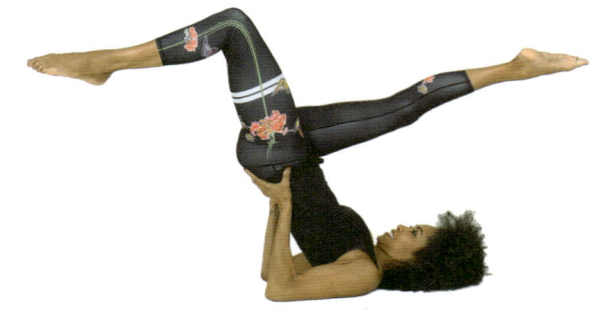

NPCP 매트 시퀀스 / Exercise

21 **Shoulder Bridge**
- 난이도: 고급
- 횟 수: 3 Sets

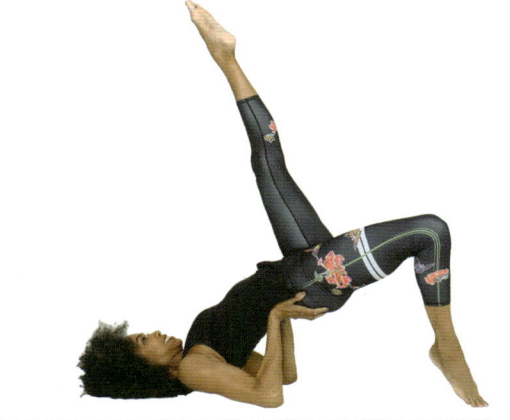

22 **Spine Twist**
- 난이도: 중급
- 횟 수: 3 Sets

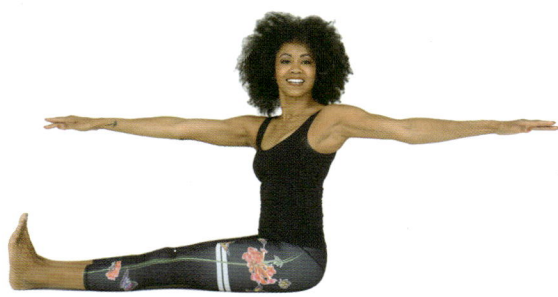

23 **Jack-knife**
- 난이도: 고급
- 횟 수: 3회

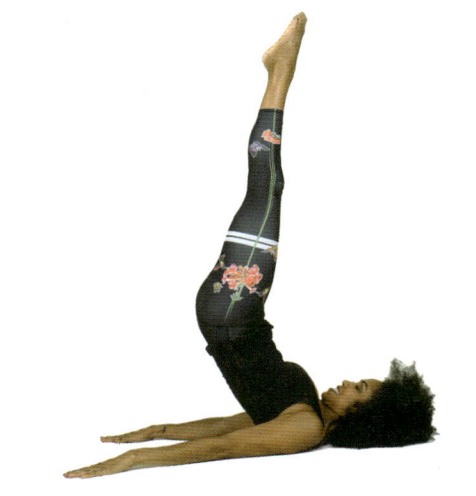

24 **Side Kick**
- 난이도: 초급
- 횟 수: 3 Each Side

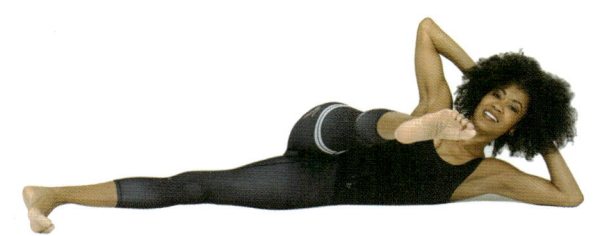

NPCP 매트 시퀀스 / **Exercise**

25 Teaser
- 난이도 중급
- 횟 수 3회

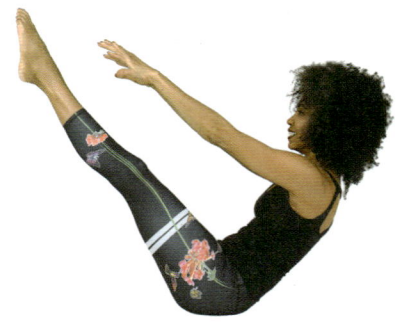

26 Hip Circle
- 난이도 고급
- 횟 수 3 Sets

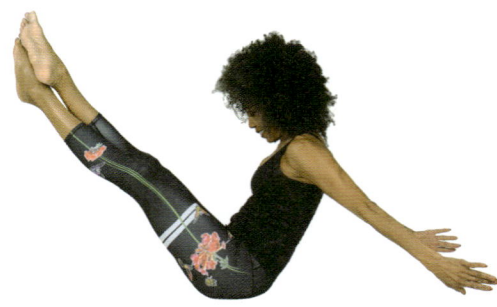

27 Swimming
- 난이도 중급
- 횟 수 20 Strokes

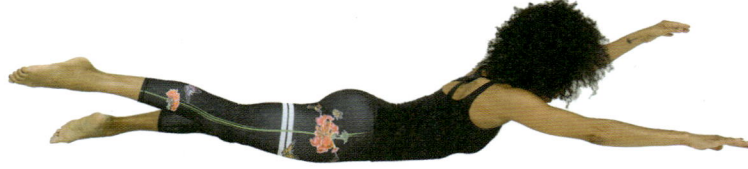

28 Leg Pull Front
- 난이도 고급
- 횟 수 3 Sets

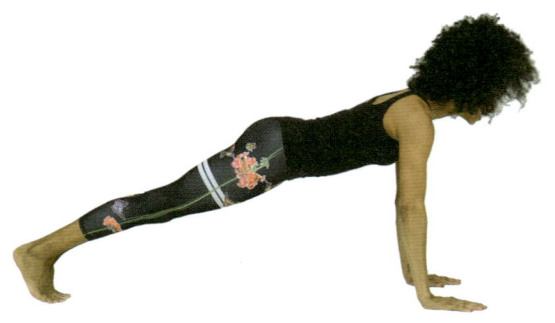

NPCP 매트 시퀀스 / **Exercise**

29 **Leg Pull**

난이도 고급

횟 수 3 Sets

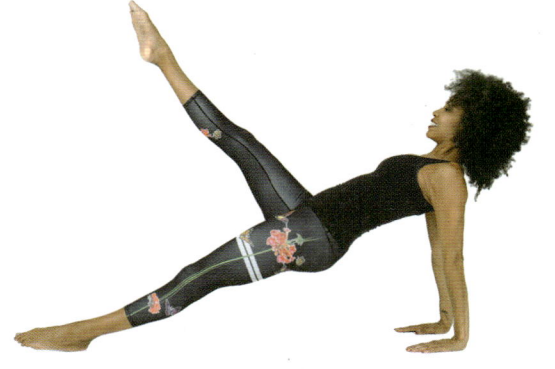

30 **Kneeling Side Kick**

난이도 고급

횟 수 4 Each Side

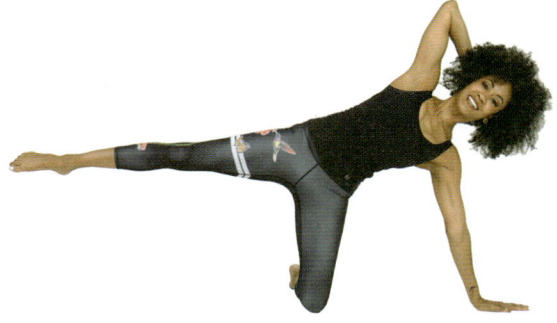

31 **Side Bend**

난이도 고급

횟 수 3Each Side

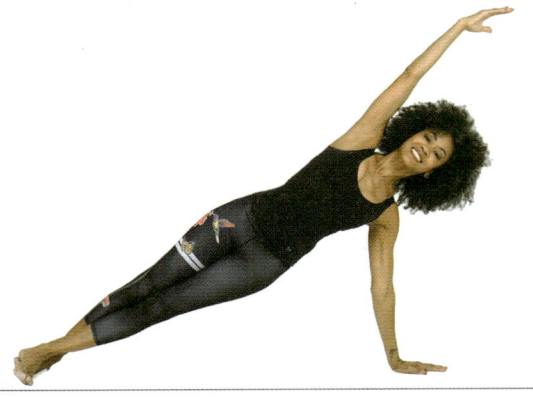

32 **Boomerang**

난이도 고급

횟 수 6회

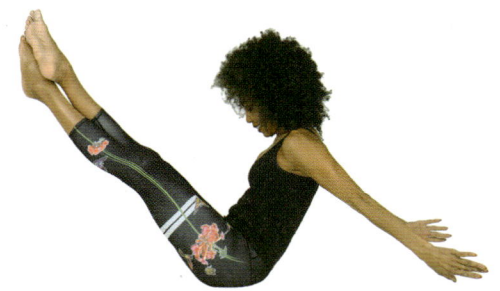

NPCP 매트 시퀀스 / **Exercise**

33 Seal

난이도 초급
횟 수 6회

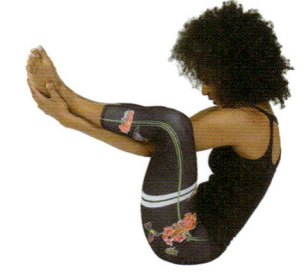

34 Crab

난이도 고급
횟 수 6회

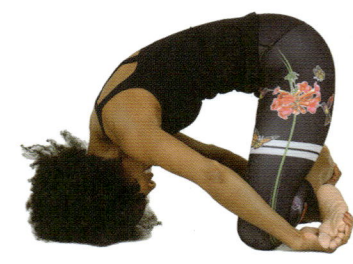

35 Rocking on Stomach

난이도 고급
횟 수 5회

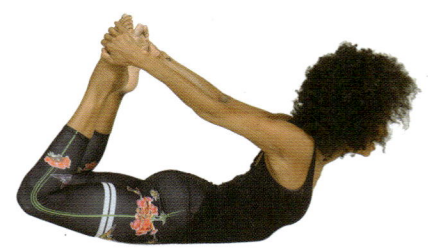

36 Control Balance

난이도 고급
횟 수 6 Sets

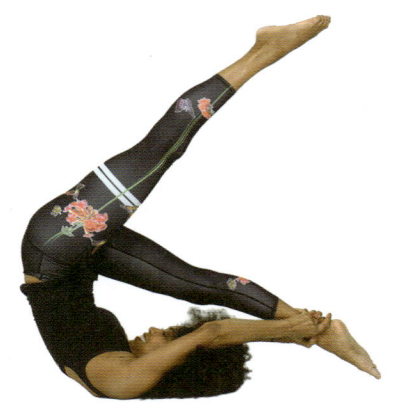

37 Push Up

난이도 고급
횟 수 3회

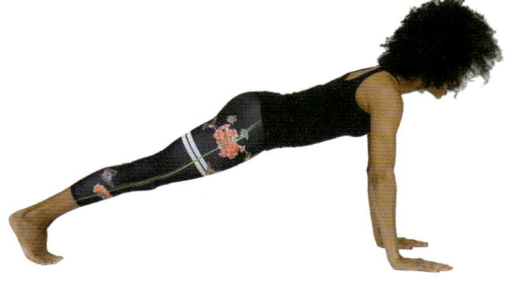

운동 시퀀스

Warm Up	
Main Exercise	
Cool Down	

VI. NPCP Certification 취득을 위한 스터디

2 / NPCP Spine Corrector 동작 시퀀스

01. Reach (Rolldown)
02. Overhead Stretch (Rollover)
03. Leg Series (Scissors)
04. Leg Series (Walking)
05. Leg Series (Bicycle)
06. Leg Series (Circles)
07. Leg Series (Helicopter)
08. Low Bridge
09. Rolling In and out
10. Corkscrew
11. Back Arch and Bridge
12. Balance
13. Swan
14. Grasshopper
15. Swimming
16. Rocking
17. Teaser
18. Hip Circles
19. High Bridge
20. Forward Stretch (Rest Position)

Choreography Flowing Pilates Sequences

2. NPCP Spine Corrector 동작 시퀀스 / Exercise

01 Reach (Rolldown)

횟 수 5회

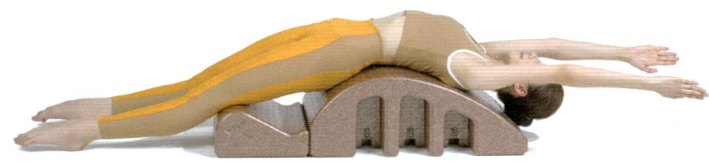

02 Overhead Stretch (Rollover)

횟 수 3회

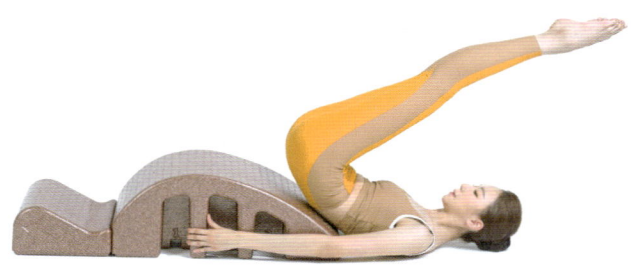

03 Leg Series (Scissors)

횟 수 5회

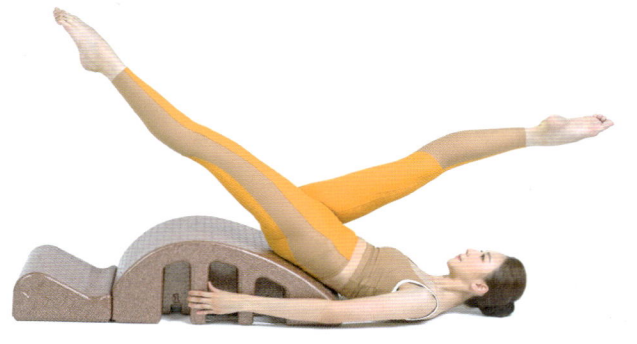

04 Leg Series (Walking)

횟 수 5회

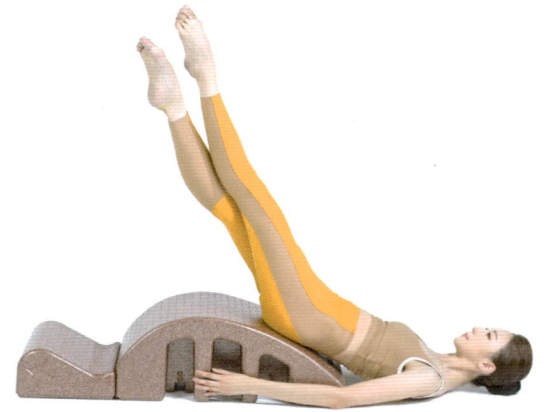

2. NPCP Spine Corrector 동작 시퀀스 / Exercise

05 Leg Series (Bicycle)

횟 수 5회

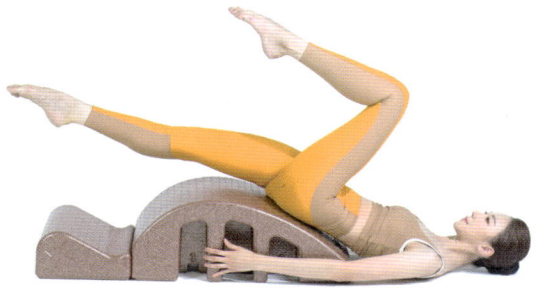

06 Leg Series (Circles)

횟 수 5회

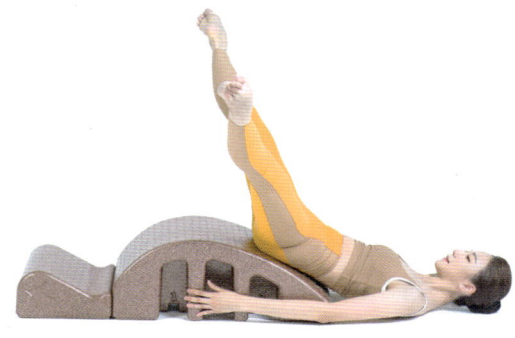

07 Leg Series (Helicopter)

횟 수 5회

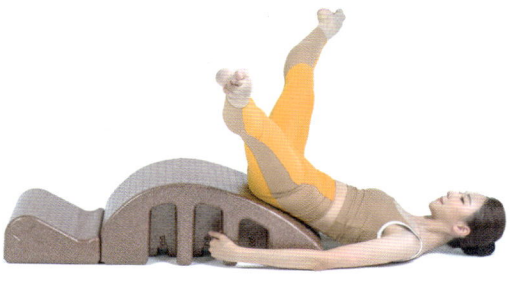

08 Low Bridge

횟 수 5회

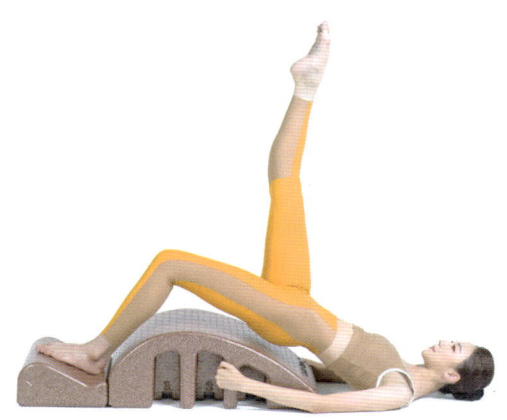

2. NPCP Spine Corrector 동작 시퀀스 / **Exercise**

09 Rolling In and out

횟 수 3회

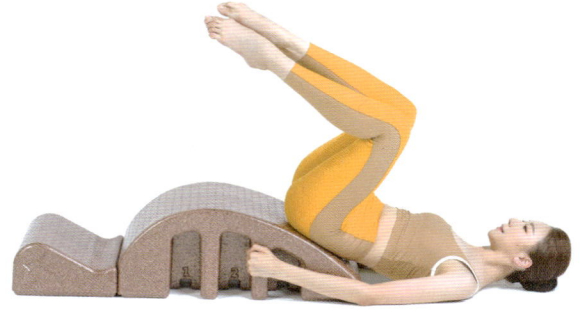

10 Corkscrew

횟 수 3회

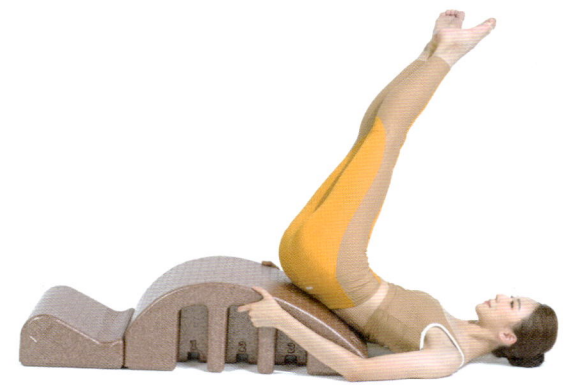

11 Back Arch and Bridge

횟 수 5회

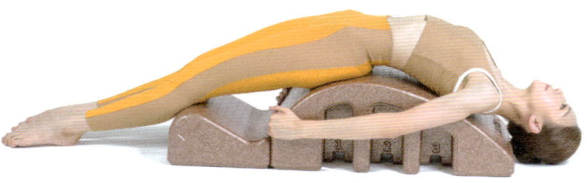

12 Balance

횟 수 5회

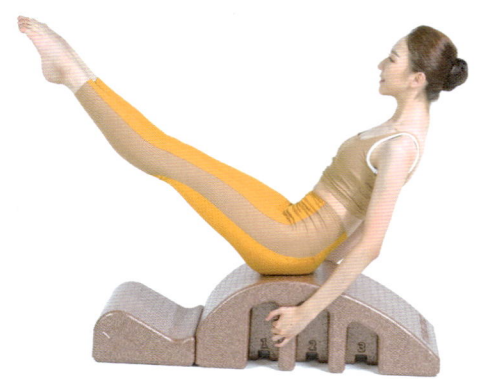

2. NPCP Spine Corrector 동작 시퀀스 / Exercise

13 Swan
횟 수 3회

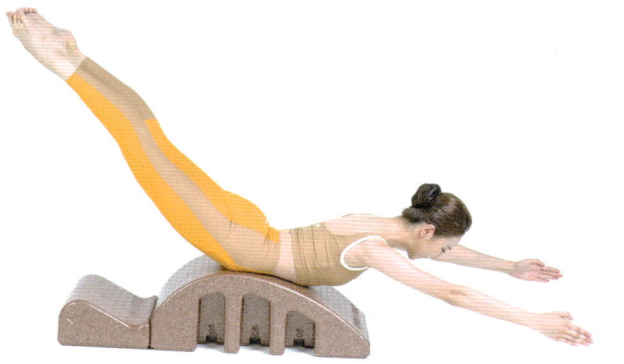

14 Grasshopper
횟 수 3회

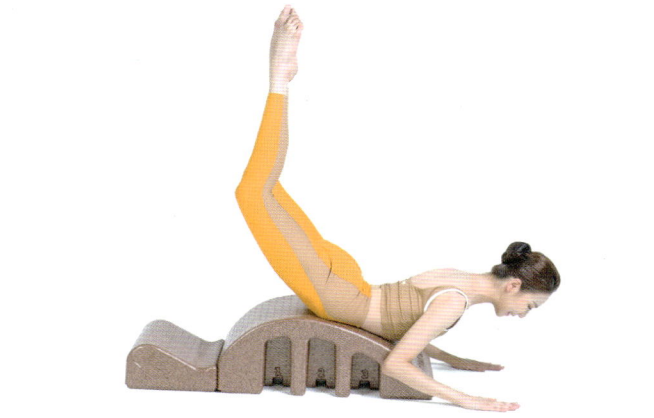

15 Swimming
횟 수 10회

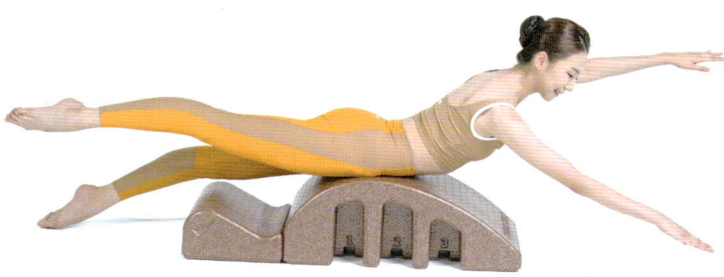

16 Rocking
횟 수 5회

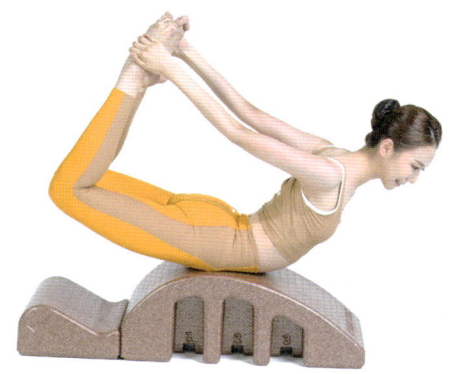

2. NPCP Spine Corrector 동작 시퀀스 / **Exercise**

17　Teaser

횟 수　3회

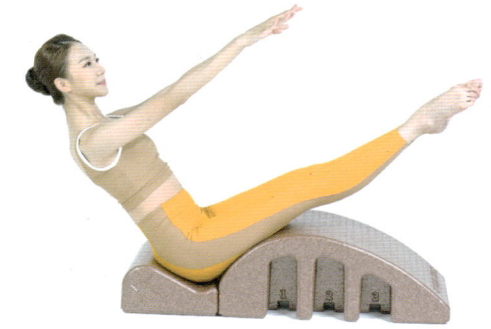

18　Hip Circles

횟 수　3회

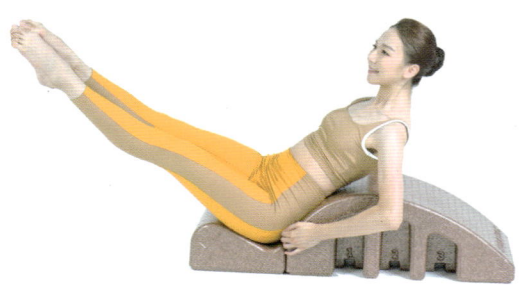

19　High Bridge

횟 수　3회

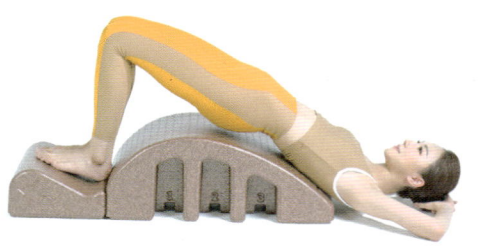

20　Forward Stretch (Rest Position)

횟 수　1회

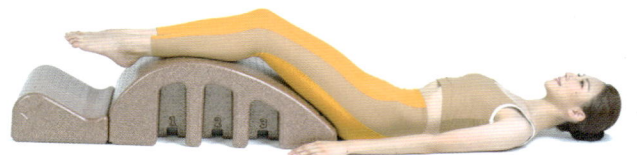

VI. NPCP Certification 취득을 위한 스터디

3 / NPCP Chair 동작 시퀀스

01. Double Leg Pumps (V position)
02. Parallel
03. Heels
04. Single Leg Pumps (Toes)
05. Single Leg Pumps (Heels)
06. Washer Woman (Hamstring 1)
07. Swan Front (Chest Press)
08. Revers Swan (Torso Press Sit)
09. Seated Mermaid (Side Arm Sit)
10. Chest Expansion (Tricep Press Sit)
11. Piano Lesson (Plie Front)
12. Piano Lesson (Plie Back)
13. Kneeling Mermaid (Side Arm Kneeling)
14. Horseback
15. One arm Push-ups 1 Hand on Chair
16. 2 Lying Prone
17. 3 Standing
18. 4 Hand on Floor
19. Side Arm Twist
20. Pike (Teaser on Floor)
21. Forward Step Down (Russian)
22. Sideward Step Down (Side Russian)
23. Backward Step Down (Running Start)
24. Tricep Sit
25. Cat
26. Jack-knife from Floor and Corkscrew
27. Swan from Floor
28. Frog Lying Flat
29. Single Leg Pump-Lying Flat
30. Scissor Leg Side-Lying
31. Handstand
32. Standing Leg and Foot Press
33. Washer Woman Over the Chair / Hamstring 2
34. Washer Woman Over the Chair (One Arm)
35. Forward Lunge (Straight Stand / Arabesque)
36. Side Lunge (Side Stand)
37. Side Body Twist
38. Tendon Stretch
39. Tendon Stretch (One Leg)
40. Pull up (Hamstring 3)
41. Pull up (Hamstring 3 One Arm)
42. Head (Hanging Torso)
43. Head (Arm Push Down)
44. Head (Arm push Down)
45. Side Pull-Up (Side Leg Extension)
46. Spine Stretch Forward (Sitting Arm Push Down)
47. Frog Front
48. Frog Back
49. Standing Leg Pump (Front)
50. Standing Leg Pump (Side)
51. Standing Leg Pump (Crossover)
52. Achilles Stretch
53. Press Up with Handles (Facing Out)

3 / NPCP Chair 동작 시퀀스 / Exercise

*역사적으로 수행된 동작 *Highback Chair에서 수행된 동작

01 Double Leg Pumps ** (V position)
- 난이도: 초급
- 횟수: 10회
- 세팅: 1 Top, 1 Bottom Spring

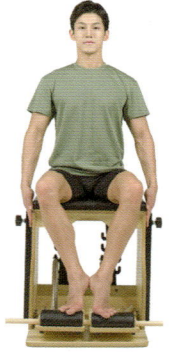

02 Parallel
- 난이도: 초급
- 횟수: 10회
- 세팅: 1 Top, 1 Bottom Spring

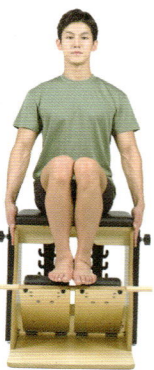

03 Heels
- 난이도: 초급
- 횟수: 10회
- 세팅: 1 Top, 1 Bottom Spring

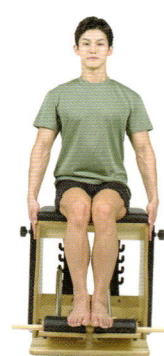

04 Single Leg Pumps * (Toes)
- 난이도: 초급
- 횟수: 10회
- 세팅: 2 Bottom Springs

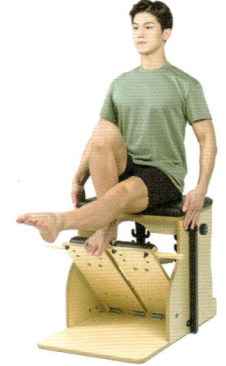

3 / NPCP Chair 동작 시퀀스 / **Exercise**

05 **Single Leg Pumps (Heels)**

- 난이도 초급
- 횟 수 10회
- 세 팅 2 Bottom Springs

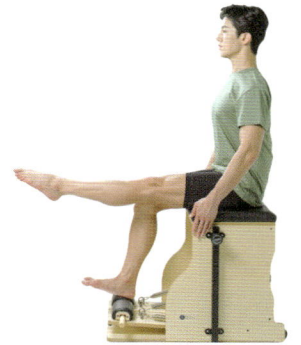

06 **Washer Woman (Hamstring 1)**

- 난이도 초급
- 횟 수 5회
- 세 팅 1 Top, 1 Bottom Spring

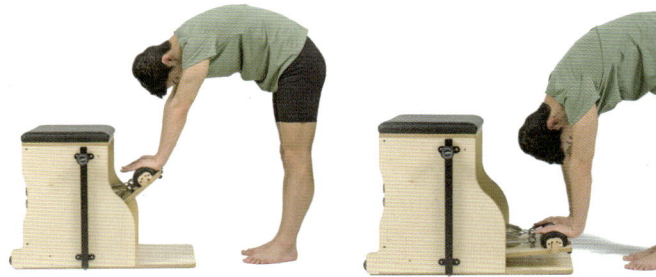

07 **Swan Front (Chest Press)**

- 난이도 중급
- 횟 수 5회
- 세 팅 1 Middle, 1 Bottom Spring

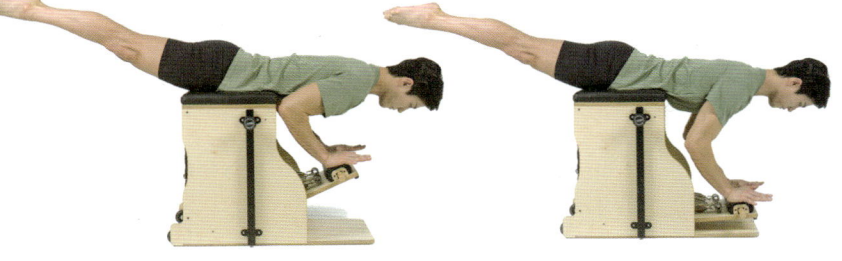

08 **Revers Swan (Torso Press Sit)**

- 난이도 고급
- 횟 수 5회
- 세 팅 1 Top, 1 Bottom Spring

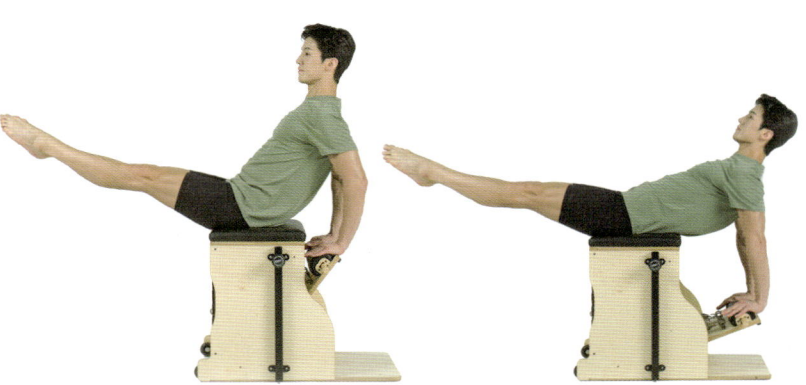

3 / NPCP Chair 동작 시퀀스 / Exercise

09 Seated Mermaid (Side Arm Sit)
- 난이도: 중급
- 횟수: 5회
- 세팅: 1 Top, 1 Bottom Spring

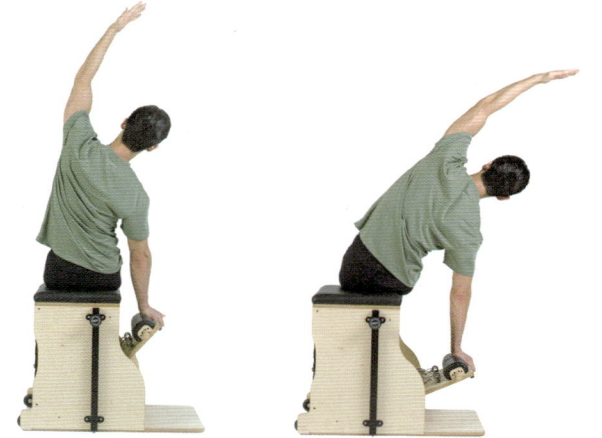

10 Chest Expansion (Tricep Press Sit)
- 난이도: 중급
- 횟수: 5회
- 세팅: 1 Top, 1 Bottom Spring

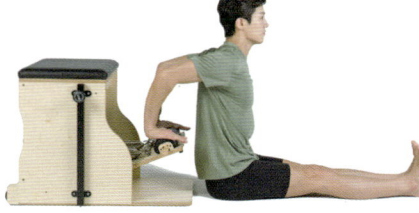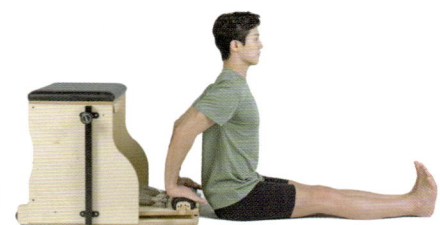

11 Piano Lesson (Plie Front)
- 난이도: 중급
- 횟수: 5회
- 세팅: 1 Middle Spring

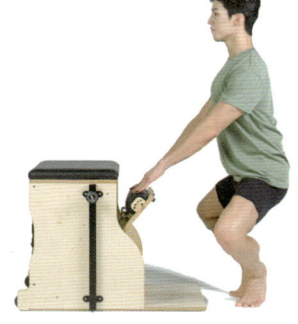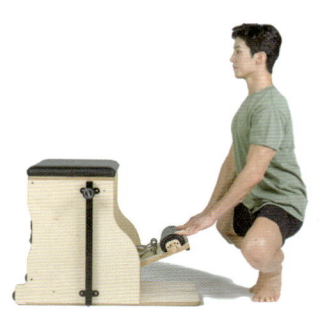

12 Piano Lesson (Plie Back)
- 난이도: 중급
- 횟수: 5회
- 세팅: 1 High Spring

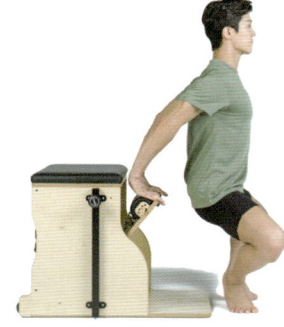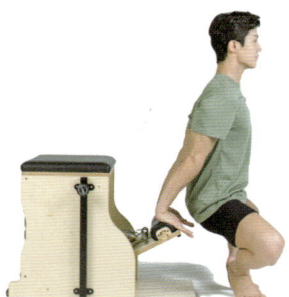

13 Kneeling Mermaid (Side Arm Kneeling)

- 난이도: 중급
- 횟수: 5회
- 세팅: 2 Bottom Spring

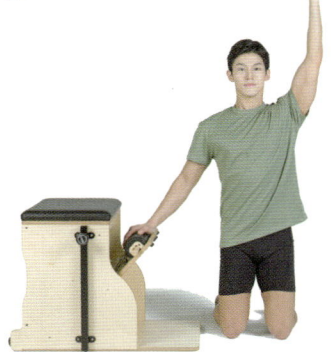
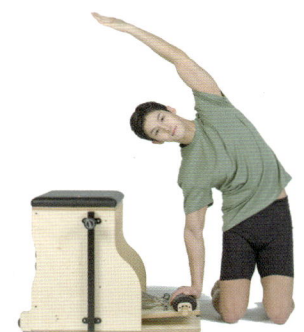

14 Horseback

- 난이도: 중급
- 횟수: 5회
- 세팅: 2 Middle Springs

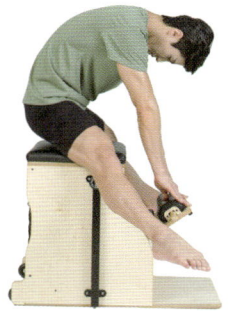
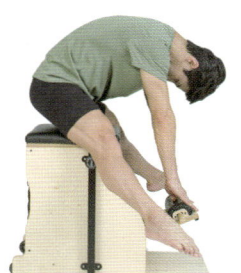

15 One Arm Push-ups (1 Hand on Chair)

- 난이도: 고급
- 횟수: 5회
- 세팅: 1 Middle Spring

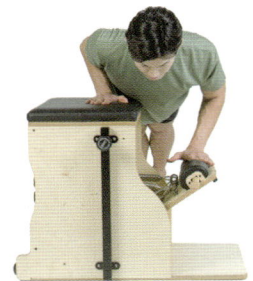
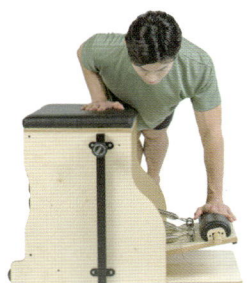

16 One Arm Push-Ups (2 Lying Prone)

- 난이도: 고급
- 횟수: 5회
- 세팅: 2 Middle Springs

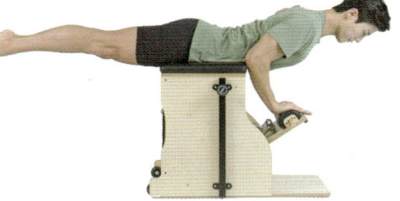
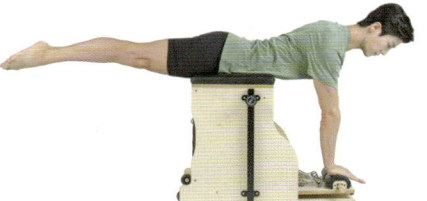

3 / NPCP Chair 동작 시퀀스 / **Exercise** *역사적으로 수행된 동작   *Highback Chair에서 수행된 동작

17 3 Standing

- 난이도: 고급
- 횟 수: 5회
- 세 팅: 2 Middle Springs

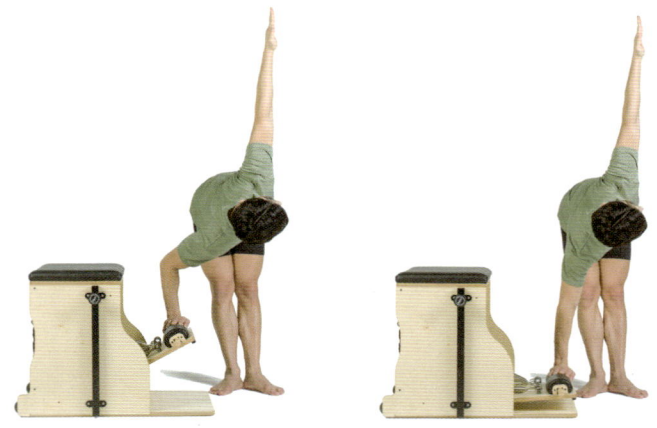

18 4 Hand on Floor

- 난이도: 고급
- 횟 수: 5회
- 세 팅: 2 Middle Springs

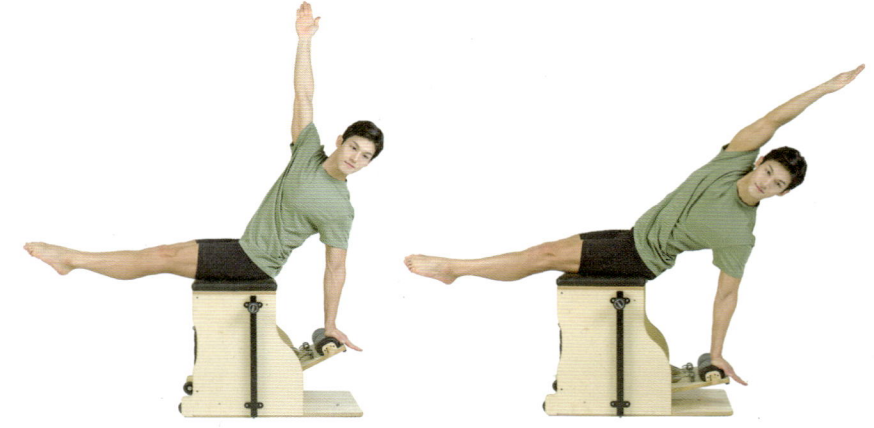

19 Side Arm Twist

- 난이도: 중급
- 횟 수: 5회
- 세 팅: 2 Middle Springs

20 Pike (Teaser on Floor)

- 난이도: 초급
- 횟 수: 5회
- 세 팅: 1 Middle Spring

21 Forward Step Down (Russian)

- 난이도: 고급
- 횟 수: 5회
- 세 팅: 1 Top, 1 Bottom Spring

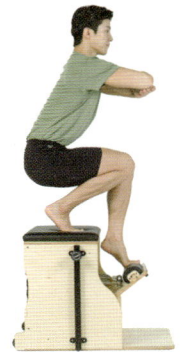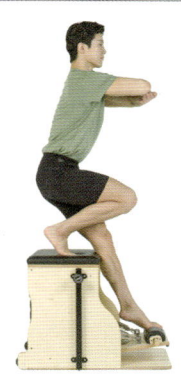

22 Sideward Step Down (Side Russian**)

- 난이도: 고급
- 횟 수: 5회
- 세 팅: 1 Top, 1 Bottom Spring

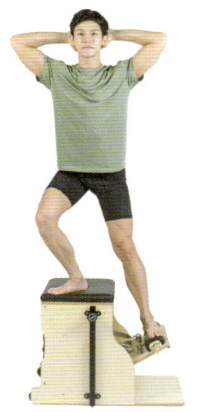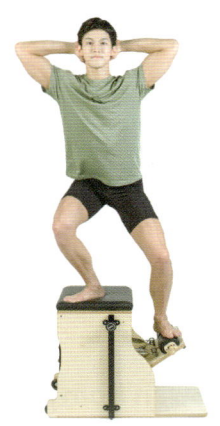

23 Backward Step Down (Running Start*)

- 난이도: 고급
- 횟 수: 5회
- 세 팅: 1 Top, 1 Bottom Spring

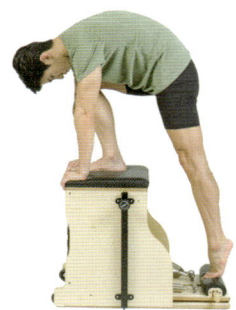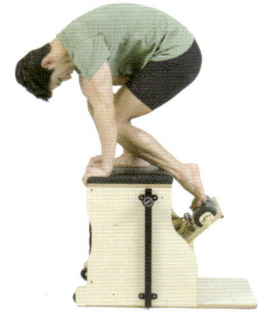

24 Tricep Sit

- 난이도: 고급
- 횟 수: 3~5회
- 세 팅: 2 Top Springs

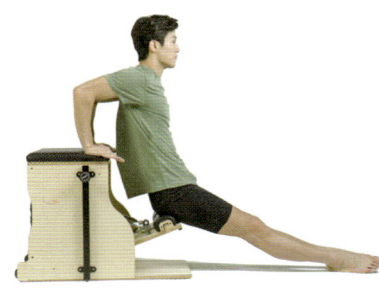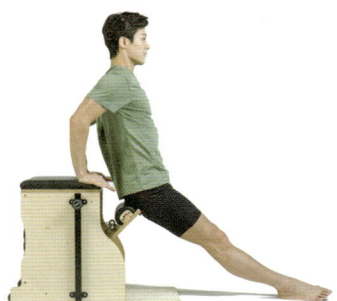

3 / NPCP Chair 동작 시퀀스 / Exercise

25 Cat
- 난이도 중급
- 횟 수 5회
- 세 팅 1 Top, 1 Bottom Spring

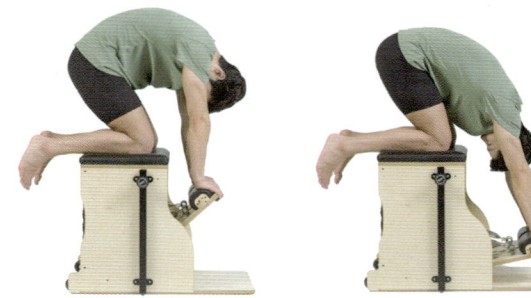

26 Jack-knife from Floor and Corkscrew
- 난이도 중급
- 횟 수 3회
- 세 팅 2 Top Springs

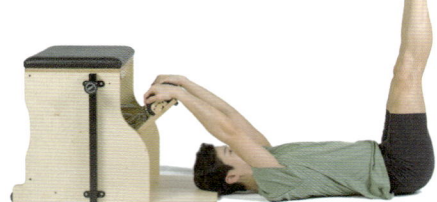 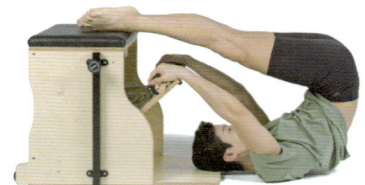

27 Swan from Floor
- 난이도 중급
- 횟 수 3~5회
- 세 팅 2 Bottom Springs

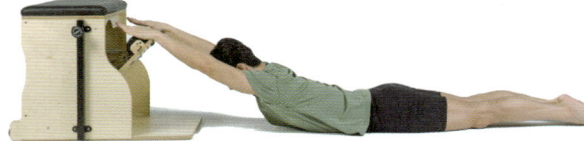 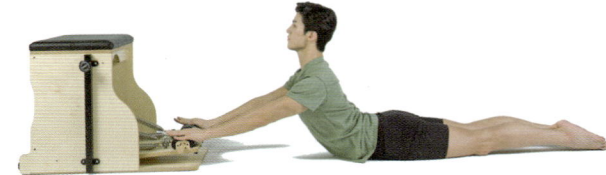

28 Frog Lying Flat
- 난이도 초급
- 횟 수 Pules
- 세 팅 1 Middle, 1 Bottom Spring

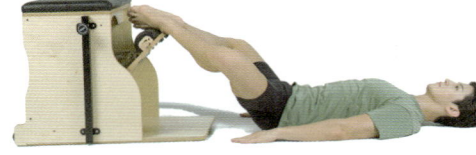 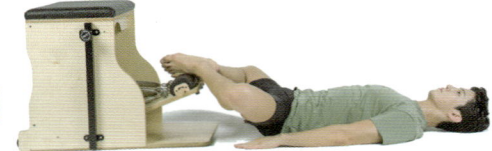

3 / NPCP Chair 동작 시퀀스 / Exercise

29 Single Lag Pump-Lying Flat

- 난이도: 초급
- 횟수: 5회
- 세팅: 1 Middle Spring

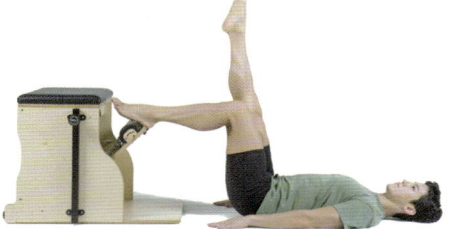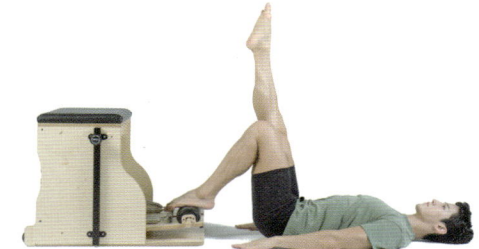

30 Scissor Leg Side-Lying

- 난이도: 중급
- 횟수: 5회
- 세팅: 1 Bottom Spring

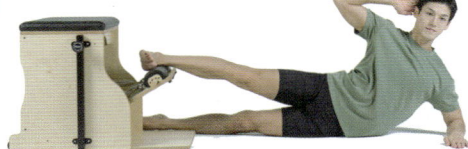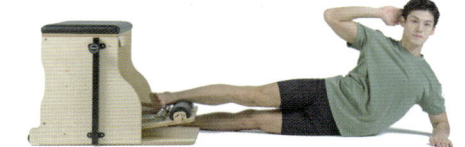

31 Handstand

- 난이도: 고급
- 횟수: 3회
- 세팅: 1 Middle, 1 Bottom Spring

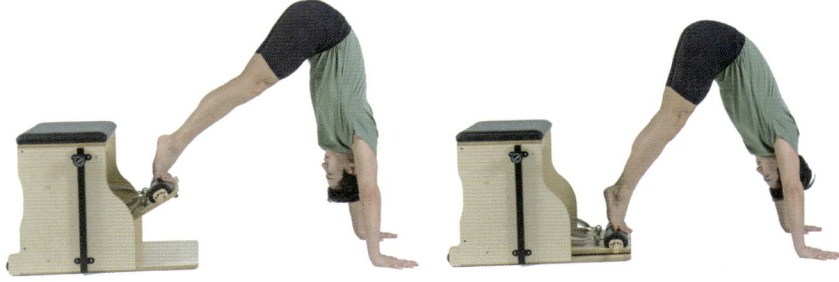

32 Standing Leg and Foot Press

- 난이도: 중급
- 횟수: 3회
- 세팅: 2 Bottom Springs

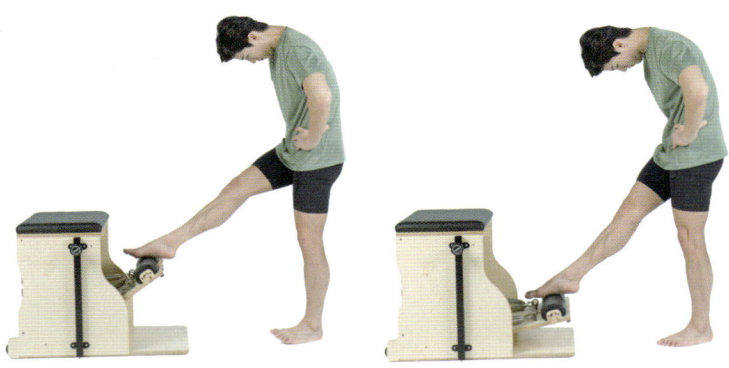

3 / NPCP Chair 동작 시퀀스 / **Exercise**

33 **Washer Woman Over the Chair (Hamstring 2)**

- 난이도: 중급
- 횟수: 5회
- 세팅: 2 Bottom Springs

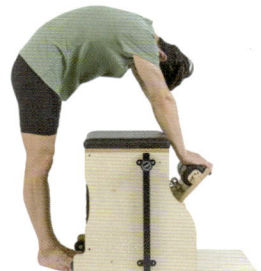 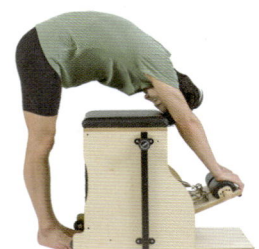

34 **Washer Woman Over the Chair (One Arm)**

- 난이도: 중급
- 횟수: 5회
- 세팅: 2 Bottom Springs

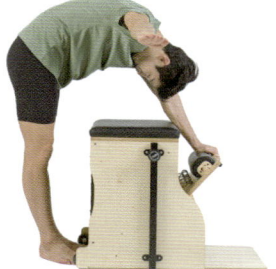 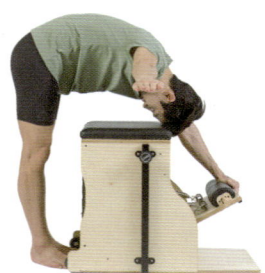

35 **Forward Lunge (Straight Stand / Arabesque)**

- 난이도: 고급
- 횟수: 5회
- 세팅: 1 Top, 1 Bottom Spring

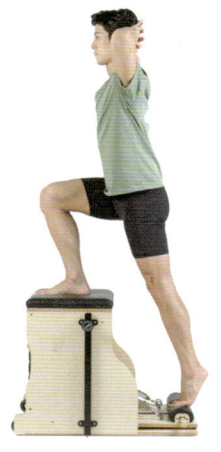 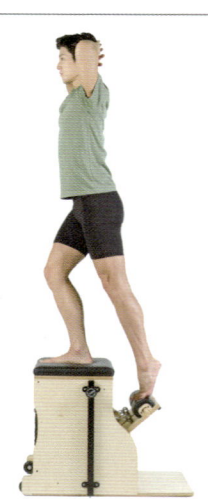

36 **Side Lunge (Side Stand)**

- 난이도: 고급
- 횟수: 5회
- 세팅: 1 Top, 1 Bottom Spring

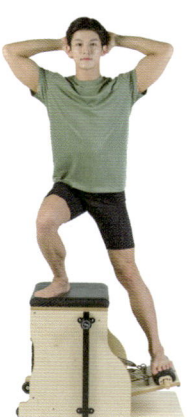 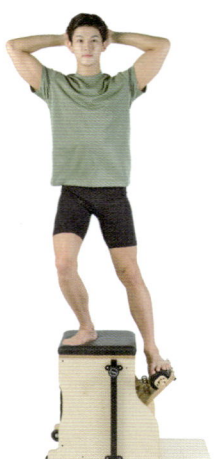

3 / NPCP Chair 동작 시퀀스 / Exercise

37　Side Body Twist

- 난이도　중급
- 횟　수　5회
- 세　팅　1 Top, 1 Bottom Spring

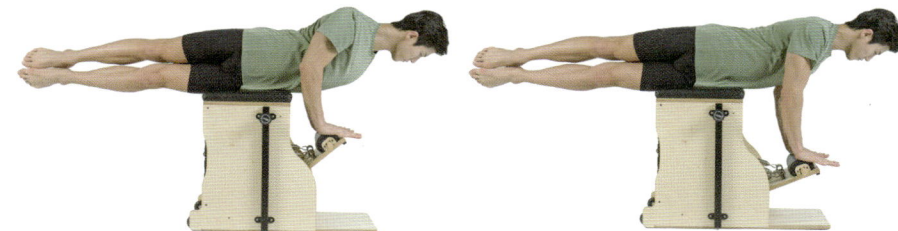

38　Tendon Stretch

- 난이도　고급
- 횟　수　5회
- 세　팅　1 Top, 1 Bottom Spring

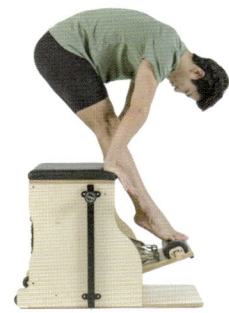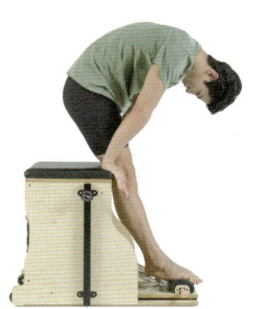

39　Tendon Stretch (One Leg)

- 난이도　고급
- 횟　수　5회
- 세　팅　1 Top, 1 Bottom Spring

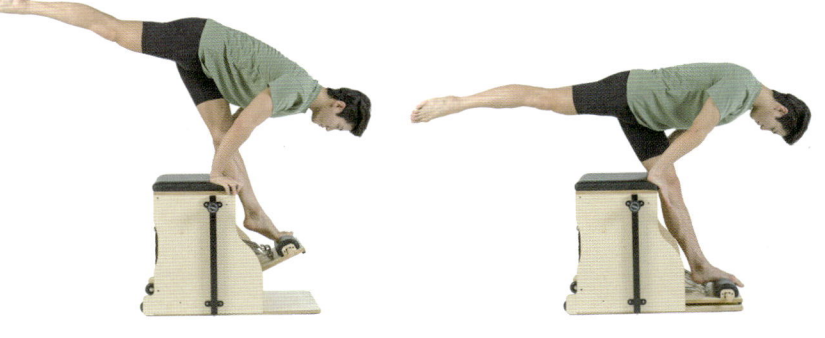

40　Pull up (Hamstring 3)

- 난이도　고급
- 횟　수　5회
- 세　팅　1 Top, 1 Bottom Spring

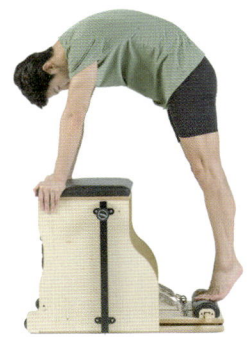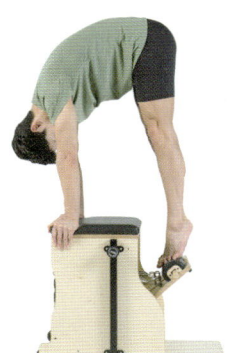

3 / NPCP Chair 동작 시퀀스 / Exercise ＊ 역사적으로 수행된 동작

41 Pull up (Hamstring 3 One Arm)

- **난이도** 고급
- **횟 수** 5회
- **세 팅** 1 Top, 1 Bottom Spring

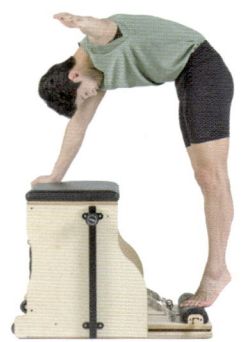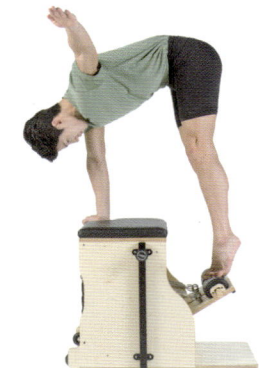

42 Head (Piano Lesson on Head)

- **난이도** 고급
- **횟 수** 3회
- **세 팅** 1 Bottom Spring

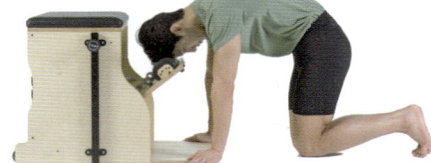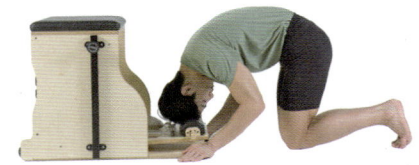

43 Head (Hanging Torso*)

- **난이도** 고급
- **횟 수** 3회
- **세 팅** 2 Bottom Springs

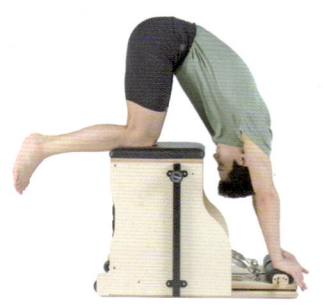

44 Head (Arm Push Down*)

- **난이도** 고급
- **횟 수** 3회
- **세 팅** 2 Middle Springs

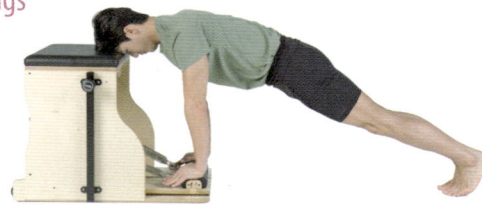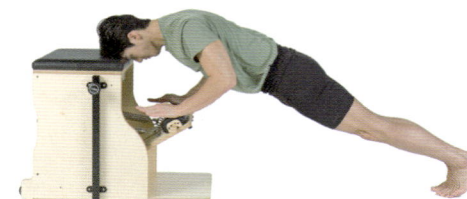

3 / NPCP Chair 동작 시퀀스 / Exercise

45 Side Pull-Up (Side Leg Extension)

- 난이도: 고급
- 횟 수: 5회
- 세 팅: 1 Top, 1 Bottom Spring

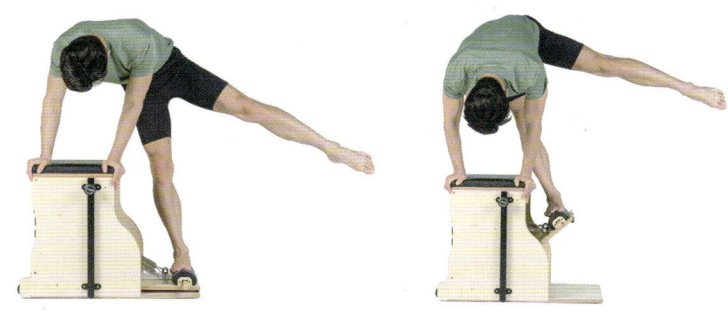

46 Spine Stretch Forward (Sitting Arm Push Down)

- 난이도: 초급
- 횟 수: 5회
- 세 팅: 2 Bottom Springs

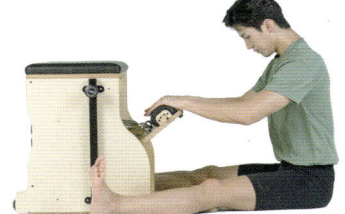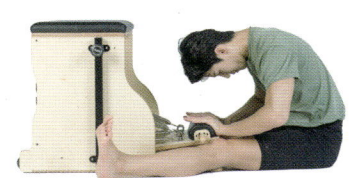

47 Frog (Front)

- 난이도: 고급
- 횟 수: 5회
- 세 팅: 2 Middle Springs

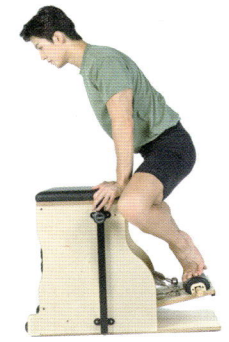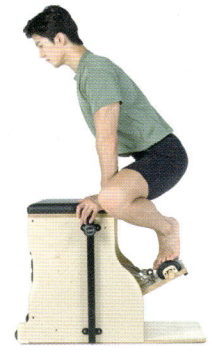

48 Frog (Back)

- 난이도: 고급
- 횟 수: 5회
- 세 팅: 2 Middle Springs

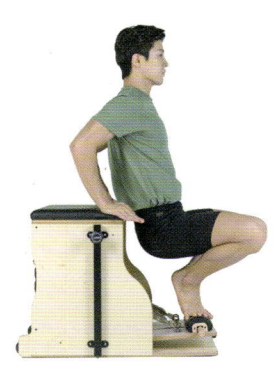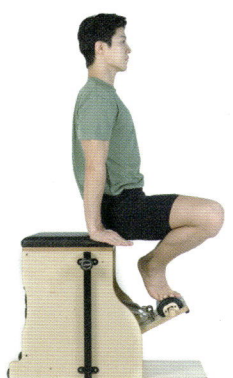

3 / NPCP Chair 동작 시퀀스 / Exercise

* 역사적으로 수행된 동작   * Highback Chair에서 수행된 동작

49 Standing Leg Pump** (Front)

- 난이도: 초급
- 횟 수: 5회~10회
- 세 팅: 1 Top, 1 Bottom Spring

* Highback Chair에서 수행된 동작

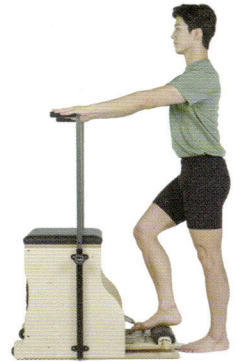

50 Standing Leg Pump** (Side)

- 난이도: 초급
- 횟 수: 5회~10회
- 세 팅: 1 Top, 1 Bottom Spring

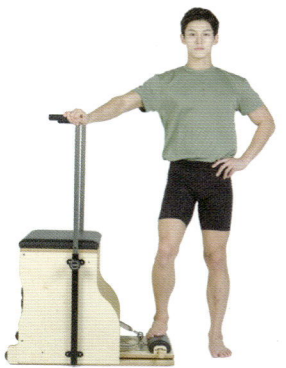

51 Standing Leg Pump** (Crossover)

- 난이도: 초급
- 횟 수: 5회~10회
- 세 팅: 1 Top, 1 Bottom Spring

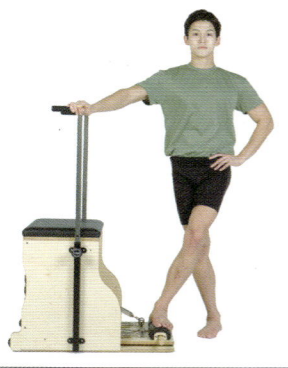

52 Achilles Stretch**

- 난이도: 초급
- 횟 수: 5회
- 세 팅: 1 Top, 1 Bottom Spring

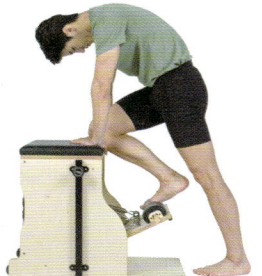

3 / NPCP Chair 동작 시퀀스 / **Exercise**

53 **Press Up with Handles**** **(Facing Out)**

- 난이도: 고급
- 횟 수: 5회
- 세 팅: 2 Middle Springs

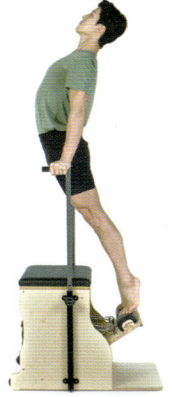

VI. NPCP Certification 취득을 위한 스터디

4 / NPCP Universal Reformer 동작 시퀀스

01. Footwork
02. Pilates V / Turn Out
03. Arches
04. Heels
05. Tendon Stretch / Prehensile
06. Hundred
07. Overhead / Jack-knife
08. Coordination
09. Rowing Back (Round Back)
10. Rowing Back (Flat Back)
11. Rowing Front (Sitting Tall)
12. Rowing Front (Bending Down)
13. Salute
14. Hug a Tree
15. Long Box (Swan)
16. Long Box (Pulling Straps)
17. Long Box (T)
18. Backstroke (Swimming)
19. Teaser
20. Long Box (Breaststroke)
21. Horseback
22. Long Stretch Series (Long Stretch / Front)
23. Long Stretch Series (Down Stretch)
24. Long Stretch Series (Up Stretch)
25. Long Stretch Series (Elephant)
26. Long Stretch Series (Arabesque)
27. Long Back Stretch
28. Stomach Massage (Round Back)
29. Stomach Massage (Flat Back)
30. Stomach Massage (Reach)
31. Stomach Massage (Twist)
32. Tendon Stretch
33. Short Spine Massage
34. Head (Front)
35. Head (Back)
36. Semi-Circle
37. Chest Expansion Kneeling
38. Thigh Stretch
39. Reverse Chest Expansion (Arm Circles)
40. Kneeling Side Arms 1
41. Kneeling Side Arms 2
42. Kneeling Side Arms 3
43. Side Stretch / Cleopatra
44. Mermaid
45. Twist (Snake)
46. Corkscrew
47. Balance Control into Arabesque
48. 2nd Long Box (Rocking)
49. Grasshopper
50. Swimming
51. Short Box Series (Round Back / Stomach Control)
52. Short Box Series (Flat Back)
53. Short Box Series (Twist)
54. Short Box Series (Tree)
55. Long Spine Massage
56. Knee Stretch Series (Kneeling / Round Back)
57. Knee Stretch Series (Arched Back)
58. Knee Stretch Series (Standing / Knees Off)
59. Running
60. Pelvic Lift
61. Control Front
62. Control Back
63. Bridge with Arm Pulls
64. Side Support
65. Star
66. Russian
67. High Bridge
68. Splits (Side)
69. Splits (Front)
70. Back
71. Russian

4 / NPCP Universal Reformer 동작 시퀀스 / **Exercise**

01 Foot work

- **난이도** 초급
- **횟 수** 10회
- **세 팅** 4 Springs

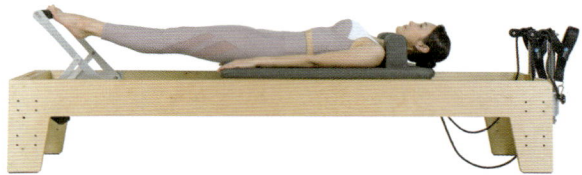

02 Pilates V / Turnout (V position toes and heels together)

- **난이도** 초급
- **횟 수** 10회
- **세 팅** 4 Springs, Head Rest up, Foot Bar up
- **전환동작** 풋바 + 핸들 변경

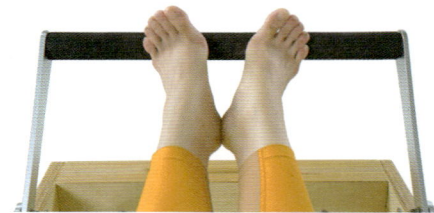

03 Arches

- **난이도** 초급
- **횟 수** 10회
- **세 팅** 4 Springs, Head Rest up, Foot Bar up

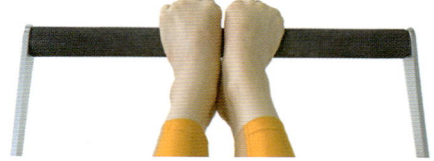

04 Heels

- **난이도** 초급
- **횟 수** 10회
- **세 팅** 4 Springs, Foot Bar up, Head Rest up

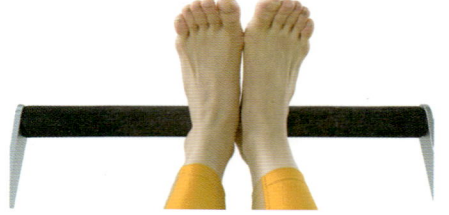

4 / NPCP Universal Reformer 동작 시퀀스 / **Exercise**

05 Tendon Stretch / Prehensile

- **난이도** 초급
- **횟 수** 10회
- **세 팅** 4 Springs, Head Rest up

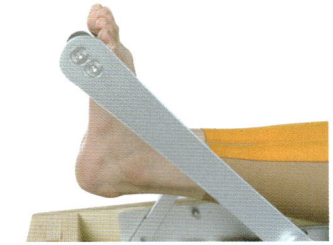

06 Hundred

- **난이도** 초급
- **횟 수** 100회(10회 호흡)
- **세 팅** 2~3 Springs, Straps, Foot Bar down

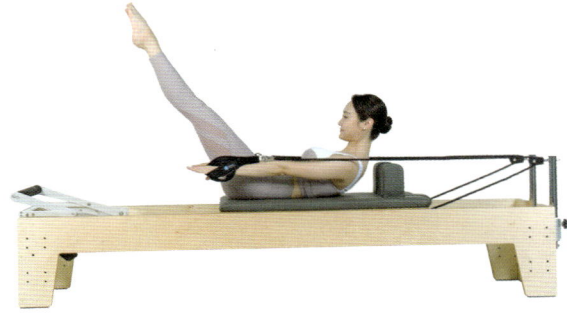

07 Overhead / Jack-knife

- **난이도** 고급
- **횟 수** 3회
- **세 팅** 2 Springs, Foot Bar down, Straps

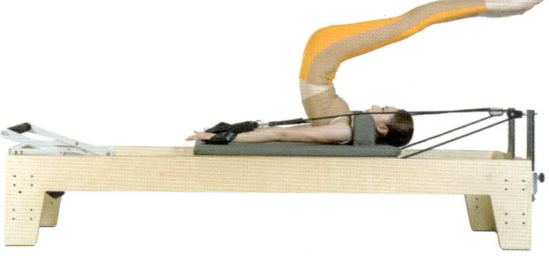

08 Coordination

- **난이도** 중급
- **횟 수** 3회
- **세 팅** 2 Springs, Foot Bar down, Straps

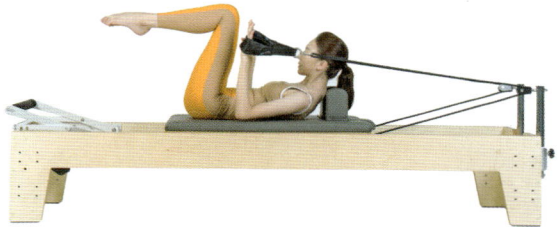

4 / NPCP Universal Reformer 동작 시퀀스 / **Exercise**

09 Rowing Back (Round Back)

- **난이도** 고급
- **횟 수** 3회
- **세 팅** 1 Spring, Foot Bar down, Straps

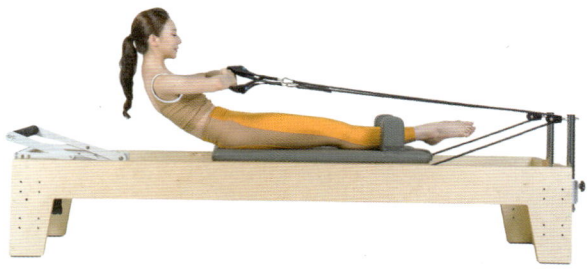

10 Rowing Back (Flat Back)

- **난이도** 고급
- **횟 수** 3회
- **세 팅** 1 Spring, Foot Bar down, Straps

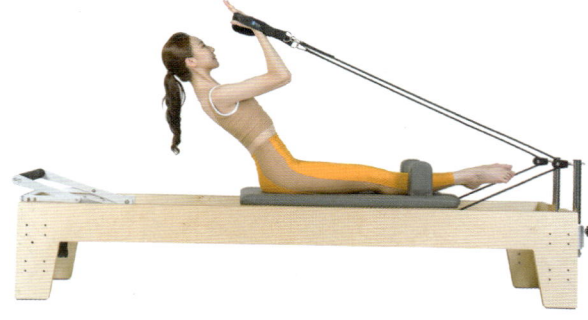

11 Rowing Front (Sitting Tall)

- **난이도** 고급
- **횟 수** 3회
- **세 팅** 1 Spring, Foot Bar down, Straps

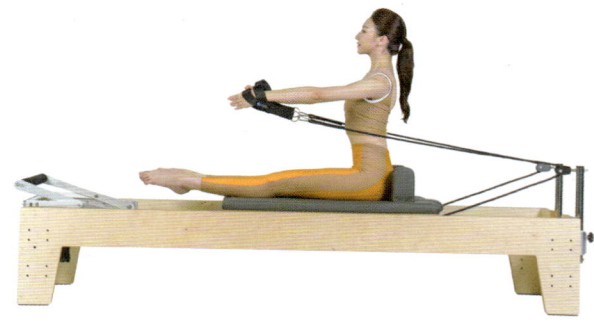

12 Rowing Front (Bending Down)

- **난이도** 고급
- **횟 수** 3회
- **세 팅** 1 Spring, Foot Bar down, Straps

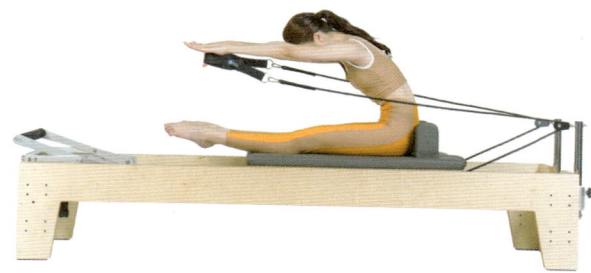

4 / NPCP Universal Reformer 동작 시퀀스 / Exercise

13 Salute
- 난이도: 고급
- 횟 수: 3회
- 세 팅: 1 Spring, Foot Bar down, Straps

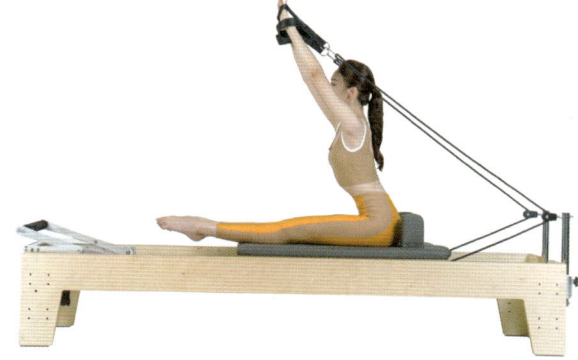

14 Hug a Tree
- 난이도: 고급
- 횟 수: 4회
- 세 팅: 1 Spring, Foot Bar down, Straps

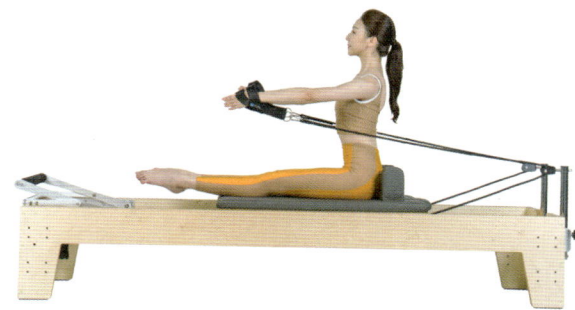

15 Long Box (Swan)
- 난이도: 고급
- 횟 수: 3회
- 세 팅: 2 Springs, Foot Bar down, Straps

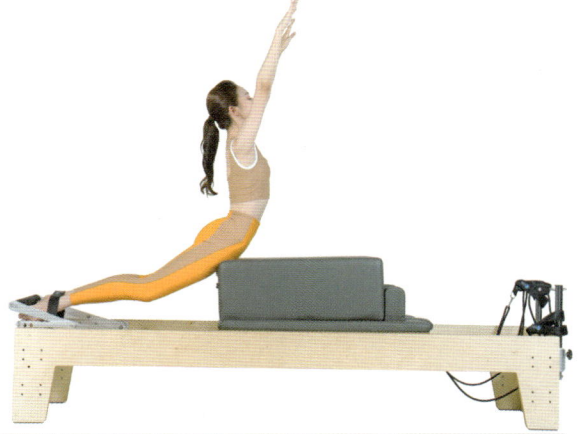

16 Long Box (Pulling Straps)
- 난이도: 중급
- 횟 수: 3회
- 세 팅: 1 Spring, Foot Bar down, Straps

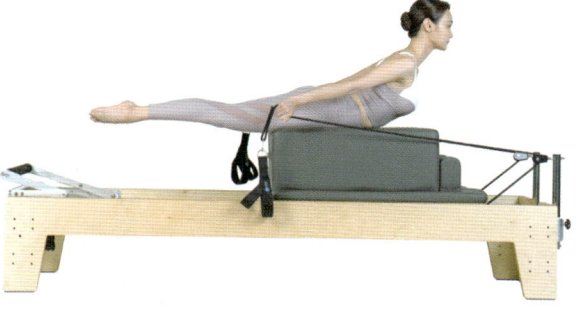

4 / NPCP Universal Reformer 동작 시퀀스 / **Exercise**

17 Long Box (T)

- 난이도 중급
- 횟 수 3회
- 세 팅 1 Springs, Foot Bar down, Straps

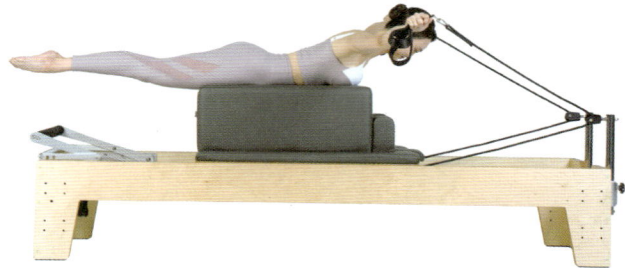

18 Backstroke (Swimming)

- 난이도 중급
- 횟 수 3회
- 세 팅 2 Springs, Foot Bar down, Straps

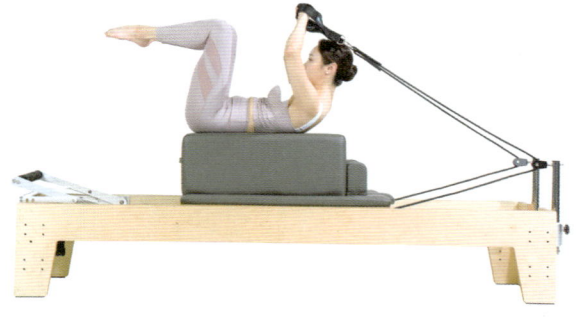

19 Teaser

- 난이도 고급
- 횟 수 3회
- 세 팅 1 Springs, Foot Bar down, Straps

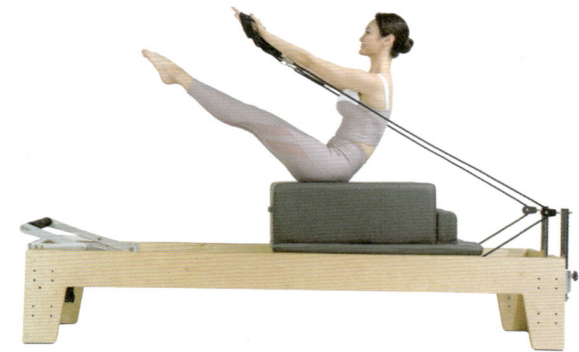

20 Long Box (Breaststroke)

- 난이도 고급
- 횟 수 3회
- 세 팅 1 Spring, Foot Bar down, Straps

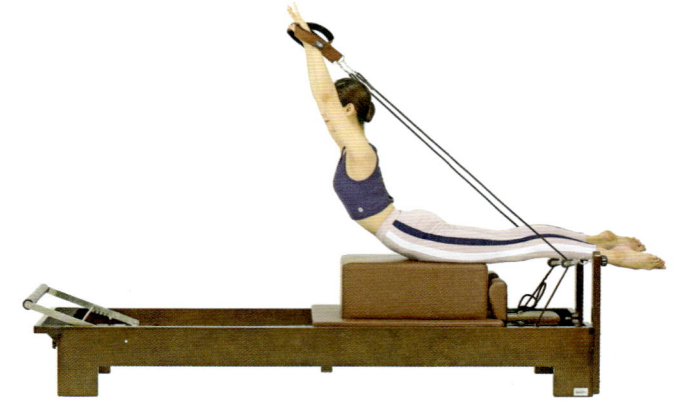

4 / NPCP Universal Reformer 동작 시퀀스 / Exercise

21 Horseback

- 난이도: 고급
- 횟 수: 3회
- 세 팅: 1 Spring, Foot Bar down, Straps

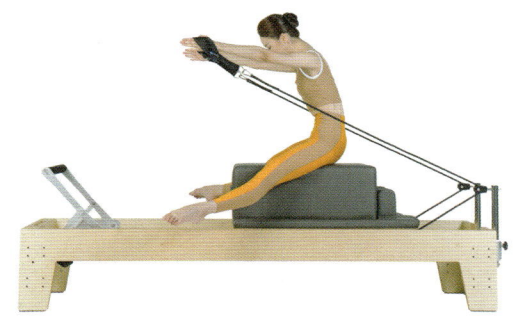

22 Long Stretch Series (Long Stretch / Front)

- 난이도: 중급
- 횟 수: 3회
- 세 팅: 2 Springs, Foot Bar up

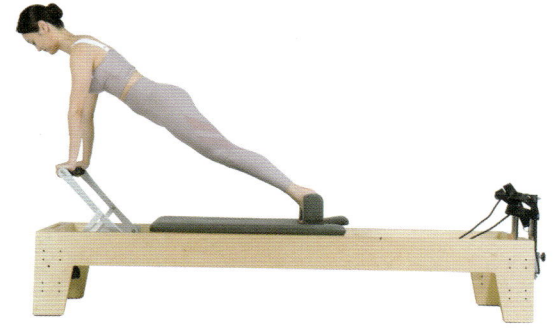

23 Long Stretch Series (Down Stretch)

- 난이도: 중급
- 횟 수: 3회
- 세 팅: 2 Springs, Foot Bar up

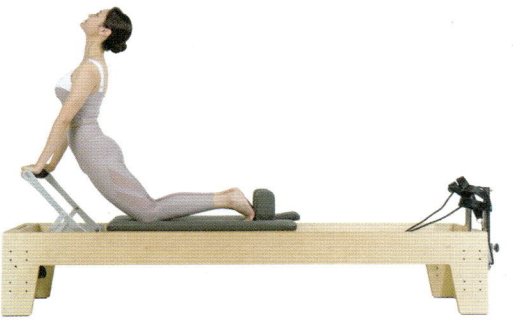

24 Long Stretch Series (Up Stretch)

- 난이도: 고급
- 횟 수: 3회
- 세 팅: 2 Springs, Foot Bar up

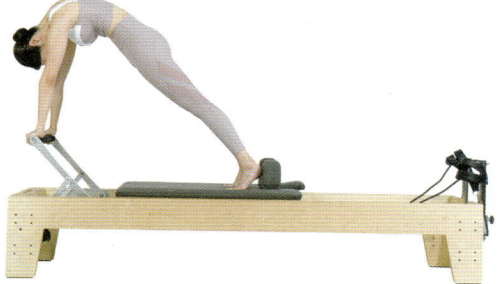

4 / NPCP Universal Reformer 동작 시퀀스 / Exercise

25 Long Stretch Series (Elephant)

- 난이도: 중급
- 횟수: 3회
- 세팅: 2 Springs, Foot Bar up

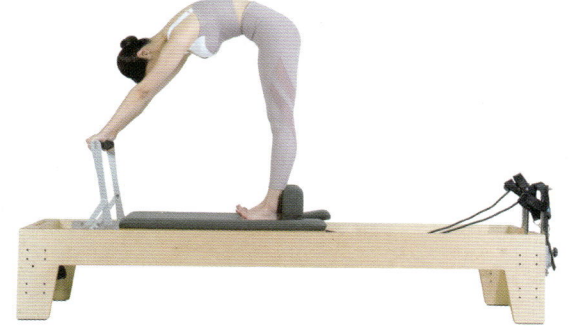

26 Long Stretch Series (Arabesque)

- 난이도: 고급
- 횟수: 3회
- 세팅: 2 Springs, Foot Bar up

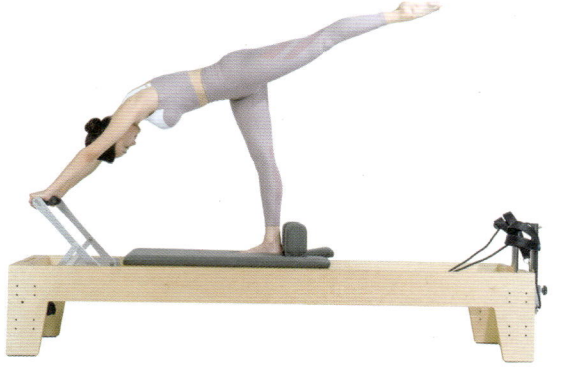

27 Long Back Stretch

- 난이도: 중급
- 횟수: 3회
- 세팅: 2 Springs, Foot Bar up

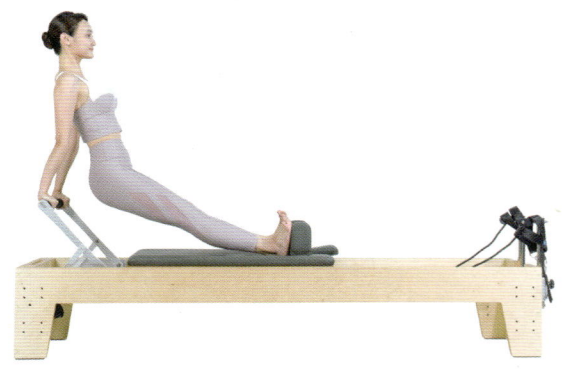

28 Stomach Massage (Round Back)

- 난이도: 초급
- 횟수: 5~10회
- 세팅: 2~3 Springs, Foot Bar up

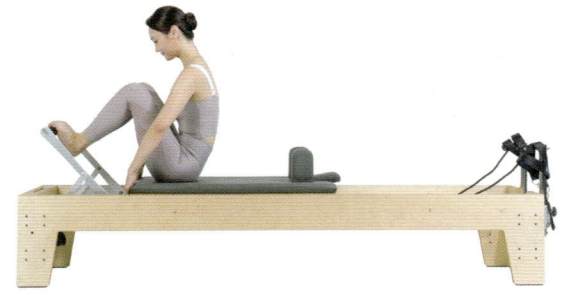

4 / NPCP Universal Reformer 동작 시퀀스 / Exercise

29 Stomach Massage (Flat Back)
- 난이도: 중급
- 횟 수: 5~10회
- 세 팅: 2~3 Springs, Foot Bar up

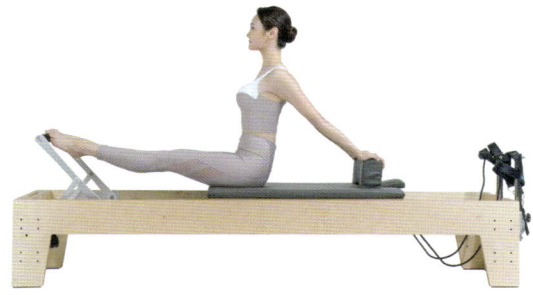

30 Stomach Massage (Reach)
- 난이도: 중급
- 횟 수: 5~10회
- 세 팅: 2~3 Springs, Foot Bar up

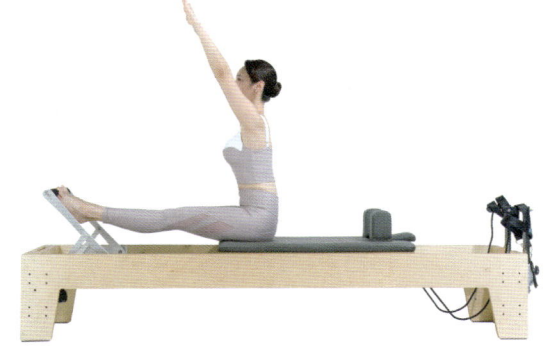

31 Stomach Massage (Twist)
- 난이도: 고급
- 횟 수: 5~10회
- 세 팅: 2~3 Springs, Foot Bar up

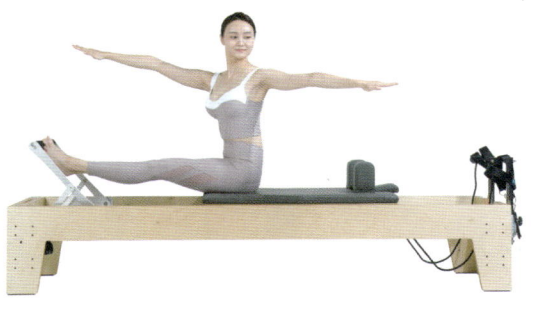

32 Tendon Stretch
- 난이도: 고급
- 횟 수: 3회
- 세 팅: 2 Springs (바깥쪽스프링사용), Foot Bar up

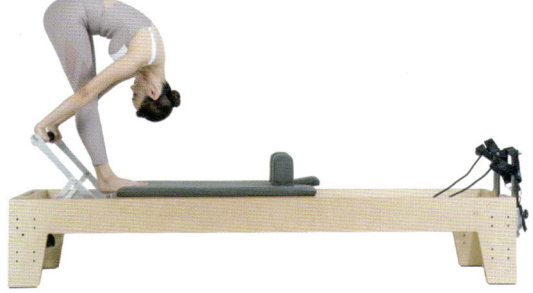

3 / NPCP Chair 동작 시퀀스 / **Exercise** ✱ 역사적으로 수행된 동작

33 Short Spine Massage

- 난이도 중급
- 횟 수 3회
- 세 팅 2 Springs, Straps

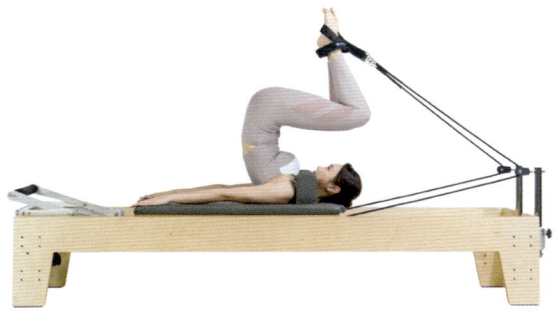

34 Head (Front)

- 난이도 고급
- 횟 수 3회
- 세 팅 1~2 Springs, Foot Bar up, Head Rest up

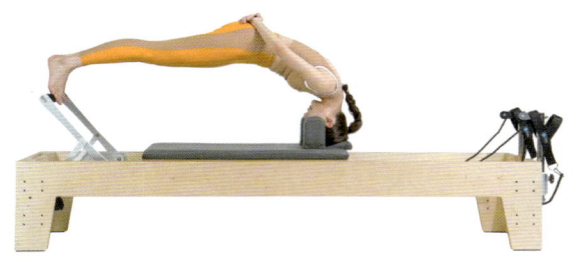

35 Head (Back)

- 난이도 고급
- 횟 수 3회
- 세 팅 1~2 Springs, Foot Bar up, Head Rest up

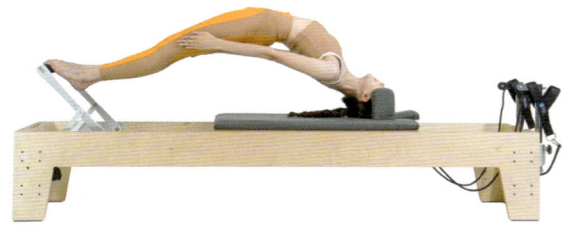

36 Semi-Circle

- 난이도 중급
- 횟 수 3회
- 세 팅 2 Springs (바깥쪽 스프링 사용), Foot Bar up

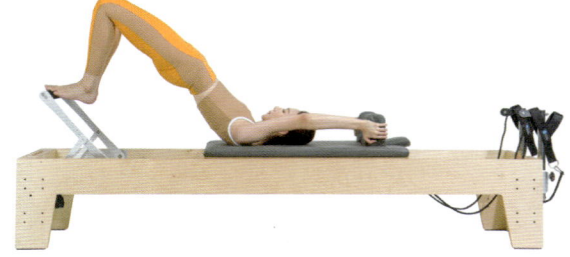

3 / NPCP Chair 동작 시퀀스 / **Exercise**

37 **Chest Expansion Kneeling**
- 난이도 고급
- 횟 수 3회
- 세 팅 2 Springs, Straps

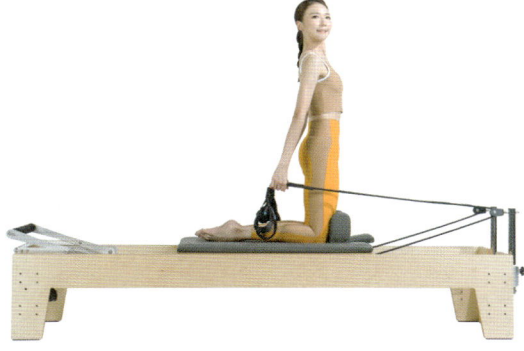

38 **Thigh Stretch**
- 난이도 고급
- 횟 수 3회
- 세 팅 2 Springs, Straps

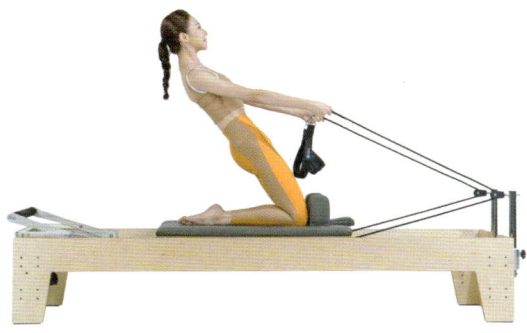

39 **Reverse Chest Expansion (Arm Circles)**
- 난이도 고급
- 횟 수 3회
- 세 팅 2 Spring, Straps

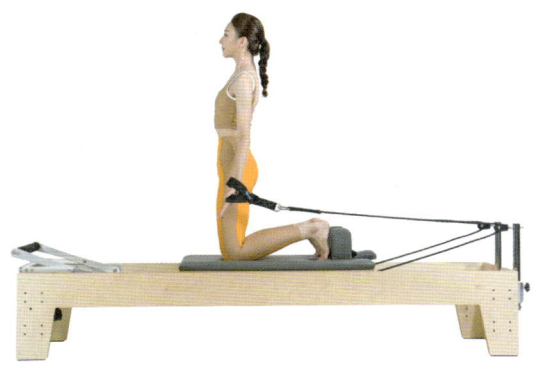

40 **Kneeling Side Arms 1***
- 난이도 고급, Requires Assistance / 고전 동작
- 횟 수 3회
- 세 팅 1 Spring, Straps

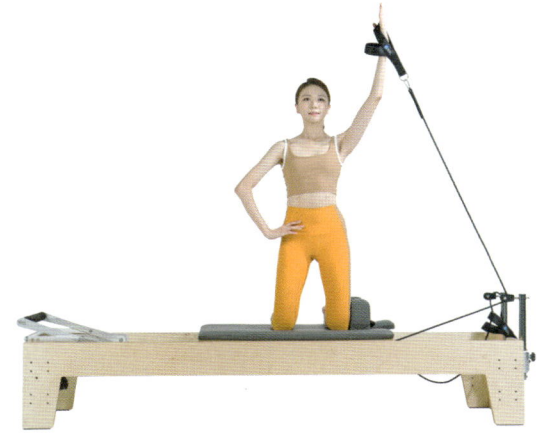

4 / NPCP Universal Reformer 동작 시퀀스 | **509**

4 / NPCP Universal Reformer 동작 시퀀스 / **Exercise**　＊ 역사적으로 수행된 동작

④¹ Kneeling Side Arms 2*

- **난이도** 고급 (고전 동작)
- **횟 수** 3회
- **세 팅** 1 Spring, Straps

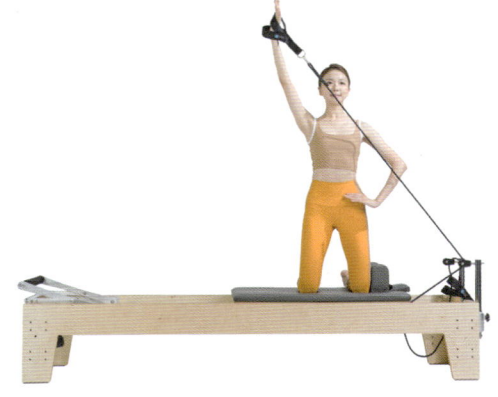

④² Kneeling Side Arms 3*

- **난이도** 고급 (고전 동작)
- **횟 수** 3회
- **세 팅** 1 Spring, Straps

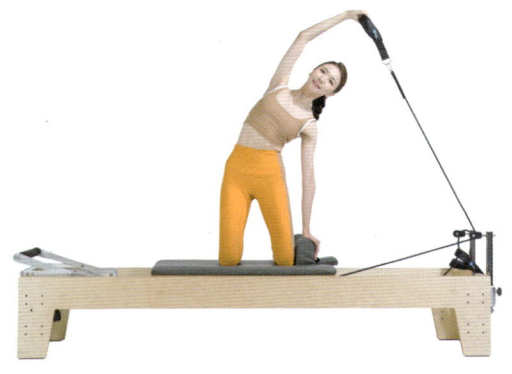

④³ Side Stretch / Cleopatra

- **난이도** 중급
- **횟 수** 3회
- **세 팅** 2 Springs, Foot Bar up

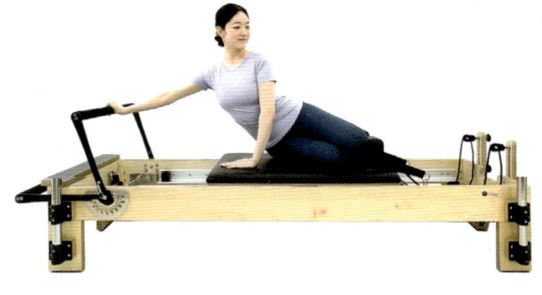

④⁴ Mermaid

- **난이도** 중급
- **횟 수** 3회
- **세 팅** 2 Springs, Foot Bar up

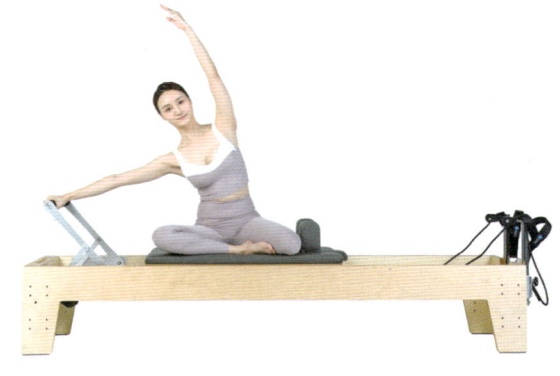

4 / NPCP Universal Reformer 동작 시퀀스 / **Exercise**

45 Twist (Snake)

- 난이도: 고급
- 횟 수: 2회
- 세 팅: 1~2 Springs, Foot Bar up 또는 down

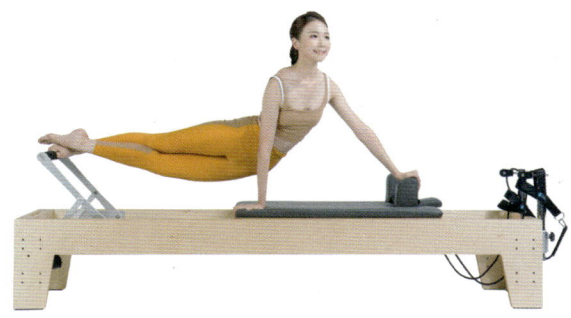

46 Corkscrew

- 난이도: 고급
- 횟 수: 3회
- 세 팅: 2~3 Springs, Foot Bar down

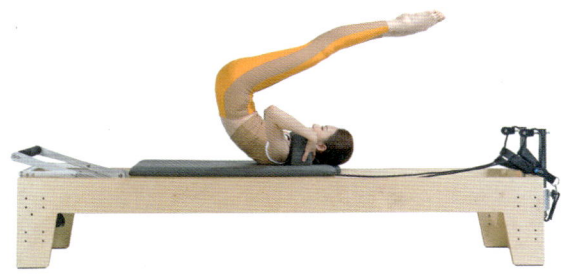

47 Balance Control into Arabesque

- 난이도: 고급
- 횟 수: 2~3회
- 세 팅: 2~3 Springs, Foot Bar down

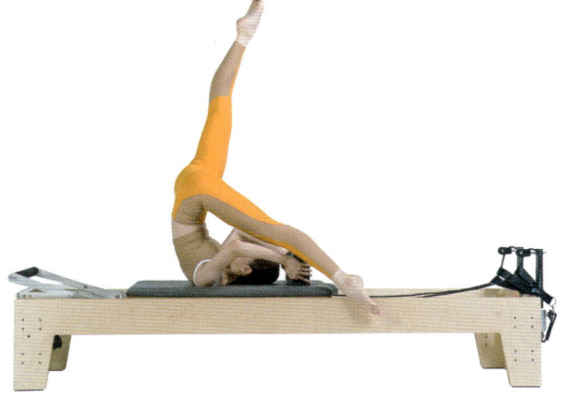

48 2nd Long Box (Rocking)

- 난이도: 고급
- 횟 수: 3~5회
- 세 팅: 1 Spring, Foot Bar down

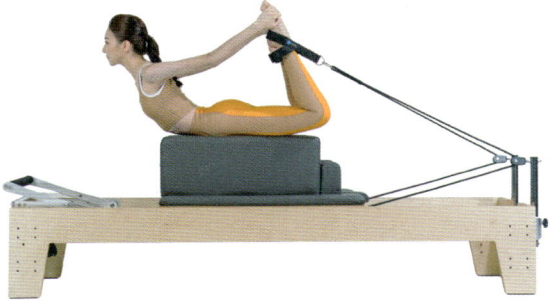

4 / NPCP Universal Reformer 동작 시퀀스 / Exercise

49 Grasshopper

- 난이도: 중급
- 횟 수: 3회
- 세 팅: 2 Springs, Foot Bar down

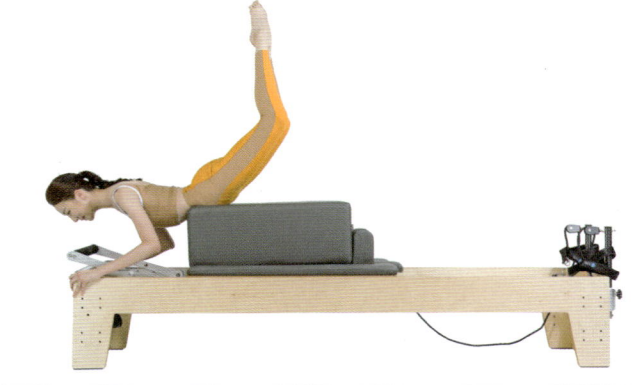

50 Swimming

- 난이도: 중급
- 횟 수: 10~20회
- 세 팅: 2 Springs, Foot Bar down

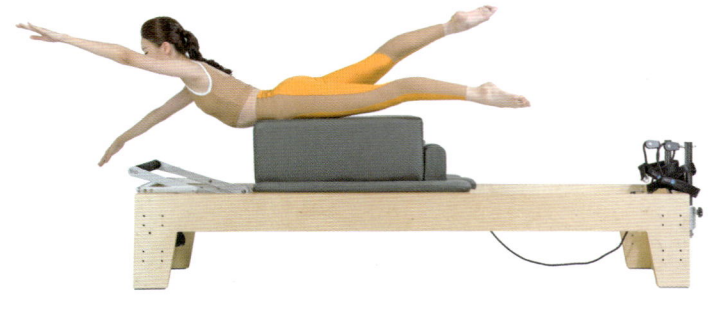

51 Short Box Series (Round Back / Stomach Control)

- 난이도: 중급
- 횟 수: 3회
- 세 팅: 4 Springs, Foot Bar down

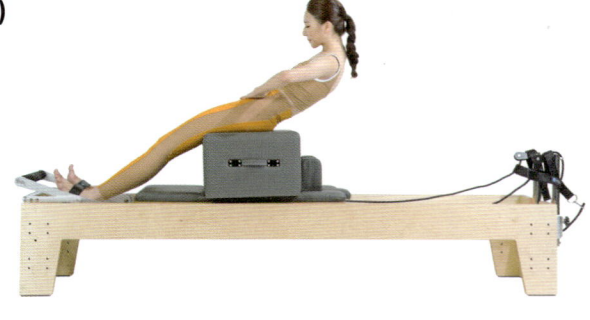

52 Short Box Series (Flat Back)

- 난이도: 중급
- 횟 수: 3회
- 세 팅: 4 Springs

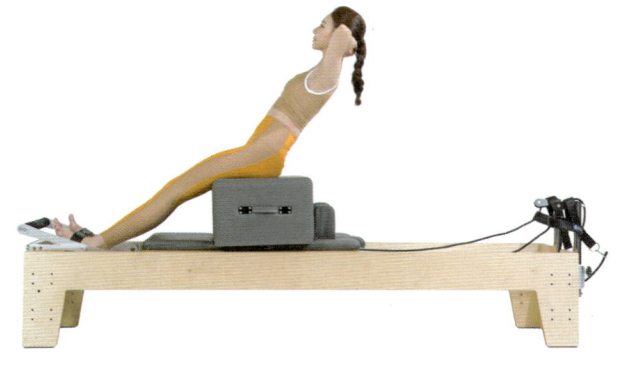

4 / NPCP Universal Reformer 동작 시퀀스 / **Exercise**

53 Short Box Series (Twist)

- 난이도 중급
- 횟 수 3회
- 세 팅 4 Springs, Foot Bar down

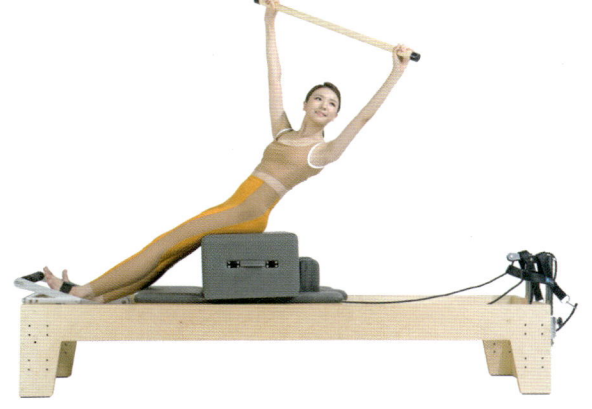

54 Short Box Series (Tree)

- 난이도 중급
- 횟 수 3회
- 세 팅 4 Springs, Foot Bar down

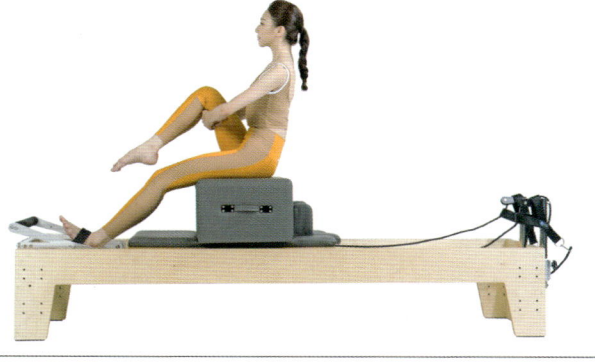

55 Long Spine Massage

- 난이도 중급
- 횟 수 3회
- 세 팅 2 Springs, Foot Bar down

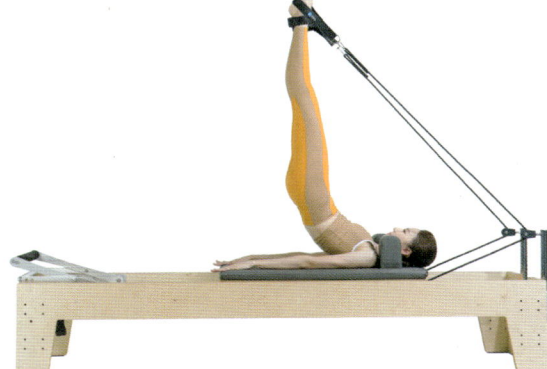

56 Knee Stretch Series (Kneeling / Round Back)

- 난이도 초급
- 횟 수 5회
- 세 팅 2 Springs, Foot Bar up

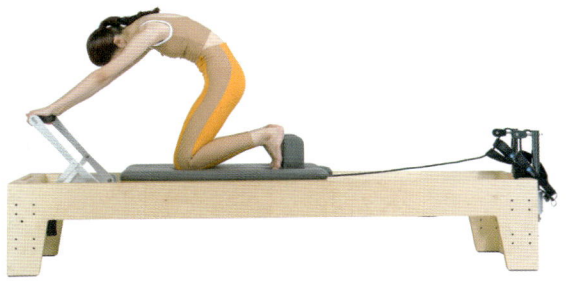

4 / NPCP Universal Reformer 동작 시퀀스 / **Exercise** ✱ 역사적으로 수행된 동작

---

 57 **Knee Stretch Series (Arched Back)**

- 난이도: 초급
- 횟 수: 5회
- 세 팅: 2 Springs, Foot Bar up

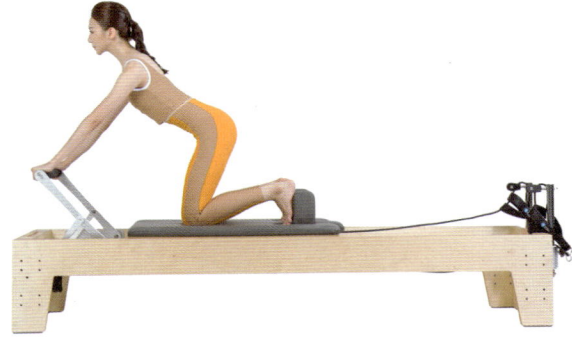

---

 58 **Knee Stretch Series (Standing / Knees Off)**

- 난이도: 중급
- 횟 수: 5회
- 세 팅: 2 Springs, Foot Bar up

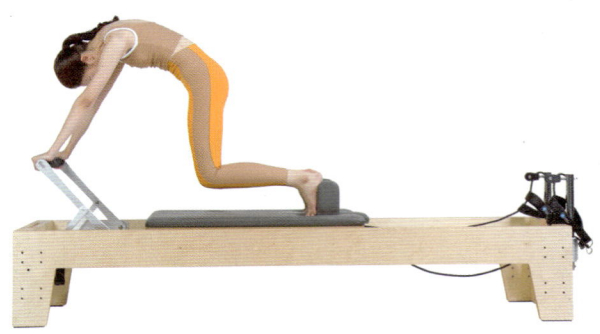

---

 59 **Running**

- 난이도: 초급
- 횟 수: 10회
- 세 팅: 4 Springs, Foot Bar up

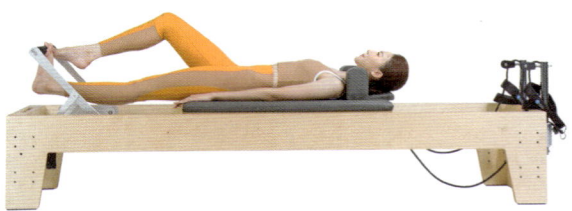

---

 60 **Pelvic Lift**

- 난이도: 중급
- 횟 수: 5~10회
- 세 팅: 4 Springs, Foot Bar up

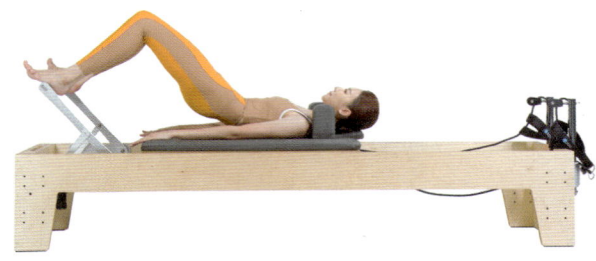

4 / NPCP Universal Reformer 동작 시퀀스 / Exercise

61 Control Front
- 난이도 중급
- 횟 수 5~10회
- 세 팅 3 Springs, Foot Bar up

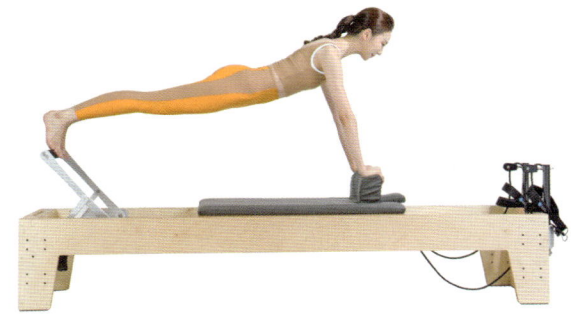

62 Control Back
- 난이도 고급
- 횟 수 3회
- 세 팅 2 Springs, Foot Bar up

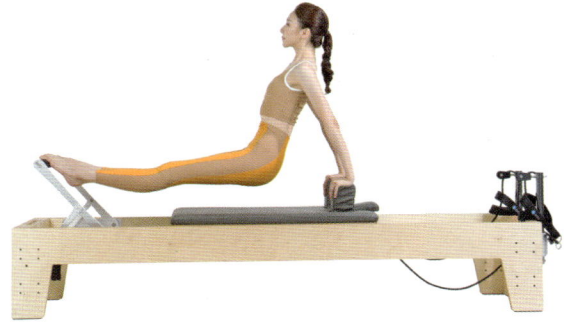

63 Bridge with Arm Pulls*
- 난이도 고급
- 횟 수 3회
- 세 팅 1 or 2 Springs, Foot Bar up, Head Rest up, Straps

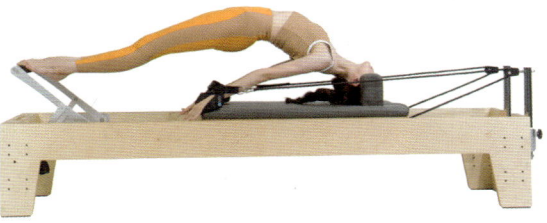

64 Side Support
- 난이도 고급
- 횟 수 3회
- 세 팅 1~2 Springs, Foot Bar up

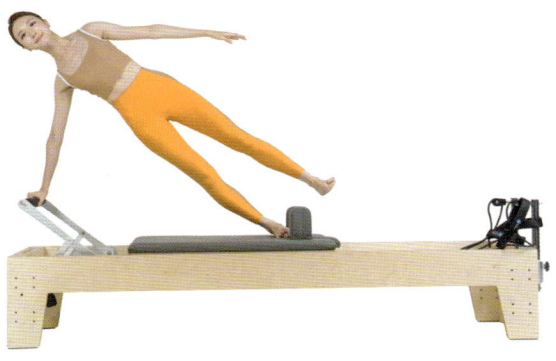

4 / NPCP Universal Reformer 동작 시퀀스 / **Exercise**   * 역사적으로 수행된 동작

65 **Star**
- 난이도 고급
- 횟 수 3회
- 세 팅 1~2 Springs, Foot Bar up

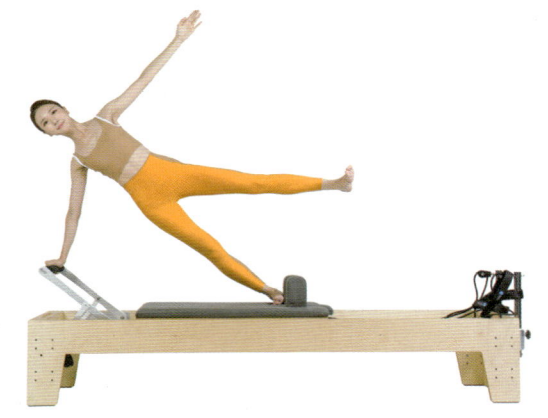

66 **Russian***
- 난이도 고급
- 횟 수 3회
- 세 팅 2 Springs

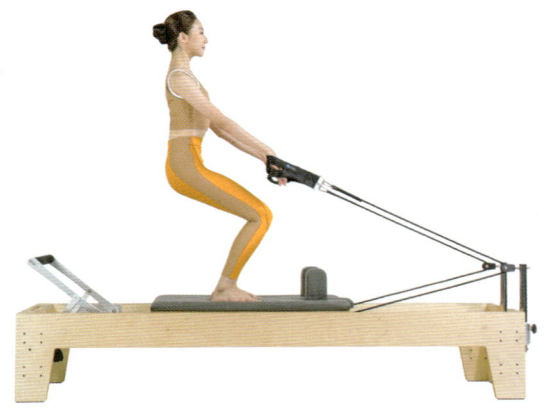

67 **High Bridge***
- 난이도 고급
- 횟 수 1회
- 세 팅 2 Springs, Foot Bar up

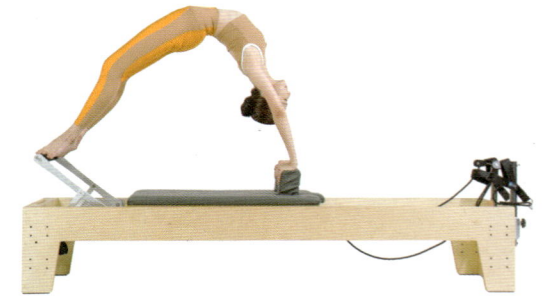

68 **Splits (Side)**
- 난이도 고급
- 횟 수 3회
- 세 팅 2 Springs, Foot Bar down

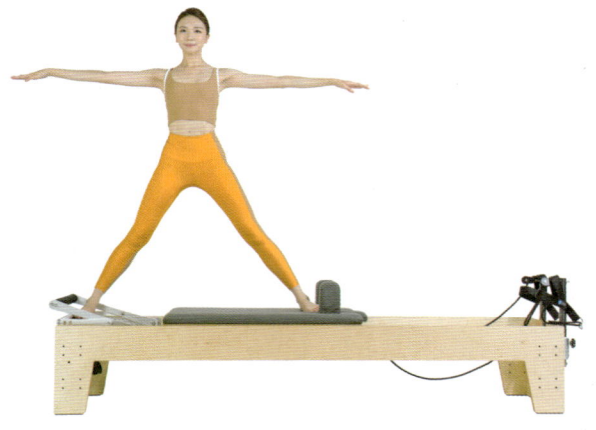

4 / NPCP Universal Reformer 동작 시퀀스 / **Exercise**

69 **Splits (Front)**

- 난이도: 고급
- 횟 수: 3회
- 세 팅: 1~2 Springs, Foot Bar up

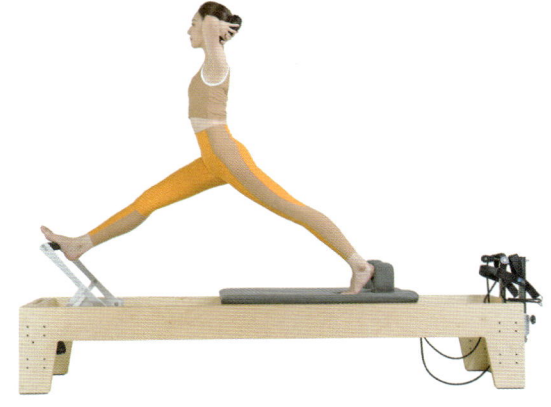

70 **Back**

- 난이도: 고급
- 횟 수: 3회
- 세 팅: 1~2 Springs, Foot Bar down

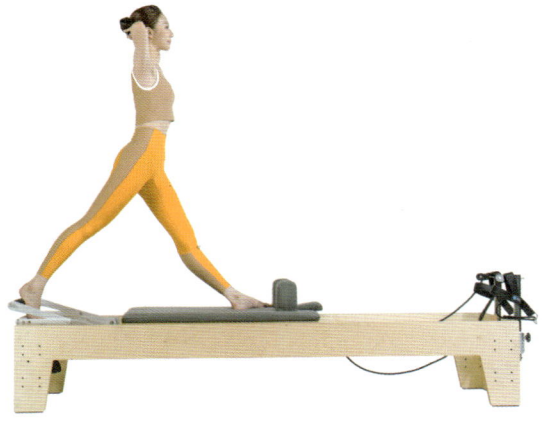

71 **Russian**

- 난이도: 고급
- 횟 수: 3회
- 세 팅: 2 Springs, Foot Bar up

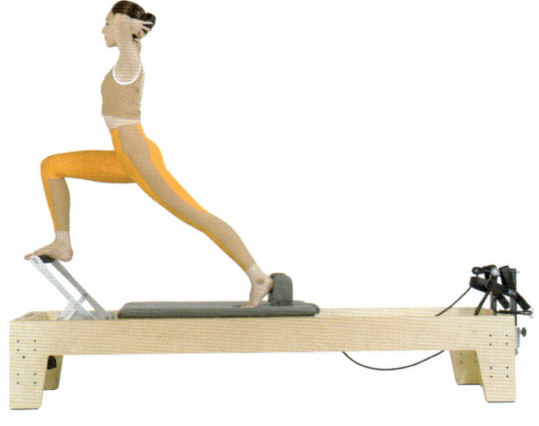

VI. NPCP Certification 취득을 위한 스터디

5 / NPCP Universal Reformer 레벨별 동작 순서

1. 〈Basic Level〉 Sequences
01. Star
02. Hundred
03. Stomach Massage
04. Elephant
05. Knee Stretch Series
06. Running
07. Pelvic Lift

2. 〈Intermediate Level〉 Sequences
01. Coordination
02. Long Box [Pulling Straps, T]
03. Backstroke
04. Teaser
05. Long Stretch Series
06. Stomach Massage (# reach, twist)
07. Short Box Series
08. Short Spine Massage
09. Semi Circle
10. Side Splits
11. Front Splits

3. 〈Advanced Level〉 Sequences
01. Overhead
02. Rowing Series (Round, Flat Back Sitting)
03. Rowing Front (Sitting Tall, Bending Down, Salute, Hug a Tree)
04. Breaststroke
05. Horseback
06. Long Back Stretch
07. Tendon Stretch
08. Chest Expansion
09. Thigh Stretch
10. Arms Circle
11. Twist (Snake)
12. Corkscrew
13. Balance Control into Arabesque
14. Long Spine Massage
15. Control Front
16. Splits (Russian)

5 / NPCP Universal Reformer 레벨별 동작 순서

1. 〈Basic Level〉 Sequences

01 Star
- 횟 수: Foot work 8~10개
- 세 팅: 4 스프링

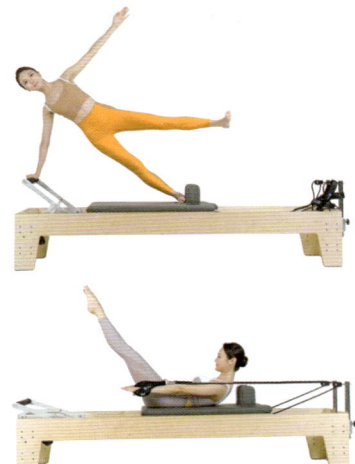

02 Hundred
- 횟 수: 10개
- 세 팅: 4개
- 전환동작: 풋바 + 핸들 변경

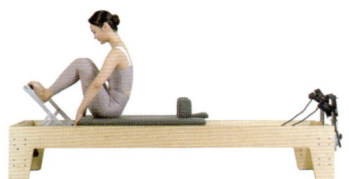

03 Stomach Massage
- 횟 수: Round Flat Back 8~10개, Reach Twist 3~4개
- 세 팅: Round Flat Back 4개, Reach Twist 2개
- 전환동작: 캐리지 앞쪽에 한 번에 앉는다.

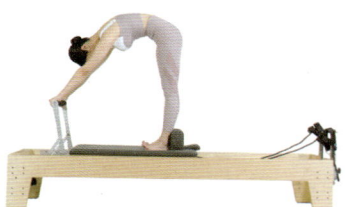

04 Elephant
- 횟 수: 5개
- 세 팅: 2 스프링
- 전환동작: 팔과 다리가 서로 교차로 한 번에 올라간다.

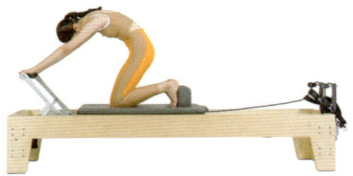

05 Knee Stretch Series
- 횟 수: Round: 8~10개, Arches: 1~2개, Knee off: 8~10개
- 세 팅: 2 스프링
- 전환동작: 팔과 다리가 서로 교차로 한 번에 올라간다.

06 Running
- 횟 수: 30~40회
- 세 팅: 4개 스프링
- 전환동작: 없음

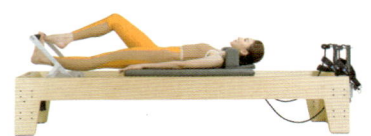

07 Pelvic Lift

- 횟 수 8~10개
- 세 팅 4개 스프링
- 전환동작 없음

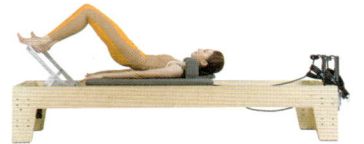

2. 〈Intermediate Level〉 Sequences

01 Coordination

- 횟 수 3~5개
- 세 팅 2 스프링
- 전환동작 손과 다리가 닿지 않고 스프링 셋업 변경

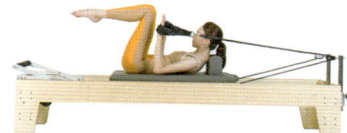

02 Long Box [Pulling Straps, T]

- 횟 수 3~4개
- 세 팅 1개 스프링
- 전환동작 Long box

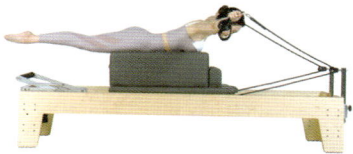

03 Backstroke

- 횟 수 3~5개
- 세 팅 2개 스프링
- 전환동작 박스 끝에 앉아서 내려가면서 핸들 세팅

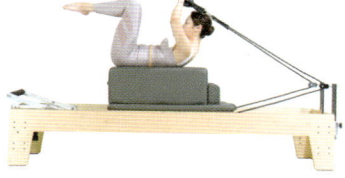

04 Teaser

- 횟 수 3set (Leg up & down, arm up & down, leg+arm)
- 세 팅 1개 스프링
- 전환동작 팔다리 닿지 않고 스프링 변경

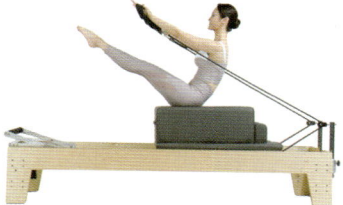

05 Long Stretch Series

- 횟 수 Long stretch : 3~5회, Downstretch : 3회, upstretch : 3~4회
- 세 팅 2개 스프링
- 전환동작 반대 다리와 팔이 교차로 올라간다.

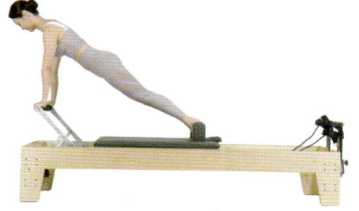

5 / NPCP Universal Reformer 레벨별 동작 순서

06 Stomach Massage (# reach, twist)
- 횟 수: reach 4개, twist 3개
- 세 팅: 2개 스프링
- 전환동작: 스프링 변경

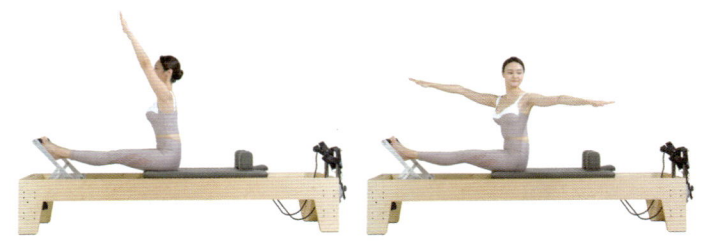

07 Short Box Series
- 횟 수: round flat back : 각각 5개 twist, tree : 3~4개
- 세 팅: 바깥쪽 스프링 2개
- 전환동작: 박스 제자리 갖다두고 오는 길에 헤드레스트, Down

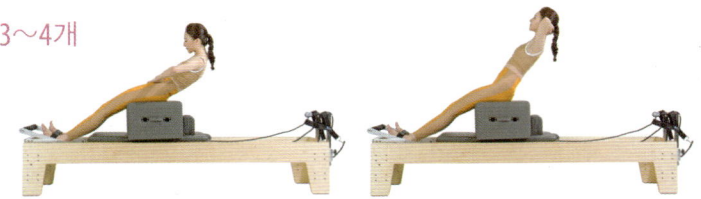

08 Short Spine Massage
- 횟 수: 5개
- 세 팅: 2개 스프링
- 전환동작: 누워서 두 발 동시에 foot 스트랩 끼운다.

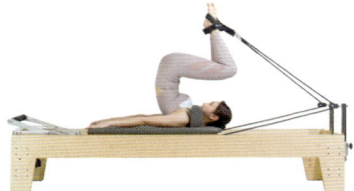

09 Semi Circle
- 횟 수: 3개
- 세 팅: 바깥쪽 2개 스프링
- 전환동작: 없음

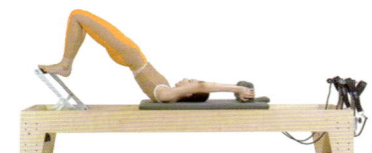

10 Side Splits
- 횟 수: 3개
- 세 팅: 2개 스프링
- 전환동작: 헤드레스트에 미끄럼 방지 패드

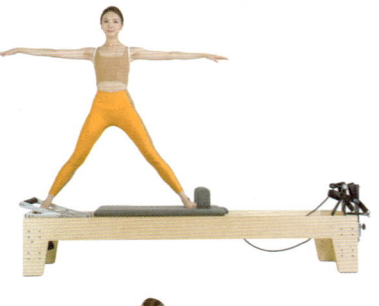

11 Front Splits
- 횟 수: 3~5개
- 세 팅: 2개 스프링
- 전환동작: 헤드레스트에 미끄럼 방지 패드

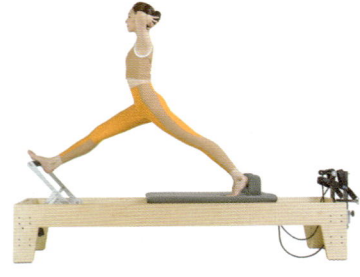

3. ⟨Advanced Level⟩ Sequences

01 Overhead

- 횟 수 : 최대 4개
- 세 팅 : 2 스프링
- 전환동작 : 헤드레스트 down

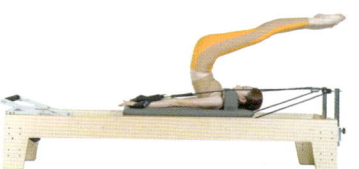

02 Rowing Series (Round, Flat Back Sitting)

- 횟 수 : 각 3개
- 세 팅 : 1개 스프링
- 전환동작 : 헤드레스트, foot bar down

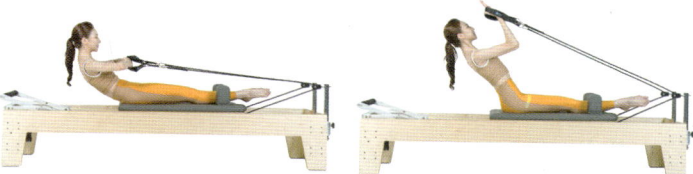

03 Rowing Front (Sitting tall, Bending down, Salute, Hug a Tree)

- 횟 수 : 각 3개
- 세 팅 : 1개 스프링
- 전환동작 : 헤드레스트, foot bar down

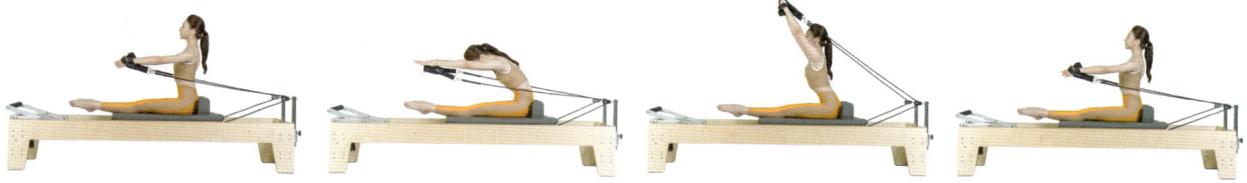

04 Breaststroke

- 횟 수 : 3개
- 세 팅 : 2개 스프링
- 전환동작 : 없음

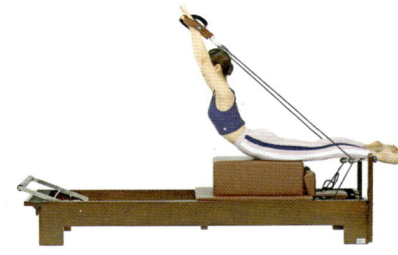

05 Horseback

- 횟 수 : 3개
- 세 팅 : 1개 스프링
- 전환동작 : 엎드린 상태에서 한 번에 올라와서 앉는다.

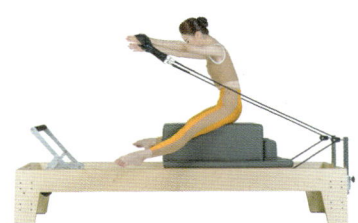

5 / NPCP Universal Reformer 레벨별 동작 순서

06 Long Back Stretch
- 횟 수: 2~3개
- 세 팅: 2개 스프링
- 전환동작

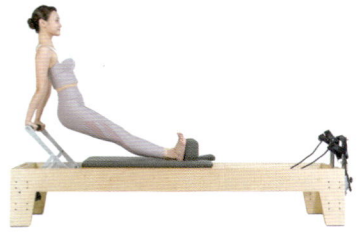

07 Tendon Stretch
- 횟 수: 3~5개
- 세 팅: 2개 바깥쪽 스프링
- 전환동작: 엉덩이 닿지 않고 한 번에 올라가서 앉는다.

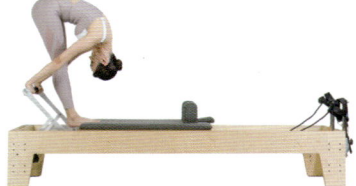

08 Chest Expansion
- 횟 수: 2~3개
- 세 팅: 2개 스프링
- 전환동작: x

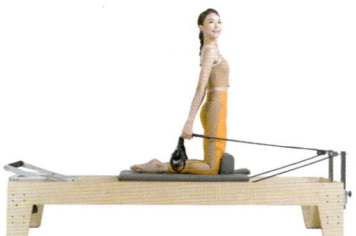

09 Thigh Stretch
- 횟 수: 3개
- 세 팅: 3개 스프링
- 전환동작: x

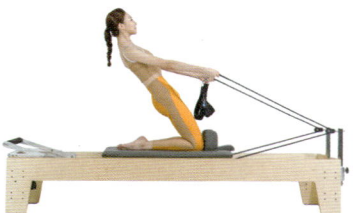

10 Arms Circle
- 횟 수: 4개
- 세 팅: 1개 스프링
- 전환동작: 헤드레스트, foot bar down

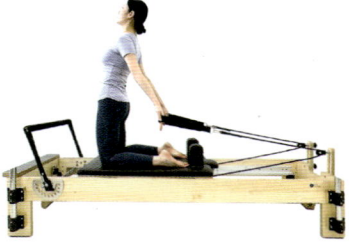

11 Twist (Snake)
- 횟 수: 2개
- 세 팅: 1개 스프링
- 전환동작: x

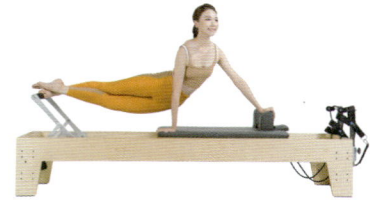

5 / NPCP Universal Reformer 레벨별 동작 순서

12 Corkscrew
- 횟 수: 4개
- 세 팅: 3개 스프링
- 전환동작: 헤드레스트 down

13 Balance Control into Arabesque
- 횟 수: 3~5개
- 세 팅: 2개 스프링
- 전환동작: 2nd GEAR 변경

14 Long Spine Massage
- 횟 수: 4~5개
- 세 팅: 2개 스프링
- 전환동작:

15 Control Front
- 횟 수: 각 3개
- 세 팅: 2개 스프링
- 전환동작: 1st GEAR

16 Splits (Russian)
- 횟 수: out 3개, in 5개
- 세 팅: 1개 스프링
- 전환동작: 헤드레스트 up

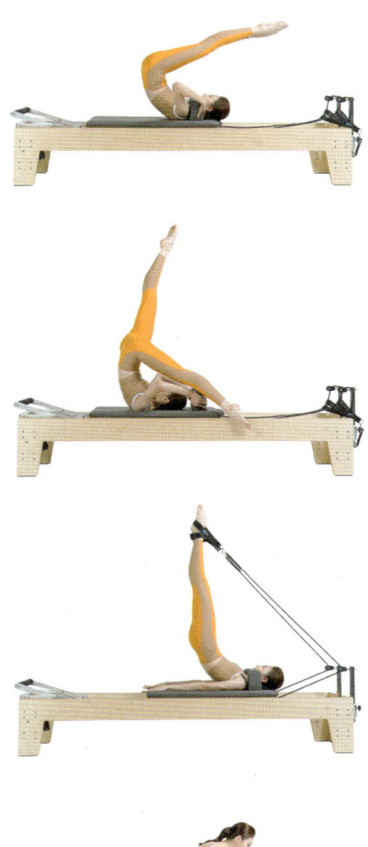
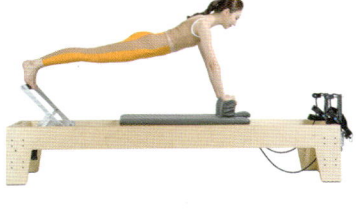
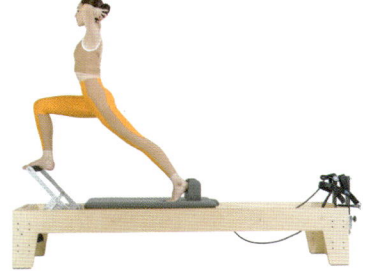

VI. NPCP Certification 취득을 위한 스터디

6 / NPCP 25개 질환

1. 근육 손상 (Muscle injuries)
2. 십자인대 손상 (Anterior cruciate ligament injury)
3. 후관절증후군 (Facet joint syndrome)
4. 추간판탈출증 (Herniated nucleus pulposis, HNP)
5. 척추전방전위증 (Spondylolisthesis)
6. 협착증 (Stenosis)
7. 인공고관절치환술 (Total hip replacement)
8. 오십견, 동결견 (Adhesive capsulitis, Frozen shoulder)
9. 손목터널증후군 (Carpal tunnel syndrome)
10. 족저근막염 (Plantar fasciitis)
11. 어깨, 회전근개 충돌증후군 (Rotator cuff impingement syndrome)
12. 흉곽출구증후군 (Thoracic outlet syndrome)
13. 심혈관계질환 (Cardiovascular disease)
14. 심장마비 경고 징후 (Heart attack warning sign)
15. 뇌졸중 경고 징후 (Stroke warning sign)
16. 만성피로증후군 (Chronic fatigue syndrome)
17. 섬유근육통 (Fibromyalgia)
18. 당뇨병 (Diabetes)
19. 위역류 (Gastric reflux, Gastroesophageal reflux disease, GERD)
20. 녹내장 (Glaucoma)
21. 다발성경화증 (Multiple sclerosis, MS)
22. 골관절염, 퇴행성관절염 (Osteoarthritis)
23. 골다공증 (Osteoporosis)
24. 임신 (Pregnancy)
25. 류머티즘성 관절염 (Rheumatoid arthritis)

6 / NPCP 26개 질환

> **필라테스 프로그래밍을 위한 주의사항 및 금기사항**
> **(Precaution and contraindications for Pilates programming)**
> - 병리적 적응증과 금기증을 알아야 한다.
> - 필라테스 전문가는 의료적 질환이 있거나 의심되는 고객에게 필라테스 운동 프로그램을 제공할 때, 운동 방법과 강도를 안전한 범위 내에서 적용해야 한다.
> - 필라테스 운동법은 의료전문가, 의료서적 및 관련 인터넷 정보 등을 기반하여 적용하는 것이 좋다 (올바른 정보 수집).
> - 만약, 필라테스 전문가가 환자의 질병상태를 관리하기 어렵다면 반드시 더 권위 있는 전문가에게 의뢰해야 한다.

1. 근육 손상(Muscle injuries)

염좌(인대가 손상되는 것)   **좌상**(근육 또는 건이 손상되는 것)

SPRAIN vs. STRAIN

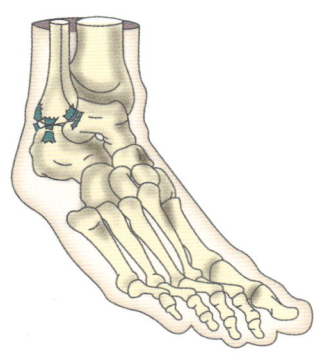 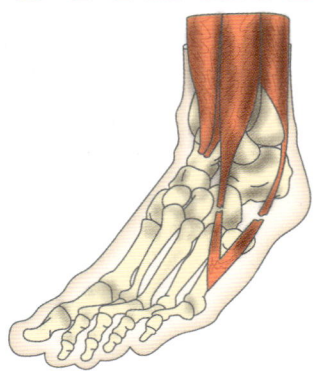

손상 초기 시 5대 원칙

P	R	I	C	E
Protect	Rest	Ice	Compress	Elevate

 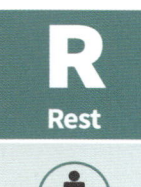 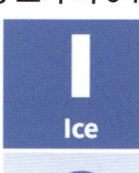 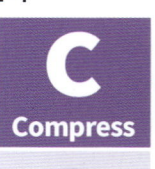 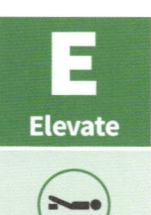

보호   휴식   냉각치료   압박치료   거상

- 근육 경련은 외상, 근 수축, 질병 등에 의해 골격근의 극심한 통증을 동반한 비수의적인 근수축을 의미하며, 이는 움직임의 질과 양을 저해한다.
- Sprain과 Strain은 비슷한 필라테스 운동법을 적용한다.

2. 십자인대 손상(Anterior cruciate ligament injury)

1) 정의 및 특징

- 전방십자인대 손상 기전: 무릎 외측의 외반력(valgus force)
- 동반손상
  ① 내측 측부인대(medial collateral lig)
  ② 내측반월(medial meniscus)
    → 불행삼주징(the unhappy triad)

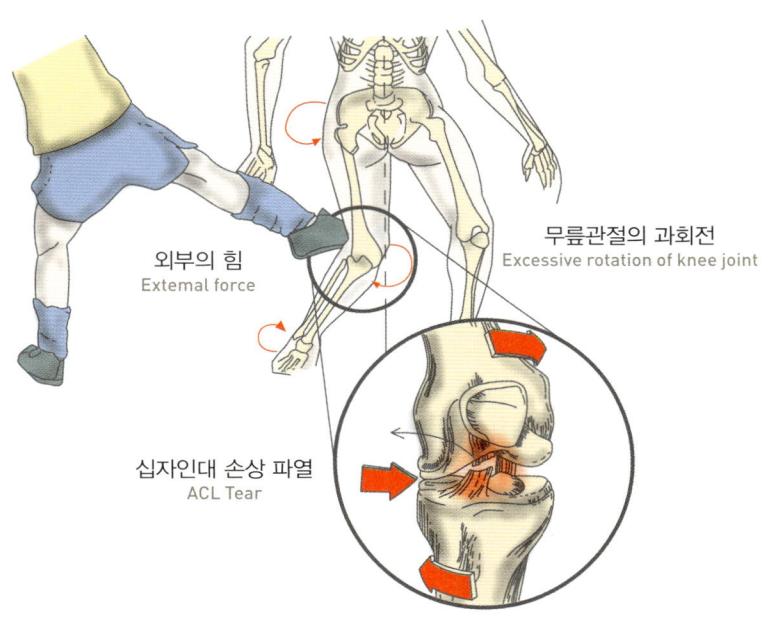

십자인대 손상 기전

2) 대퇴사두근 근력과 양 하지의 대칭성 회복

① 십자인대 손상 후 스포츠 능력 향상과 무릎 기능 회복을 위한 필수 요소
② 열린사슬운동과 닫힌사슬운동 모두 십자인대 손상 후 재활 회복 운동으로 효과적
③ 하지만 잘못된 운동법(ACL에 강한 자극 유발)은 ACL graft(수술)에 나쁜 영향을 야기하기 때문에 무릎대퇴통증증후군 유발 가능성 증가

3) 금기증(열린사슬운동에서 십자인대 손상)

열린사슬운동(OKC) 시 발목 및 하퇴 부위에 저항을 이용한 최종 신전 각도(60°→0°) 동작 금지(밴드 운동 후 머신 적용)

(60°~0° 또는 40°~0°) 무릎 신전 OKC 운동을 할 때, 정강이뼈가 앞으로 돌출되는 힘을 제어해줄 수 있는 햄스트링의 근수축이 유의하게 줄어들고, 대퇴사두근의 근육 활성도가 3~4배 더 증가하기 때문에 ACL 손상이 더욱 증가할 위험도가 높아짐.

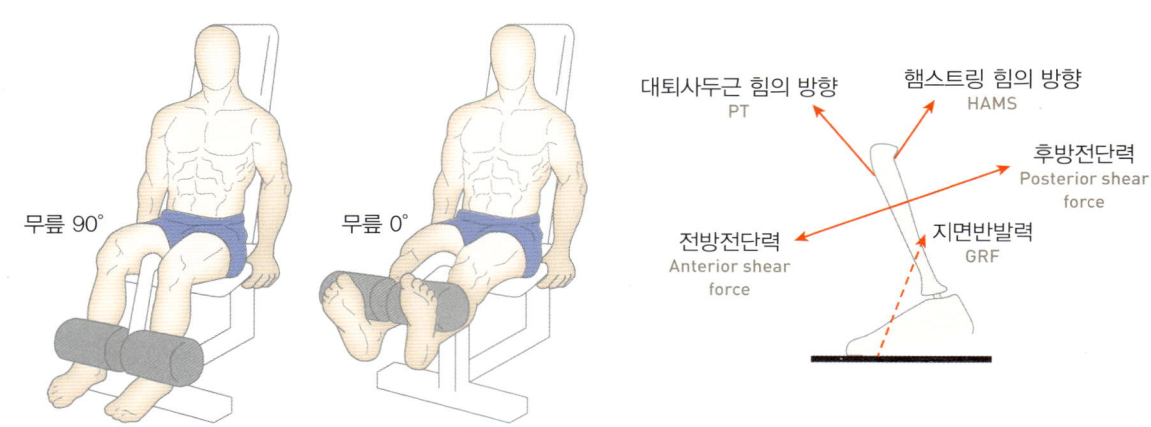

4) 금기증(닫힌사슬운동에서 십자인대 손상)

- 수술하지 않은 경우
  닫힌사슬운동(CKC) 시 발목 및 하퇴 부위에 저항을 이용한 최종 신전 각도(60°→90°) 동작 금지(밴드 운동 후 머신 적용)

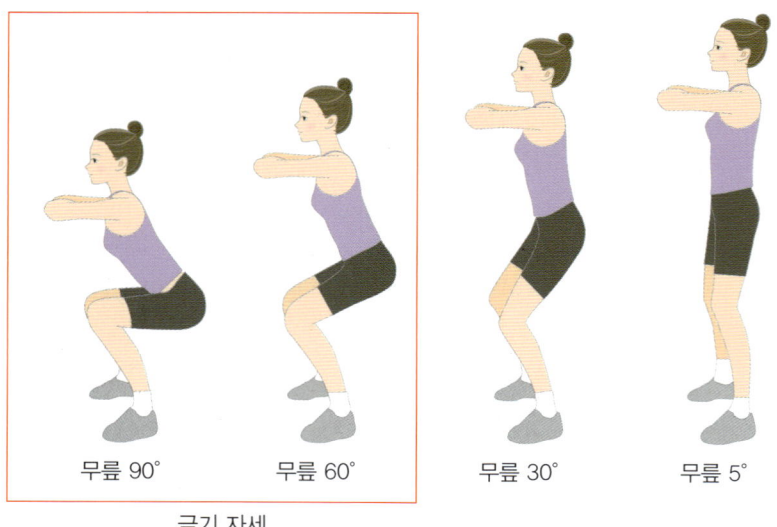

5) 스쿼트(CKC) 운동 시 햄스트링 활성화 극대화에 초점을 맞춤

① 발뒤꿈치 들지 않기(3배 증가)
② 발가락보다 무릎이 앞으로 안 나가기
　(tibial plateaus slope anteriorly)
③ 상체 세우지 않기(10° to 15° → 30° to 40° of forward tilt)

- 수술 후 회복
  ① 최대 보호기간(~10주): 의료 전문가에 의해 재활치료 실시(병원에서 치료)
  ② 최소 보호기간(10~24주): 재활 필라테스 센터에서 재활운동 가능, 대퇴골 쪽으로 무릎을 당기는 동작, 열린사슬 - 높은 저항운동, 최종 무릎 신전운동(풋 스트랩 운동, 레그 스프링 등)

3. 후관절증후군(Facet joint syndrome)

1) 정의 및 증상

① 분절의 운동성 저하(locked facet) 또는 2차적 과운동성 → 통증(pain), 연관통(pain referral)
② 퇴행성 디스크, 신전 시 통증(특히 회전, 가쪽굽힘 동반 시)

2) 금기사항

① 척추 신전(extension of spine)

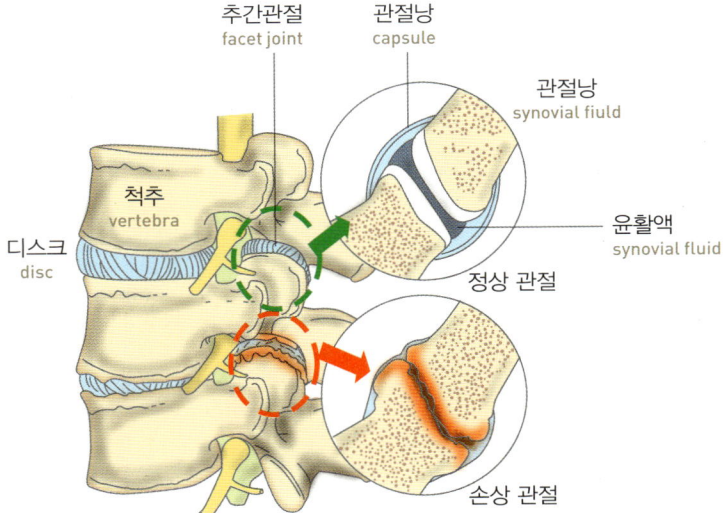

4. 추간판탈출증 (Herniated nucleus pulposis, HNP)

1) 정의 및 증상

① 섬유륜(annulus fibrosus) 약화, 속질핵(nucleus pulposus) 부피 감소 및 협착
② 통증(tingling) 및 무감각(nembness) * 엉덩이, 허벅지, 종아리, 말초부위 등
③ 심각한 경우 하지 근력 약화(weakness), 심부 힘줄 반사 저하(deep tendon reflex)

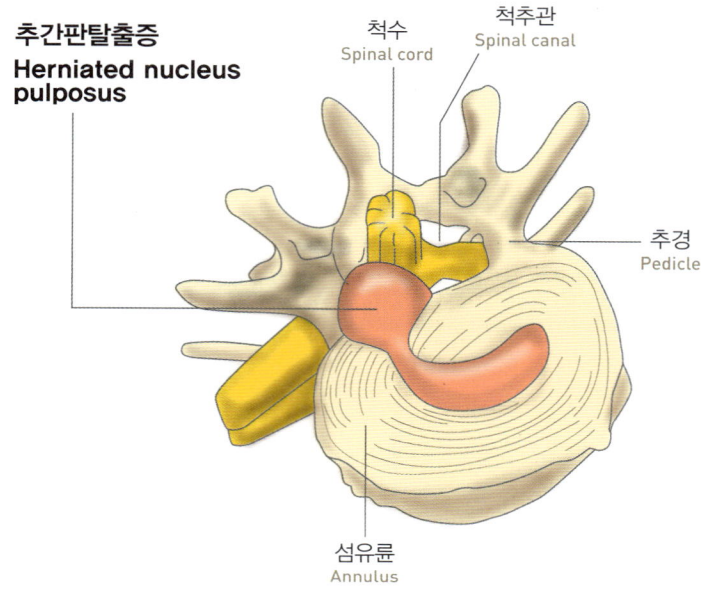

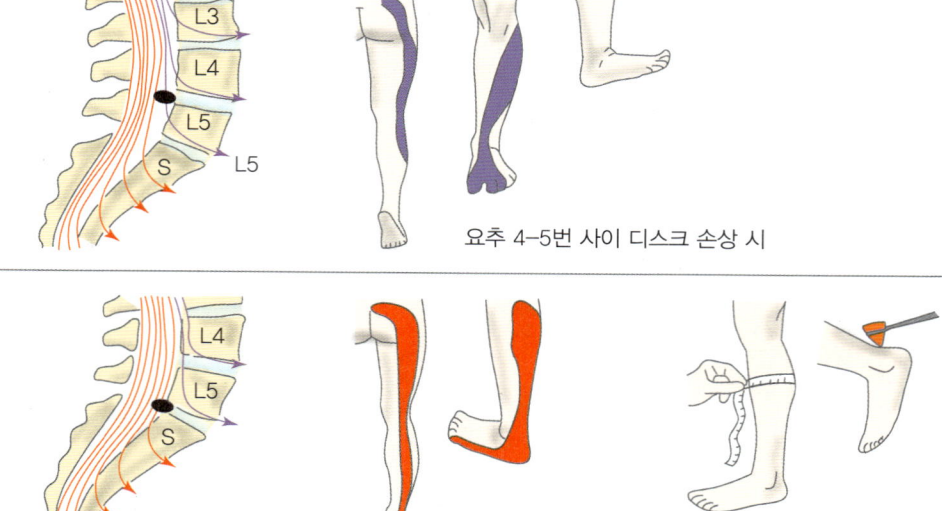

요추 4-5번 사이 디스크 손상 시

요추 5-천골 1번 사이 디스크 손상 시

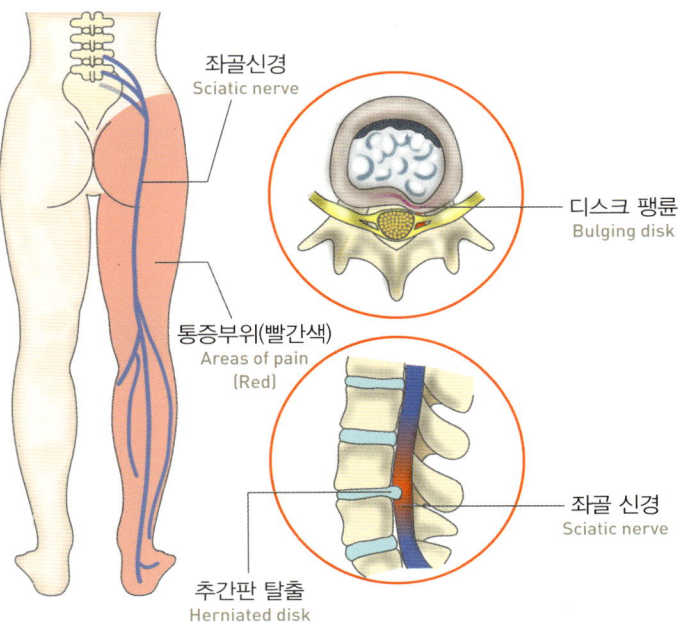

2) 3단계

① 디스크 팽윤(Disk bulge)
- 반복적인 굴곡 또는 굴곡, 회전 → 후방섬유륜(posterior annular fibers) 파열
- 후종인대(posterior longitudinal ligament, PLL) 압력, Pain

② 디스크 탈출, 핵 돌출(prolapsed disk, extruded nucleus)
- 외부 섬유륜 및 후종인대 파열 → 핵이 척수까지 팽윤

③ 디스크 분리(sequestration)

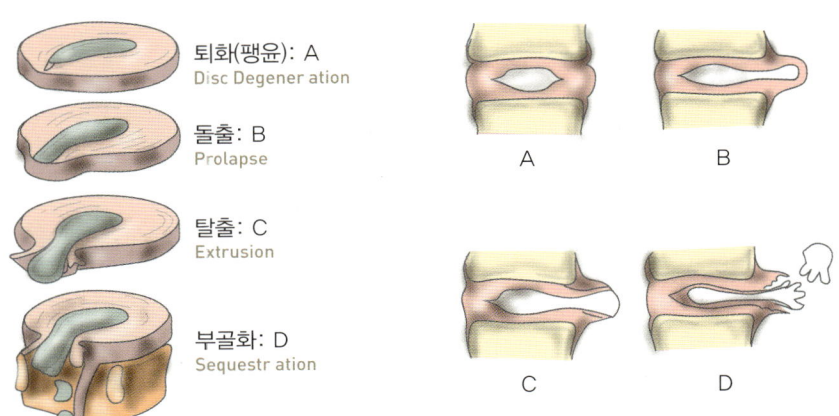

3) 금기사항(급성기 또는 증상 발현 시)

① 척추 굴곡, 수직 부하(앉은 자세, 기립자세, 역자세 운동)
② 직선으로 다리 들어 올리기 강력한 척추 회전 운동

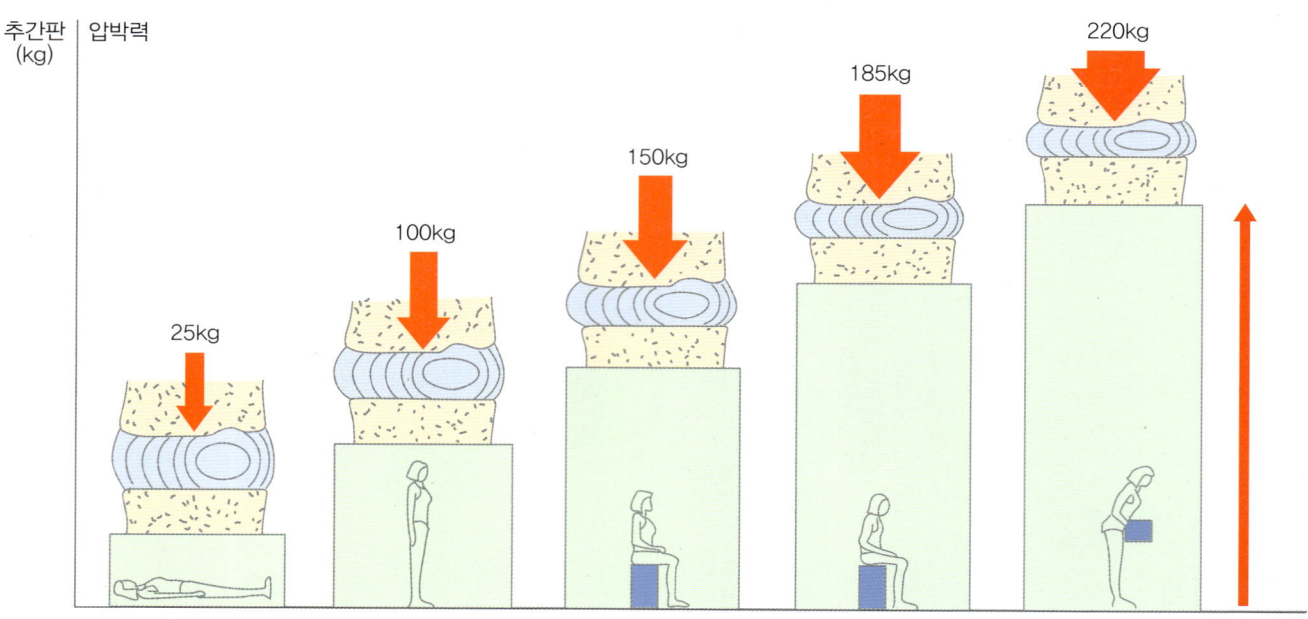

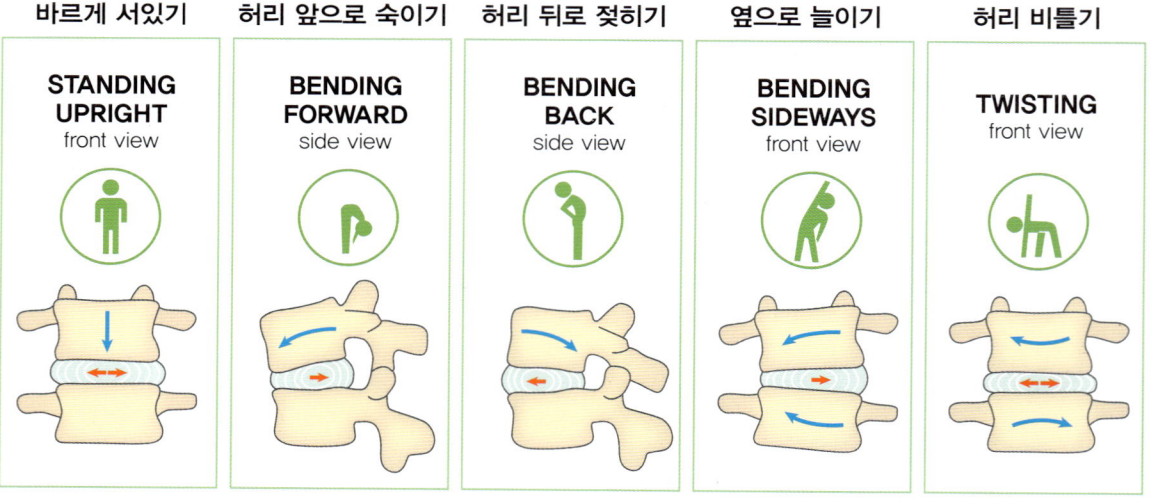

→ 척추의 움직임 Movement of vertebra
→ 디스크의 움직임 Movement of nucleus pulposis

5. 척추전방전위증 (Spondylolisthesis)

1) 정의 및 특징

① L5-S1 또는 L4-L5 불안정
② 고리판(lamina) 결함 → 척추뼈 전방 전위
③ 가족력 또는 선천적 결함
④ 반복적인 외상, 피로골절 등 병리적 변화 및 퇴행성 변화 등
⑤ 특히 척추분리증(spondylolysis) 환자로부터 발전 가능성

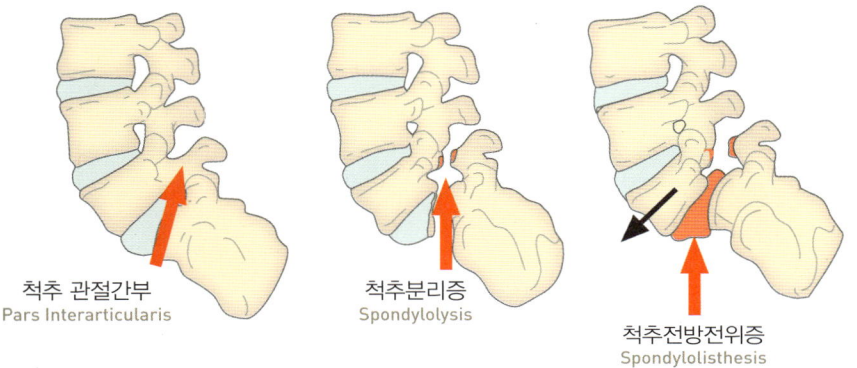

척추 관절간부
Pars Interarticularis

척추분리증
Spondylolysis

척추전방전위증
Spondylolisthesis

2) 증상

① 신전 활동(extension activity) 시 악화
② 경미한 손상 → 급성 통증(엉덩이 부위 분산)
③ 심각한 손상 → 고리판 골절 / 중증 척수손상(SCI, Spinal cord injury)

3) 금기사항

모든 척추 신전 동작

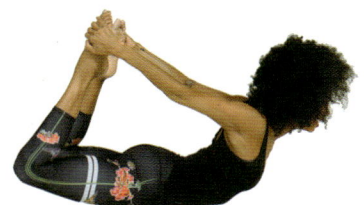 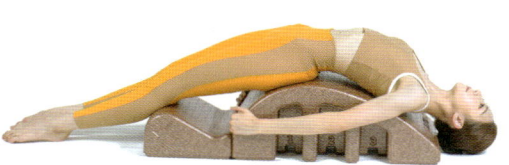

과도한 허리 신전 운동 금지

6. 협착증(Stenosis)

1) 정의 및 특징

① 척수관(spinal canal) 또는 신경뿌리(nerve root) 협착
② 주로 요추(lumbar spine)에서 발생
③ 임상적으로 두꺼운 척추뼈고리판, 황인대 비대 돌출부, 뼈융기, 변형뼈염, 비정상적으로 돌출된 돌기, 척추후관절비후, 척추뼈몸통 변위 등에 의해 발생

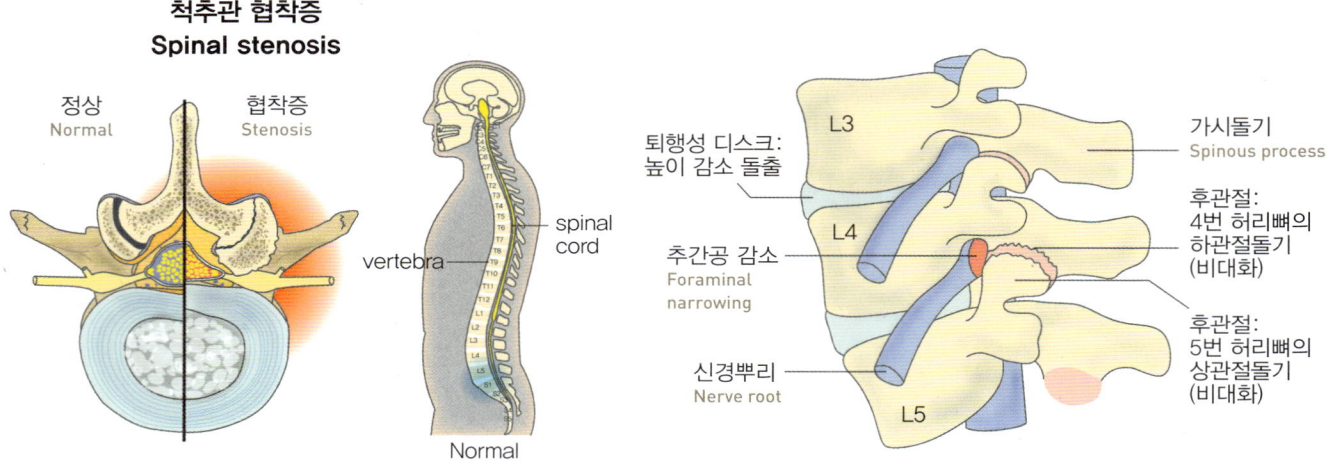

2) 증상

① 신전 시 악화 → 허리 통증, 저림, 일시적 운동 결함,
　　　　　　　　한쪽 또는 양쪽 다리 간헐적 통증(선 자세, 보행 시…)
② 허리 < 엉치, 다리, 발목 통증
③ 통증을 피하기 위해 허리를 굽힌 상태로 걸음

3) 금기사항

모든 척추 신전 동작

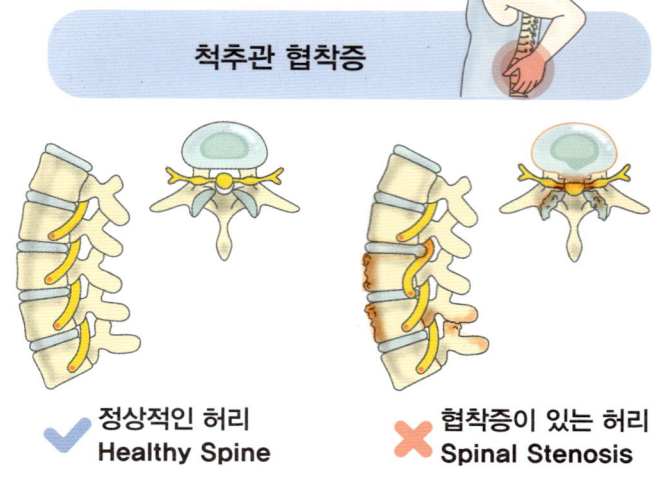

7. 인공 고관절 치환술(Total hip replacement)

1) 정의 및 특징

① 골절(fracture) 또는 골관절염(osteoarthritis)에 의해 발생
② 절구(acetabulum), 대퇴골두(femoral head) 제거, 대체

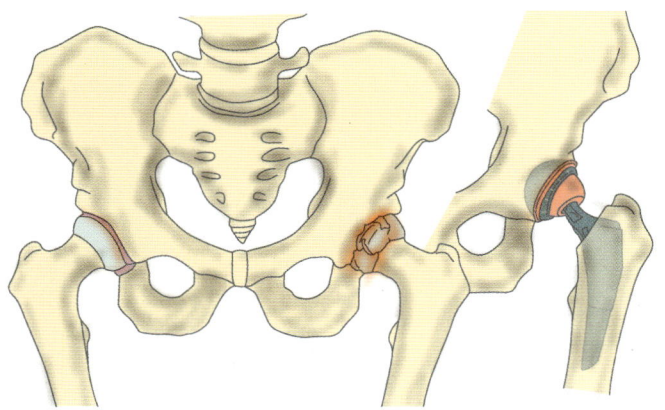

고관절 전치환성형술

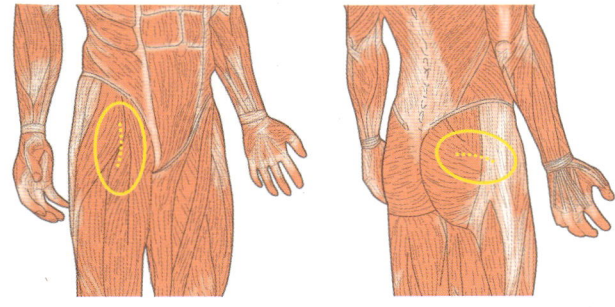

수술 시 절개 부위에 따른 구분

Hip Replacement
앞쪽 절개 vs. 뒤쪽 절개
Anterior Approach   Posterior Approach

2) 금기사항

① 후방 부위: 고관절(hip flexion) 굽힘 90° 이상 / 고관절 모음, 안쪽돌림 금지
② 전방 부위: 고관절 폄 / 고관절 벌림, 바깥돌림 금지

8. 오십견, 동결견(Adhesive capsulitis, Frozen shoulder)

1) 정의 및 특징

① 오목위팔관절(GH joint, glenohumeral joint)낭에서의 뻣뻣한 증상
② 원발성 질환 악화 또는 말기에 나타나는 관절 경직 현상 → 어깨관절 질환과 동반
③ 내인성 인자: 어깨관절 외상 및 수술, 지속적 고정, 위팔두갈래근힘줄염, 석회성가시위근힘줄염, 회전근개파열 등
④ 외인성 인자: 목뼈 추간판탈출, 심근경색, 뇌혈관사고 등

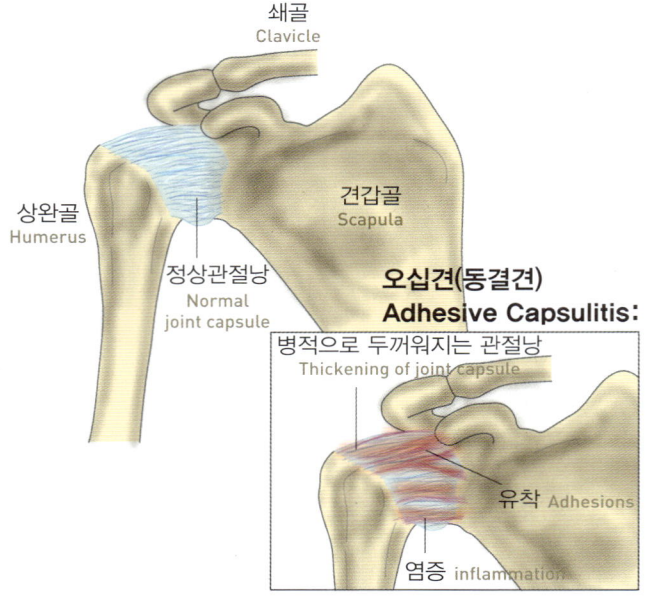

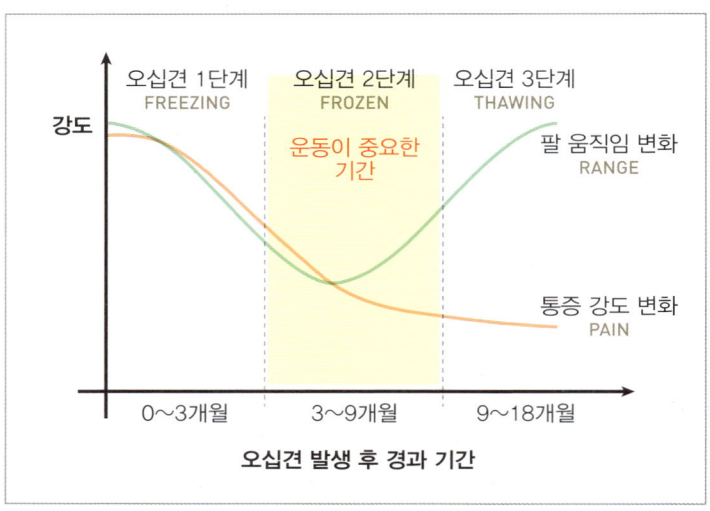

2) 증상

① 어깨관절 능동적·수동적 움직임 점진적으로 감소
② 관절주머니 및 관절 주변조직 섬유화, 오목위팔관절 활막 유착
③ 통증, 관절가동범위 제한, 근육 약화 등
④ 일반적으로 중년층에서 호발하며 벌림, 바깥돌림, 폄 시 통증 악화
⑤ 임상증상 경과
  - 냉동기(freezing period ; 심한 통증과 ROM 제한)
  - 동결기(frozen period ; 통증은 감소하지만, 움직임 제한이 심해짐)
  - 해빙기(thawing period ; 통증 및 움직임 제한 모두 감소됨)

3) 금기사항

과도한 스트레칭, 끝범위에서의 부하

9. 손목터널증후군(Carpal tunnel syndrome)

1) 정의 및 특징

① 정중신경(median nerve) 압박 → 감각 소실, 운동 약화
② 원인: 반달뼈 전방탈구, 콜리스 골절(노뼈 원위부 골절)에 의한 2차성 부종
  류머티즘성 관절염에 의한 2차성 윤활막염, 점액부종, 파제트병 등

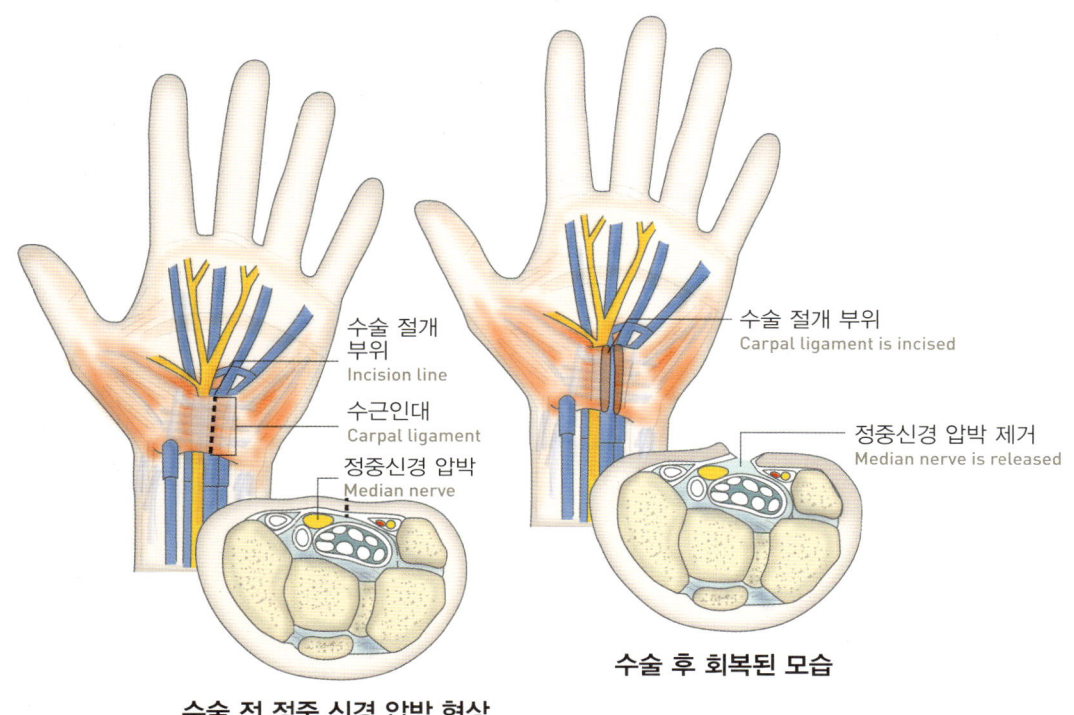

2) 증상

① 과사용, 모지구근(thenar muscles) 약화로 인해 통증 증가
② 엄지손가락 또는 검지손가락 감각 소실

3) 예방조치

상지 웨이트 트레이닝 주의 요함(손목 굽힘, 아래팔 뒤침, 손바닥 압박 등)

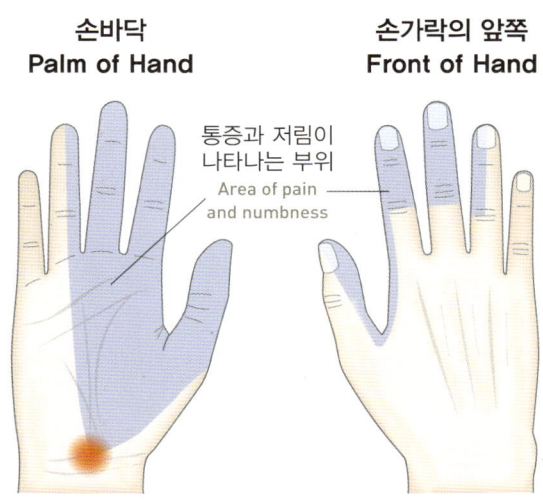

10. 족저근막염(Plantar fasciitis)

1) 정의 및 특징

① 발뒤꿈치 또는 아치 통증이 대표적인 만성 염증 증후군
② 족저근막(plantar fascia): 발 아치 유지, 충격 흡수, 보행 등 중요한 역할
　(종골-5개 발가락 기저부까지의 두껍고 강한 섬유)
③ 발 → 발가락 방사통(radiating pain)

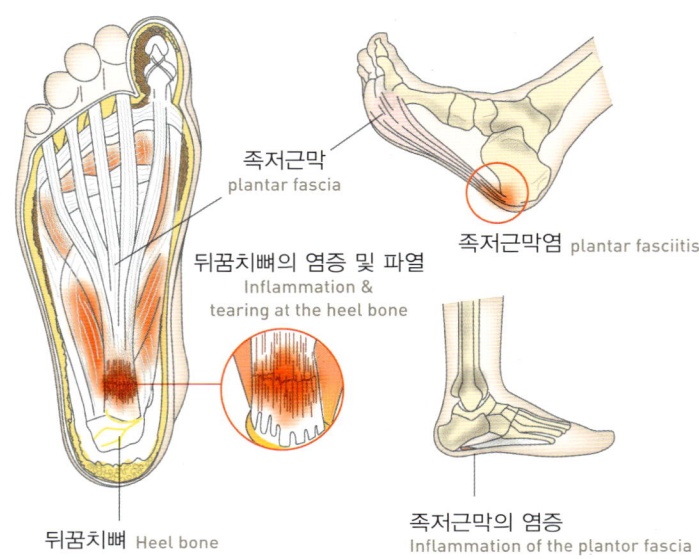

2) 증상

① 주로 아침에 일어나서 체중 지지 시 통증 발생
② 활동 시작 시 통증(걷기, 달리기…) → 활동 진행 시 통증 감소
③ 육상선수, 무용수, 과체중인 경우 종종 발생

3) 예방조치

① 체중 부하 운동 → 뒤꿈치 또는 아치 통증 증가 주의
② 하퇴삼두근(calf muscle) 단축 주의

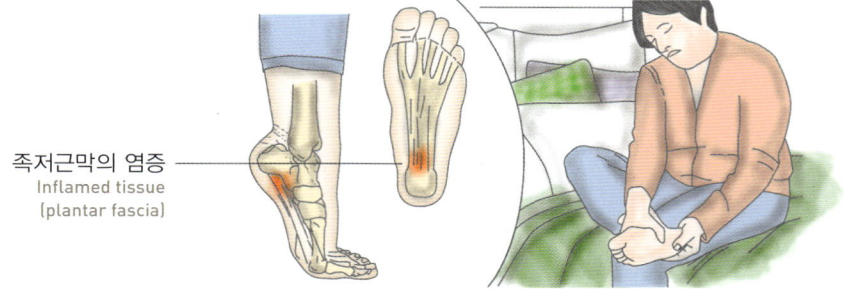

11. 어깨, 회전근개 충돌증후군(Rotator cuff impingement syndrome)

1) 정의 및 특징

① 주로 가시위근(supraspinatus), 가시아래근(infraspinatus) 힘줄 압박
② 충돌: 봉우리밑주머니(subacromial bursa) - 견갑골봉우리(acromion)

2) 증상

오목위팔관절, 삼각근(deltoid), 위팔두갈래근 힘줄 부위 통증

3) 예방조치

① 오버헤드 동작
② 충돌 동작(안쪽돌림, 과도한 부하 상태에서 벌림 최대 범위)

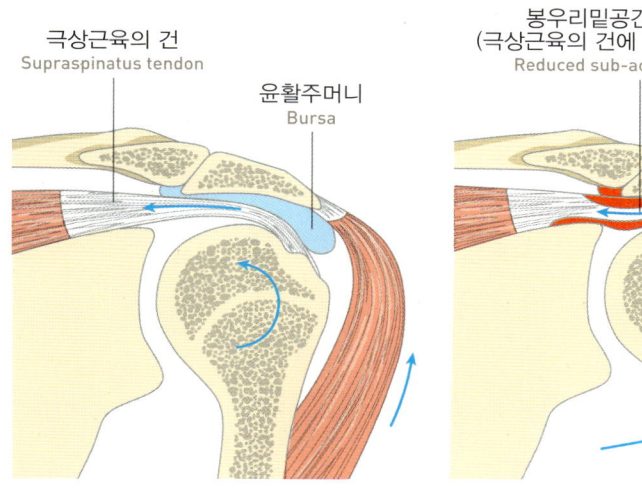

상완골을 위로 들 때
(정상적인 어깨 관절)

상완골을 위로 들 때
(회전근개 손상된 어깨 관절)

12. 흉곽출구증후군(Thoracic outlet syndrome)

1) 정의 및 특징

① 다섯 가지 주요 포착 위치에서의 복합 증후군
[상완신경총(brachial plexus), 쇄골하동맥(subclavian artery), 쇄골하정맥(subclavian vein)]
- 전방-중앙 사각근 사이(anterior-middle scalene): 상완신경총 압박
- 쇄골-1번 갈비뼈 사이
- 부리돌기(coracoid process) 아래 작은가슴근(Pec.min) 힘줄 압박
- 경늑골(cervical rib) 증후군 또는 1번 늑골 거상: 상완신경총 포착
- 하부 오목위팔관절 관절낭 긴장

② 전방 사각근 단축 또는 견갑대(shoulder girdle) 위치 문제 등 여러 원인에 의해 압박
→ 팔에 신경학적 증상 및 혈액순환 장애 유발

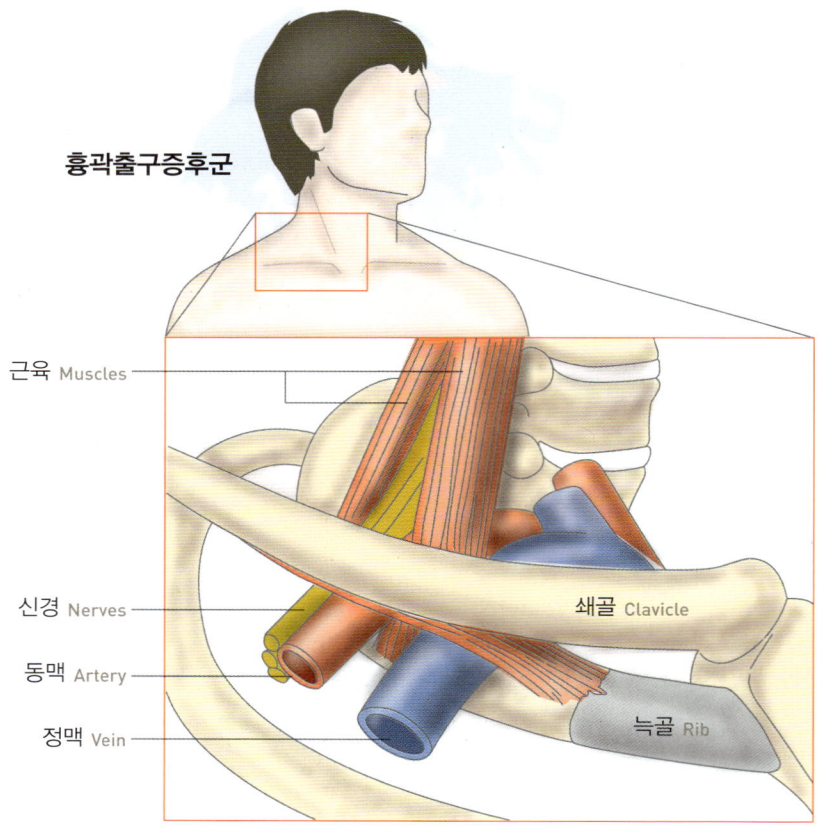

2) 증상

무감각, 저림, 무맥증(ablation of pulse), 환부 상지 통증 또는 차가운 느낌

3) 조치

증상 시 모든 운동(특히 상체 운동) 금지

흉곽출구증후군

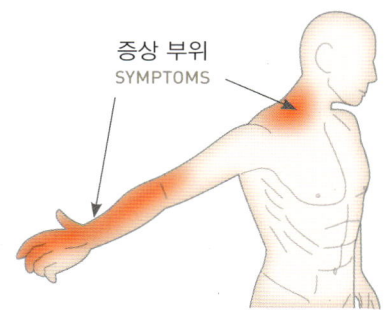

---

13. 심혈관계질환(Cardiovascular disease)

1) 정의 및 특징: 심장 및 혈관의 모든 질환

관상동맥심질환 Coronary heart disease	류마티스 심장질환 Rheumatic heart disease
심근병증 Cardiomyopathy	죽상동맥경화증 Atherosclerosis
심근경색 Myocardial infarction	말초혈관질환 Peripheral vascular disease
뇌졸중 Stroke	선천성심장질환 Congenital heardisease
고혈압 Hypertension	심장내막염 Endocarditis
부정맥 Arrhythmia	

2) 예방조치

① 필라테스 시작 전·중·후에 충분한 물 섭취, 고온에서 운동 금지(26.7℃ 이상)
② 말초질환 환자 → 매 수업 전후 발 감각저하로 인한 자상, 물집, 감염 징후 등 확인
③ 심각한 발 상처 → 체중 부하 운동 금지
④ 고혈압 환자 → 높은 강도 및 저항 운동 금지
⑤ 바로 누운 자세, 옆으로 누운 자세, 엎드려 누운 자세에서 일어날 때 천천히 움직이도록 지시

6 / NPCP 26개 질환

▶ 관상동맥질환(Coronary heart disease)
심장 근육으로의 혈액 공급이 부분적으로 또는 완전히 막히는 증상(심근경색증)

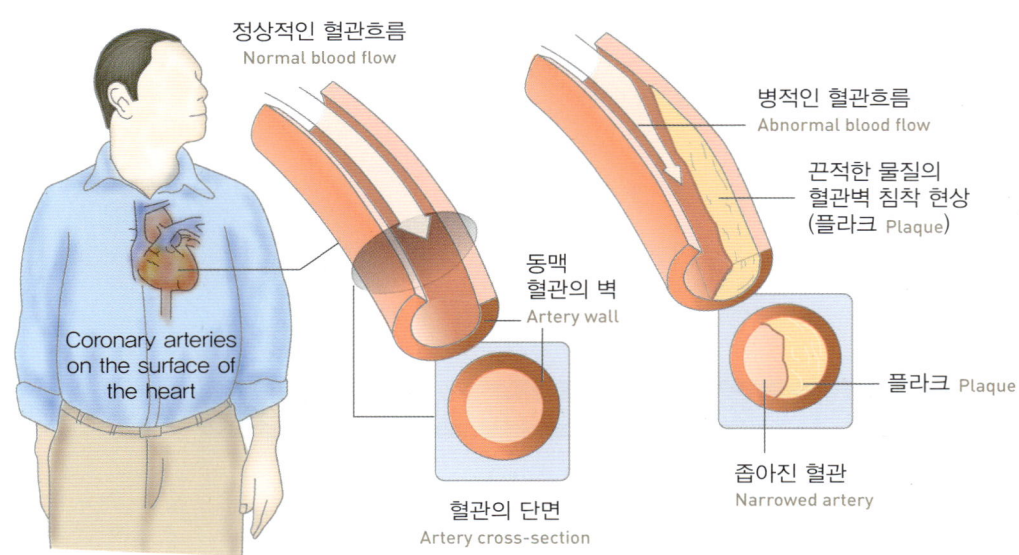

▶ 심근병증(Cardiomyopathy)
심장의 근육 자체에 일차적으로 생기는 질환을 통칭한다. 주로 원인 질환을 판별할 수 없는 경우가 많아, 임상 양상에 따라서 확장성 심근증, 비후성 심근증, 제한성 심근증으로 구분한다.

비후성 심근병증
심실의 비후에 의한 심실 내강이 좁아지면서 심장의 이완능력이 떨어지는 질환

확장성 심근병증
좌심실 또는 양 심실의 확장과 심근 수축기능 저하에 의한 심근병증

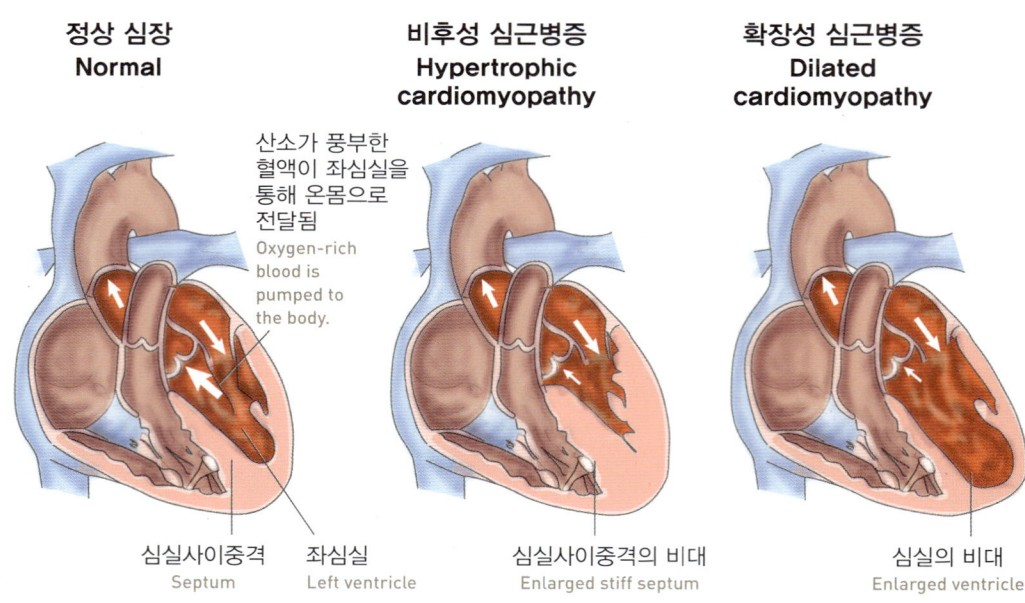

▶ 심근경색(Myocardial infarction)

심장에 영양과 산소를 공급하는 혈관인 관상동맥에 혈전이 생기거나, 관상동맥 경화증에 의한 순환장애가 나타나는 질환

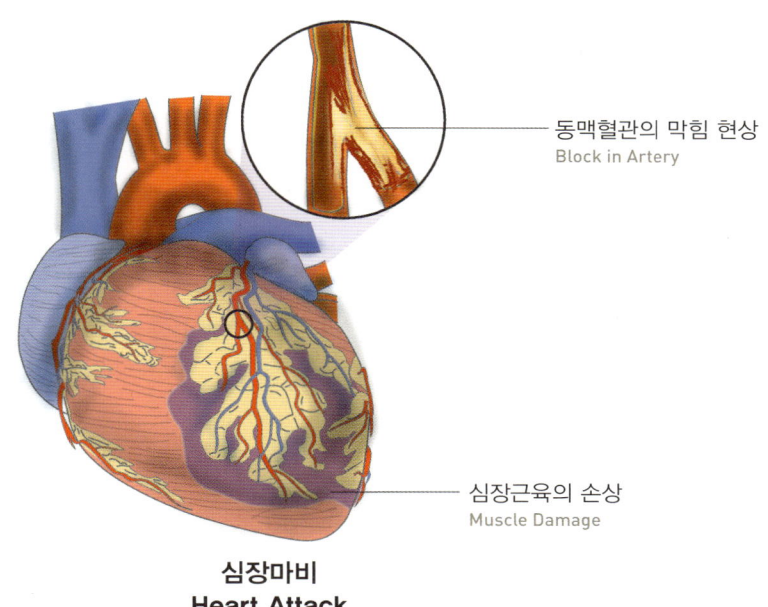

심장마비
Heart Attack

▶ 부정맥(Arrhythmia)

불규칙한 맥박 또는 빠른 빈맥과 서린 서맥이 나타나는 질병

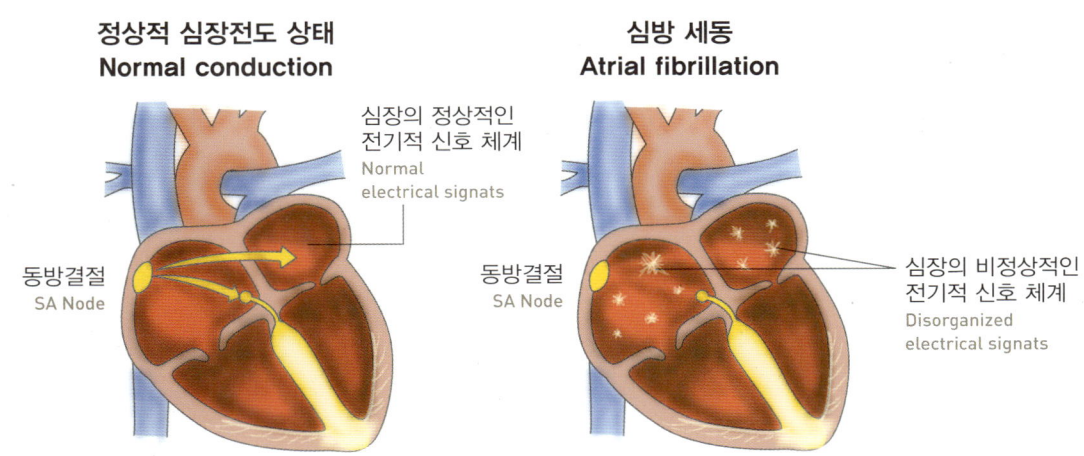

심방 세동
심방의 수축이 소실되어 불규칙하게 심장이 수축하는 질병

동방결절
우심방에서 심장 근육의 수축 신호를 만드는 전기적 세포로서, 동방결절에서 만들어진 전기적 신호는 심방으로 흘러 심방에 들어온 혈액을 심실로 전달한다.

6 / NPCP 26개 질환

▶ 뇌졸중(Stroke)

뇌의 특정 부분으로 혈액을 공급하는 혈관이 막히거나(뇌경색) 또는 터짐(뇌출혈)으로서 손상된 뇌에 의한 병적인 신경학적 증상이 나타나는 질병

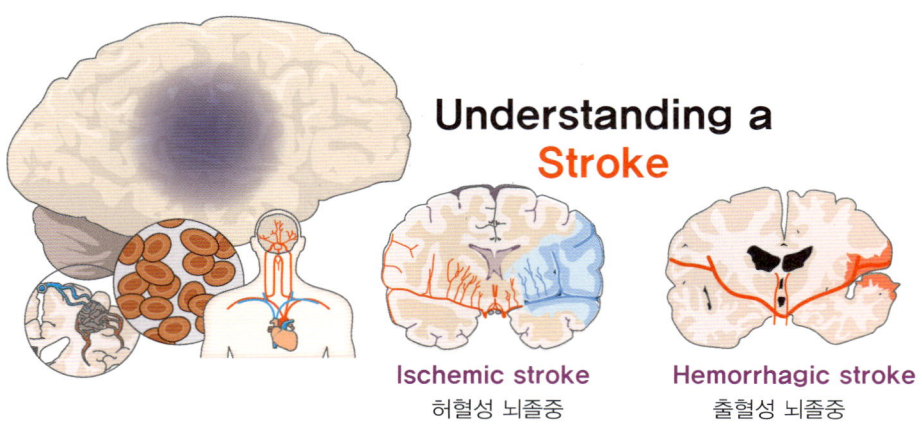

Ischemic stroke
허혈성 뇌졸중

Hemorrhagic stroke
출혈성 뇌졸중

허혈성 뇌졸중
뇌혈관의 폐색(뇌경색)으로 인해 뇌혈류량이 감소되어 정상적으로 뇌조직들이 기능을 하지 못하는 질병

출혈성 뇌졸중
뇌혈관이 터짐(뇌출혈)으로 인해 뇌 안에 피가 고이게 되면서, 손상부위의 뇌조직들이 기능을 못하게 되는 질병

14. 심장마비 경고 징후(Heart attack warning sign)

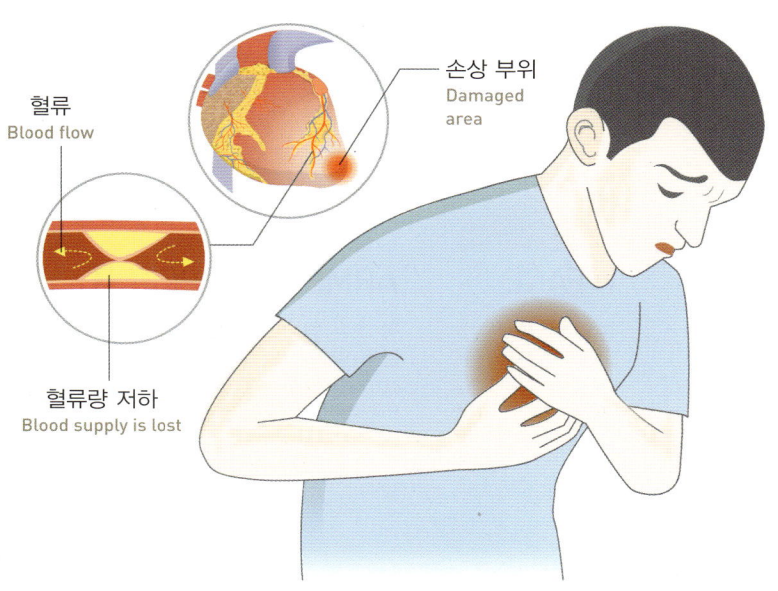

1) 징후 및 조치사항

① 심장마비 경고 징후(Red flag)
- 흉부 중앙: 불편한 압박감, 쥐어짜는 느낌, 꽉 찬 느낌, 통증
- 한쪽 또는 양쪽 팔, 등, 목, 턱, 복부: 통증 및 불편감
- 짧은 호흡 및 불편감
- 기타: 식은땀, 메스꺼움, 경미한 어지러움 등

② 증상 시 운동 중단, 지속 시 즉각적으로 119에 전화 및 신속 조치 실시

15. 뇌졸중 경고 징후(Stroke warning sign)

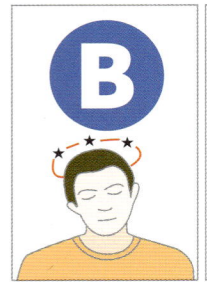 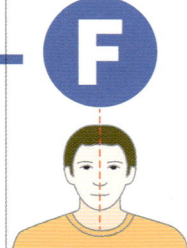 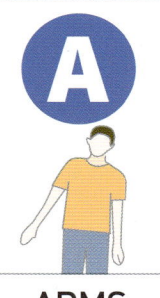 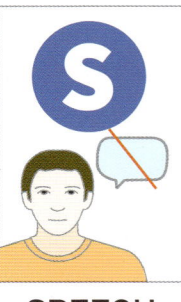 

BALANCE
밸런스 능력 상실
두통
어지러움
Loss of balance, headache, or dizziness

EYES
흐릿한 시야
Blurred vision

FACE
한쪽 얼굴의 모양이 일그러짐
One side of the face is drooping

ARMS
팔 또는 발 근력 약화
Arm or leg weakness

SPEECH
어눌한 언어 구사
Speech difficulty

TIME
즉시 긴급 구조 전화
Time to call for ambulance immediately

16. 만성피로증후군(Chronic fatigue syndrome)

1) 정의 및 특징

① 쇠약해지고 복잡한 장애
② 충분한 휴식에도 심각한 피로
③ 신체적·정신적 활동 시 악화

2) 증상(다음 증상에서 4개 이상 발생 시 만성피로증후군으로 간주)

단기 기억력, 집중력 손상 예민한 림프절 여러 관절 통증(부기, 발적 없음) 수면으로도 기력 회복 X	인후통 근육통 두통(새로운 유형, 패턴, 심각성) 과로 후 전신무력감(24시간 이상 지속)

CHRONIC FATIGUE SYNDROME SYMPTOMS

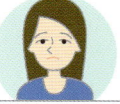 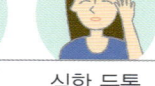 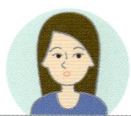

만성 피로 / fatigue 　 심한 두통 / severe headaches 　 기억력 결핍 주의력 저하 / loss of memory or concentration

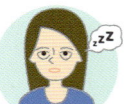 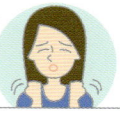 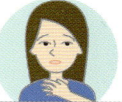

수면 문제 / sleeping problems 　 근육 통증 / muscle pain 　 인후통 / sore throat

3) 예방조치

① 적절한 신체 활동, 긍정적 감정 조절, 보행 시 주의
② 새로운 증상 발현 / 필라테스 운동 후 통증 지속
　(24시간 이상) → 전문가와 상담

17. 섬유근육통(Fibromyalgia)

1) 정의 및 특징

① 만성 통증 질환
② 원인 불명(유전적·환경적 요인 추정)
③ 광범위한 근골격 통증, 뻣뻣함, 연부조직 압통(압통점)
④ 운동 과민증, 운동 후 컨디션 악화
⑤ 전신성 통증 및 경직, 피로, 수면장애
⑥ 편두통, 우울증, 신경 과민, 복통, 집중력 장애 등 기타 증상

2) 예방조치

느리고 지속적이고 저항이 낮은 운동 실시

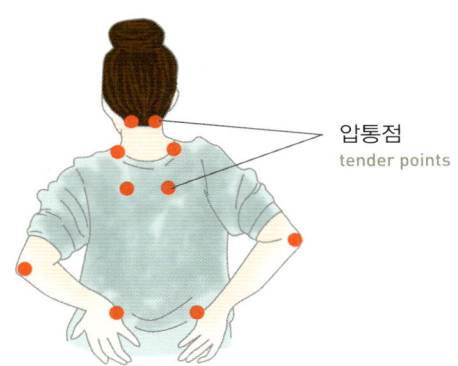

18. 당뇨병(Diabetes)

1) 정의

인슐린(Insulin secretion) 분비 또는 인슐린 민감도가 감소하는 질환

2) 증상

축축한 피부, 오한, 땀, 몸 떨림, 메스꺼움, 심박수 증가, 의식 상실 등

3) 예방조치

① 식사나 간식 섭취 후 1시간 내에 매일 비슷한 일상 운동
② 주스, 사탕과 같이 흡수가 빠른 탄수화물 식품 → 저혈당 발병 대비
③ 운동 전 주요 근육 부위에 인슐린 주사 X(매우 빠르게 흡수하여 저혈당 위험)
④ 최대 인슐린 활동 기간에는 운동 X
⑤ 매번 수업 전후에 당뇨 환자의 발, 감각 저하로 인한 자상, 물집, 감염 징후 등 확인
⑥ 운동 전후 혈당 수준 확인 → 운동 전 혈당 100mg/dL 이하 또는 300mg/dL 이상 시 운동 중단
⑦ 일관적인 운동 프로그램 수행 → 인슐린 용량, 식이요법 유지

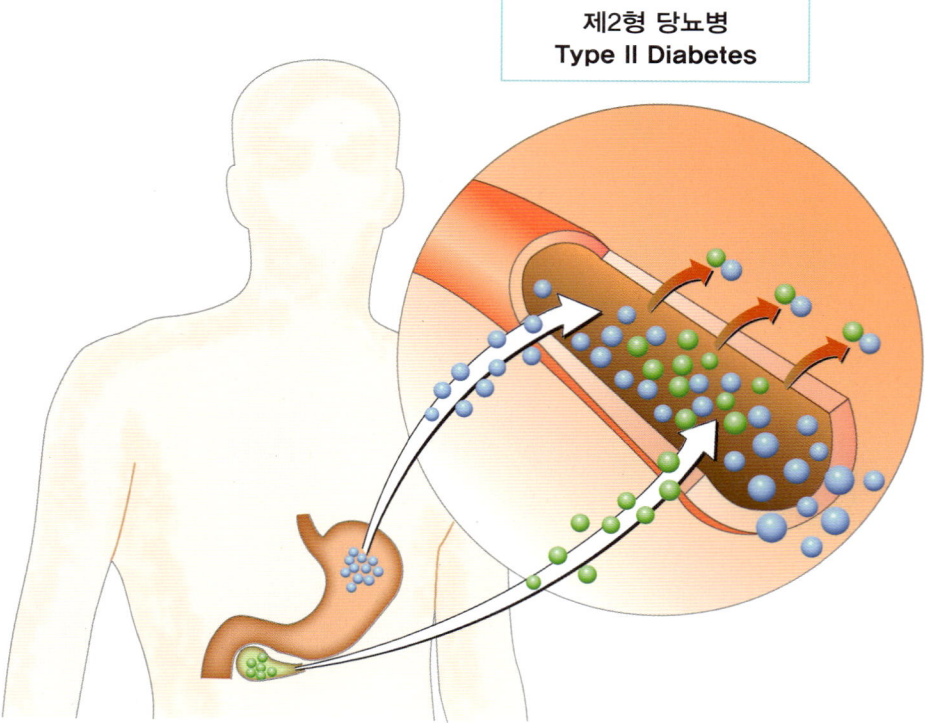

제2형 당뇨병
Type II Diabetes

19. 위역류(Gastric reflux, Gastroesophageal reflux disease, GERD)

1) 정의 및 특징

위장 산성 내용물이 식도로 역류하는 질환
식도가 역류된 산에 노출 → 만성
흉골 뒤 부분에서의 타는 듯한 불편함

2) 예방조치

운동 2시간 전 음식 섭취 금지
누운 자세 주의
모든 역자세 금지

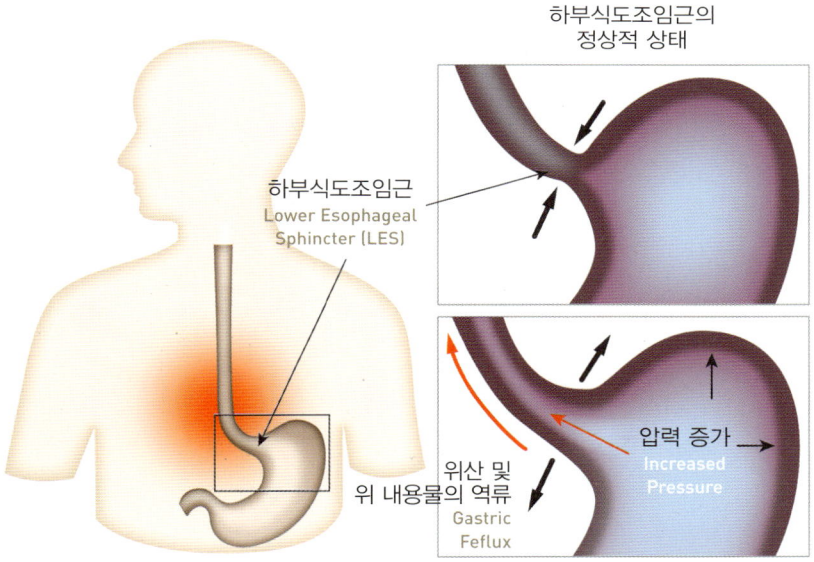

20. 녹내장(Glaucoma)

1) 정의 및 특징

① 안압 증가와 관련된 안과 질환
② 눈 내부 정상 유압 서서히 증가 → 시력 상실 또는 실명 위험
③ 시신경 손상 - 시력 저하 - 실명

2) 예방조치

유산소 운동 시 안압 감소 → 규칙적인 유산소 운동으로 유액 순환

3) 금기사항

① 부분적 역자세 및 완전 역자세
② 발살바 호흡법
 - 무거운 저항운동(웨이트 리프트) 선수를 위해 고안된 호흡법
 - 무거운 중량을 들어 올릴 때 숨을 참아 한 번에 큰 힘을 내는 방법
 - 흉부 압박, 심박출량 증가, 혈압 상승 등

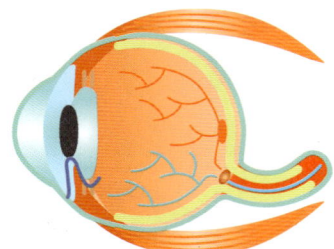

정상 안구
NORMAL EYE

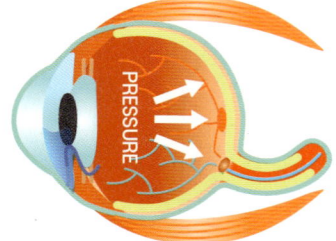

녹내장
GLAUCOMA

21. 다발성경화증(Multiple Scierosis, MS)

1) 정의 및 특징

중추신경계에 영향을 미치는 자가면역 질환(원인 불명, 유전적·환경적 요인 추정)
신경을 감싸는 수초(myelin sheath) 손상 → 경화, 플래그 등 반흔 조직
수초나 신경섬유 손상 및 파괴 → 신경 전달기능 이상, 증상 유발, 피로도 증가
악화, 완화, 재발 등 종류가 다양함

2) 증상

균형 및 협응 결핍	현기증, 어지럼증
온도 민감성(내열성 감소)	우울
피로	기억 / 주의 / 인지 결핍
무감각	통증
성기능장애	경직
시력 문제	방광 및 장 기능장애

3) 예방조치

과도한 활동, 과도한 저항운동, 피로, 적절한 온도의 환경, 균형운동 시 주의

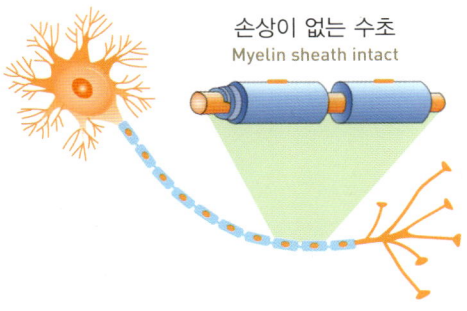

정상 신경
Healthy nerve

손상이 없는 수초
Myelin sheath intact

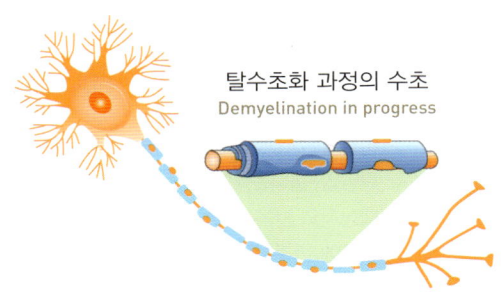

다발성경화증에 의해 손상된 신경
Nerve affected by multiple sclerosis

탈수초화 과정의 수초
Demyelination in progress

탈수초화
신경말단의 절연체 역할을 하는 백색질 물질인
수초의 소실

22. 골관절염, 퇴행성관절염(Osteoarthritis)

1) 정의 및 특징

서서히 진행되는 퇴행성 관절 질환
운동소실, 만성통증, 기형, 기능상실 등으로 진행
기계적 스트레스에 반응, 천천히 발전
연골 퇴화, 관절구조 변형 / 일부 관절에만 영향
뻣뻣함: 일반적으로 아침에 30분 이상 지속
체중 부하 및 격한 활동 시 관절통증 증가
전신에 영향을 미치지 않음(류머티즘성 관절염 ○)

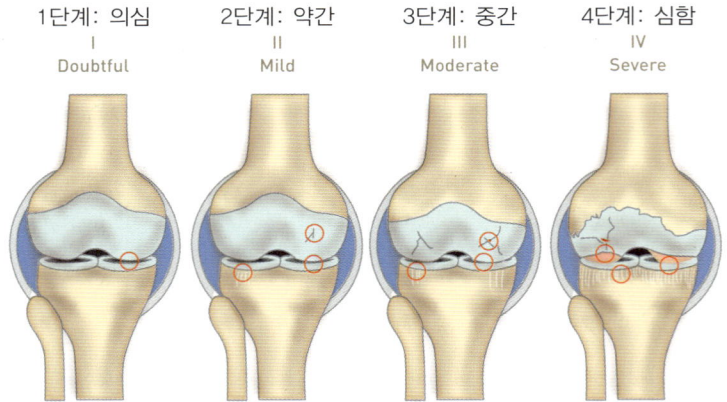

2) 예방조치

강한 충격, 반복적인 저강도 운동 X
운동 범위: 통증 지점까지
염증·통증 증가 → 운동강도, 운동시간 감소
워밍업·쿨다운 시간 증가
대상자의 반응, 통증 수준에 맞는 운동강도, 시간 조정
하루에 한 번 모든 관절 full ROM 운동 → ROM 유지
운동 중 또는 수업 후 통증 2시간 이상 지속 시 1~2일 휴식, 추후 운동강도 감소

23. 골다공증 (Osteoporosis)

1) 정의 및 특징

- 낮은 골량, 골 조직 퇴화
- 척추체, 대퇴골, 요골 끝에 영향을 미치는 골격질환
- 뼈 약화, 골절 위험 증가
- 골감소증(osteopenia) vs. 골다공증(osteoporosis)
    - 골감소증: 골절 위험이 두 배 높고 골량을 약간 감소시킴 / 정상인보다 약 10~25% 골 손실
    - 골다공증: 골량이 상당히 감소함 / 골절 위험 4~8배↑ / 정상인보다 약 25% 이상 골 손실

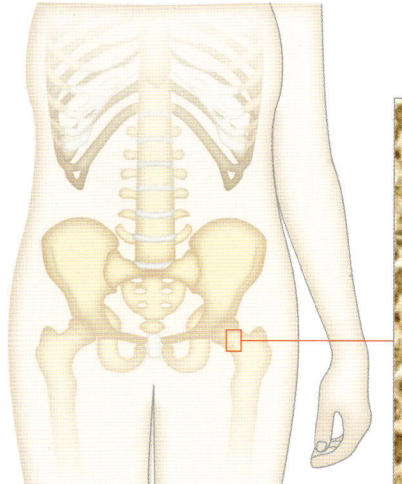

정상 뼈 바탕질
Normal bone matrix

골다공증 상태의 뼈 바탕질
Osteoporosis

뼈 바탕질
뼈의 세포 사이의 물질로 콜라겐 물질, 바탕질, 뼈 유기질로 구성되며, 뼈조직에 힘과 탄력성을 가지면서 칼슘 침착을 돕는 역할을 한다.

2) 금기사항

- 골감소증, 골다공증 모두 어떠한 동작이든 척추의 굴곡 동작
- 최대 가동범위로 회전 또는 최대 가동범위로 옆으로 굽히는 동작
- 헌드레드, 롤업, 풀오버, 척추 스트레칭, 쏘우, 과도한 고관절 외회전·내회전 동작

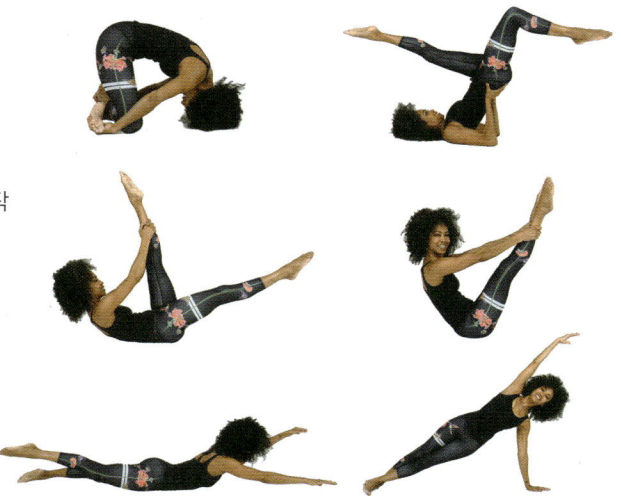

골다공증 시 주의할 동작

6 / NPCP 26개 질환

24. 임신(Pregnancy)

금기사항

치골결합 관절이 부드러워지므로 중간에서 최대 범위까지의 내전근 수축 X

임신 1기 이후 바로 누운 자세 X

복부 운동, 복사근 운동은 복직근을 조절할 수 있는 정도로 다양하게 운동

임신 2기와 3기 및 분만 후: 역자세 X

사전 확인사항: 현기증, 구역질, 시력장애, 두통, 어지러움, 하혈, 체액 손실, 가슴 통증, 근육 약화, 종아리 통증 및 부기, 자궁 수축, 태아 움직임 감소 등

25. 류머티즘성 관절염(Rheumatoid arthritis)

1) 정의 및 특징

- 전신성 만성 염증질환 / 결합조직에 영향
- 원인 불명(자가면역 현상 추정)
- 경미한 관절증상(통증, 뻣뻣함), 갑작스러운 부기, 경직, 진행성 기형 등
- 다양한 증상으로 시작, 진행
- 염증 변화: 활액막, 관절연골, 건초에서 발생
- 아침에 경직 현상 발생
- 두 손에 대칭적으로 발생

2) 금기사항

진행 시 부어오르는 관절에 full ROM 스트레칭 및 저항운동, 탈진과 극도의 피로를 유발하는 운동

류머티즘성 관절염
RHEUMATOID ARTHRITIS

비손상 부위 NON-AFFECTED   손상 부위 AFFECTED

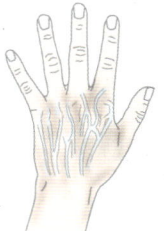
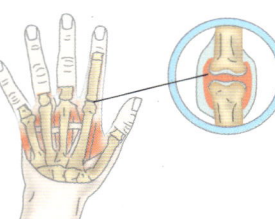
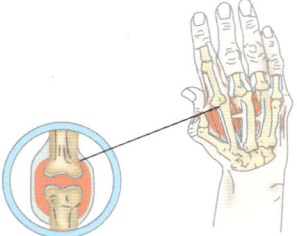
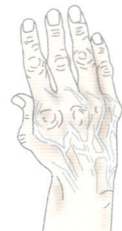

{ Summary Note }

1. 필라테스 이론 THEORY

I. 필라테스 개론

01 필라테스 이해
- **필라테스의 창시자 조셉 필라테스**: 20세기 초, 조셉 필라테스는 신체와 정신의 강화를 목적으로 한 운동 시스템인 필라테스를 개발했다. 이는 정신건강과 신체건강이 밀접하게 연결되어 있다는 그의 신념에서 비롯되었다.
- **조절학(Contrology)**: 조셉 필라테스는 자신의 운동법을 '교정운동', 1945년에는 '조절학'이라는 용어를 사용했다. 조절학은 신체를 정신적으로 조절하여 올바르게 움직이는 운동을 의미하며, 이는 단순한 신체 훈련을 넘어서 정신적인 부분까지 포함하는 개념이다.
- **조셉 필라테스의 배경과 영향**: 독일에서 유년기를 보낸 조셉은 다양한 트레이닝을 습득했으며, 19세기 말 체조 문화와 스웨덴의 체조 창시자 페르 헨리크 링의 영향으로 '교정운동' 또는 '의료체조'가 운동법의 기반이 되었다.
- **조셉 필라테스의 저서**: 조셉 필라테스는 자신의 운동법을 설명하는 두 권의 책 《당신의 건강(Your Health)》과 《조절학을 통한 삶의 복귀(Return to Life through Contrology)》를 발간했다.

02 필라테스의 원리
1) **호흡**: 필라테스 호흡법은 코로 천천히 숨을 들이마셔서 공기가 갈비뼈의 양쪽 옆과 뒤를 채우게 하고 입으로 천천히 숨을 내쉰다.
2) **집중**: 집중은 정신과 신체를 연결해준다.
3) **조절**: 필라테스 동작을 질적으로 향상시키며, 구체적이고 의도적인 동작을 만들어낸다.
4) **중심**: 신체의 모든 근육을 활성화시켜 준비하고 그 상태에서 움직임을 수행한다.
5) **정확성**: 잘못된 동작 20회보다 올바른 동작 2회가 바람직하다.
6) **흐름**: 동작의 움직임이 물 흐르듯 진행되도록 집중한다.
7) **정렬**: 정렬은 모든 관절이 해부학적 위치에 있는 것을 의미한다.
8) **몸통 안정성**: 몸통 안정성은 신체를 세우는 척추의 안정성, 골반의 안정성, 그리고 어깨의 안정성으로 구성된다.
9) **척추 분절**: 척추 분절은 척추 간의 움직임을 활성화하는 것으로, 척추를 기능적으로 움직여 신체 부하를 최소화시킨다.
10) **척추 신장**: 자세를 바르게 펴서 심부 근육들을 활성화하면 척추 간의 간격을 넓힌다.
11) **관절 가동범위**: 관절 가동범위에는 능동적 ROM(active Range of Motion)과 수동적 ROM(passive Range of Motion)이 기능적인 신체 움직임을 위해 진행되어야 한다.

03 클래식 필라테스의 이해
- **클래식 필라테스 vs. 모던 필라테스**: 호흡(Breathing)과 흐름(Flow)에서는 해석에 차이가 있다. 클래식 필라테스에서의 호흡은 폐로 한다. 코로 숨을 들이마시면 척추에 가해지는 압력을 부드럽게 만들어주고, 깊은 호흡을 통해 위(stomach)를 비롯한 내부장기를 자극할 수 있다. 흐름은 모던과 클래식의 가장 큰 차이점이라고 볼 수 있다. 모던에서의 흐름은 동작과 동작의 연결성에 초점을 두며, 클래식에서는 위의 6가지 원리를 깨지 않고 난이도에 맞는 동작을 순서(order)대로 수행하는 것의 흐름에 초점을 둔다.

II. 필라테스 역사

- **조셉의 유년기**: 조셉 필라테스는 1883년 독일 뮌헨 글라트바흐에서 태어났다. 조셉은 선천적으로 허약했으며 권투, 펜싱, 레슬링, 체조, 요가, 중국 기예 등을 배웠다.
- **제1차 세계대전과 수용소 생활**: 조셉은 1912년 영국으로 이주했으며, 1914년 제1차 세계대전 발발 시 수용소에서 수감자들에게 운동을 지도했다.
- **종전 후 독일에서의 생활**: 제1차 세계대전 후, 조셉은 독일로 돌아와 베를린과 함부르크의 의사들과 협력하여 자신의 운동법을 발전시켰다.
- **미국 이민**: 1926년 4월 14일 미국 뉴욕으로 이민 갔으며, 애나 클라라 제너를 만나 사랑에 빠졌다.
- **무용계와 필라테스**: 1930년대에는 무용수들의 부상 치료에 능력을 발휘했고, 1934년에는 운동 철학을 담은 《당신의 건강(Your Health)》을 출간했다.
- **조절학**: 1945년, 조셉은 《조절학을 통한 삶의 복귀(Return to Life through Contrology)》를 통해 신체 움직임과 건강에 대한 철학을 제시했다.
- **조셉의 제자들**: 조셉의 직접 제자들인 '엘더'들은 무용수 출신이 많았고, 로마나 크리자노브스카 같은 제자들이 조셉 사후에도 그의 방법을 계승했다.
- **필라테스 기구**: 조셉은 자신의 운동법에 맞는 유니버설 리포머, 캐딜락, 운다 체어 등 25개의 기구를 발명했다.
- **필라테스의 대중화**: 조셉의 1세대 제자들 중 제롬 앤드루스는 파리, 이브 젠트리는 뉴멕시코주, 론 플레처는 캘리포니아주로 이주하여 조절학을 알렸다.
- **고전 필라테스의 명맥**: 조절학을 추종하는 제자들과 고객은 스튜디오를 옮겨 이름을 '드라고(Drago's)'로 바꾸었다.
- **재활 필라테스의 배경**: 1983년 최초로 무용인들의 재활을 위한 '무용재활센터'를 만들어 필라테스 프로그램을 도입했다.
- **필라테스 상표권 소송**: 2000년 10월에 발생한 필라테스 상표 소송은 '필라테스(Pilates)'라는 단어를 상표로 사용하는 것을 금지한 역사적인 전환점이었다.
- **현대 필라테스의 이해**: 조셉은 신체와 운동 기구를 통해 일상적인 삶에서 건강을 유지하고 삶의 기쁨을 얻는 것을 상상했다.

III. 재활이론

01 필라테스 운동 적용 영역

- 재활은 움직임이다(ACT IS IT)
  - **A**void aggravation 상해 악화 방지
  - **C**ompliance 협력
  - **T**iming 시기
  - **I**ndividualization 개별성
  - **S**pecific sequencing 구체적 단계
  - **I**ntensity 강도
  - **T**otal patient 환자 관리

02 신경과 운동발달

- 운동조절 능력의 단계
  - 운동성: 자세를 취할 수 있는 관절 가동범위에 지장 없음과 어떤 동작을 수행하는 데 필요한 운동단위가 충분히 있음을 의미한다.
  - 안정성: 관절 주위의 주동근과 길항근이 동시에 수축하여 체중을 부하하고 있는 자세에 안정성(stability)을 더해주거나 중립 자세를 유지하도록 한다.
  - 조절 운동성: 정지된 자세(static posture)에 움직임이 추가된 상태로, 몸통의 경우 허리 축을 중심으로 회전할 수 있고, 사지(원위부)에 체중을 실어 고정된 상태에서 몸통(근위부)의 움직임이 가능한 상태이다.
  - 기술: 손과 발(원위부)의 동작이 계속되는 동안 몸통(근위부)의 근육이 손과 발(원위부)의 움직임에 필요한 동적 고정(dynamic stability)을 제공하는 상태이다.

IV. 해부학

- **해부학적 자세**: 인체의 구조에 대한 위치와 방향에 관한 기준인데, 시선과 발끝은 앞을 향하고, 두 발은 골반 너비만큼 벌려 선 자세로 두 손바닥이 앞을 향하고 있는 자세다.

- **해부학적 면**: 신체 부위의 위치나 방향 그리고 신체 또는 관절의 움직임을 정의하는 기준이 되는 가상의 면(plane)이다. 시상면, 관상면, 횡단면을 이해한다.

- **방향/위치 해부학 용어**

    - ☑ 앞쪽, 전측 anterior
    - ☑ 뒤쪽, 후측 posterior
    - ☑ 위쪽, 상측 superior
    - ☑ 아래쪽, 하측 inferior
    - ☑ 안쪽(내측) medial(internal)
    - ☑ 바깥쪽(외측) lateral(external)
    - ☑ 가까운쪽, 근위측 proximal
    - ☑ 먼쪽, 원위측 dista
    - ☑ 표피의 superficial
    - ☑ 심부의 deep
    - ☑ 오른쪽의 right
    - ☑ 왼쪽의 left

- **움직임 해부학 용어**

    - ☑ **굴곡**: 관절이 시상면을 따라 앞쪽으로 굽혀지는 움직임이다.
    - ☑ **신전**: 관절이 시상면을 따라 뒤쪽으로 펴지는 움직임이다.
    - ☑ **외전**: 관절이 관상면을 따라 신체의 중심인 척추 쪽에서 멀어지는 움직임이다.
    - ☑ **내전**: 관절이 관상면을 따라 신체의 중심인 척추 쪽으로 가까워지는 움직임이다.
    - ☑ **외회전**: 관절이 횡단면을 따라 신체의 중심인 척추 쪽에서 멀어지는 회전 움직임이다.
    - ☑ **내회전**: 관절이 횡단면을 따라 신체의 중심인 척추 쪽을 향하는 회전 움직임이다.

- **골격계**: 골격은 서 있을 수 있게 하고, 근육은 뼈와 뼈 사이의 관절을 빠르게 움직일 수 있게 한다. 골격계의 뼈들은 관절에서 서로 연결되어 관절에 큰 가동범위와 약간의 유동성을 주고 관절을 고정해주는 역할을 한다. 관절들의 기능과 구조는 각각 따로 분류되어 있으며, 관절의 안정성은 뼈와 뼈의 조합, 관절 사이의 연골, 섬유질 연골판, 인대, 근육과 건들에 영향을 받는다.

IV. 해부학

- **관절**: 인체의 관절은 뼈와 뼈가 만나는 부분으로 인체의 움직임이 일어난다. 인체의 관절은 움직임이 거의 일어나지 않는 '부동관절(synarthrosis)'과 움직임이 자유로운 '가동관절(diarthrosis)'로 나뉜다. 움직임이 없거나 약간의 움직임만 허용하는 부동관절에는 섬유관절(fibrous joint)과 연골관절(cartilaginous joint)이 있다. 가동관절에는 윤활액(synovial fluid)으로 차 있는 공간이 있어 '윤활관절(synovial joint)'이라고 하고, 일반적으로 '관절'이라 함은 주로 자유롭게 가동되는 가동관절을 말한다.

- **근육계**
  1) 근수축과 종류
     - **등장성 운동**: 등장성 수축은 푸시업이나 턱걸이와 같이 관절의 각도가 변하고, 근육의 길이가 늘어나거나 짧아지며 장력이 발생하는 근수축이다.
     - **등척성 운동**: 등척성 수축은 관절의 각도와 근육의 길이가 변하지 않고 신체의 움직임 없이 장력이 발생하는 근수축이다.
  2) 근육 활동
     - **작용근**: '주동근'이라고도 하며, 해부학에서는 주가 되어 움직이는 근육이다. 근 수축하며 동작을 만들어내는 1차적인 근육 움직임이다.
     - **대항근**: '길항근'이라고도 하며, 주동근이나 주된 운동근에 반대되는 작용을 하는 근육이다. 주동근을 견제하고 속도를 제어한다.
     - **협동근**: 주동근을 보조하며 함께 움직이는 근육으로, 같은 방향으로 작용하는 근육을 '협동근'이라고 한다.

- **호흡근**: 호흡근 중에서 횡격막은 호흡의 60~80% 정도의 역할을 하는 아주 중요한 근육이다. 횡격막은 인체를 가로질러 경계를 형성하고 있어서 '가로막'이라고도 한다.

부록
{ 릴렉시소 소개 및 운동법 }
Relaxisaw Practical Exercise

릴렉시소는
요가, 필라테스, 스트레칭, 마사지, 지압, 근력 운동이 가능한
복합 운동기구입니다.

릴렉시소 운동법 Relaxisaw Practical Exercise

록킹 백 Rocking Back

: 목과 허리 스트레칭 및 근막이완요법

| 운동 효과 |

- 목 하부(승모근), 허리(척주기립근) 마사지
- 가슴 근육 스트레칭
- 복부, 둔부, 슬건 근력 강화
- 고관절 및 무릎 관절 유연성 향상

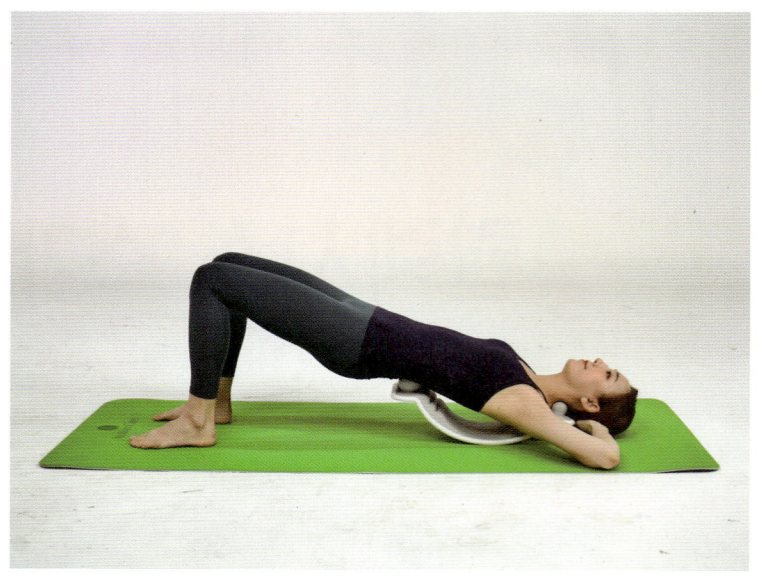

밸런스 숄더 사이드 록킹
Balance Shoulder Side Rocking

: 전신 스트레칭 및 균형성

| 운동 효과 |

- 손바닥 마사지
- 신체 안정성 및 균형성 향상
- 전신 근력 강화
- 어깨 및 척추 관절 유연성 향상

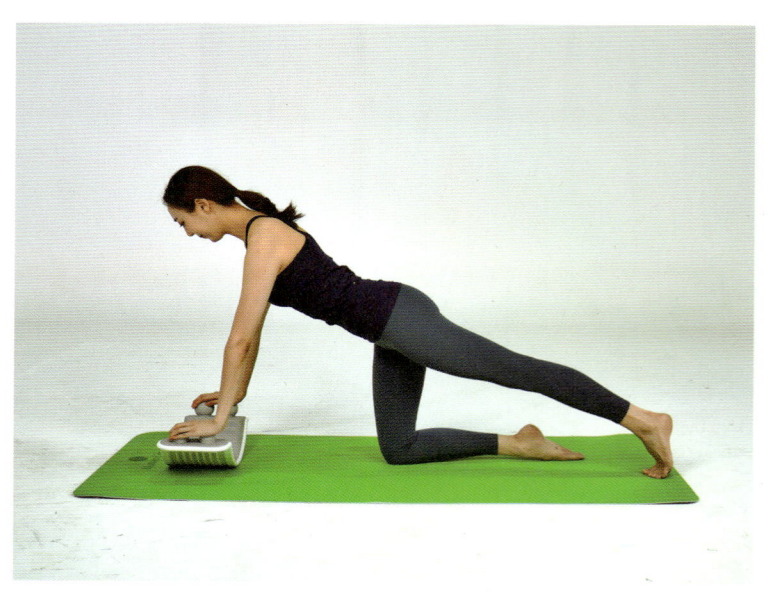

03

브리지 위드 레그 프레스 다운
Bridge with Leg Press Down

: 허리 및 고관절 스트레칭 및 근막이완요법

| 운동 효과 |

- 허리(척주기립근) 및 발바닥 마사지
- 자세 교정
- 둔부, 슬건, 내전근 근력 강화
- 고관절, 어깨 및 척추 관절 유연성 향상

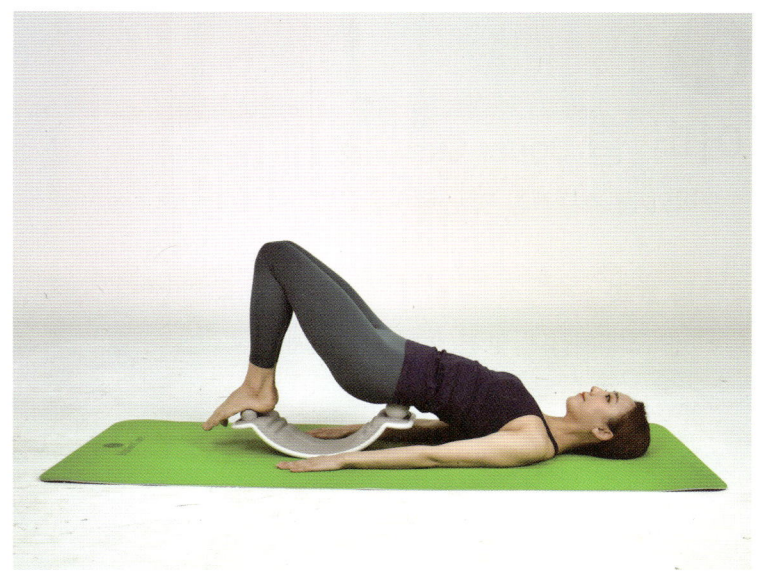

04

펠빅 록킹 앤 레그 트위스트
Pelvic Rocking & Leg Twist

: 둔부 및 이상근 근막이완요법

| 운동 효과 |

- 둔부(대둔근, 중둔근) 마사지
- 전신 스트레칭 및 이완
- 척추 관절 유연성 향상

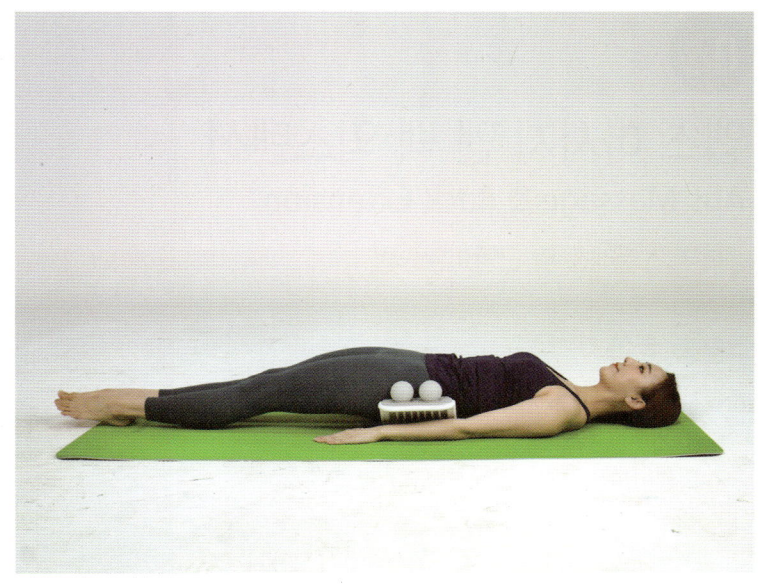

릴렉시소 운동법

05
어퍼 컬 Upper Curl
: 허리와 등 스트레칭 및 근막이완요법

| 운동 효과 |
- 허리(척주기립근) 및 등(흉추) 근육 마사지
- 가슴 근육 스트레칭
- 복부(코어) 근력 강화
- 등(흉추) 유연성 향상

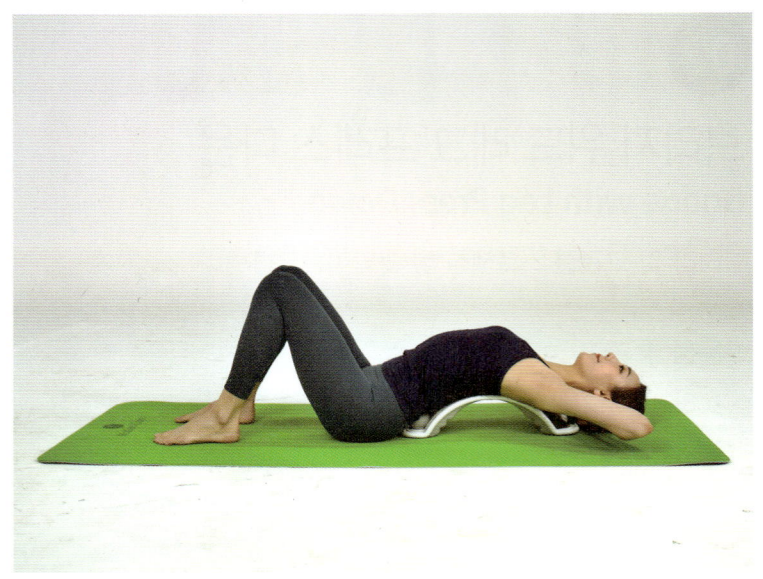

06
앱스 마사지 앤 백 익스텐션
Abs Massage & Back Extension
: 복부 스트레칭 및 근막이완요법

| 운동 효과 |
- 복부 근육 마사지
- 등 신전 근육 스트레칭
- 복부(코어), 허리 및 둔부 근력 강화
- 척추 관절 유연성 향상

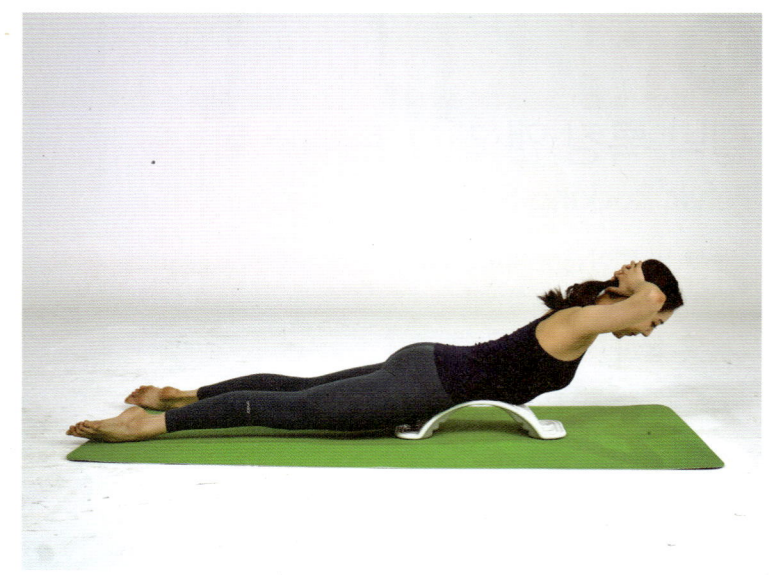

필라테스 마스터 **부록**
PILATES MASTER

레그 업 다운 앤 서클
Leg Up Down & Circle

: 허리 및 둔부(천골) 스트레칭 및 근막이완요법

| 운동 효과 |

- 둔부(천골) 마사지
- 전신 스트레칭
- 복부(코어), 둔부, 하지 근력 강화
- 고관절 유연성 향상

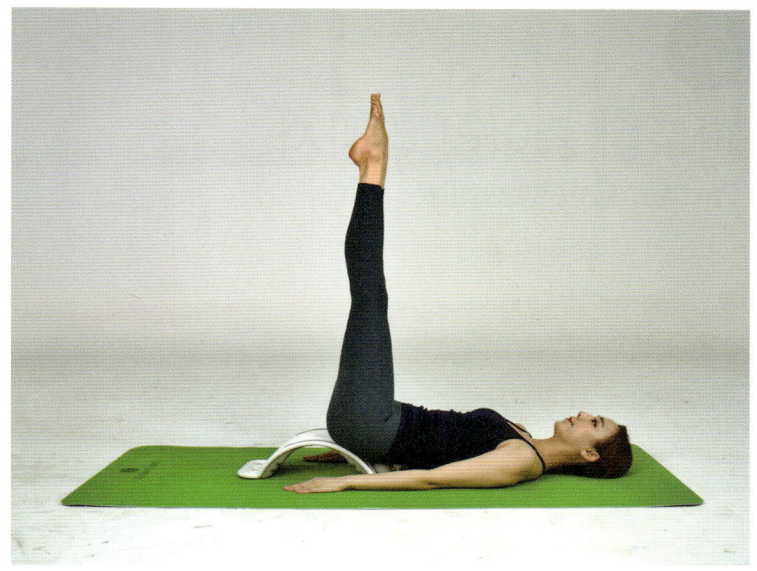

펠빅 트위스트 Pelvic Twist

: 둔부(천골) 및 이상근 근막이완요법

| 운동 효과 |

- 둔부(천골) 마사지
- 고관절 및 허리 스트레칭 및 이완
- 고관절 및 척추 관절 유연성 향상

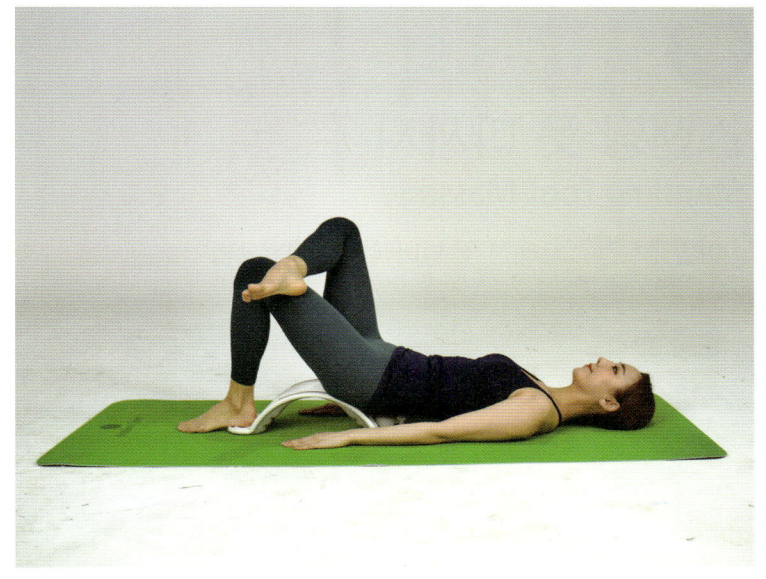

부록_릴렉시소 소개 및 운동법 | 573

릴렉시소 운동법

09
파트너 종아리 마사지
Partner Calf Massage

: 종아리 근막이완요법

| 운동 효과 |

- 종아리 근육 마사지
- 종아리 근육 이완

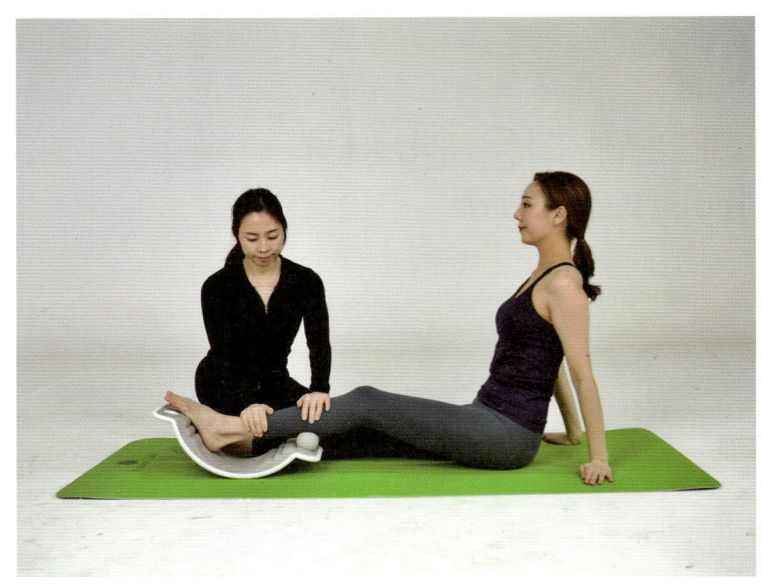

10
스탠딩 풋 마사지
Standing Foot Massage

: 아킬레스건 스트레칭 및 발바닥 근막이완요법

| 운동 효과 |

- 발바닥 근육 마사지
- 자세 근육 활성화 및 신체 균형성 향상
- 복부(코어) 및 어깨 근육 활성화
- 어깨 관절과 발목 관절 유연성 향상

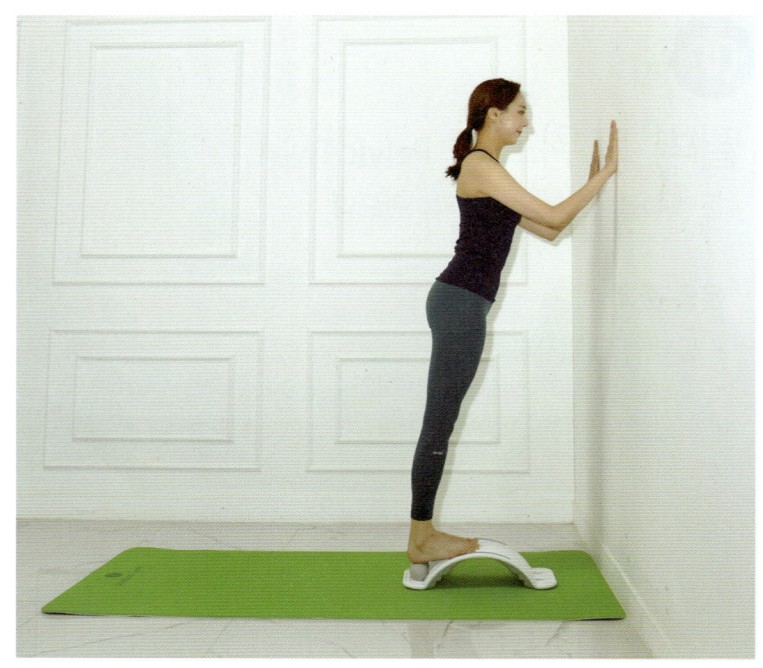

필라테스 마스터 저자 프로필
PILATES MASTER

- 자문: **백순기**
- 감수: **배웅열, 김일현**
- 교신저자: **장영진, 유지은, 박지윤**
- 영상더빙 및 교정: **장영진**

- **김혜진** (대표저자)
  - 용인대학교 미래인재대학원 특임교수
  - 소매틱필라테스협회장
  - 경기도 농업기술원 근골격질환 예방체조 자문위원

- **곽애영**
  - 동덕여자대학교 체육학과 교수
  - 한국태권핏협회 공동대표
  - 한국에어로빅스건강과학협회 상임이사

- **김가회**
  - 캐나다 물리치료사
  - 피지오숲PT & 필라테스 강사
  - 고려대학교 물리치료학과 졸업

- **김일현** (감수)
  - (전)신성대학교 겸임교수 물리치료학 박사
  - 움직임연구소 소장
  - 소매틱필라테스협회 에듀케이터

- **김태분**
  - 메디요가 & 필라테스 원장
  - 한국평생스포츠코칭협회 상임이사/충북지회장
  - 한국체육학회 필라테스위원회 전문위원

- **김현희**
  - 웰코어필라테스 대표
  - WPMA필라테스 대표
  - 대한요가회 필라테스위원회 위원

- **김효중**
  - 더 비즈필라테스 대표원장
  - 한국평생스포츠코칭협회 상임이사/경남지회장
  - 한국체육학회 필라테스위원회 전문위원

- **박서연**
  - 다옴필라테스 & 요가 대표
  - 경상남도 인재개발원 필라테스 출강
  - MPA필라테스 해부학 교육위원

- **박성미**
  - 부산비비필라테스 대표원장
  - 부산여자대학교 겸임교수
  - 로리타산미구엘 마스터

- **박지윤** (교신저자)
  - AIO PILATES 대표원장
  - 경희대학교 체육학 박사
  - 한국체육학회 필라테스위원회 전문위원

- **배웅열** (감수)
  - 소매틱운동과학연구소 대표
  - 대한요가회 필라테스 전문위원
  - 동남보건대학교 필라테스 외래교수

- **백순기**
  - 중원대학교 바이오산업학부 교수
  - 한국운동재활학회 부회장
  - 대한필라테스연합회 자문위원

필라테스 마스터 저자 프로필
PILATES MASTER

- **선혜지**
  - S요가테스 대표원장
  - 한국평생스포츠코칭협회 상임이사/경북지회장
  - 한국체육학회 필라테스위원회 전문위원

- **안원경**
  - 엔에이 필라테스 대표원장
  - 한국평생스포츠코칭협회 운영이사
  - 소매틱필라테스 에듀케이터

- **양원석**
  - 한국평생스포츠코칭협회 회장
  - 한국체육학회 필라테스위원회 전문위원장
  - 대한요가회 필라테스위원회 위원장

- **원희영**
  - 원요가필라테스 대표
  - 대한요가필라테스 지도자 협회장
  - 한양대학교 체육학과 겸임교수

- **유지은** (교신저자)
  - 한서대학교 스포츠산업과학연구소 연구교수
  - 고려대학교 스포츠교육학 박사
  - 고려대학교, 서울여자대학교 강사

- **이겨라**
  - 소매틱필라테스 에듀케이터
  - 국제아로마상담사
  - 아로마테라피 초빙강사

- **이주연**
  - 주연아카데미 원장
  - 순천대학교 필라테스 담당교수
  - MPA심사위원장

- **이태현**
  - KLCA협회 대구광역시 지회장
  - 필라테스 명가 대표원장
  - 계명대학교 출강

- **장영진** (교신저자, 영상 더빙 및 교정)
  - 연세대학교 체육학 박사
  - 한국평생스포츠코칭협회 자격심사 위원장
  - 연세대, 서강대 출강

- **전정훈**
  - (주)에스포텍 대표이사
  - 스포츠융복합 사회적협동조합 이사장
  - 국가평생교육사

- **지용진**
  - 모션케어컴퍼니 대표
  - 베이징, 소치올림픽 위원
  - 물리치료사

- **천윤미**
  - API필라테스협회 회장
  - 보니따필라테스 경남지부 교육매니저

- **한상인**
  - 나는필라테스/나는컴퍼니 대표
  - 한국맞춤운동협회 회장
  - 한양대학교 미래인재교육원 체육학과 겸임교수

- **현채원**
  - 더노아필라테스 대표
  - 소매틱재활필라테스 부산지부장
  - 한국체육학회 필라테스위원회 전문위원

RELAXISAW

요가, 필라테스, 근력, 마사지
릴렉시소 하나로

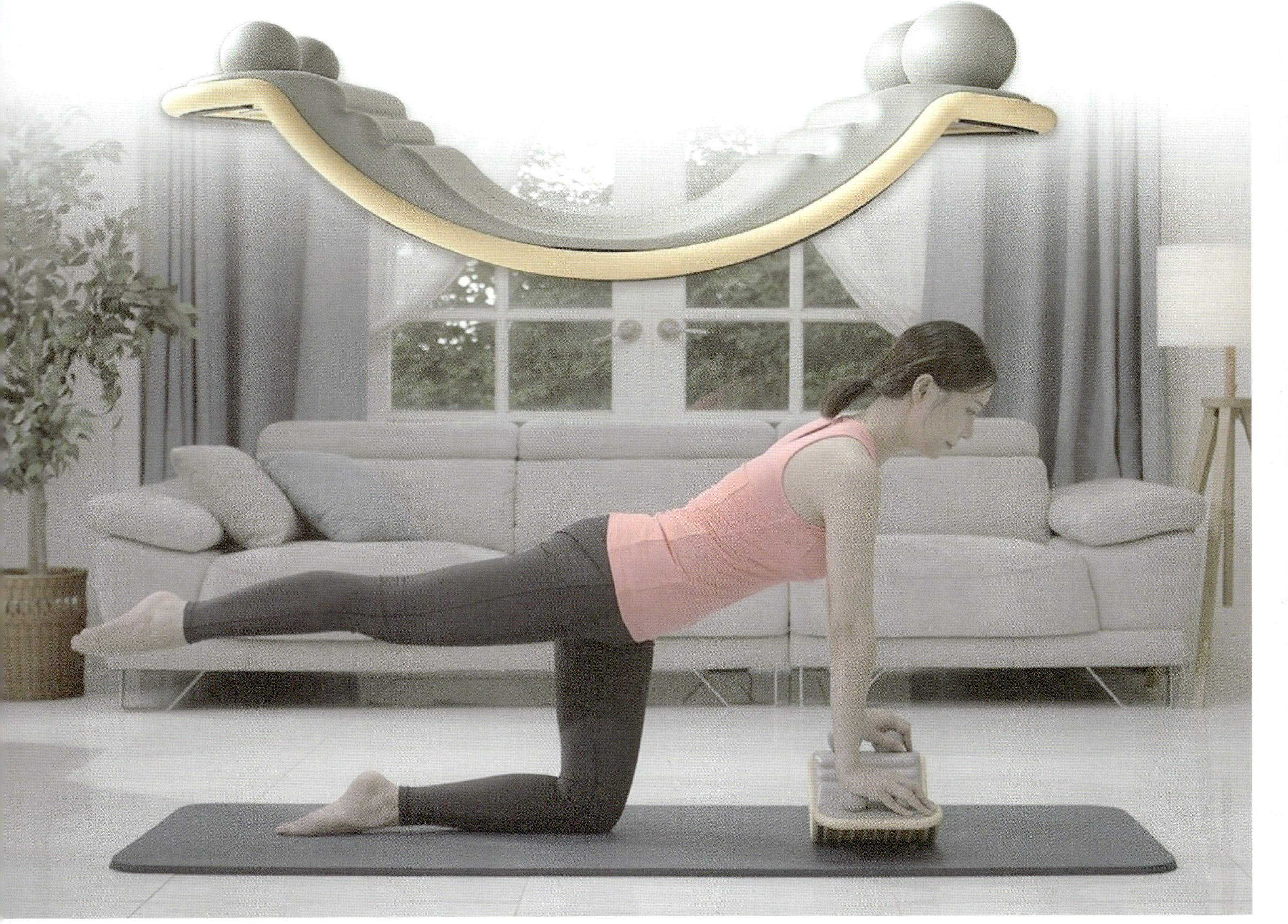

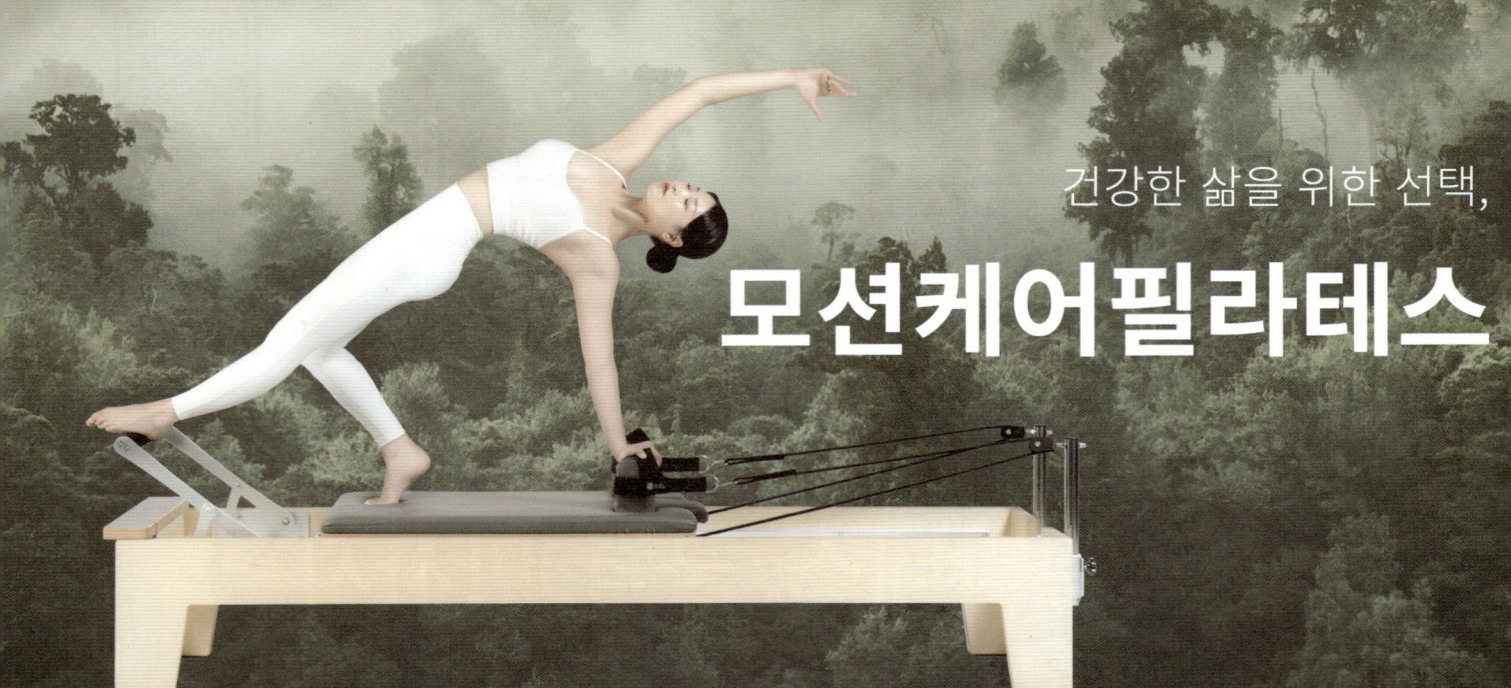

건강한 삶을 위한 선택,
모션케어필라테스

합리적인 단가
개발 비용에 투자하여 제품 자체의 퀄리티는 높이고, 공장부지와 생산 시설을 확충하여 제조 단가는 낮추었습니다.

자체제작
개발부터 제품 디자인, 자재 선별 및 가공 제작 단계까지 전 공정은 자사의 김포소재 공장에서 자체적으로 이루어집니다.

원스탑서비스
제품 납품 전후로 최상의 서비스를 제공하기 위해 제품의 이해도가 높은 직원으로 C/S팀과 배송팀, A/S팀을 구성하고 있습니다.

납품 사례

 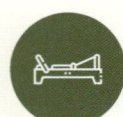 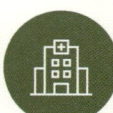

12,000+ 가정용 **2,000+** 필라테스 센터 **500+** 병원 / 학교

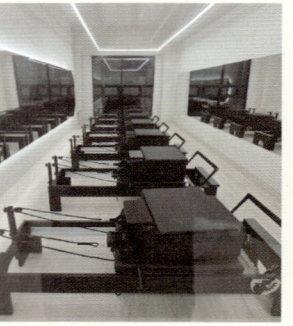 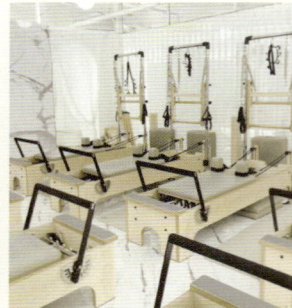

모션케어 시리즈

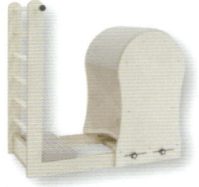 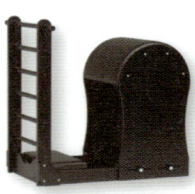 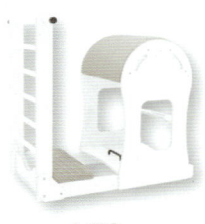

HOME　　ECO　　NEO

- motioncare_official
- youtube.com/@pilates_korea
- www.motioncaremall.com
- motioncareceo@naver.com

문의 | 1661-9896